健康・栄養科学シリーズ

食べ物と健康

# 食品の科学

改訂 **第3版**


監修　国立研究開発法人 **医薬基盤・健康・栄養研究所**

編集　太田英明／白土英樹／古庄　律


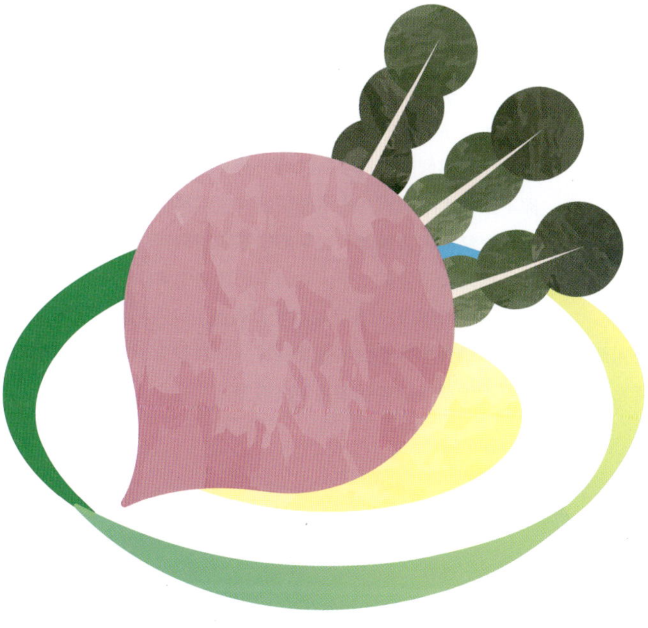


南江堂

## 編　集


| | | |
|---|---|---|
| 太田　英明 | おおた　ひであき | 中村学園大学栄養科学部名誉教授(名誉フードスペシャリスト) |
| 白土　英樹 | しらつち　ひでき | 熊本県立大学環境共生学部環境共生学科食健康環境学専攻教授 |
| 古庄　　律 | ふるしょう　ただす | 東京農業大学国際食料情報学部国際食農科学科教授 |


## 執筆者一覧(執筆順)


| | | |
|---|---|---|
| 古庄　　律 | ふるしょう　ただす | 東京農業大学国際食料情報学部国際食農科学科教授 |
| 白土　英樹 | しらつち　ひでき | 熊本県立大学環境共生学部環境共生学科食健康環境学専攻教授 |
| 太田　英明 | おおた　ひであき | 中村学園大学栄養科学部名誉教授(名誉フードスペシャリスト) |
| 山口　孝治 | やまぐち　たかよし | 香蘭女子短期大学食物栄養学科准教授 |
| 近藤　仁司 | こんどう　ひとし | 元 甲子園大学栄養学部フードデザイン学科教授 |
| 松本　晋也 | まつもと　しんや | 京都女子大学家政学部食物栄養学科准教授 |
| 山下　広美 | やました　ひろみ | 岡山県立大学保健福祉学部栄養学科教授 |
| 太田　　徹 | おおた　とおる | 盛岡大学栄養科学部栄養科学科教授 |
| 坂本　宏司 | さかもと　こうじ | 広島国際大学客員教授 |
| 石川　洋哉 | いしかわ　ひろや | 福岡女子大学国際文理学部食・健康学科教授 |
| 山内　　淳 | やまうち　じゅん | 東京農業大学国際食料情報学部国際食農科学科教授 |
| 渡邊　浩幸 | わたなべ　ひろゆき | 高知県立大学健康栄養学部健康栄養学科教授 |
| 石見　佳子 | いしみ　よしこ | 東京農業大学農生命科学研究所教授 |
| 島田　淳巳 | しまだ　あつみ | 中村学園大学短期大学部食物栄養学科教授 |
| 飯村　裕子 | いいむら　ゆうこ | 常磐大学人間科学部健康栄養学科 |
| 三宅　正起 | みやけ　まさき | 九州女子大学家政学部栄養学科教授 |
| 内匠　正太 | たくみ　しょうた | 鹿児島大学水産学部食品生命科学分野准教授 |
| 竹之山愼一 | たけのやま　しんいち | 南九州大学健康栄養学部管理栄養学科教授 |
| 安田みどり | やすだ　みどり | 西九州大学健康栄養学部健康栄養学科教授 |
| 松崎　弘美 | まつさき　ひろみ | 熊本県立大学環境共生学部環境共生学科食健康環境学専攻教授 |
| 木村　宏和 | きむら　ひろかず | 西南女学院大学保健福祉学部栄養学科教授 |
| 竹中　康之 | たけなか　やすゆき | 神戸松蔭女子学院大学人間科学部食物栄養学科教授 |
| 米谷　　俊 | こめたに　たかし | 元 近畿大学農学部食品栄養学科教授 / 同志社女子大学大学院生活科学科非常勤講師 |
| 山本　健太 | やまもと　けんた | 中村学園大学栄養科学部フード・マネジメント学科講師 |
| 水間　智哉 | みずま　ともちか | 摂南大学農学部食品栄養学科教授 |

# “健康・栄養科学シリーズ” 監修のことば

戦後の栄養不足を背景に，栄養改善の指導を担う専門技術者として，栄養士は1947(昭和22)年の栄養士法の制定をもって正式に法的根拠のあるものとして誕生した．さらに，傷病者の療養や，高度の専門的知識及び技術を要する健康の保持増進のための栄養指導，病院・学校等の施設における特別の配慮を必要とする給食管理等を担う管理栄養士の制度が1962(昭和37)年に設けられた．そして，2000(平成12)年4月の栄養士法改正で管理栄養士は医療専門職の国家資格として定められた．

栄養士が当初取り組んだのは，栄養不足による欠乏症の克服を目指した栄養指導であったが，日本の高度経済成長と共に，栄養状態は劇的に改善された．その後，労働環境における自動化や交通機関の発達に伴う身体活動量不足と相まって，栄養過剰による肥満などいわゆる欧米型の疾病の懸念へと変遷し，中高年を中心としたメタボリック・シンドローム対策としての栄養指導へとシフトした．結果として，欧米諸国と比較すると，肥満者割合は低く抑えられているが，近年ではむしろ高齢期のフレイルやサルコペニア，若年女性のやせと低出生体重児など，再び栄養不足の側面が問題となるようになった．このように，栄養障害の二重負荷として象徴される，栄養の不足によるやせ・発育阻害・微量栄養素欠乏と，過剰や偏りによる肥満・食事関連の非感染性疾患(生活習慣病)という一見相反する2つの栄養課題が，個人内，家庭内，日本国内において併存している状況であり，管理栄養士の役割も多様化が進んでいる．さらに，2020年の初頭より始まった新型コロナウイルス感染症の蔓延は，食生活にも大きな影響を与えており，個人ごとに最適化された栄養指導を実践することが求められている．栄養学，医学，保健科学の専門的知識と技術を備えた管理栄養士の活躍なくして，このように多様で複雑な社会的課題を解決することは不可能であろう．

国家資格となった管理栄養士の資質を確保するために，2002(平成14)年8月に管理栄養士国家試験出題基準が大幅に改定され，2005(平成17)年度の第20回管理栄養士国家試験から適用された．本〝健康・栄養科学シリーズ〟は，このような背景に沿い，国立健康・栄養研究所の監修として，元理事長・田中平三先生のもとに立ち上げられた．そして国家試験出題基準準拠の教科書として，管理栄養士養成教育に大きな役割を果たし，好評と信頼に応え改訂を重ねてきた．

管理栄養士国家試験出題基準は2019(平成31)年3月，学術の進歩やこの間の法・制度の改正と導入に対応し，「管理栄養士としての第一歩を踏み出し，その職務を果たすのに必要な基本的知識及び技能」を問うものとして内容を精査した改定がなされた．そこで本シリーズも国家試験出題基準準拠を継続するかたちで順次改訂しているところである．各科目の重要事項をおさえた教科書，国家試験受験対策書，さらに免許取得後の座右の書として最良の図書であると確信し，推奨する．なお，本シリーズの特長である，①出題基準の大項目，中項目，小項目のすべてを網羅する，②最適の編集者と執筆者を厳選する，③出題基準項目のうち重要事項は充実させる，④最新情報に即応する，という従来の編集方針は引き続き踏襲した．

管理栄養士を目指す学生諸君が本シリーズを精読して管理栄養士国家資格を取得し，多岐にわたる実践現場において多様な人々の求めに応えて保健・医療専門職として活躍し，人々のQOL(生活の質，人生の質)と健康の保持増進に貢献することを祈念する．

2021年8月

国立研究開発法人 医薬基盤・健康・栄養研究所

理事　津金　昌一郎

# 改訂第3版の序

現代人の多くは，生産・加工・保存・流通を経て調理された食品を摂取して，日常の生命活動を支えている．食を支える産業は，食料生産を行う一次産業，食料の加工や輸送，貯蔵などに関わる二次産業，その販売，外食，金融や情報面を支える三次産業によって成り立っており，多くの方がこれらの食産業に従事している．

栄養士・管理栄養士養成課程の学生に対する栄養学・食品学は，生活習慣病の予防を目的に，五大栄養素とその摂取・代謝に重点を置いた基礎教育である．管理栄養士国家試験出題基準(2019年改定)において，食品学関連分野(食べ物と健康)の出題のねらいには，「①食品の分類，成分及び物性を理解し，人体や健康への影響に関する知識を問う．」「②食品素材の成り立ちについての理解や，食品の生産から加工，流通，貯蔵，調理を経て人に摂取されるまでの過程における安全性の確保，栄養や嗜好性の変化についての理解を問う．」「③食べ物の特性を踏まえた食事設計及び調理の役割の理解を問う．」の3点があげられている．他方，フードスペシャリストなど食の専門家を目指す学生も，主として食品の機能性に着目した栄養性(一次機能)，嗜好性(二次機能)，生理機能性(三次機能)を掲げた食品科学の教育を受けている．食の栄養面を強調したのが栄養科学，食の科学的側面を強調したのが食品科学であり，どちらも同じ「食べ物」を対象としている．

本書「食べ物と健康　食品の科学」の改訂第2版の刊行から約4年が経過したが，この間，日本食品標準成分表2020年版(八訂)，日本人の食事摂取基準(2020年版)，食品衛生法などが改訂・改正された．新たな保健機能食品である機能性表示食品も多数販売されて健康食品市場をけん引しており，食を取り巻く環境はさらに大きく変化している．これらの状況に鑑みて，新たに改訂第3版を刊行することとした．

改訂第3版ではこれまでと同様に，食品科学に軸足を置き，食品成分とその変化，食品の嗜好性に影響する色，におい，味，食感(口腔内触感)について最新の知見を盛り込んだ．表示や規格，官能評価などについても加筆し，食の専門家を目指す学生にも配慮した．なお，消費比率の5割を占める加工食品と2割を占める外食に関連する，食品の加工や貯蔵の原理，加工・貯蔵中の成分変化，個々の加工食品については，同時に改訂した姉妹書「食べ物と健康　食品の加工」で学習していただきたい．さらに，改訂第3版ではシリーズ全体のリニューアル方針に従って紙面デザインを一新したほか，オールカラー化とともに第7章以降には食品イラストを追加し，学習の一助とした．

執筆者はいずれもこの分野の専門家であるが，内容に不十分な点があった際は読者諸賢のご指摘・ご叱責を得てより良い教科書に改訂していきたい．最後に本書の刊行にあたり，企画段階からご尽力頂いた南江堂の内田慎平氏，制作の労をとられた宮本博子氏をはじめ関係者に厚く感謝申し上げる．

2022年1月

編集者を代表して
太田英明

# 初版の序

人にとって「食」は，生きるために必須の“もの”であり，“こと”である．“もの”としての食，すなわち食品・食べ物・食物は，言うまでもなく生命体そのものを維持するための“もの”であり，一昔前までは人類は生きている時間の大半を，食べ物を探し，得ることに費やしていた．現在では，食料の生産に携わる人と，専らそれを購入して食べる人に分かれ，自分が食べている“もの”が，どこでどのようにして作られ，運ばれてきたかもなかなか分からない時代になっている．わが国においては，食の生産に関わる，いわゆる農業人口は必ずしも多くはないが，生産だけではなく，食料・食品の輸送や貯蔵，販売や宣伝まで広げると，極めて多くの人々が今でも「食」を生活の糧にして生きていると言える．

専ら食料生産を行う産業は一次産業に位置し，畑でできた農産物が食卓に到達するまでには，加工や輸送，貯蔵などが必要であり，それに関わる産業領域は二次産業と言えるであろう．そして，食に関わる多くの業種を金融や情報の面で支える産業は三次産業の領域である．現在はこれらの多くの産業が関わって，われわれの食が維持されている．

食品の機能についても，一次，二次，三次という分け方が一般的になってきた．食品のもつ最初の機能は，生命体の構造維持やエネルギーの供給にあり，もっとも根源的で，本質的である．いわゆる栄養機能であり，これは現在，食品の一次機能と呼ばれる．しかし，食品は単に栄養素を満たしていればそれで十分というわけではなく，食欲をそそり，食べる楽しみや満足感を与える機能が備わっていなければ本当の食品とは言い難い．それが食品の二次機能である．さらに，食べたものが人の生命活動を整え，調節する形で寄与するのが三次機能である．食品素材のほとんどが生命体由来のものであり，これを食べる「ヒト」も同じ生命体であるがゆえに，食品学と栄養学は表裏一体の関係にある．つまり，食品の機能を，生命体としての「ヒト」の側から捉えて解析するのが栄養学であり，一方，同じ生命体ではあるが，「食品」の側から解析するのが食品学であるといえる．特に，生化学や物理化学などの手法を用いて食品そのものの実体を解き明かすのが食品科学であり，食品学は，食品科学に加えて，上記の一次産業から三次産業にわたる食品の加工・流通・貯蔵・調理の領域も視野に入れ，様々な方法論を駆使して，食品本体の全体像を明らかにしようとする学問分野である．

本書は食品科学に軸足を置いて，食品の成分やその化学的変化，食品の嗜好性を支配する要素である色，におい，味，口腔内触感（食感）などについて述べており，食品の一般的特性を取り上げている．個々の食品の特性や特徴については，姉妹書の『食べ物と健康食品の加工』をご覧いただきたい．本書は，特に管理栄養士をめざして勉学に励まれる方を対象にした教科書として編纂されたものであり，管理栄養士国家試験出題基準（ガイドライン）の出題科目「食べ物と健康」の内容に沿って記述されている．栄養学や生化学などの他の分野とも関連付けながら本書を紐解き，学んでいただければ，理解がいっそう深まると思われる．また，管理栄養士に求められる食品についての知識は，食に携わる多くの人々にとっても基礎的な知識である．したがって，管理栄養士を目指す方々はもとより，食品関連領域に携わる様々な方々にも，本書を手に取っていただくことを期待する．終わりに本書の出版にあたり，ご尽力をいただいた南江堂の山内氏，山本氏に謝して，御礼を申し上げる．

2015年2月

執筆者を代表して
北畠直文

**■本書における「管理栄養士養成のための栄養学教育モデル・コア・カリキュラム」（2019 年）との対応一覧**

| 管理栄養士養成のための栄養学教育モデル・コア・カリキュラム（2019 年） | 対応章・項目 |
|---|---|
| **C　栄養管理の実践のための基礎科学** | |
| **C-3．食事・食べ物の基本** | |
| **3-1）食事の理解** | |
| ①食べ物の循環（食物連鎖・フードシステム）を説明できる． | 第１章Ｂ　食物連鎖<br>※フードシステム：対応なし |
| ②食事の要素（人･食べ物･環境）を理解し，日常食の基本構成（主食，主菜，副菜）を説明できる． | 第６章Ａ　食品の分類 |
| **3-2）食品の主要な成分，特性，機能** | |
| ①食品を原料・生産様式・主要栄養素に基づいて分類できる． | 第６章Ａ　食品の分類 |
| ②食品成分表の基本的な構成を説明できる． | 第６章Ｂ　日本食品標準成分表の理解 |
| ③食品中の水の状態（結合水・自由水）と物性や貯蔵性との関連を説明できる． | 第２章Ｂ　水 |
| ④食品中のアミノ酸・ペプチド・たんぱく質の種類，性質，所在，機能を説明できる． | 第２章Ｃ　たんぱく質 |
| ⑤食品中の脂質の種類，性質，所在，機能を説明できる． | 第２章Ｅ　脂質 |
| ⑥食品中の炭水化物（単糖，少糖，多糖，食物繊維）の種類，性質，所在，機能を説明できる． | 第２章Ｄ　炭水化物（糖質，食物繊維） |
| ⑦食品中のミネラル（無機質）の種類，性質，所在，機能を説明できる． | 第２章Ｇ　ミネラル |
| ⑧食品中のビタミンの種類，性質，所在，機能を説明できる． | 第２章Ｆ　ビタミン |
| ⑨食品の味，香り，色に関する成分の種類，性質，役割を説明できる． | 第３章Ｂ　色素成分～Ｄ香気・におい成分 |
| ⑩食品の物性について説明できる． | 第３章Ｅ　食品の物性 |
| **D　食べ物をベースとした栄養管理の実践** | |
| **D-1．食べ物と健康の関連の理解** | |
| **1-1）食品成分表** | |
| ①食品成分表の基本的な構成について説明できる． | 第６章Ｂ　日本食品標準成分表の理解 |
| ②食品成分表の収載成分と，加工・調理等による数値の変動要因について説明できる． | |
| ③食品のエネルギー換算係数を説明できる． | |
| ④食品成分表利用における留意点を説明できる． | |
| **1-6）食品の機能性** | |
| ①食品の一次，二次および三次機能について説明できる． | 第２章　食品の一次機能～<br>第４章　食品の三次機能 |
| **1-7）特別用途食品・保健機能食品・いわゆる健康食品** | |
| ①特別用途食品について表示の規格を含め説明できる． | 第５章Ｂ　健康や栄養に関する表示の制度 |
| ②保健機能食品（特定保健用食品，機能性表示食品，栄養機能食品）について，表示の規格を含め説明できる． | |
| ③いわゆる健康食品について説明できる． | |
| **1-8）食品成分の測定** | |
| ①食品成分表収載成分の分析方法を説明できる． | 第６章Ｂ　日本食品標準成分表の理解 |
| ②食品の水分・たんぱく質・脂質・炭水化物・ミネラル（無機質）・ビタミンを測定できる． | |
| ③食品のエネルギー値を算出できる． | |
| **D-2．食事と調理の科学の理解** | |
| **2-2）食べ物のおいしさの評価と応用** | |
| ④官能評価方法について説明でき，評価できる． | 第３章Ｆ　官能評価 |

## 「食べ物と健康」科目相関図

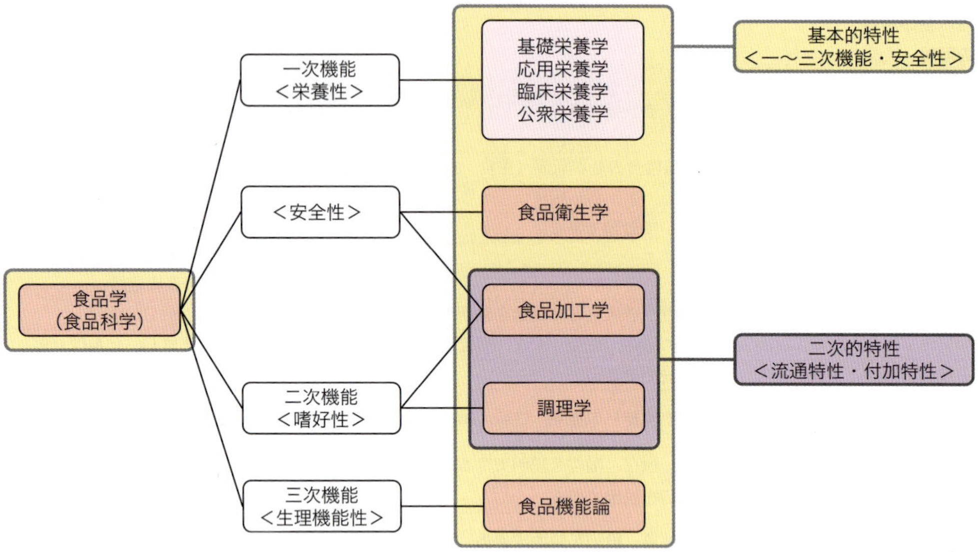

# 目　次


## 第1章 人間と食品(食べ物) …… 1

**A 食文化と食生活** …… 古庄　律 1
1 人類の誕生と食生活 …… 1
2 出アフリカ(食料を求めて新天地へ) …… 2
3 ホモ・サピエンスの登場 …… 3
4 狩猟採集生活から農耕牧畜生活へ …… 4

**B 食物連鎖** …… 7
1 食物連鎖と生態系 …… 7
2 食物連鎖と生物濃縮 …… 8

**C 食生活と健康** …… 白土英樹 8
1 健康寿命と QOL …… 8
2 食品の安全性 …… 9
3 生活習慣としての食生活の質の向上 …… 10
4 食育の必要性 …… 11

**D 食料と環境問題** …… 太田英明 12
1 食料自給率の低下 …… 13
2 フード・マイレージ …… 14
3 地産地消 …… 15
4 食品ロス，食品ロス率 …… 15

●練習問題 …… 16

## 第2章 食品の一次機能 …… 17

**A 食品の一次機能とは** …… 太田英明 17
1 食品の3つの機能 …… 17
2 栄養機能(一次機能) …… 18

**B 水** …… 山口孝治 19
1 食品と水分 …… 19

**C たんぱく質** …… 近藤仁司 23
1 たんぱく質を構成しているアミノ酸 …… 23
2 ペプチド結合 …… 28
3 たんぱく質の構造 …… 30
4 たんぱく質の種類と分類 …… 33
5 たんぱく質の性質 …… 35
6 たんぱく質の定量分析 …… 37
7 たんぱく質の変性と凝集 …… 38
8 たんぱく質の栄養性 …… 39
9 酵　素 …… 41

**D 炭水化物(糖質，食物繊維)** …… 松本晋也 44
1 糖　質 …… 45
2 食物繊維 …… 57

**E 脂　質** …… 山下広美 61
1 脂質の定義と種類 …… 61
2 油脂の物理化学的性質 …… 70
3 油脂の理化学的試験法 …… 71
4 油脂の性質と加工 …… 73
5 油脂の劣化 …… 75
6 脂質の栄養 …… 77

**F ビタミン** …… 古庄　律 79
1 ビタミンの定義と分類 …… 79
2 脂溶性ビタミン …… 80
3 水溶性ビタミン …… 86

**G ミネラル** …… 白土英樹 96
1 ナトリウム …… 97
2 カリウム …… 98
3 カルシウム …… 98
4 マグネシウム …… 99
5 リ　ン …… 100
6 鉄 …… 100
7 亜　鉛 …… 102
8 銅 …… 102
9 セ レ ン …… 103
10 マンガン …… 103
11 ク ロ ム …… 104
12 ヨ ウ 素 …… 104

13 モリブデン 104
14 その他の元素 104

練習問題 105

## 第3章 食品の二次機能 107

A 食品の二次機能とは 太田英明 107

B 色素成分 太田 徹 107
1 ポルフィリン系色素 108
2 カロテノイド系色素 110
3 フラボノイド系色素 112
4 その他の色素 115

C 呈味成分 115
1 甘味成分 116
2 酸味成分 116
3 塩(鹹)味成分 116
4 苦味成分 117
5 うま味成分 118
6 辛味成分 119
7 渋味成分 120
8 えぐ味成分 120

D 香気・におい成分 120
1 植物性香気・におい成分 120
2 動物性香気・におい成分 123
3 その他の香気・におい成分 123

E 食品の物性 坂本宏司 123
1 コロイド 123
2 レオロジー 126
3 テクスチャー 128

F 官能評価 白土英樹 129
1 官能評価の目的と意義 130
2 官能評価の基本と方法 130
3 官能評価における留意事項 133

練習問題 134

## 第4章 食品の三次機能 135

A 食品の三次機能とは 太田英明 135

B 消化管内で機能する成分 古庄 律 135
1 難消化性成分の機能 136
2 脂質の消化・吸収 138

C 抗酸化作用 石川洋哉 139
1 活性酸素とは 139
2 抗酸化作用 140
3 抗酸化酵素 140
4 抗酸化ビタミン類 140
5 カロテノイド類 141
6 ポリフェノール類 141
7 その他の抗酸化物 141

D 免疫系で作用する成分 山内 淳 142

E 神経系で作用する成分 142

F 循環器系に作用する成分 太田英明 143
1 高血圧予防 143
2 動脈硬化予防 144
3 血栓予防 145

G 代謝に作用する成分 渡邊浩幸 145
1 代謝とは 145
2 代謝に着目した食品機能研究 146
3 ニュートリゲノミクス 147

H 骨・歯系に作用する成分 148
1 カルシウムの吸収機構 148
2 カルシウム吸収に関与する成分 149
3 骨の形成に関与する成分 149
4 むし歯予防に関与する成分 150

練習問題 152

## 第5章 食品表示と規格基準 153

A 食品の表示の種類と規格基準 石見佳子 153
1 食品表示基準の概要 154

2 食品表示の種類と概要 …… 155

B 健康や栄養に関する表示の制度 …… 158
1 栄養表示制度 …… 158
2 保健機能食品制度 …… 161
3 特別用途食品 …… 165
4 いわゆる健康食品の概略 …… 167

C 規格基準 …… 白土英樹 168
1 食品一般の規格基準 …… 168
2 乳および乳製品の規格基準 …… 171

●練習問題 …… 174

第6章 食品の分類と食品成分表 …… 175

A 食品の分類 …… 白土英樹 175
1 生産様式による分類 …… 175
2 原料による分類 …… 175
3 主要栄養素による分類 …… 176
4 食習慣による分類 …… 179
5 その他の分類 …… 180

B 日本食品標準成分表の理解 …… 石川洋哉 180
1 はじめに …… 180
2 日本食品標準成分表 2020 年版（八訂）の詳細 …… 180
3 日本食品標準成分表 2020 年版（八訂）アミノ酸成分表編の概要 …… 192
4 日本食品標準成分表 2020 年版（八訂）脂肪酸成分表編の概要 …… 193
5 日本食品標準成分表 2020 年版（八訂）炭水化物編の概要 …… 194

●練習問題 …… 195

第7章 植物性食品の分類と成分 …… 197

A 穀　類 …… 島田淳巳 197
1 穀類の特徴 …… 197
2 米 …… 198
3 小　麦 …… 200
4 大　麦 …… 203
5 とうもろこし …… 203
6 そ　ば …… 204
7 その他の穀類 …… 204

B い も 類 …… 飯村裕子 205
1 生産と消費 …… 205
2 栄養的・生理機能的特徴 …… 206
3 主ないも類の特徴 …… 207

C 豆　類 …… 島田淳巳 210
1 豆類の特徴 …… 210
2 大　豆 …… 211
3 小　豆 …… 215
4 いんげん豆 …… 215
5 えんどう …… 216
6 さ さ げ …… 216
7 そ ら 豆 …… 216
8 緑　豆 …… 216
9 その他の豆類 …… 217

D 種 実 類 …… 三宅正起 217
1 分類・成分特徴 …… 217
2 生産・消費動向 …… 218
3 主な種実類の特徴 …… 218

E 野 菜 類 …… 221
1 分類・成分特徴 …… 221
2 生産・消費動向 …… 221
3 主な野菜類の特徴 …… 223

F 果 実 類 …… 227
1 分類・特徴 …… 227
2 生産・消費動向 …… 228
3 主な果実類の特徴 …… 228

G きのこ類 …… 内匠正太 233
1 生産と消費 …… 234
2 栄養的・生理機能的特徴 …… 234
3 主なきのこ類の特徴 …… 234

H 藻　類 …… 237
1 生産と消費 …… 237
2 栄養的・生理機能的特徴 …… 238

3 主な藻類の特徴 …… 238

練習問題 …… 241

## 第8章 動物性食品の分類と成分 …… 243

A 肉　類 …… 竹之山愼一 243
1 食肉の構造 …… 243
2 食肉の化学成分 …… 244
3 主な肉類の特徴 …… 247
4 食肉の熟成と成分の変化 …… 249
5 食肉中の機能性成分 …… 251
6 加工食肉製品 …… 252

B 魚 介 類 …… 安田みどり 253
1 分　類 …… 253
2 魚肉の構造 …… 254
3 成　分 …… 255
4 魚の死後の変化と鮮度保持 …… 260
5 主な魚介類の特徴 …… 261

C 乳　類 …… 松崎弘美 265
1 乳牛の品種 …… 265
2 牛乳の成分 …… 265
3 主な牛乳・乳製品の特徴 …… 269
4 牛乳・乳製品の三次機能 …… 272

D 卵　類 …… 木村宏和 273
1 卵の種類と構造 …… 273
2 卵の一般成分 …… 274
3 卵の鮮度評価 …… 276
4 卵の加工特性 …… 276
5 卵の加工品 …… 277
6 卵の三次機能 …… 278

練習問題 …… 279

## 第9章 油脂，調味料，香辛料，嗜好飲料の分類と成分 …… 281

A 油 脂 類 …… 竹中康之 281
1 食用油脂の分類 …… 282
2 主な植物性油脂 …… 282
3 主な動物性油脂 …… 285
4 主な加工油脂 …… 285

B 甘 味 料 …… 米谷　俊 286
1 甘味料の特性 …… 286
2 天然甘味料 …… 288
3 人工甘味料 …… 289

C 調 味 料 …… 山本健太 291
1 食　塩 …… 291
2 酸 味 料 …… 291
3 うま味調味料 …… 291
4 み　そ …… 292
5 しょうゆ …… 292
6 ウスターソース …… 292
7 ドレッシング，マヨネーズ …… 292
8 トマトケチャップ …… 293

D 香 辛 料 …… 米谷　俊 293
1 香辛料の特性 …… 293
2 辛味作用 …… 293
3 賦香作用 …… 296
4 矯臭作用 …… 296
5 着色作用 …… 297

E 嗜好飲料 …… 水間智哉 298
1 茶 …… 298
2 コーヒー，ココア …… 300
3 嗜好飲料に含まれる機能性成分 …… 301
4 JAS 分類について …… 302

練習問題 …… 303

## 第10章 微生物利用食品の分類と成分 …… 水間智哉 305

A アルコール飲料 …… 305
1 醸 造 酒 …… 306
2 蒸 留 酒 …… 308
3 混 成 酒 …… 309

B 発酵調味料 …… 310
1 み　そ …… 310
2 しょうゆ …… 311
3 食　酢 …… 312

4 みりん …… 313

C その他の微生物利用食品 …… 313
1 漬　物 …… 313
2 納　豆 …… 313
3 かつお節 …… 314

D 微生物利用食品と関与する微生物 …… 315

練習問題 …… 316

**参考図書** …… 317

**練習問題解答** …… 321

**索　引** …… 327

## コラム

6つの「こ食」 …… 白土英樹 12
カロリー …… 太田英明 13
食品の機能別分類の研究 …… 18
立体異性体 …… 近藤仁司 24
アミノ酸のDL表記 …… 27
ケルダール法 …… 38
糖質と炭水化物の違い …… 松本晋也 45
$\alpha$型と$\beta$型の違い …… 47
なぜ脳と赤血球はグルコースしか利用できないのか …… 48
グルコースとフルクトース …… 49
メイラード反応 …… 50
イコサペンタエン酸 …… 山下広美 64
中鎖脂肪酸の生理機能 …… 65
共役リノール酸 …… 65
ビタミンの名前の由来 …… 古庄　律 80
遺伝子の発現調節因子としてのビタミン …… 81
きのこのエルゴカルシフェロールはビタミンDか？ …… 83
夏バテ予防にはステーキよりもとんかつ？ …… 87
ビタミン$B_2$はビタミンG …… 87
ナイアシン欠乏症とペラグラ症 …… 90
心・血管系疾患と葉酸・ビタミン$B_{12}$の関係 …… 94
還元型ビタミンCと酸化型ビタミンC …… 96
さけはアスタキサンチンをつくる？ …… 太田　徹 112
赤ワインと白ワイン …… 112
アントシアニンと動脈硬化 …… 114
味覚障害 …… 116
うま味 …… 118
たまねぎと涙 …… 122
3点識別法 …… 白土英樹 131
DNAマイクロアレイ …… 渡邉浩幸 148
食品成分表の歴史 …… 石川洋哉 194
ぎんなん中毒 …… 三宅正起 219
F1種(first filial generation) …… 223
キムチ …… 224
柑橘類 …… 229
レスベラトロール …… 231
クライマクテリック・ライズ(climacteric rise) …… 233
$\beta$-グルカンとは …… 内匠正太 235
わかめの緑色 …… 240
EZ表示 …… 安田みどり 263
卵アレルギーがない鶏卵の開発へ …… 木村宏和 275
甘味度 …… 米谷　俊 287
カロリーゼロ，ノンカロリーおよび低カロリー，カロリーオフなどの表示 …… 290
緑茶とビタミンC …… 水間智哉 299
嗜好飲料の苦味成分の共通性 …… 301
茶カテキンの多様な生理活性 …… 301
2006(平成18)年の酒税法改正 …… 307
本格焼酎 …… 309
納豆の特定保健 …… 314

# 1 人間と食品（食べ物）

学習到達目標

1. 食文化・食生活の歴史的変遷について説明できる.
2. 食物連鎖について説明できる.
3. 食生活が健康に及ぼす影響について説明できる.
4. 食嗜好が形成される仕組みを理解し，食育の必要性について説明できる.

## A 食文化と食生活

### 1 人類の誕生と食生活

#### 人類は直立二足歩行によって大きな脳と複雑な動きを獲得した

現代の考古学では，ヒト族がヒト亜族（人類）とチンパンジー亜族に分化したのは今から700万年くらい前と推定されるようになった（**図1-1**）．少し前までは1974年にエチオピア東部で発見され，ルーシーと名付けられた318万年前の猿人の一種であるアウストラロピテクス属アファレンシス（アファール猿人）の女性の化石人骨の解析から，彼らが二足直立歩行ができた最初の猿人であると考えられていた．しかし，2001年にサヘラントロプス

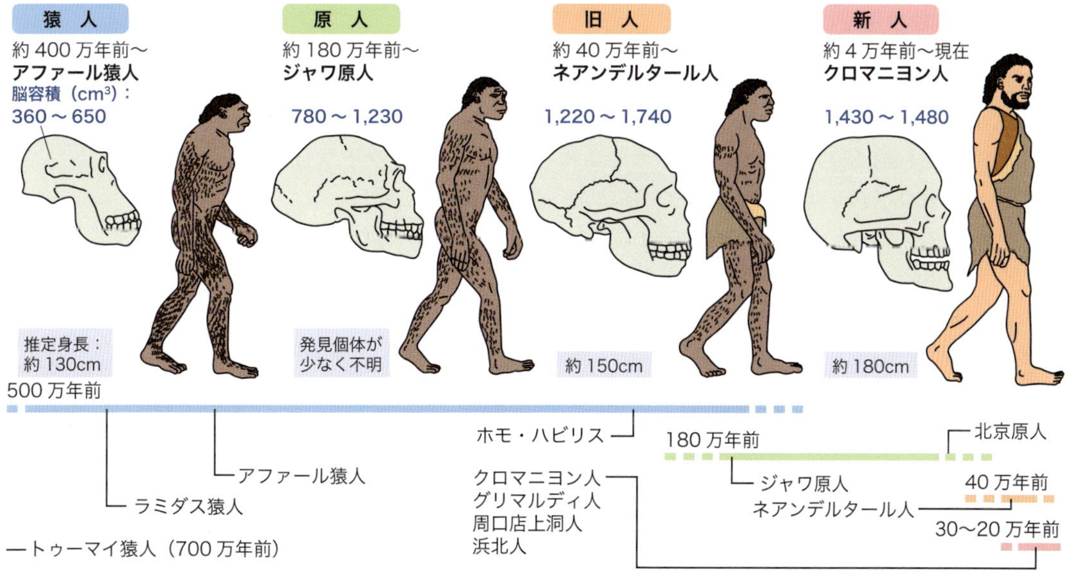


**図1-1 人類の進化**

(トゥーマイ猿人)がチャドで発見され，アファール猿人よりも 300 万年も前にすでに二足直立歩行ができていたと推測された．初期の人類の祖先たちは樹上と地上の両方に生活圏があったようである．つまり，食べ物を得るために最初は木の実や果実を樹上で獲得していたのである．

ところが，氷河期が終わり地球の気候が温暖になったことでアフリカは乾燥化が始まり，森林が縮小しサバンナ(草原)が拡大した．初期の人類は食べ物を求めて地上に降りることになる．地上にはライオンなどの肉食獣がいたので，人類は立ち上がって遠くを見渡し警戒する必要があったのであろう．それが人類を直立二足歩行へと導いたのかもしれない．

地上に降りた人類は植物の茎や根のような固くて歯ごたえのあるものを食料に取り入れた．その結果，臼歯はチンパンジーやゴリラといった類人猿より，やや大きくてがっしりしていた．猿人は類人猿よりも頬骨がやや前方に位置し，顔面が比較的平らなので，鼻から下がそれほど前に突き出ていない．この形状であれば咀嚼筋が強い力を出せる位置にくるため，歯ごたえのある固い食べ物でも噛み砕けるようになった．

直立二足歩行によるもう 1 つの重要な進化は，頭蓋骨が胴体の上に位置するようになったことである．これによって頭部の姿勢が安定し，ほかの四足歩行動物に比べると体躯と比較して大型の頭部を支えることができるようになった．そのため人類は大型の脳をもつことが可能となり，知能を発達させることができた．さらに，直立二足歩行で自由になった手を使い複雑な動きが可能になったことで，棒や石を取り武器にしたり，堅い木の実を砕いたり，狩りで得た小動物を切り刻む道具をつくり出していった．

## 2 出アフリカ(食料を求めて新天地へ)

### 原人から火が使用されるようになった

アフリカではさまざまな年代の化石人類が発見されているが，残念なことに化石人類のほとんどは子孫を残すことなく絶滅し，現生人類にはつながっていない．今から約 180 万年前にアフリカで発祥したホモ・エレクトス(旧属名ピテカントロプス・エレクトス)の一部は食べ物を求めて拡散し，アフリカ大陸からアジアへと進出した．彼らは原人(ジャワ原人，北京原人)と呼ばれるが，現生のインドネシア人や中国人の祖先ではない．

その後におよそ 40 万年前に発祥するホモ・ネアンデルターレンシス(ネアンデルタール人：旧人)はヨーロッパ大陸から西アジア・中央アジアあたりまで展開している．ネアンデルタール人が絶滅したのは約 3 万年前といわれるが，現生人類の DNA にはネアンデルタール人類特有の DNA が 1 ～ 4% 混入していることが近年の研究から明らかになった．これは，現生人類の直系祖先がアフリカを離れた後，約 12 ～ 5 万年前の中東地域で，すでに居住していたネアンデルタール人と接触・混血した証拠である．その後，約 8 ～ 6 万年前に現生人類はヨーロッパやアジアなど世界中に広がったが，ネアンデルタール人は約3万年前に絶滅した．

原人や旧人と猿人の生活環境の大きな違いは，前者は火を生活の道具として手に入れたことであろう．ホモ・エレクトスやネアンデルタール人の洞窟住居跡からは炉跡が発見されており，哺乳類の骨，植物の種が残されている．原人たちの火の使用は偶然であったかもしれないが，ネアンデルタール人は積極的に火を使用したようである．

人類の祖先の生活は，火を道具としたことで大きく変化した．夜の暗がりが明るくなり夜間の活動が可能となり，獣や虫除けにもなった．また，当初は火起こしが困難で集団で共用したことから集団生活の機会が生まれた．火の使用は食べ物にも大きく影響を与えた．狩猟で得た動物の肉は火を使用して加熱調理することで，動物性たんぱく質からの栄養摂取がより容易になった．加熱調理した肉は生肉よりも消化が良いだけでなく，寄生虫や細菌なども減少するので安全性も向上した．一方，多くの植物にはアクが含まれ，マメ科の植物や根菜にはトリプシンインヒビターやシアン化合物などの有毒成分も含まれる．火を使用する前には植物の大部分が食用にならなかったが，加熱調理で植物は柔らかくなってでんぷんの糖化も進み，有毒物が不活性化されたため，エネルギー摂取量が増加して体格の向上につながった可能性がある．それまで堅い根茎や生肉を食していた人類の祖先は消化管が長く体形も寸胴であったが，加熱により消化が向上したことでスリムな体形になった．また，火で暖をとることができるようになり，体毛も薄くなり現生人類に近づいていったと考えられる．洞窟居住内の焚火の火が消えた後に，煙が洞窟内にもち込んだ肉の表面に付着して「くん煙食品」の原型ができあがったのもこのころの可能性がある．

## 3 ホモ・サピエンスの登場

### 新人は旧人を超える知能の高さによって繁栄した

現生人類であるホモ・サピエンス(新人)が発祥したのは今から30～20万年前頃と推定される．彼らもまたアフリカ大陸で生まれ，およそ10万年前にアフリカ大陸から出発してヨーロッパ大陸に進出を始めた．その一部はクロマニヨン人と呼ばれており，ヨーロッパ人の祖先とされる．

なぜ，新人はこの地で生き残り，ネアンデルタール人は滅びたのか．諸説あるが，新人の脳の容量は1,400 $cm^3$で，ネアンデルタール人より200 $cm^3$も小さい．しかし，知能が高く，石刃石器といわれる石を細かく加工して木や骨と組み合わせることができ，狩猟技術が向上したことでより多くの食料を獲得できた．また，再び訪れた氷河期にほかの動物の毛皮を骨針で縫い合わせ衣服をつくったことで，ネアンデルタール人が進出できなかった寒冷地にまで生活域を拡大し，人口を増やすことができた．さらに，狩猟に適さない地域において農耕・牧畜の技術が生み出され，食料を自給することができた．以上が理由として考えられる．

## 4 狩猟採集生活から農耕牧畜生活へ

**農業技術の進歩が安定した食料供給をもたらし人口を増加させた**

### a 人類の歴史の 99.8%は狩猟採集生活

700 万年前から人類はチンパンジーと別の道を歩み始め，20 万年前に私たちホモ・サピエンスが出現したという時間軸を考えると，人類史の 99.8%である 698 万年間はずっと狩猟採集生活である(**図 1-2**).

20 万年前のネアンデルタール人は洞窟生活をしていたと考えられるが，それ以前は定住生活ではなく，農耕も牧畜もせず，獲物となる野生動物を捕ったり植物の果実や種子，根茎を食べるその日暮らしの生活であり，獲物が捕れなくなると場所を移動していた．新人は 10 万年前ごろに食べ物を求めてアフリカを出発してから世界中に拡散し，6 万年前にはユーラシア大陸全土に広がっていた．この頃の地球は氷河期の最後であり，海抜が現在より 120 m ほど低く，氷河と草原が広がっていた．ユーラシア大陸と北米大陸が陸続きであったことから，1 万 3000 年前ごろにモンゴロイド系の新人は海峡を歩いて北米大陸へ渡り，さらに 1000 年間で南米大陸の南端まで到達した.

### b 農耕牧畜生活のはじまり

6 万年前にユーラシア大陸全土に広がっていた人類は，協力しあってマンモスなどの大型動物や鹿などを狩猟して食べていたと考えられている．そのころの狩猟採集生活で可能な人口は 500 万人程度と予想される．しかし，2 万年くらい前に氷河期が終わると温暖化が急速に進み，大陸氷河は後退して海面が上昇して陸の面積が減少した．寒冷な気候を好むマンモスなどの大型獣は北へ移動してヒトの居住範囲から遠ざかった．また，森林も減少して果実や種子を実らせる採集植物も減少した．こうした食料不足から人類は自ら食べ物を栽培したり，動物を家畜化したりして食料を生産し始めた．これま

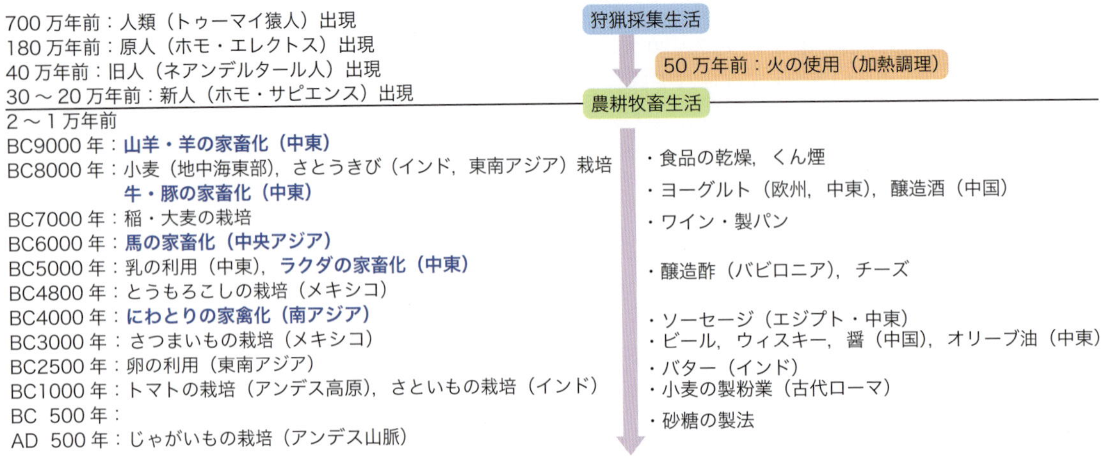


**図 1-2** 食材料の選択・起源と食品加工・保蔵史

でにない新しい食料の調達方法である農耕牧畜のはじまりである．

食料の生産には知識や経験の積み重ねと，その応用が求められる．まさに高度な知能が必要となる．また，古代人たちが農耕や牧畜を行うには協働作業を行う必要があった．体肢は屈強であったが言語能力が未発達でコミュニケーション能力に乏しかったネアンデルタール人などの旧人には，このような協働作業が思うようにできず新人との生存競争に敗れ，絶滅の一途をたどることになる．

農耕牧畜の起源は定かではないが，一説では西アジアの単一起源説とユーラシア大陸の数地域さらにアフリカ・アメリカそれぞれの地域で発生したという多源説がある．

西アジアから東地中海(イラン西南部サグロス山地からアナトリア高原南部を経て地中海にいたる地域)の地域にはイネ科の麦や豆類が自生しており，野生動物(山羊や羊，牛，豚)も多くいた．紀元前 9000 年ごろには中型動物の家畜化が始まり，紀元前 7000 年にかけて穀類・豆類の栽培が行われるようになった(**図 1-3**)．さらに，豚と牛も家畜化された．家畜は食用だけでなく，山羊や羊の乳も利用された．この地域では世界最古のメソポタミア文明が起こっている．

東アジアの黄河中流域では，紀元前 6000 年ごろに陸稲や粟などの雑穀，

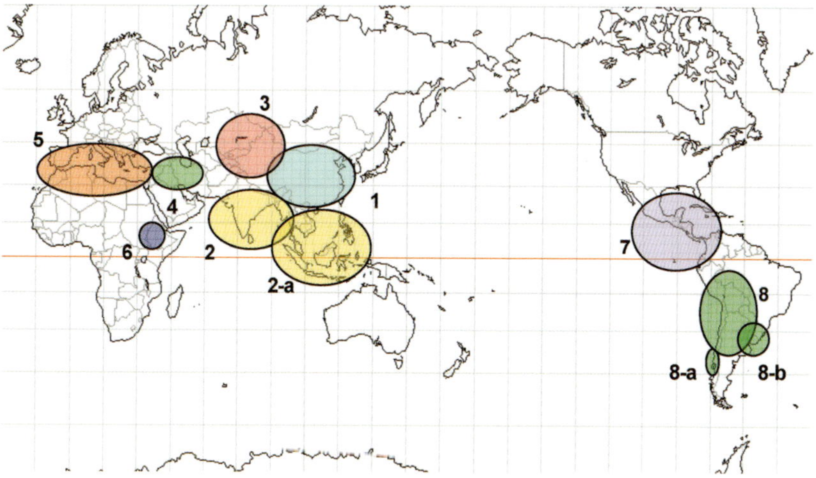


**図 1-3　栽培植物の起源地**

**1**　中国(中央および西部中国の山岳地帯とその周辺の低地)：大豆，そば，もも
**2**　インド(北西インド，パンジャブを除く地域，ただしアッサムとビルマを含む)：イネ，なす，きゅうり，ごま，さといも
**2-a**　インド-マレー(マレー半島，ジャワ，ボルネオ，スマトラ，フィリピンおよびインドシナ)：バナナ，さとうきび，ココヤシ，パンノキ
**3**　中央アジア(パンジャブ，カシミールを含む北西インド，アフガニスタン，タジキスタンとウズベキスタン，および天山山脈の西部)：そら豆，たまねぎ，りんご，ぶどう
**4**　中近東(小アジア，トランスコーカサス，イランおよびカスピ海東方山岳地帯)：大麦，小麦，えん麦，にんじん
**5**　地中海地域：えんどう，レタス，アスパラガス，キャベツ
**6**　アビシニア(エリトリア高原を含む)：オクラ，コーヒー
**7**　南部メキシコ・中米(西インド諸島を含む)：とうもろこし，さつまいも，いんげん豆
**8**　南米(ペルー，エクアドル，ボリビア)：じゃがいも，ワタ，トマト，落花生
**8-a**　チリのチロエ島：いちご
**8-b**　ブラジル-パラグアイ：パインアップル
［農林水産技術会議：農林水産研究開発レポート No.25，2008 より引用］

大豆などの栽培，犬・豚の家畜化が始まった．紀元前5000年ごろの黄河下流の遺跡からは水稲栽培が行われていたことを示す跡が発見され，米を主食とする農耕が広がっていたことがうかがえる(長江・黄河流域の文明)．

現在のインド周辺の南アジア地域では，インダス川上流で紀元前7000年ごろに小麦・大麦の栽培と牛・山羊・羊の牧畜が始まった．ガンジス川流域では少し遅れて稲作が行われるようになった(インダス文明)．

今から1万年前のアフリカの気候は現在よりも湿潤で，紀元前6000年ごろにはアフリカ北西部に西アジアから小麦・大麦の栽培方法が伝播された(エジプト文明)．紀元前7000年ごろには中南部でヤムの栽培，牛の家畜化が始まっていたようである．

アメリカ大陸に展開した人々も紀元前7000年から紀元前4000年にかけて北米大陸に自生したとうもろこしやトマト，さつまいも，南米大陸のじゃがいもやとうがらしを栽培し始めていた．牧畜としてはアルパカなどを飼っていた．

動物の家畜化は，肉や乳の利用だけでなく農耕において土地を開墾して畑や水田化あるいは運搬にもおおいに役立ち，食料の増産につながった．また，ヒトが食べない刈り取った後の植物の残渣を食べるので餌の効率が良く，排泄した糞は乾燥させ燃料としても利用した．農耕牧畜の技術を手に入れた人類は，定住生活をはじめ，食料を安定的に確保できるようになった．そこに文明が開化し，文化が生まれ育っていったのである．

### C 農業革命

このようにして，人類は農業を武器に自然をコントロールすることで地上の覇者となった．農業技術の変革は食料生産の増大をもたらし，結果として人口の増加を促進させた(**図1-4**)．

とくに18世紀後半にイギリスで産業革命と並行して起こった農業革命はそれまでの農業を劇的に変化させた．産業革命は都市人口を増加させ，農村

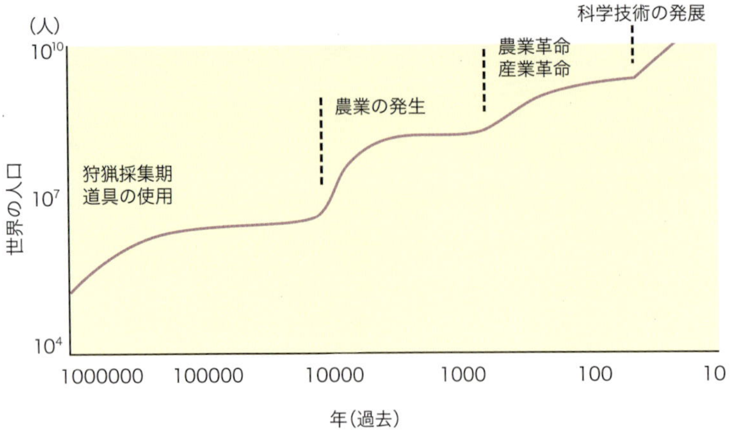


**図1-4 人類の発生から現代にいたるまでの人口の推移**
[Brothwell DR：Food in Autiquity，JHU Press，1969をもとに作成]

には穀物増産が求められた．その過程で農民の賃金労働者化（第2次囲い込み：エンクロージャー）が進み，地主から農地を借用した資本家が農民を雇い，穀物生産をノーフォーク法といわれる四圃制農業（かぶ，大麦，クローバー，小麦を栽培する輪作法）を行うことで穀物を増産させ，人口増加を支えた．

さらに，20世紀に入ると化学肥料の開発や農業用機械が発達し，エネルギー供給が石炭や石油に代わったことで画期的に科学技術が発達した．しかし，その一方で人口は爆発的に増加し，人類は食料獲得のための新たな食料問題と同時に農地確保と工業化による環境破壊という問題に直面している．



## B 食物連鎖

### 1 食物連鎖と生態系

#### 「食う」「食われる」の関係は入り乱れた網状になる

人類を含め動物は，「個」を維持し「種」を保存するために「食物を食べる」必要がある．食物を食べるという行為には，「捕食する者」と「捕食される者」の関係が常に成り立つ．この関係性を一定の場所に棲息する生物群集（生態系）の中でみれば，1つのつながりを見出すことができ，これを**食物連鎖**という（図1-5）．

●食物連鎖

食物連鎖の下層は光合成によって二酸化炭素を固定しさまざまな栄養素をつくり出す植物（生産者）で，その上が草食性動物，さらに肉食動物へとつな

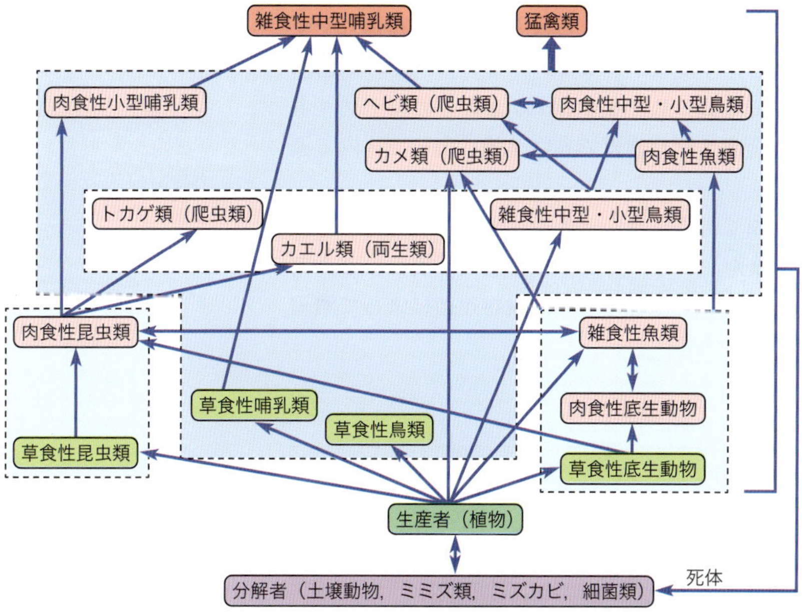


**図1-5 食物連鎖（網）**

［成田高速鉄道アクセス株式会社：成田新高速鉄道線環境影響評価書（要約書），2005より引用］

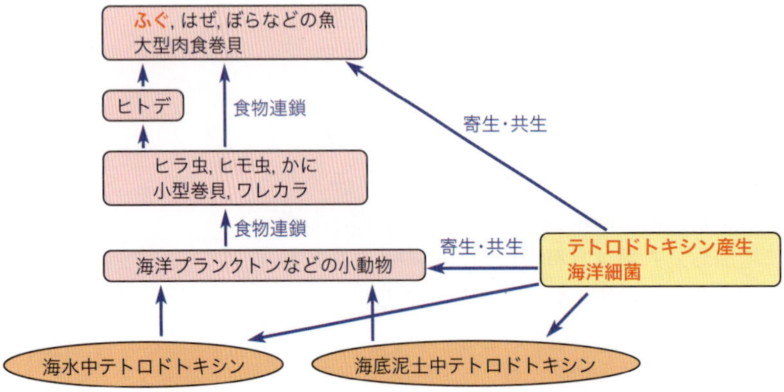


**図 1-6** ふぐ毒(テトロドトキシン)の生物濃縮

がる．しかし，現実的には捕食者は複数種の餌を食べるし，複数者に食べられるため「食う」「食われる」の関係は入り乱れた網状になることから，現在では「**食物網**(もう)」と捉えられるようになってきた．食物網においても生物量は下位のほうが多く上位になるほど少なくなるため，図に描くとピラミッド型になることからこれを生態ピラミッドという．そして，いずれの階層の生物も寿命がつきると構成していた有機物は分解者といわれる細菌や菌類によって無機物と水，二酸化炭素にまで分解され，再び生産者に利用される．

◉食物網

## 2 食物連鎖と生物濃縮

### 生体ピラミッドの上位に向かって生物濃縮が進む

生態系における食物連鎖では，上位捕食者になるほど生物に蓄積されやすい物質が集中している**生物濃縮**という現象が起こる．たとえば，さけの筋肉やえび・かにの殻に多く含まれているアスタキサンチンというカロテノイド色素などは，微生物によって生合成された物質で食物連鎖によって体内で濃縮されたものである．

◉生物濃縮

食物連鎖による生物濃縮は，ふぐ毒や貝毒など人命にかかわる有害な影響を与えるものもある(**図 1-6**)．また，ダイオキシンや重金属，農薬など人間がつくり出し，環境に汚染物質として排出したものが食物連鎖によって濃縮され生態系の破壊につながる場合もある．

# C 食生活と健康

## 1 健康寿命と QOL

### 介護問題への対策として，健康寿命の延伸が重視されている

わが国においては第二次世界大戦後，生活環境の改善や医学の進歩によっ

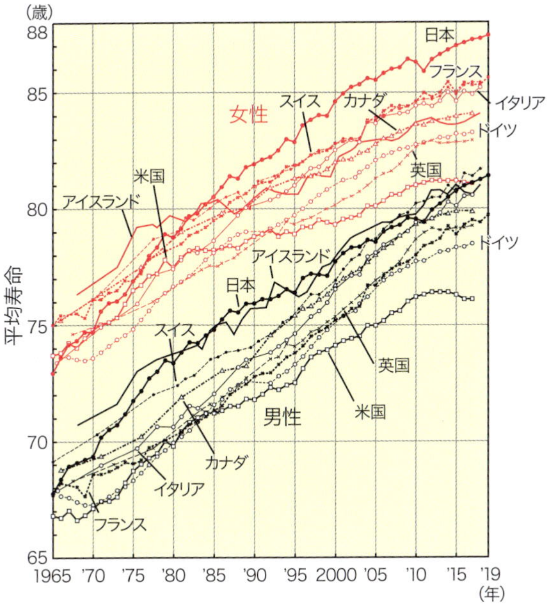


**図 1-7　平均寿命の推移(各国比較)**

資料　国連「Demographic Yearbook」等
注　1)1971 年以前の日本は，沖縄県を除く数値である．
　　2)1990 年以前のドイツは，旧西ドイツの数値である．
[厚生労働省：令和元年簡易生命表の概況，2020 より引用]

て感染症が激減する一方で，がんや循環器疾患などの生活習慣病が増加し，疾病構造は大きく変化してきた．健康状態を示す包括的指標である「**平均寿命***」をみると，わが国は，世界で高い水準を示しており，とくに女性は1985(昭和 60)年から今日まで，世界一の水準を示している．これらの背景として，医療の進歩に伴う感染症による死亡率の減少に加え，食生活の変化による栄養状態の向上があげられる(**図 1-7**)．

＊**健康寿命と平均寿命**　平均寿命は死因にかかわらず，人が生まれてから死ぬまでの期間をいい，健康寿命は日常的に介護などを必要としないで，心身ともに自立した生活ができる生存期間をいう．

しかしながら，寝たきり老人や認知症の老人の増加，その介護が大きな社会的問題となっている．したがって，単に長命というだけではなく，心身ともに健康でいきいきと毎日の生活を過ごしていける状態，すなわち quality of life (QOL)を維持した状態での長寿(**健康寿命***の延伸)が求められている．このような状況下，わが国では 21 世紀における国民健康づくり運動(**健康日本 21**)が 2000(平成 12)年に制定され，食生活を通して 21 世紀の健康をつくりあげていこうとする方向性が1つの柱としてはっきりと示された．さらに，2013(平成 25)年からの改訂版「**健康日本 21(第二次)**」では，健康寿命の延伸が新たな目標の１つとして盛り込まれた．食生活で健康を維持し，健康寿命を延伸することができるという期待の表れであろう．むろん，国が施策目標を提示するだけでは実現は難しく，国民１人ひとりの健康への関心や日頃の心がけが重要となることはいうまでもない．

## 2 食品の安全性

**食中毒の原因には細菌，ウイルス，寄生虫，化学物質，自然毒などさまざまなものがある**

健康な生活を送るためには**食品の安全性**も重要な問題となる．毒性物質を含む食品や微生物汚染による食中毒などは古くから大きな問題となってきた．たとえば，2019(令和元)年における食中毒の発生件数は1,061件で，その約57%は細菌やウイルスによって発生している．主な原因となった細菌やウイルスは発症件数が多い順にカンピロバクター，ノロウイルスであった．また，アニサキスによる食中毒も31%を占める．食品の流通機構が複雑化し，流通範囲も広域化するに伴って大規模な食中毒事件が発生するようになったほか，化学物質や異物の混入や汚染など食品の安全性に関する話題は枚挙に暇がない．厚生労働省が食品の**安全管理認証制度**(総合衛生管理製造過程)を設けたり，内閣府が食品安全委員会を設置するなど食品の安全性を高める施策を講じており，有害物質による食品の汚染はかなり減少してきているが，食べ物は常に環境の影響を受けることを念頭に置かねばならない．

## 3 生活習慣としての食生活の質の向上

### 健康管理の面でも食生活の質を向上させることは非常に重要である

一方，「食習慣，運動習慣，休養，嗜好等の生活習慣がその発症・進行に関与する疾患群」と規定される**生活習慣病**を予防するうえで，食生活の質が大きな問題となっている．生活習慣病は，糖尿病，脂質異常症，動脈硬化症，高血圧症などを含み，日本人の3大死因であるがん，脳卒中，心臓病など多くの疾病の発症や進行に深くかかわっていることが明らかになってきている．また，現在，国民医療費(一般診療医療費)の約3割，死亡者数の約5割を生活習慣病が占めている(**図1-8a**)．要支援者および要介護者における介護が必要となった主な原因についても，脳血管疾患をはじめとした生活習慣病が約3割を占める(**図1-8b**)．したがって，QOL向上のみならず，年々増加する国民医療費低減の観点からも**食生活の質の向上**が課題となる．

これら疾患群は，肥満に伴って一個人に集積する傾向が強く，**メタボリックシンドローム(代謝症候群)**という1つの疾患概念として認識されている．メタボリックシンドロームは，以前よりシンドロームX，死の四重奏，インスリン抵抗性症候群，マルチプルリスクファクター症候群，内臓脂肪症候群などと呼称されてきた病態を統合整理した概念である．このメタボリックシンドロームは，**内臓脂肪型肥満**を共通の要因として糖代謝異常，脂質代謝異常，高血圧が引き起こされる状態で，虚血性心疾患や脳卒中のリスクがきわめて高いとされる．わが国においては「糖尿病が強く疑われる人」だけでも900万人近く，メタボリックシンドローム全体では数千万人の患者が存在すると考えられている．メタボリックシンドロームの蔓延が国民の健康寿命に与える影響は大きく，その効果的な予防法・治療法の確立が急務となっている．そのなかで薬に頼らない健康管理の第一にあげられるのが食生活の質の向上であろう．

近年では，食品中に存在する機能性をもつ成分も研究されるようになってきた(☞p.135，第4章)．一般の人たちの健康と食品に対する興味・関心も

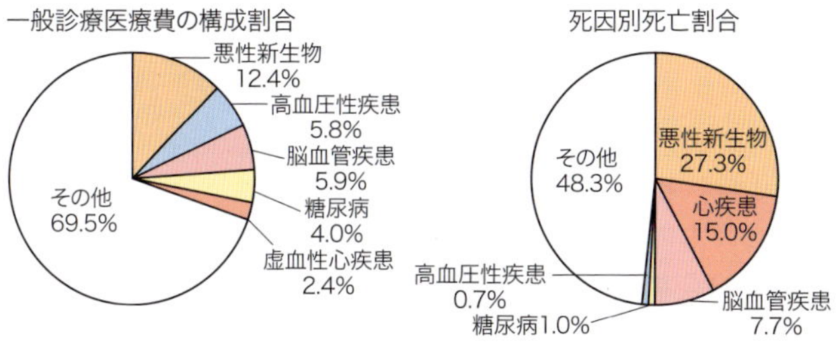


a. 生活習慣病の医療費に占める割合と死亡割合

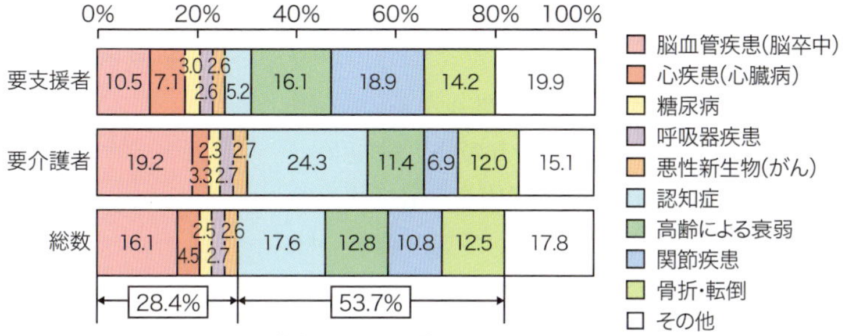


b. 要介護度別にみた介護が必要となった主な原因

**図 1-8　生活習慣病の影響の現状**

注　グラフ構成比の数値は四捨五入しているため，内訳の合計が 100%にならない.
[厚生労働省：平成 29 年度国民医療費；令和元年人口動態統計；令和元(2019)年国民生活基礎調査をもとに作成]

強く，テレビなどで「〇〇が健康に良い」と報じられると，その食材に殺到するという社会現象が何度も起こっている．健康と食品に対する関心が高まることは好ましいことであるが，バランス感覚を欠いた部分的な知識は食生活の質の向上にはつながらない．食品の成分とその栄養性，機能性を正しく理解し認識する必要があろう．

## 4 食育の必要性

### できるだけ早期からおいしさを感じる力を養うことが大切である

生活習慣病やメタボリックシンドロームを予防するためには，栄養バランスのとれた食事はもとより，薄味に慣れ，塩分や糖の摂取を抑制することも必要である．**味覚**は 3 歳ごろまでに基本的な味を学ぶことによって基礎ができあがり，10 歳ごろまでにはほぼ完成し，このころまでの味の記憶が一生の基礎になるといわれている．**食嗜好**は年齢によって変化することも多いものの，基本的には幼児期の反復摂取によって獲得されるため，幼児期から慣れ親しんだ味が食嗜好に大きく影響する．また，食品のおいしさは，味覚だけでなく視覚(色)，嗅覚(におい)，触覚(食感，温度)，聴覚(咀嚼音)といった，文字どおり五感を総動員して感じるものである．乳児期から幼児期に五感を刺激しておいしさを感じる力を養うことは，子どもたちが食に対して興味や関心をもち，おいしく楽しく食事することにつながり，ゆたかな嗜好を

### コラム　6つの「こ食」

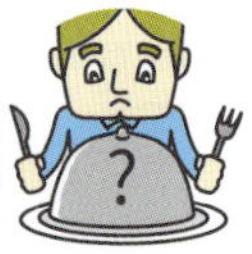


「孤食」「個食」に以下を加え，6つの「こ食」といわれている．
「固食」：自分の好きなもの，または決まったものしか食べないこと．
「小食」：いつも食欲がなく小量しか食べないこと．
「粉食」：小麦粉を使ったパン，ピザ，パスタを主食として好むこと．
「濃食」：加工食品など濃い味付けのものを好むこと．

育てることになる．

家庭において，食生活の主導権を握っている者(一般には母親が多い)の嗜好と子どもの嗜好は似たものになりがちである．「東北地方の住人は塩辛いものが好き」ということは古くからいわれているが，その理由を尋ねると「子どものころから慣れ親しんでいるから」と返ってくることが多い．塩辛い味を好む家庭で育った子どもは塩味の濃い料理をおいしいと感じるようになり，加工食品のように甘味，塩味，うま味の濃い味付けのものを毎日のように食べている家庭で育つと薄味の料理では物足りなく感じるようになる．さらに，高脂肪食は報酬効果をもち，過剰摂取した実験動物が肥満になることも報告されている．若年期から高脂肪食を偏食し，中年期以降も高脂肪食を摂取しているとされる欧米では生活習慣病や心疾患，脳血管疾患などの重篤な疾患が大きな健康問題となっている．

近年，子どもたちを取り巻く食環境の変化は著しく，ファストフードの普及に加えて冷凍食品やレトルト食品など調理済み食品の利用増大による家庭料理の簡便化，画一化が進行している．また，1人で食事を摂る「**孤食**」や，家族で食卓を囲んでいても食べるものが各自で違う「**個食**」の増加が食経験を貧しいものとしている．このような食生活の乱れが健康や嗜好にも多大な影響を及ぼしている．したがって乳幼児期からの**食育**，すなわちゆたかで健全な味覚，食習慣形成が将来の健康を守るために重要であるといえよう．

## D　食料と環境問題

社会の発展に伴って，人間の食生活は，生きるために食べるというものから，食を楽しむというものに変わってきた．とくに現代のわが国では，粗食から飽食へと変わり，ゆたかで利便性，簡便性に富んだ食生活となった．しかしそれらは，青果物のビニールハウス栽培や魚の養殖などのように，付加価値の高い食品を生産するための多くの生産過程や，大量の食品の輸入などに支えられているものである．

野菜を例に考えてみよう．効率の良い生産のための化学肥料，農薬の使用による土壌の質の変化，石油を原料としたビニールハウス製材の大量使用，生鮮食品としての遠隔地への輸送にかかるガソリン消費，二酸化炭素排出などは，すべて環境への負荷と考えられる．結果として，このような飽食時代の食料生産・消費が環境問題を発生させている．これらの問題を考えるうえで重要となる概念を以下に解説する．

## 1 食料自給率の低下

### わが国では食料自給率の低下が長期にわたり続いている

◉食料自給率

**食料自給率**は，国産でまかなわれている国内食料消費の程度を示す指標であり，農林水産省より公表される．食料自給率には，特定品目の自給率を示す**品目別自給率**と食料全体の自給率を示す**総合食料自給率**があり，総合食料自給率は，カロリーベース総合食料自給率と生産額ベース総合食料自給率がある．

わが国の食料自給率は，長期的に低下傾向で，近年はカロリーベースで37%，生産額ベースで67%前後で推移しており(**図 1-9a**)，ともに先進国中

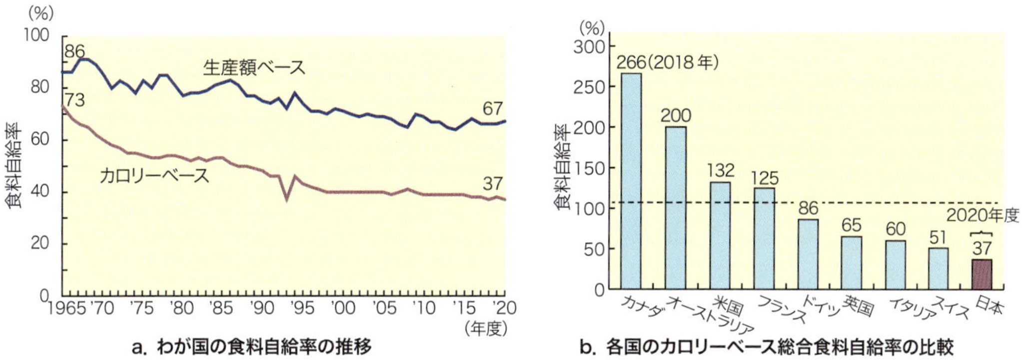


a. わが国の食料自給率の推移　　b. 各国のカロリーベース総合食料自給率の比較

**図 1-9 食料自給率**

注1 bにおける数値は暦年(日本のみ年度)．スイスについては政府の公表値を掲載．
注2 畜産物および加工品については，輸入飼料および輸入原料を考慮して計算．
(資料)農林水産省「食料需給表」，FAO"Food Balance Sheets" などをもとに農林水産省で試算(アルコール類等は含まない)．

### コラム カロリー

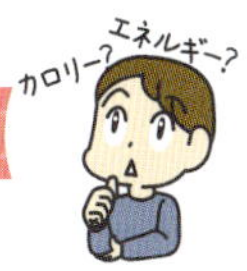


よく,「低カロリー」とか,「カロリーを消費する」とかいわれるが,本来カロリーはエネルギー(熱量)の単位(cal)である．日常会話上カロリーと表現するのは一般的になっているが，正確には，「低エネルギー」あるいは「エネルギーを消費する」と表現すべきである．本書でも，基本的にはエネルギーという表現を用いているが，食料自給率に関しては，農林水産省がカロリーベースという表現を用いているため,ここではそれに従った．なお,国際単位系におけるエネルギーおよび熱量の単位はジュール(J)で，国際度量衡総会でもカロリーはできるだけ使用せず，使用する場合にはジュールの値を併記することと決議されている．わが国では，栄養学の分野においてはこれまでの慣例も考慮してカロリーが用いられている．そのため，日本食品標準成分表 2020 年版(八訂)ではエネルギーの単位は kcal と kJ が併記してあり，その変換式は 1 kcal ＝ 4.184 kJ である．

最低水準である(**図1-9b**). 品目別自給率については, 消費減少傾向の米の自給率が高水準である一方, 消費増加傾向の肉類などの自給率が低水準である. 食料自給率低下は, 米の消費量減少など食生活の大幅な変化, 農地面積の減少など国内供給力の低下と, 消費・生産の両因が背景にある. 現在, 食料・農業・農村基本計画［2020(令和2)年］に基づき, 供給熱量(カロリー)ベースで45%, 生産額ベースで75%［2030(令和12)年度］という食料自給率向上の目標が設定されている.

## 2 フード・マイレージ

### 諸外国と比べてわが国はフード・マイレージの数値が高い

◉フード・マイレージ

**フード・マイレージ**は, 1994年に英国の消費運動家ティム・ラングらにより提唱された"food miles"という概念をもとに, 農林水産省により考案された. 輸入相手国別の食料輸入量(t)と当該国からわが国までの輸送距離(km)(国内輸送を含まず)を乗じたもので, この値が大きいほど地球環境への負荷が大きいという考え方である. したがって, この数値が少ないものほど望ましいとされるが, わが国は先進国の中でも最大食料輸入国であるうえに, 欧米とは異なり, 貿易相手国との距離が大きいことから数値の低下にはいたっていない(**図1-10**). 数値低下のためには前述の食料自給率の向上が課題となるが, 現状では生産コスト削減のため国内生産より安価な労働力, 大量輸送が見込める輸入が増大する傾向にあり, 自給率の低下を促進している.

一方, 輸送機関による二酸化炭素($CO_2$)排出量の違い(例：トラックと船)は考慮されない点など, フード・マイレージのみで環境負荷を考えるには限界もある. このため, 近年は二酸化炭素の排出をより包括的にとらえた「**$CO_2$の見える化**＊」の1つの指標である**カーボンフットプリント**＊を使用することも多くなっている.

＊**$CO_2$の見える化**　温室効果ガスの排出, 排出削減や農業者の排出削減努力等を消費者にわかりやすく示すこと.

＊**カーボンフットプリント**　「$CO_2$の見える化」の代表的な取り組みで, 製品のライフサイクル全体(原材料調達〜廃棄・リサイクル)で排出される温室効果ガス排出量を$CO_2$量に換算し表示するもの.

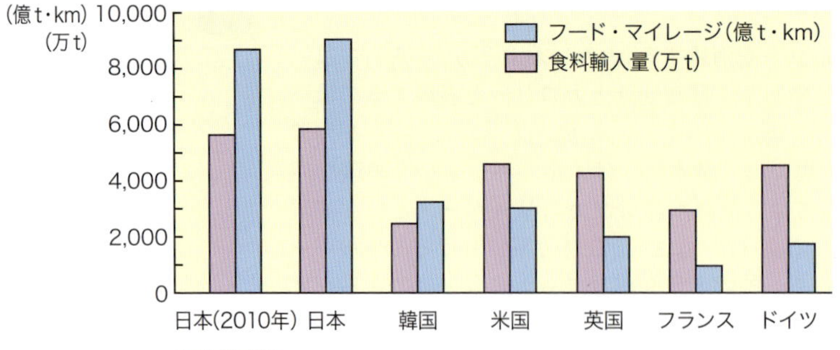


**図1-10　フード・マイレージと食料輸入量**

注　データは2001年度を基調に表示. わが国のデータのみ2010年を表示した.
食料輸入量が少なく, 貿易相手国との距離が近い欧米の値(わが国の12～33%)とは大きな差がある. 2001年に比べ2010年度はわが国の輸入量が減少した分, フード・マイレージも減少(4%)した. このことから地球環境への影響を考えると, 食料自給率の大切さがわかる.

## 3 地産地消

### 地産地消には，環境負荷を下げること以外にも多くのメリットがある

近年，地元で取れた食料を地元で消費しようという**地産地消**に取り組む動きが盛んになっている．地産地消では，農産物の輸送距離の縮小によって，二酸化炭素排出量を低減できるなど，環境負荷を少なくすることができる．また，消費者にとっては，食料の生産地，生産方法や生産者が容易にわかり，新鮮で安心な食料を得ることができるという利点がある．生産者にとっては，輸送コストや**トレーサビリティ**(食品の生産過程の把握，追及)のコスト削減につながる．

2010 年に**六次産業化**＊・地産地消法が公布され，生産者による加工・販売への進出(六次産業化)と，地域農林水産物の利用促進(地産地消)に関する施策が推進されている．また，ファストフードに対し，その土地の風土に合った伝統的食材，料理を**スローフード**とするイタリア発祥の考えやそれらの食文化を見直し，生活の質の向上を目指す**スローフード運動**などもある．

＊**六次産業化**　農林水産業者(一次産業)が，農畜産物・水産物の生産だけなく食品加工(二次産業)，流通・販売(三次産業)にも取り組むこと．

## 4 食品ロス，食品ロス率

### 過剰除去，食べ残し，直接廃棄のおのおのについて適切な対策をとる必要がある

**食品ロス**とは，食料が生産されてから，人の口に入るまでに失われたもののうち，不可食部分を除いたものをいい，料理・食品として提供されたもののうち，廃棄された食べ残しと，食品廃棄物を含めたものである．食品廃棄物は，消費期限切れなどで，料理・食品として提供されずに廃棄された直接廃棄と，食品成分表の廃棄率を上回る除去をした過剰除去を含む．

2018(平成 30)年における食品廃棄物等は年間 2,531 万 t のうち，食品ロス量は 600 万 t(1 人当たり年間 47 kg)と推計されている．このうち食品製造業や外食産業などの事業系食品ロスが 54%，家庭から発生する家庭系食品ロスが 46% を占める．

**食品ロス率**は，以下のように計算される．

◉食品ロス率

$$食品ロス率(\%) = \frac{食品ロス量}{食品使用量} \times 100$$

2014(平成 26)年度の世帯における食品ロス率は 3.7% で(**図 1-11a**)食品別では野菜類が 8.8% ともっとも高い(☞ p.221)．食品ロスの発生要因は「過剰除去」「食べ残し」「直接廃棄」である．これらの食品ロスの低減のためには，食品を買いすぎない，消費・賞味期限に注意する，適量調理するなど，1 人ひとりが意識をもって取り組むことが必要である(**図 1-11b**)．食品ロスは，生ごみとしての問題だけでなく，廃物の処理段階での環境負荷の増大など多くの問題を抱えているため，食べ残しの割合が大きい外食産業では，堆肥化や飼料化などへの再生利用を進めている．

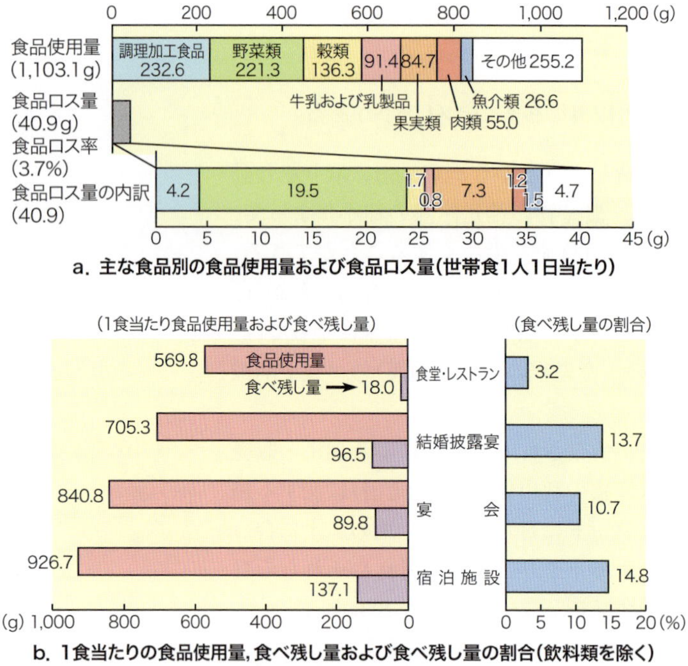


**図 1-11　食品ロス率**

注 1　表示単位未満の数値から算出しているため，統計表の数値による算出と一致しないことがある.
注 2　「その他」は,「でんぷん」「豆類」「きのこ類」「卵類」「生鮮海藻類」「砂糖類」「油脂類」「調味料類」「菓子類」および「飲料類」の合計である.
[a は農林水産省：平成 26 年度食品ロス統計調査報告(世帯調査)，2015；b は農林水産省：平成 21 年度食品ロス統計調査報告，2011 より引用]

# 練習問題

**以下の問題について，正しいものには○，誤っているものには×をつけなさい.**

1.　生物は群集内で捕食者，被食者の関係が連鎖的につながり，食物連鎖を形成している.
2.　食物連鎖によって，特定の物質が生態系で拡散する現象を生物拡散という.
3.　ふぐの毒は，食物連鎖の結果，生物濃縮されたものである.
4.　六次産業とは，一次産業の農畜水産業と二次産業の食品加工業，三次産業の流通・販売を有機的・総合的に結合した産業をいう.
5.　平均寿命とは，介護を必要とせず，心身ともに自立した活動的な状態で生存できる期間のことである.
6.　食嗜好は，個人の一生を通して普遍的なものである.

# 2 食品の一次機能

**学習到達目標**

1. 食品中の水分の種類について説明できる.
2. 食品の保存性と水分の関係性について説明できる.
3. 窒素含有化合物のアミノ酸からなるたんぱく質の特性・基本を理解し，その役割や機能が説明できる.
4. 炭水化物(糖質，食物繊維)の種類，構造とその利用方法について説明できる.
5. 脂質の種類について理解し，その構造と特性について説明できる.
6. 油脂の評価の指標，加工，および栄養について説明できる.
7. ビタミンの種類，所在，機能について説明できる.
8. ミネラル(無機質)の種類，所在，機能について説明できる.

## A 食品の一次機能とは

### 1 食品の3つの機能

#### 食品の基本的特性は安全性と一次〜三次機能に分類される

食品には，大きく分けて食品が本来備えている基本的特性と，二次的特性がある(図 2-1).

基本的特性には，まず第一に，毒物，重金属や微生物などの有害物質が摂取しても人体に害のない量に抑えられているという安全性を必須の前提条件として，①**栄養性**，②**嗜好性**，③**生理機能性**がある．さらに，食品の二次的特性として，①**流通特性**(流通過程における品質維持)と，②**付加特性**(ゆたかな生活に貢献する文化性，簡便性，合理性，経済性など)がある．二次的特性については，『食べ物と健康　食品の加工』で学ぶ.

①栄養性は，食品に含まれるたんぱく質，炭水化物，脂質，ビタミン，ミネラルなどの栄養素によって，身体を構築し，エネルギーを生み出す機能であり，**一次機能**という．②嗜好性は，味覚，嗅覚，触覚などを刺激し，食べておいしいという嗜好性をもたらす感覚面での機能であり，**二次機能**という．③生理機能性は，身体の生理調節機能に関与する機能であり，**三次機能**という．本章では，食品の一次機能としての栄養素について学ぶ(二次機能については第3章，三次機能については第4章を参照).

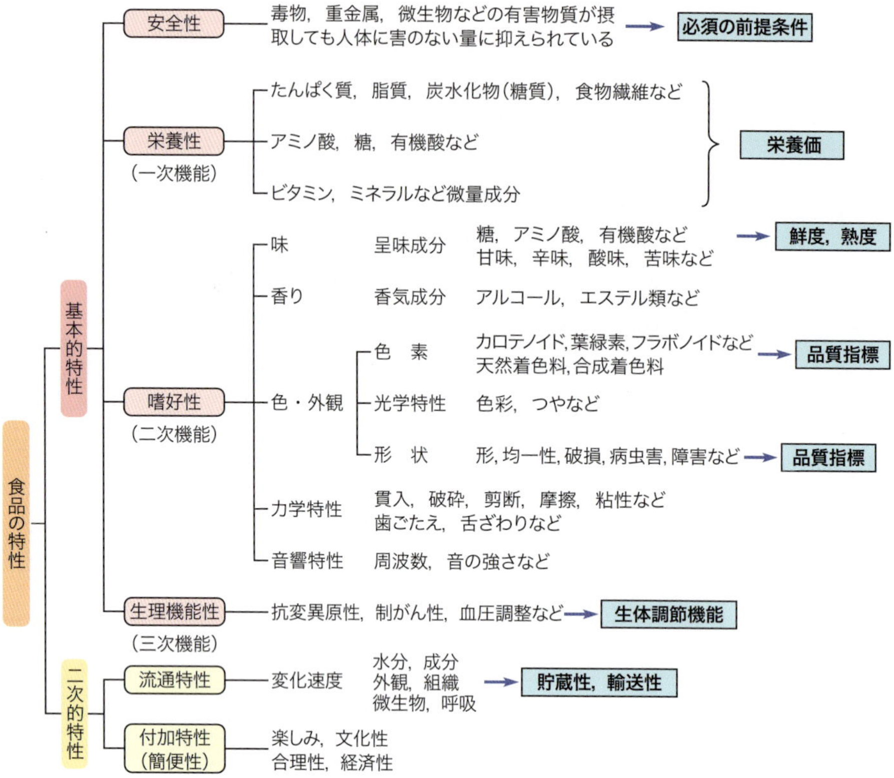


**図 2-1　食品の基本的特性および二次的特性**

［青柳康夫：改訂食品機能学，第 2 版，p. 2，建帛社，2009 をもとに作成］

### コラム　食品の機能別分類の研究

食品の 3 つの機能分類は，わが国の文部省（当時）の「機能性食品」研究班が 1984 年に提唱した「食品機能論」によるものである．とりわけ三次機能のコンセプトの応用として提出されたのが「機能性食品」で，最初の成果として低アレルゲン米が創出され，厚生省（当時）の特定保健用食品の第 1 号となった．この研究の経緯は Nature にも取り上げられ（1993 年），現代の「薬食同源」として世界に大きなインパクトを与え，“functional food” として国際的に受け入れられるようになった．

## 2 栄養機能（一次機能）

### 栄養素を供給するはたらきを一次機能という

栄養とは，生物が外界から物質を摂取，代謝してエネルギーを獲得し，またこれを同化して成長することであり，摂取する物質を栄養素という．食品のもつ第一の機能がこの栄養素を供給するはたらきで，ヒトの生命活動に必

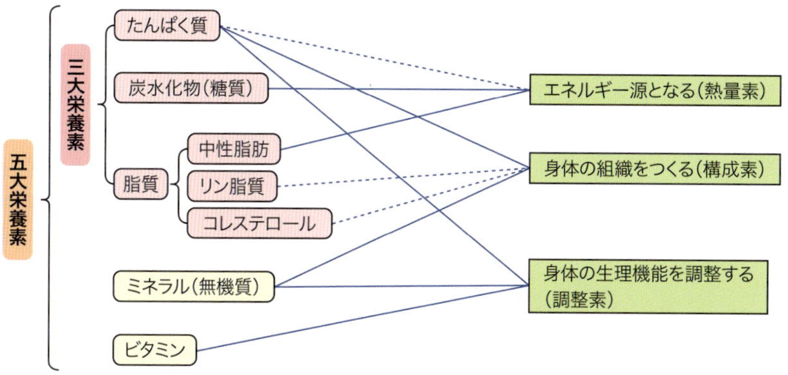


**図 2-2　食品の栄養機能(一次機能)**
[菅野道廣ほか：食べ物と健康 I 食品の科学と技術，p.194，南江堂，2007 をもとに作成]

要なもっとも基本的な機能であり，**一次機能**と分類される．具体的にはたんぱく質，炭水化物(糖質)，脂質，ビタミン，ミネラルのもつ作用である(**図 2-2**)．

◉一次機能

これらのうち，1 日の摂取量が数十 g から数百 g にもなるたんぱく質，炭水化物(糖質)，脂質を三大栄養素，1 日の摂取量は多くて数百 mg，少ないものでは数μg であるビタミン，ミネラルを加え，五大栄養素と呼ぶ．

# B 水

## 1 食品と水分

### 水は食品の品質保持に重要な役割を果たしている

水はほとんどの食品に存在しており，食品によって水分含量は大きく異なる．たとえば，野菜類は水分含量が高く，乾燥こんぶや乾燥しいたけなど，いわゆる乾物の食品は水分含量が低い．

食品の水分は，食品の化学的性質(色や呈味など)，物理的性質(硬さや流動性)に関して重要な役割を演じる．また，食品の水分は，変色や微生物の繁殖など，食品の品質保持にも大きくかかわっている．

このように水分は，食品の調理や加工，品質などさまざまな点で重要な役割を担っているため，食品を理解するためには，まず水の化学的・物理的性質を理解する必要がある．

### a 水の性質

水分子は，酸素 1 原子と水素 2 原子が共有結合した化合物である(**図 2-3a**)．水分子中では酸素原子は電気陰性度(電子を引き付ける力)が大きく，水素原子は低いため，電子は酸素電子に偏っている．このため水分子は，酸素は負(−)に，水素は正(+)に帯電した極性分子となる．

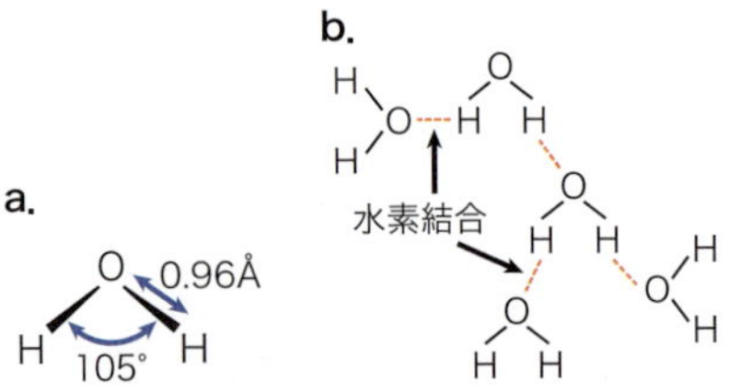


**図 2-3　水分子の構造(a)と水分子のクラスター(b)**

水は水分子の負に帯電した酸素原子と，正に帯電した水素原子が互いに結合し，大きなクラスターを形成している．このように水素原子を介した結合を**水素結合**という(**図 2-3b**)．また，水は食品中の成分とも水素結合を形成する．たとえば，たんぱく質とは，そのアミノ酸残基中の親水基(-COOH, $-NH_2$, -OH など)と水素結合を形成し，たんぱく質の立体構造の維持に寄与している．

◉水素結合

水がもつ重要な役割として，ほかの物質を溶解する作用がある．塩化ナトリウムなどの塩類を例にとると，これらの塩類は水中で正または負のイオンとなる．水分子はこれらのイオンと静電気的相互作用を生じ，イオンを取り囲むような形をとる．このように水溶液中で，溶質分子あるいはイオンが，その周囲に数個の水分子を引きつけて結合し，1 つの分子集団をつくる現象を**水和**という．

### b　水の形態

水は一般的に，100℃で気体(水蒸気)となり，0 ～ 100℃の範囲では液体(水)，0℃で固体(氷)となる．水蒸気では，水分子の熱分子運動が激しく，分子が空間を自由に動いており，逆に氷では，水分子の熱分子運動が極端に低く，互いに結合した状態となる．

水が氷になるときには内部に空間ができるため体積が約 10％増加する．したがって，生鮮食品を凍結すると，体積膨張によって組織や細胞の破壊が起こり，解凍の際に細胞内部の液体(ドリップ)が流出し，品質の劣化が起こることがある．大部分の水は－1 ～－5℃の範囲で結晶するため，この温度帯を**最大氷結晶生成帯**と呼ぶ(**図 2-4**)．この温度帯を長時間通過する緩慢冷凍では氷結晶が大きくなるため，凍結解凍の際の品質劣化が起こりやすい．そのため，凍結解凍による品質劣化を防ぐためには，急速凍結によって，この温度帯を短期間で通過させる必要がある．

◉最大氷結晶生成帯

### c　食品中の水分

食品中の水は，ほかの成分と結合した**結合水**と，結合していない**自由水**とに分けられる．さらに結合水の外側に存在し，比較的弱い結合をしている水を準結合水という(**図 2-5**)．結合水は，たんぱく質や炭水化物といった食品成分と水素結合を形成しているため，運動性が低く，0℃で凍結せず，100℃でも蒸発しない．また，物質を溶解できない，微生物の生育や酵素反応には

◉結合水
◉自由水

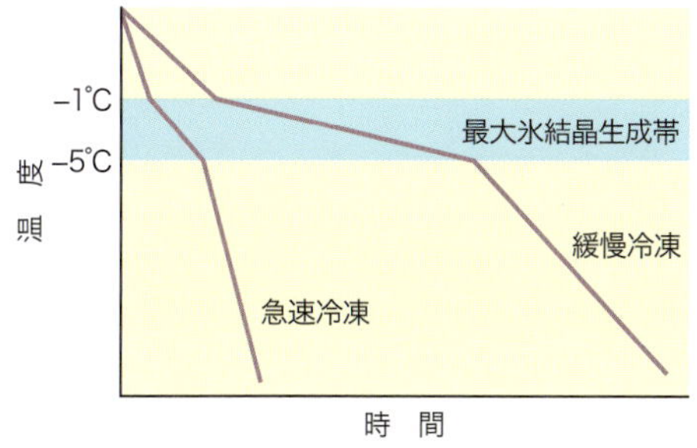


**図 2-4 最大氷結晶生成帯**

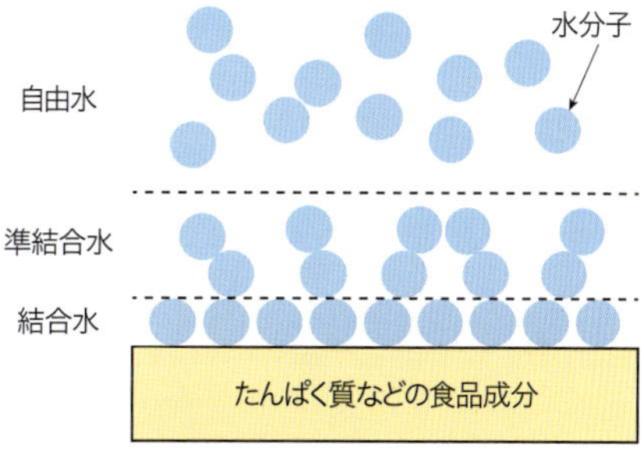


**図 2-5 自由水と結合水**

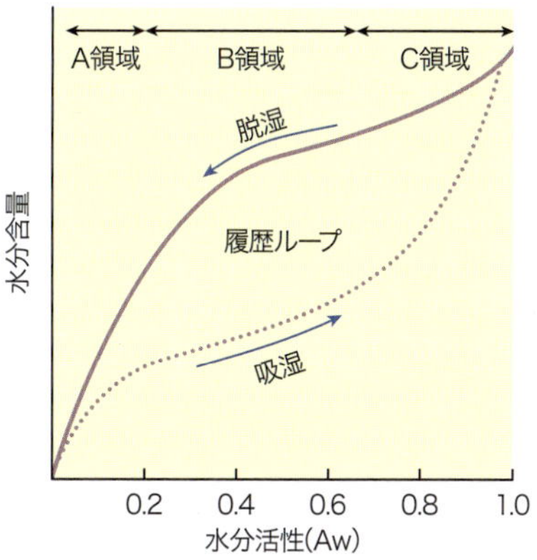


**図 2-6 食品の等温吸湿脱湿曲線**

利用されないといった特徴ももっている．

同じ水分含量の食品でも，自由水と結合水の比率の違いによって，保存性が大きく異なる．このような自由水と結合水の含有量に対して，**水分活性**（**water activity：Aw**）という概念がある．水分活性は次の式で表される．

●水分活性

水分活性（Aw）＝食品の蒸気圧（P）/ 純水の蒸気圧（$P_0$）

一定の温度と圧力における密閉容器内では，含まれる水分の種類によって，平衡となる蒸気圧が異なる．すなわち，ある食品の蒸気圧（P）を純水の蒸気圧（$P_0$）で除した値が水分活性となる．水分活性は 0 ～ 1 で表され，純水の水分活性は 1 である．自由水と比較して，結合水が相対的に多く含まれていると水分活性は低くなる．

一定温度における食品の水分含量と水分活性との関係を示したものを，**等温吸湿脱湿曲線**という（**図 2-6**）．図にあるように，食品が吸湿する場合と脱湿する場合では異なる曲線を示す．これは吸湿と脱湿の過程で，自由水と結合水の増減が異なることに由来する．すなわち，乾燥した食品が吸湿する過程では，まず水が単分子層の形で食品成分に結合し，結合水として存在する（A 領域）．次いで，水が多層の形となって吸着し（B 領域），さらに吸湿が進むと自由水として水が存在すると考えられている（C 領域）．

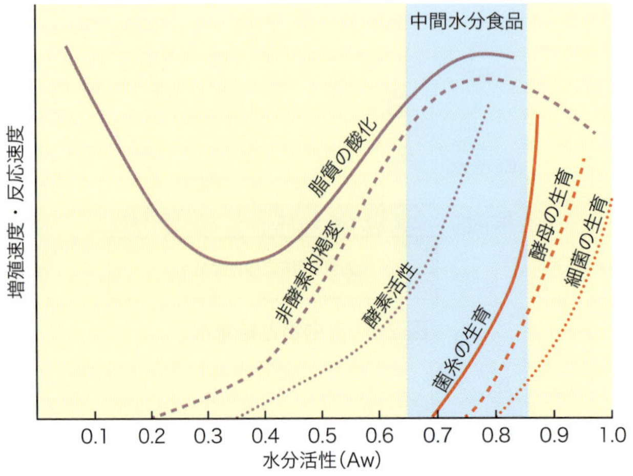


**図 2-7** **水分活性と食品の変化，微生物の生育**

## d 食品の品質と水分活性

食品を保存すると，微生物による腐敗や成分間反応による褐変，酸素による酸化，酵素反応による変化といった品質の変化が起こる．このような食品の変化は，その食品の水分活性に大きくかかわっている(**図 2-7**).

一般的に微生物の増殖は水分活性 0.65 以下では起こらないが，微生物の種類によって増殖可能な水分活性は異なる．菌糸型のカビの場合は0.75以上，酵母型のカビでは 0.8 以上，細菌は 0.9 以上の水分活性で増殖が可能である．しかし，大部分の微生物は水分活性の低い状態で死滅するわけではなく，適当な水分活性になれば，再び増殖することができるため注意が必要である．

酵素活性や非酵素的褐変(アミノ-カルボニル反応)は，物質が水に溶解している必要があるため，水分活性 0.2 以下ではほとんど起こらない．一般的に水分活性が低い状態では，さまざまな反応が抑制されるが，脂質の酸化に関しては，水分活性がきわめて低くなると，空気中の酸素と脂質が直接接触するため反応が進む．

## e 中間水分食品

食品を微生物による腐敗から防ぐには，食品中の水分を除くことがもっとも簡易的な方法であるが，単に乾燥させるだけでは，食感が悪くなるなどの品質への悪影響も出てくる．一方で，水分活性を低下させた食品は，食品中の水分を残した状態での食品の保存が可能である．水分活性が 0.65 ～ 0.85 の食品の多くは食感と保存性を両立しており，このような食品を**中間水分食品**という．水分活性を低下させる方法としては，食塩を用いた塩蔵や砂糖を用いた糖蔵がある．これらの方法は，食品中の自由水を食塩や砂糖と結合させ結合水を増加させることで，水分活性を低下させるものである．このような食品は室温においても比較的長期間保存が可能である．

◉中間水分食品

### f 食品中の水分測定法

水分の定量法には，加熱乾燥法(常圧および減圧)，蒸留法，カールフィッシャー法などがあり，食品の種類によって，適切な方法が選択・適用されている．もっとも一般的な方法として，常圧加熱乾燥法があげられる．この方法は，秤量缶と呼ばれる容器に食品を入れ，100 ～ 135℃の範囲で加熱乾燥した前後の重量差より，水分量を求めるものである．揮発成分や熱に不安定な成分を多く含む食品の場合は，減圧加熱乾燥法が用いられる．

## C たんぱく質

**たんぱく質**とは，炭水化物，脂質とともに食品を構成する主要成分の1つである．食品中のたんぱく質は，ヒトに摂取されると筋肉や血液，あるいはエネルギーをつくる源として機能する．また，たんぱく質は多様な機能を有する生体内の高分子物質で，酵素やホルモンなどの機能を発揮する成分でもある．このようなたんぱく質は，ヒトでは20種類の**アミノ酸**が数十個から数千個以上結合した窒素含有高分子物質で，折れ曲がったり，らせん状に配置したり，分子内のアミノ酸同士が結合したりして，立体的な構造をとっている．たんぱく質の性質は，構成するアミノ酸の種類により影響を受ける．また，生体内ではたんぱく質の立体構造のある部分に種々の物質が特異的に結合することで，より多彩な機能を発揮することができる．

◉たんぱく質

◉アミノ酸

### 1 たんぱく質を構成しているアミノ酸

**たんぱく質は多数のアミノ酸から構成される機能性高分子物質である**

#### a アミノ酸の構造

アミノ酸は1分子中に**アミノ基**(-$NH_2$)と**カルボキシ基**(-COOH)を両方有し，一般式 R-CH($NH_2$)COOH で表される有機化合物である(ここで，R は側鎖と称し，これによって各種アミノ酸の種類と性質が決まる)．このアミノ酸のカルボキシ基に結合している炭素を$\alpha$炭素といい，その隣の炭素を順に$\beta$，$\gamma$などの記号で区別している．$\alpha$炭素にアミノ基が結合しているアミノ酸を**$\alpha$-アミノ酸**といい，たんぱく質はすべて$\alpha$-アミノ酸で構成されている(プロリンのみが例外で，イミノ酸である)．

炭素原子には，最大4個の原子や原子団が共有結合できる．このとき，4本の結合はすべて単結合であり，4個の原子や原子団は炭素原子を中心とする正四面体構造のそれぞれの頂点に位置する．**図2-8**に示すように，$\alpha$-アミノ酸は$\alpha$炭素原子を中心としてアミノ基，カルボキシ基，水素原子，および側鎖が正四面体構造の頂点にそれぞれ位置した立体構造をしている．側鎖Rが水素原子であるグリシン以外の$\alpha$-アミノ酸は4つの原子や原子団がすべて異なっており，中心にある$\alpha$炭素原子を**不斉炭素原子**という．このため，$\alpha$炭素原子の周りには立体的に異なる配置の原子や原子団が結合しており，

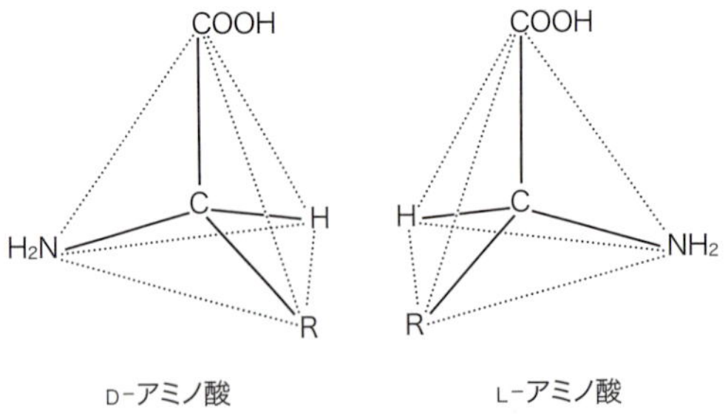


**図 2-8　アミノ酸の立体構造**

**鏡像異性体**(**立体異性体**)の関係にある L-アミノ酸と D-アミノ酸が存在している．フィッシャー(Fischer)の投影図に従い，カルボキシ基を上にして炭素鎖を縦に並べ，α炭素原子についたアミノ基が右側に位置していれば L 型，左側に位置していれば D 型である．自然界に存在するアミノ酸の大部分は **L-アミノ酸**であり食品中のたんぱく質はすべて L-アミノ酸から構成されている．**表 2-1** にヒトのたんぱく質を構成する 20 種類のアミノ酸の側鎖の構造を示す．これらのアミノ酸の中で，9 種類のアミノ酸(**バリン**，**ロイシン**，**イソロイシン**，**トレオニン**，**リシン**，**ヒスチジン**，**フェニルアラニン**，**メチオニン**，**トリプトファン**)は，人体内で合成できないか，合成できても十分ではないため，食事など外部から摂取する必要があることから，**必須アミノ酸**といわれている．たんぱく質の一次機能である栄養価の化学的評価法では，必須アミノ酸の種類とそれらの含量で評価されている(☞ p.40)．

◉必須アミノ酸

## コラム　立体異性体

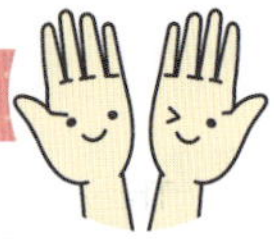

分子式は同じであるが構造の異なる化合物が存在する性質を異性といい，異性の関係にある化合物を異性体という．有機化合物では，構造式が異なる(原子が結合する順が異なる)構造異性体と，構造式は同じ(原子が結合する順は同じ)であるが，原子の立体配置(空間的な配置)が異なる立体異性体とに大別される．立体異性体のうち，鏡像と実像の関係にあって互いに重ね合わせることができないものを鏡像異性体(エナンチオマー)という．また，右手と左手の関係と同じであるため，対掌体ともいわれる．鏡像異性体は，沸点，融点，密度など，通常の物理化学的性質は同じであるが，旋光性が異なり，味や香りも異なる．一方，鏡像異性体以外の立体異性体をジアステレオマーといい，メソ体のほか，シス-トランス異性体などが含まれる．

**表 2-1 天然のたんぱく質を構成するアミノ酸**

| 分類 | アミノ酸名*1 | 3文字表記 | 1文字表記 | 側鎖Rの構造 | 等電点*2 | 分子量*2 | 備　考 |
|---|---|---|---|---|---|---|---|
| 脂肪族アミノ酸 | グリシン | Gly | G | $-H$ | 5.97 | 75.07 | ゼラチンの加水分解物から見出された．不斉炭素原子をもたない唯一のアミノ酸で，鏡像異性体はない．多くのたんぱく質ではわずかしか含まれないが，コラーゲンやフィブロインなどには多く含まれる． |
| | アラニン | Ala | A | $-CH_3$ | 6.00 | 89.09 | 化学的に合成されて命名されたが，その後，絹たんぱく質フィブロインの加水分解物から見出された．多くの食品に含まれ，エネルギー代謝とアミノ酸代謝を連結する鍵となるアミノ酸． |
| | **バリン** | Val | V | $-\underset{CH_3}{\underset{\mid}{CH}}-CH_3$ | 5.97 | 117.15 | アルブミンの加水分解物から見出された．たんぱく質の立体構造を維持する疎水結合に関与する．分岐鎖アミノ酸*3の1つである． |
| | **ロイシン** | Leu | L | $-CH_2-\underset{CH_3}{\underset{\mid}{CH}}-CH_3$ | 5.98 | 131.17 | 小麦たんぱく質グルテンと牛乳たんぱく質カゼインを原料とする発酵物から見出された．多くのたんぱく質の構成アミノ酸として豊富に存在している．たんぱく質の立体構造を維持する疎水結合に関与する．分岐鎖アミノ酸*3の1つである． |
| | **イソロイシン** | Ile | I | $-\underset{CH_3}{\underset{\mid}{CH}}-CH_2-CH_3$ | 6.02 | 131.17 | さとうだいこんの糖蜜から見出された．たんぱく質の立体構造を維持する疎水結合に関与する．分岐鎖アミノ酸*3の1つである． |
| | セリン | Ser | S | $-CH_2OH$ | 5.68 | 105.09 | 絹たんぱく質セリシンの加水分解物から見出された．ヒドロキシ基が酵素の活性中心部位で求核性基として機能することがあり，たんぱく質中のセリン残基の一部はリン酸化されて存在することがある．たんぱく質の立体構造を維持する水素結合に関与する． |
| | **トレオニン** | Thr | T | $-\underset{OH}{\underset{\mid}{CH}}-CH_3$ | 5.60 | 119.12 | 絹たんぱく質フィブリンの加水分解物から20番目のアミノ酸として見出された．たんぱく質の立体構造を維持する水素結合に関与する． |
| 酸性アミノ酸 | アスパラギン酸 | Asp | D | $-CH_2-COOH$ | 2.98 | 133.10 | アスパラギンの加水分解物から見出された．たんぱく質の立体構造を維持するイオン結合に関与する． |
| | グルタミン酸 | Glu | E | $-CH_2-CH_2-COOH$ | 3.22 | 147.13 | 小麦たんぱく質グルテンの加水分解物から見出された．グルタミン酸塩がこんぶのうま味と同定されて以来，調味料として利用されている．たんぱく質の立体構造を維持するイオン結合に関与する． |
| 酸性アミノ酸のアミド | アスパラギン | Asn | N | $-CH_2-CONH_2$ | 5.41 | 132.12 | たんぱく質構成アミノ酸20種の中で最初に見出されたアミノ酸で，アスパラガスから得られた．たんぱく質の立体構造を維持する水素結合に関与する． |
| | グルタミン | Gln | Q | $-CH_2-CH_2-CONH_2$ | 5.70 | 146.15 | さとうだいこんの搾りかすから見出された．人体にもっとも多く含まれているアミノ酸である．たんぱく質の立体構造を維持する水素結合に関与する． |

（次頁に続く）

**表 2-1 天然のたんぱく質を構成するアミノ酸(続き)**

| 分類 | アミノ酸名*1 | 3文字表記 | 1文字表記 | 側鎖Rの構造 | 等電点*2 | 分子量*2 | 備考 |
|---|---|---|---|---|---|---|---|
| 塩基性アミノ酸 | リシン | Lys | K | $-CH_2-CH_2-CH_2-CH_2-NH_2$ | 9.74 | 146.19 | 牛乳たんぱく質カゼインの加水分解物から見出された．穀物たんぱく質での含量が低く，制限アミノ酸となりやすい．たんぱく質の立体構造を維持するイオン結合に関与する． |
| | アルギニン | Arg | R | $-CH_2-CH_2-CH_2-NH-C(=NH)-NH_2$ | 10.76 | 174.20 | マメ科ルピナスの幼芽(もやし)から見出された．グアニジル基をもつため強い塩基性を示す．たんぱく質の立体構造を維持するイオン結合に関与する． |
| | ヒスチジン | His | H | 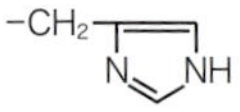 | 7.59 | 155.16 | たんぱく質の加水分解物から見出された．イミダゾール基を有する唯一のアミノ酸で，酵素の活性中心でプロトン転移と関係していることが多い．たんぱく質の立体構造を維持するイオン結合に関与する． |
| 芳香族アミノ酸 | フェニルアラニン | Phe | F | 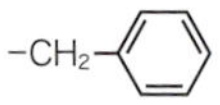 | 5.48 | 165.19 | マメ科ルピナスの幼芽(もやし)から見出された．ベンゼン環をもつため紫外部の光を吸収し，たんぱく質の立体構造を維持する疎水結合に関与する． |
| | チロシン | Tyr | Y | 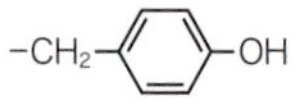 | 5.67 | 181.19 | チーズから見出されたアミノ酸で，メラニン色素形成の起源物質でもある．フェノール環をもつため紫外部の光を吸収し，たんぱく質の立体構造を維持する疎水結合に関与する． |
| 含硫アミノ酸 | システイン | Cys | C | $-CH_2-SH$ | 5.02 | 121.15 | 哺乳動物の角の加水分解物から単離されたシスチンがシステインの二量体からなるとして見出された．中性やアルカリ性で酸化されてジスルフィド結合を形成してシスチンになりやすい． |
| | メチオニン | Met | M | $-CH_2-CH_2-S-CH_3$ | 5.06 | 149.21 | 牛乳たんぱく質カゼインの加水分解物から見出された．天然たんぱく質中の含量は少ないが，とくに豆類たんぱく質での含量が低く，制限アミノ酸となりやすい． |
| 複素環式アミノ酸 | トリプトファン | Trp | W | 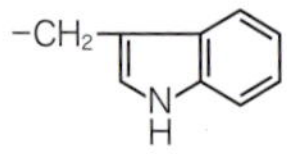 | 5.88 | 204.23 | 牛乳たんぱく質カゼインの加水分解物から見出された．多くのたんぱく質に含まれているが，その含量は少ない．インドール環をもつため紫外部の光を吸収し，たんぱく質の立体構造を維持する疎水結合に関与する． |
| | プロリン | Pro | P | 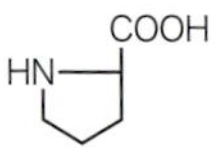 | 6.30 | 115.13 | 牛乳たんぱく質カゼインの加水分解物から見出された唯一のイミノ酸である．コラーゲンなどのたんぱく質では一部が水酸化されたヒドロキシプロリンとして存在する． |

*1 赤字はヒトの必須アミノ酸である．

*2 「生化学辞典」(今堀和友，山川民夫監修)，東京化学同人，1984より引用

*3 分岐鎖アミノ酸とは，筋肉を構成している必須アミノ酸の約35～40%を占め，筋肉のエネルギー源となる一群のアミノ酸である．

## コラム　アミノ酸の DL 表記

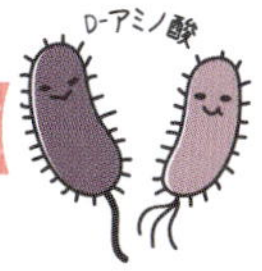


ᴅ-アミノ酸と ʟ-アミノ酸の表記法は CORN ルールに基づく．このルールは$\alpha$炭素原子の周囲にカルボキシ基，側鎖，アミノ基，および水素原子がどのように配置しているかで判断するものである．水素原子を向こう側にして$\alpha$炭素原子を上から眺めたとき，$\alpha$炭素原子の周りにカルボキシ基，側鎖，アミノ基が反時計回りに配置しているアミノ酸を ʟ 型，時計回りのものを ᴅ 型とする(☞**図 2-8**)．天然に存在しているたんぱく質を構成しているアミノ酸はすべて ʟ 型である．

近年，ᴅ-アミノ酸はある種の細菌の細胞壁の構成成分として存在しており，微生物由来の発酵食品などにもその存在が示されている．

## b アミノ酸の性質

### 1) アミノ酸の両性電解質としての性質

アミノ酸は水に溶けるとアミノ基が水から水素イオン($H^+$)を受け取って$NH_3^+$となり，カルボキシ基が水素イオンを水に供与して自らは$COO^-$となるため，分子内に正電荷(＋)と負電荷(－)の両方の電荷を有する**双性イオン**(両性イオン)となる(**図 2-9**)．その結果，アミノ酸は酸性と塩基性の両方の性質を示すこととなり，このような性質を示す物質を**両性電解質**という．**図 2-9** に示すように，水溶液中のアミノ酸は中性付近では正電荷と負電荷を有する双性イオンとして存在しているが，酸性ではカルボキシ基の負電荷が打ち消される方向に平衡が傾くため，分子全体としては陽イオンとして存在する．一方，塩基性ではアミノ基の正電荷が打ち消される方向に平衡が傾くため，分子全体としては陰イオンとして存在する．このようなアミノ酸の解離状態は溶液の pH によって変化するが，＋と－の電荷の数が等しくなる pH を**等電点**($pI$)といい，等電点では＋と－が電気的に等しくなっているため電場をかけてもアミノ酸は移動しなくなる．各アミノ酸の側鎖 R に解離基がある場合には荷電状態は複雑になり，等電点は各アミノ酸に固有の値を示す(**表 2-1**)．等電点が酸性のアミノ酸を**酸性アミノ酸**，塩基性のアミノ酸を**塩基性アミノ酸**，中性付近に等電点を有するアミノ酸を**中性アミノ酸**に分類する．

◉等電点

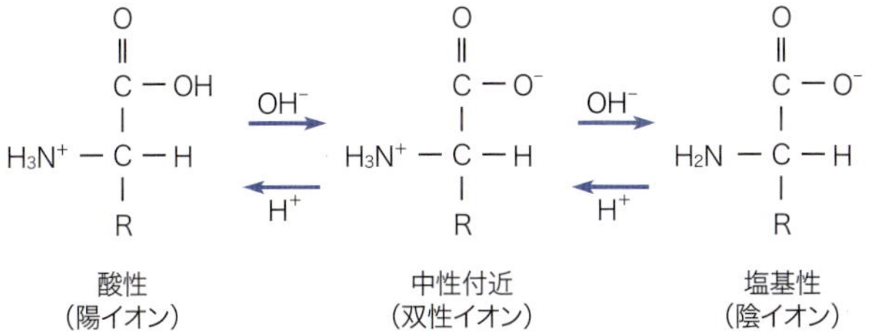


**図 2-9 両性電解質としてのアミノ酸の水溶液中での変化**

#### 2)　アミノ酸の溶解性

アミノ酸の溶解性には温度依存性があり，アミノ酸の種類により依存性が変化する．また，側鎖Rが極性の低い原子団からなるアミノ酸は，水との親和性が低い(すなわち，疎水性が高い)ため，**疎水性アミノ酸**といわれており，アラニン，バリン，ロイシン，イソロイシン，フェニルアラニン，トリプトファンなどがこれに該当する．一方，Rが極性の高い親水性の原子団からなるアミノ酸を**親水性アミノ酸**といい，カルボキシ基やアミノ基のような解離基を有するグルタミン酸，アスパラギン酸，アルギニン，リシンや極性側鎖を有するグリシン，セリン，トレオニンなどはこの分類に該当する．

#### 3)　アミノ酸の味

たんぱく質を構成しているアミノ酸は，食品中においてそれ自体が遊離の状態で存在している場合があり，**遊離アミノ酸**と呼ばれ，独特の味を呈する．代表的なアミノ酸はL-グルタミン酸で，その塩は海藻類，野菜類，穀類，動物性食品などのうま味に関与している．一般的には，L-アミノ酸ではグリシン，アラニン，プロリンなどは甘味を呈するが，リシン，アルギニン，ヒスチジンなどのアミノ酸は苦味を呈する．これに対し，D-アミノ酸ではアスパラギン酸やグルタミン酸などは無味あるいは苦味を呈するが，それ以外のアミノ酸は総じて甘味を呈することが知られている．しかし，現在，単独で食品添加物として認可されているアミノ酸はたんぱく質を構成しているL-アミノ酸のみである．

### C　その他のアミノ酸およびアミノ酸類縁化合物

食品中にはたんぱく質の構成成分としてのアミノ酸以外に，遊離の状態でのみ存在するアミノ酸や類縁化合物が存在する．これらを非たんぱく質構成アミノ酸という．アミノ酸としては，生体中の尿素回路の中間体で窒素代謝の重要な役割をもつオルニチンやシトルリン，天然に存在する$\beta$-アミノ酸である$\beta$-アラニン，神経伝達物質である$\gamma$-アミノ酪酸(GABA)，にんにくに含まれ特有香気成分生成の前駆物質となるアリイン，などが知られている．また，アミノ酸類縁化合物としては，筋肉などに含まれ食品の味に関係しているクレアチン，筋肉中に多く存在して脂質代謝の補因子として機能しているカルニチン，いかやたこに含まれているタウリン，茶に含まれているうま味成分のテアニン，などが知られている．

## 2 ペプチド結合

### アミノ酸同士はペプチド結合で連結する

アミノ酸同士が結合する場合には，**図2-10**に示すように，1つのアミノ酸のカルボキシ基が隣のアミノ酸のアミノ基と脱水縮合(分子と分子が結合して水分子が遊離する反応)して新たな共有結合を形成する．一般的には，この共有結合をアミド結合というが，とくにたんぱく質の場合には**ペプチド**

◉ペプチド結合

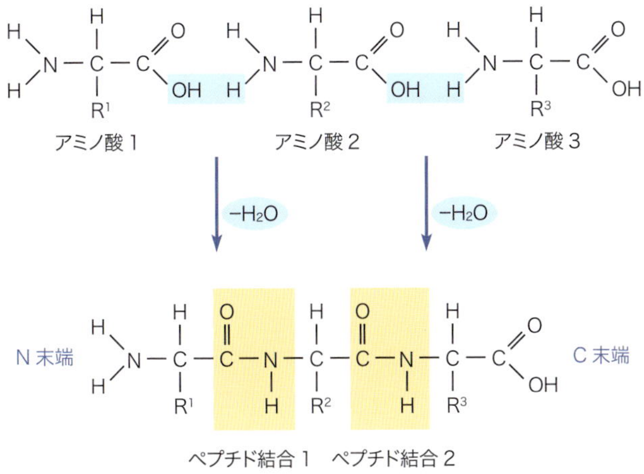


**図 2-10　ペプチド結合とペプチドの生成**

トリペプチド生成の例を示し，$R^1$，$R^2$，$R^3$ はそれぞれアミノ酸の側鎖を示す．



◉ペプチド

**結合**といい，このようなペプチド結合で結ばれた化合物を**ペプチド**と呼ぶ．アミノ酸が 2 つ結合したペプチドをジペプチド，3 つ結合したペプチドをトリペプチド，少数個結合したペプチドを**オリゴペプチド**(オリゴとは少数の意味である)，多数結合したペプチドを**ポリペプチド**と呼び，さらに多くのアミノ酸が結合した高分子物質をたんぱく質(一般的には数十個以上のアミノ酸がペプチド結合した物質を示す)という．ペプチドやたんぱく質を構成しているアミノ酸を**アミノ酸残基**と呼ぶ．ほかのアミノ酸と結合していない末端のアミノ酸のアミノ基とカルボキシ基をそれぞれアミノ末端(**N 末端**)，カルボキシ末端(**C 末端**)と呼び，通常 N 末端を左側に，C 末端を右側に記す．

ペプチドは生体中や食品中にも存在し，種々の生体調節作用に関与しているものが多い．たとえば，システイン含有トリペプチドであるグルタチオン(グルタミン酸–システイン–グリシン)は，とくに動物の肝臓や酵母内に多く存在し，生体内でのアミノ酸の輸送や解毒作用などの多くの生体調節作用に関与している．また，食肉や魚肉中に含まれているヒスチジン含有ペプチドであるカルノシン(ジペプチド；$\beta$–アラニン–ヒスチジン)やアンセリン(ジペプチド；$\beta$–アラニン–メチルヒスチジン)はエネルギー消費が盛んな筋肉などの組織に存在し，生体の pH を一定に保つ作用(pH 平衡能という)や抗酸化作用などに関与している．そのほか，ペプチドホルモンと称される一群のペプチドも存在している．たとえば，血糖調節に関与するインスリン(21 個のアミノ酸からなる A 鎖と 30 個のアミノ酸からなる B 鎖で構成されている)やグルカゴン(29 個のアミノ酸から構成されている)などがある．また，食品などに含まれるたんぱく質の分解により生成するペプチドもあり，カルシウムの腸管吸収を促進する作用を有するカゼインホスホペプチド(CPP：牛乳たんぱく質カゼインの酵素分解により生成)や血圧降下作用を有するアンギオテンシン変換酵素を阻害する数種のペプチドなどが知られている(後者の例としては，いわしから得られるサーディンペプチド(ジペプチド；バリン-チロシン)，発酵乳などから得られるラクトトリペプチド(2種のトリペプチドの総称)，カゼインのトリプシン加水分解物中に存在するカゼインドデカペプチド，などがある)．さらに，人工甘味料のアスパルテームはフェニルアラニンとアスパラギン酸からなるジペプチドであり，飲料などの食品に利用されている．

## 3 たんぱく質の構造

### たんぱく質は一次〜四次構造の階層構造からなる

上記のように，たんぱく質は数十個以上のアミノ酸がペプチド結合により連なった高分子物質である．このようなたんぱく質は**図 2-11** に示すように，**一次構造**，**二次構造**，**三次構造**，および**四次構造**からなっている．

#### a 一次構造

たんぱく質は，多数のα-アミノ酸がそれぞれのたんぱく質に固有の順序でペプチド結合により配列して構成されているが，このような**α-アミノ酸の配列順序**をたんぱく質の一次構造という．一次構造のつながりには，ペプチド結合からなる主鎖にペプチド結合に関与していない側鎖(官能基という)が配置している．一例として，**図 2-12** に卵白たんぱく質であるリゾチーム(アミノ酸 129 個からなり，N 末端はリシン，C 末端はロイシンである)のアミノ酸配列を示す．

#### b 二次構造

たんぱく質を構成しているアミノ酸はほかのアミノ酸と相互作用して部分的に一定の構造を形成することができる．**図 2-13a** に示す**α-ヘリックス構造**と**図 2-13b** に示す**β-シート構造**がその代表例で，このほかに一定の構造をとらない**ランダム構造**も存在している．α-ヘリックス構造は，右巻きの

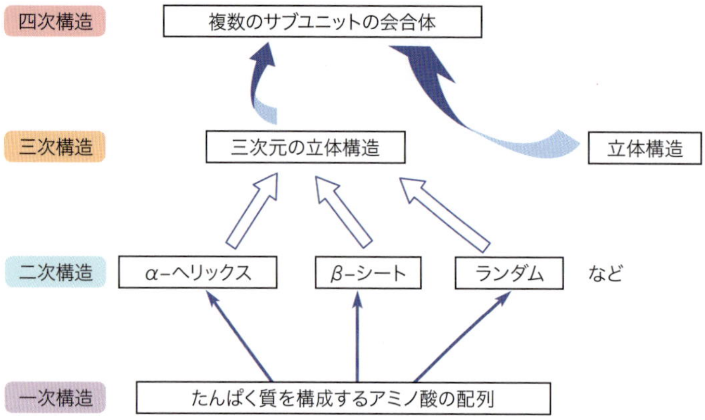


**図 2-11** たんぱく質の高次構造の成り立ち

らせん構造をしており，1 回転ごとに 3.6 個のアミノ酸残基が含まれている．たんぱく質を構成している種々のアミノ酸の側鎖はらせんをつくっているペプチド結合主鎖の外側に伸びている．α-ヘリックス構造は，隣り合うアミノ酸残基間のペプチド結合主鎖のカルボニル基（－C＝O）の酸素原子とイミノ基（>N－H）の水素原子間の水素結合で構造が安定に保たれている．β-

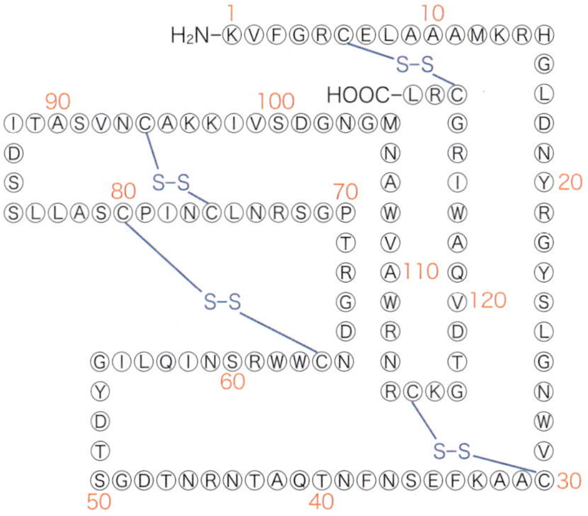


**図 2-12　卵白リゾチームの一次構造**

卵白リゾチームはアミノ酸 129 個からなるたんぱく質（分子量：14,307）で，食品分野では食品添加物（日持ち向上）として利用されている．図中のアミノ酸は表 2-1 に示したアミノ酸の 1 文字表記に従った．
注　ジスルフィド（S-S）結合が形成する架橋の位置も一次構造に含まれる．

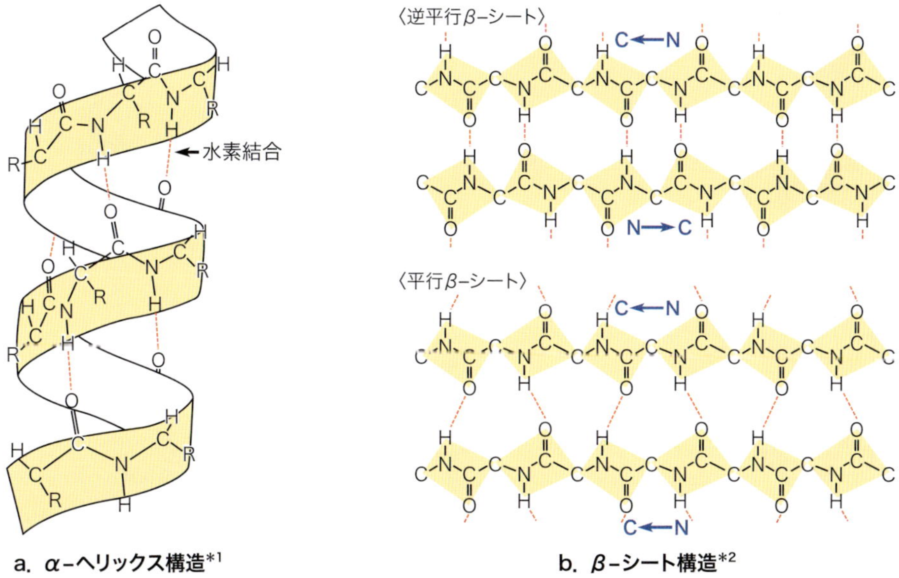


**図 2-13　たんぱく質の二次構造**

*1 わかりやすくするためにヘリックスの裏側のアミノ酸配列は除いた．
*2 わかりやすくするためアミノ酸の側鎖は除いた．
β-シート構造には，b に示すように，ポリペプチド鎖 2 本が互いに逆の方向に並んだ逆平行型構造（逆平行β-シート）と，同じ方向に平行に並んだ平行型構造（平行β-シート）の 2 種が存在している．

シート構造は，ジグザグ状に伸びたシート状構造をしており，ポリペプチド鎖２本が同じ方向に平行に並んだ平行型構造と，互いに逆の方向に並んだ逆平行型構造の２種が存在している．β-シート構造も，向かい合った２本のポリペプチド鎖の主鎖のカルボニル基の酸素原子とイミノ基の水素原子が規則的に水素結合を形成して安定な構造を保持している．

### C　三次構造

たんぱく質は，上述の二次構造を含むポリペプチド鎖がさらに折れ曲がったり畳まれたりして，全体として三次元的な広がりをもった球状や線維状の立体構造として存在している．**図 2-14** に代表的な食品たんぱく質である卵白中のオボアルブミンの三次構造の例を示す．**図 2-15** に模式的に示すように，たんぱく質の立体構造形成にはポリペプチド鎖中の比較的離れたアミノ酸側鎖間の結合が関与している．このような結合には，疎水結合，ジスルフィド結合(S-S 結合)，イオン結合，水素結合などがある．水溶液中では，親水性アミノ酸は，たんぱく質の表面に多く配置して電離した親水性アミノ酸側鎖と水とが静電的な力で結合(水和ともいう)して，水などに溶解している(☞ p.20，本章 B)．一方，疎水性のアミノ酸は水からはじかれる形でほかの疎水性アミノ酸と引力的相互作用(疎水結合)をして安定化するため，ポリペ

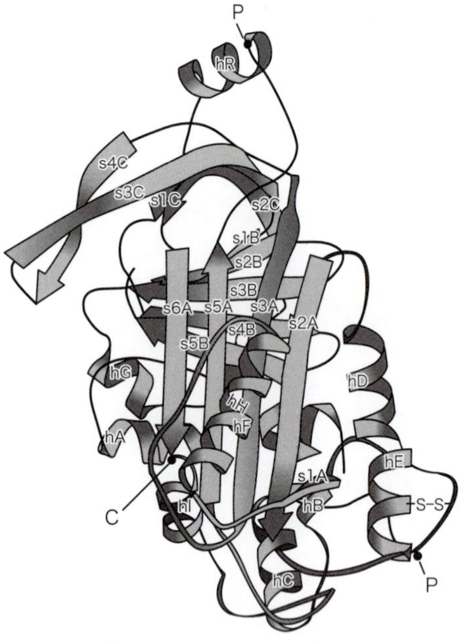


**図 2-14　オボアルブミンの三次構造**

鶏卵由来オボアルブミンの 1.95 Å 分解能での立体構造を示す(全体的には楕円型構造)．オボアルブミンは 385 残基のアミノ酸からなる糖たんぱく質で分子量は 45,000 である．N 末端はアセチル化されている．図中，矢印のついたリボン線はβ-シート構造，らせん状リボン線はα-ヘリックス構造，C は糖鎖のついている位置(N292)，P はリン酸化されている位置(2 カ所：S68 と S344)を示す．S-S 結合は C73 と C120 間に形成されている．

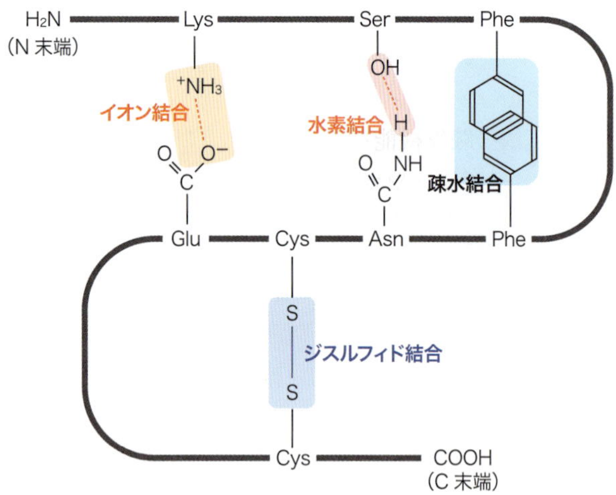


**図 2-15　たんぱく質の立体構造を支えている結合**

水素結合：水素原子を介した非共有結合の一種であるが，強い相互作用を示す．

イオン結合：正負の電荷をもつイオン間ではたらく相互作用で，静電結合ともいう．電荷が同符号ならば斥力，異符号ならば引力となる．

疎水結合：水分子と親和性の少ない疎水基(非極性基)が水溶液中で互いに集まろうとする相互作用である．

ジスルフィド結合：2 つの SH 基が酸化されることにより形成される共有結合である．

プチド鎖の内部に多く配置する．システイン残基を多く含むたんぱく質では，分子内のシステイン残基側鎖間でS-S結合を形成してたんぱく質の構造を保つ(S-S結合は共有結合で，ほかの結合に比べて強力な結合である)．たんぱく質はこのようなアミノ酸側鎖間の多くの結合に支えられた三次構造の形成により多くの生物学的機能を示すようになる．



### d 四次構造(図2-16)

たんぱく質は通常1本のポリペプチド鎖から構成されているが，複数のポリペプチド鎖が寄り集まって(会合という)より大きな空間的構造を形成して新しい機能を示す場合がある．この構造を四次構造という．四次構造を構成する1つひとつのたんぱく質単位をサブユニット(単量体)という．血液中で酸素を運搬する機能を有するたんぱく質であるヘモグロビンは，**図2-16**に示すように$\alpha$サブユニットと$\beta$サブユニットの2種のポリペプチド鎖がおのおの2本ずつ会合して四量体を構成している．ヘモグロビンは四量体を形成することで酸素を結合する量を調整する機能を示すことができる．食品たんぱく質の中では，大豆たんぱく質のグリシニン(六量体)など，多くのたんぱく質の四次構造が明らかにされている．

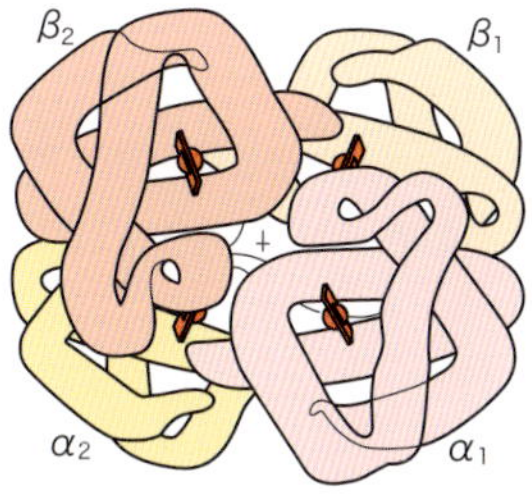


**図2-16 ヘモグロビンの四次構造**
ヘモグロビンは2つの$\alpha$サブユニット($\alpha_1$，$\alpha_2$)と2つの$\beta$サブユニット($\beta_1$, $\beta_2$)の四量体からなり，各サブユニットの中心付近の印はヘムを示す．

## 4 たんぱく質の種類と分類

**一般的には単純たんぱく質，複合たんぱく質，誘導たんぱく質に分類される**

たんぱく質には多くの種類があり，さまざまな特性をもっているため，さまざまな分類法がある．分子形態からは，**球状たんぱく質**と**線維状たんぱく質**に分けられ，機能の上からは，生体の構築素材としての**構造たんぱく質**(コラーゲン，ケラチンなど)と生物が生きていくための多彩な機能をもつ**機能たんぱく質**(触媒機能をもつ酵素，生体防御機能をもつ抗体，栄養源となっているアルブミンやカゼインなどの多くのたんぱく質など)に分けることができる．一般的には，たんぱく質の構成の違いからポリペプチド鎖のみからなる**単純たんぱく質**と，単純たんぱく質に非たんぱく性物質が結合した**複合たんぱく質**，およびこれらのたんぱく質が物理的，化学的作用を受けて生じる**誘導たんぱく質**に分ける方法が広く利用されている．

### a 単純たんぱく質

単純たんぱく質は，水，塩類，酸，アルカリ，アルコールなどへの溶解性に基づいて分類されている．**表2-2**に単純たんぱく質の溶解性に基づく分類と，食品たんぱく質の例やその特徴を示した．

### b 複合たんぱく質

複合たんぱく質は，単純たんぱく質に結合している非たんぱく性物質の種類により分類されている．たんぱく質中のセリンやトレオニンのヒドロキシ

**表 2-2 単純たんぱく質の分類**

| たんぱく質 | 溶解性 | | | | | 食品での代表例とその特徴 | |
|---|---|---|---|---|---|---|---|
| | 水 | 塩溶液 | 希酸 | 希アルカリ | 70%アルコール | 代表例 | 特徴 |
| アルブミン | ○ | ○ | ○ | ○ | × | α-ラクトアルブミン(牛乳) | 乳清たんぱく質の主成分であり，乳腺細胞内でのラクトースの生合成に不可欠なたんぱく質である． |
| | | | | | | オボアルブミン(卵白) | 卵白の約54%を占める複合たんぱく質で，分子内にリン酸化されたセリン残基を有し，糖鎖が結合している．オボアルブミンは比較的熱による変性を受けやすい性質をもつ． |
| | | | | | | アルブミン(血清) | 血漿たんぱく質の約60%を占めるたんぱく質で，脂肪酸などの栄養物質や代謝物質を運搬する役割や浸透圧の維持のはたらきをもつ．また，血清アルブミンは栄養状態を評価する指標の1つである． |
| グロブリン | × | ○ | ○ | ○ | × | β-ラクトグロブリン(牛乳) | 乳清たんぱく質の主成分である． |
| | | | | | | グリシニン(大豆) | 大豆たんぱく質の大部分(約40%)を占め，ゲル形成能に優れたたんぱく質である．また，リシンやトリプトファンを多く含むため，穀類とともに摂取するとアミノ酸の補足効果が期待される． |
| | | | | | | アクチン，ミオシン(筋肉) | ミオシンとアクチンは筋肉を構成する筋原線維たんぱく質のそれぞれ約43%，約22%を占め，筋収縮に関与しているたんぱく質である．アクチンは単独で加熱してもゲルを形成することはないが，ミオシンは加熱によるゲル形成能に大きな影響を与える．食肉加工において保水性や結着性が発現するにはミオシンは必須の因子であるが，これはミオシンが高い塩濃度で可溶化する性質に基づいている． |
| グルテリン | × | × | ○ | ○ | × | グルテニン(小麦) | 小麦たんぱく質の大部分を占めるたんぱく質で，複数のポリペプチド鎖がジスルフィド結合を介して重合したたんぱく質である．グリアジンと複雑に相互作用して小麦たんぱく質特有の弾力性と粘着性をもったグルテンを形成する． |
| | | | | | | オリゼニン(米) | 米たんぱく質の大部分(約80%)を占める．第一制限アミノ酸はリシンであり，アミノ酸スコアは低いがほかの穀類に比べると良質なたんぱく質である． |
| プロラミン | × | × | ○ | ○ | ○ | グリアジン(小麦) | グルテニンとほぼ等量含まれ，あわせて約80%を占める．グルテニンと複雑に相互作用して小麦たんぱく質特有の弾力性と粘着性をもったグルテンを形成する． |
| | | | | | | ゼイン(とうもろこし) | リシンやトリプトファンをほとんど含まない疎水性のたんぱく質で，接着性や皮膜形成性などの性質をもつ． |
| | | | | | | ホルデイン(大麦) | 大麦ホルデインは同じプロラミンたんぱく質に属する粘着性が強い小麦グリアジンに比べて粘りがないたんぱく質である． |
| ヒストン | ○ | ○ | ○ | × | × | ヒストン(胸腺) | 動物細胞の染色体を構成する塩基性のたんぱく質で，DNAと結合して存在している． |
| プロタミン | ○ | ○ | ○ | ○ | × | サルミン(さけの白子) | さけの精巣中に存在し，アルギニンが大半(60%以上)を占める比較的分子の小さな塩基性たんぱく質で，耐熱性が高く，グラム陽性菌などに対して抗菌性を示すため，食品の保存料として利用されている． |
| | | | | | | クルペイン(にしんの白子) | にしんの精巣中に存在し，アルギニンが大半(60%以上)を占める比較的分子の小さな塩基性たんぱく質で，耐熱性が高く，グラム陽性菌などに対して抗菌性を示すため，食品の保存料として利用されている． |
| 硬たんぱく質 | × | × | × | × | × | コラーゲン(皮膚，軟骨) | グリシン，プロリン，ヒドロキシプロリンなどからなる線維状のたんぱく質で，3本のポリペプチド鎖が右巻きに絡み合った3本鎖構造をしている．コラーゲンが加熱加水分解したゼラチンなど古くから食材として利用されている． |
| | | | | | | ケラチン(毛髪，爪) | システインをもっとも多く含む線維状のたんぱく質で，大部分がポリペプチド鎖が左巻きにねじり合った超らせん構造を形成している．弾力性に富み，化学的に安定であり，消化されにくい． |

基にリン酸が結合しているリンたんぱく質には，牛乳中のカゼイン，卵黄中のビテリンやホスビチンなどがある．糖質がたんぱく質中のセリン，トレオニンのヒドロキシ基やアスパラギンの酸アミドに共有結合している糖たんぱく質は生体内に多種存在し，卵白中のオボムチンなどのように粘性の高いたんぱく質が多い．中性脂肪やリン脂質（とくにレシチンが多い）などが疎水結合や静電的結合などでたんぱく質と結合しているリポたんぱく質には，卵黄中のリポビテリンなどがあり，色素（とくにヘム色素が多い）と結合している色素たんぱく質には，ヘモグロビンやミオグロビンなどがある．鉄，銅，亜鉛，マグネシウムなどの金属と結合している金属たんぱく質には，フェリチン（鉄貯蔵たんぱく質），トランスフェリン（鉄運搬たんぱく質），酵素やホルモンなどの機能たんぱく質が数多く存在している．また，核酸と塩基性たんぱく質がイオン結合している核たんぱく質には，ヒストンと核酸 DNA が結合しているヌクレオヒストンなどが存在している．

#### c 誘導たんぱく質

物理的，化学的作用により天然たんぱく質から変化したたんぱく質である誘導たんぱく質には，コラーゲンから誘導されるゼラチン（加熱，酸あるいはアルカリによる加水分解作用），カゼインから誘導されるパラカゼイン（酵素キモシンによる加水分解作用），カゼインや大豆たんぱく質から誘導されるペプトン（酵素，あるいは酸による加水分解作用）などがある．

## 5 たんぱく質の性質

**たんぱく質に共通する基本的性質は固有の分子量と電気的性質である**

たんぱく質は，アミノ酸含量やそれらの配列，立体構造などによりさまざまな性質を示すが，共通する性質はそれぞれのたんぱく質に固有の分子量をもち，固有の電気的性質をもつ高分子物質であることである．

#### a 分子量

一般的にたんぱく質の分子量は 1 万以上であるが，数千のポリペプチドまで含める場合もある．とくに分子量が 10 万以上のたんぱく質では，サブユニット構造をしているものが多い．このようにたんぱく質は高分子物質であるため，一定の大きさ以下の分子やイオンのみを透過させる多孔質構造を有する膜（**半透膜**といい，代表的な膜には再生セルロースであるセロファンがある）を透過することができない．この性質を利用すると，たんぱく質溶液中の塩類などの低分子物質を除くことができる（この方法を**透析**という）．食品加工で，限外ろ過法（UF 膜）がチーズホエーや圧搾果汁などからたんぱく質・ペクチンなどの高分子を除去・分離するために用いられている．また，たんぱく質の種類により分子量が決まっている性質を利用して，分子量の異なる複数のたんぱく質溶液の中から分子量の違いにより目的のたんぱく質を分離することができる．このような操作の代表例が分子ふるい(あるいはゲルろ過)クロマトグラフィーであり，食品中のたんぱく質の分離や精製によく用いられている．

### b 電気的性質

上記のように，たんぱく質を構成するアミノ酸は，分子内に$\alpha$-カルボキシ基と$\alpha$-アミノ基を有する両性電解質であるが，たんぱく質やペプチドではこの$\alpha$-カルボキシ基と$\alpha$-アミノ基はペプチド結合に使われているため，N末端とC末端のアミノ酸以外はイオン化には無関係である．しかし，たんぱく質を構成している種々のアミノ酸ではそれらの側鎖に解離基を有するアミノ酸が多数存在している．たんぱく質表面に多数存在しているイオン化できるアミノ酸は，たんぱく質の周囲を取り巻く溶液のpHに従って，それらの側鎖の解離基がイオン化する．このため，たんぱく質も両性化合物であり，たんぱく質全体の正電荷と負電荷が釣り合った状態の等電点では，たんぱく質同士の反発が弱くなって，凝集・沈殿しやすくなる．この原理を利用したたんぱく質の分離方法を**等電点沈殿法**という．**表2-3**に代表的な食品たんぱく質の等電点を示す．ヨーグルト製造では，乳酸発酵により生成した乳酸により牛乳たんぱく質カゼインがその等電点4.6付近で沈殿することで製造される．また，豆腐製造においても，天然の凝固剤にがりの代わりにグルコノデルタラクトン(水に溶かすと徐々に分解して酸性のグルコン酸に変化する)を凝固剤として添加して，豆乳(大豆たんぱく質グリシニン)の等電点付近にpHを調整することで豆腐が製造されている．また，あるpHの緩衝液中でたんぱく質に電場をかけると，負電荷のたんぱく質は正電極のほうに，正電荷のたんぱく質は負電極のほうに移動する(この現象を電気泳動という)が，この性質を利用するとたんぱく質の混合物から目的のたんぱく質を分離することができる．

**表2-3 主な食品たんぱく質の等電点**

| たんぱく質 | 等電点 | たんぱく質の主な特徴 |
|---|---|---|
| オボムコイド | 4.1 | 卵たんぱく質の主要成分でトリプシンインヒビターの性質を有する． |
| $\beta$-コングリシニン | 4.7～5.6 | グリシニンとともに大豆の主要な貯蔵たんぱく質を構成する．3種のサブユニットから構成される三量体であり，分子種により等電点も連続的に変化する． |
| カゼイン | 4.6 | 全牛乳たんぱく質の約80%を占めるリンたんぱく質で，4種の分子種からなり，巨大なミセルを形成して存在している． |
| $\alpha$-ラクトアルブミン | 4.5付近 | 全牛乳たんぱく質の約20%を占める乳清たんぱく質の約20%を占める．カルシウム結合たんぱく質である． |
| オボアルブミン | 4.7 | 卵白たんぱく質の主要成分である． |
| $\beta$-ラクトグロブリン | 5.2 | 全牛乳たんぱく質の約20%を占める乳清たんぱく質の約50%を占める． |
| オボトランスフェリン | 6.0付近 | 卵たんぱく質の主要成分で，糖たんぱく質である． |
| グリシニン | 5.0～5.8 | $\beta$-コングリシニンとともに大豆の主要な貯蔵たんぱく質を構成し，5種のサブユニットから構成される六量体であり，分子種により等電点も連続的に変化する． |
| リゾチーム | 10.7 | 卵白中に3.5%前後含まれる酵素で，グラム陽性細菌の細胞壁を分解する作用を有する塩基性たんぱく質である． |

### c たんぱく質の溶解性

たんぱく質の溶解性には種々の因子が関係するが，水分子と水和する性質の側鎖（カルボキシ基，アミノ基，ヒドロキシ基など）を有するアミノ酸がたんぱく質の表面に存在する場合には，そのたんぱく質は水や希塩類溶液には溶けやすい．一方，水や希塩類溶液に溶けているたんぱく質に硫酸アンモニウムや食塩などの塩類を多量に添加すると，たんぱく質の水和水が塩類と結合してたんぱく質分子同士の相互作用が強くなり溶解度が低下する．この現象を**塩析**というが，たんぱく質が沈殿する条件は塩類の濃度により異なることや，比較的温和な条件であることから，多くのたんぱく質の分離，精製，濃縮に利用されている．また，たんぱく質の溶液に，水に親和性のあるアルコールやアセトンなどの極性有機溶媒を添加すると，たんぱく質同士の相互作用が大きくなり溶解度が低下して沈殿する（これを**溶媒沈殿法**という）．溶媒沈殿法は，時間をかけて低温の条件で実施すればたんぱく質の変性は起こりにくいため，たんぱく質の分離に用いられている．

◉塩析

### d たんぱく質の分光学的性質

たんぱく質は芳香族アミノ酸（トリプトファン，チロシン，フェニルアラニン）を含むため，紫外部の光を吸収する性質をもち，280 nm 付近に吸収極大を，250 nm 付近に吸収極小を示す．このたんぱく質に特徴的な 280 nm 付近の吸光度を測定することで，たんぱく質濃度を簡便に定量することができる．

## 6 たんぱく質の定量分析

**たんぱく質量は主に窒素含量測定とアミノ酸組成に基づいて評価される**

たんぱく質が，食品を構成するほかの主要成分である炭水化物や脂質などと大きく異なる点はアミノ酸由来の窒素原子を必ず含有していることである．この窒素原子の含量（質量比率）は，たんぱく質の種類が異なっても（ほぼ一定の値で）約 16％である．したがって，食品中のたんぱく質を定量するには，まず食品中の窒素含量を測定し，求めた窒素量に係数 6.25（＝100/16）を乗ずることで求めることができる．この窒素含量を測定する代表的な方法に**ケルダール（Kjeldahl）法**がある（食品中にはたんぱく質以外にアミド化合物，プリン塩基，クレアチン，などの窒素化合物も含まれているので窒素定量で得られた値を粗たんぱく質と呼んでいる）．また，ここで用いた係数 6.25 は**窒素-たんぱく質換算係数**といわれているが，一部の食品については，5.18 ～ 6.38 の範囲で個々に固有の換算係数が求められている．一方，国際連合食糧農業機関（Food Agricultural Organization，FAO）は，たんぱく質の好ましい算定法として，たんぱく質を構成している個々のアミノ酸の総量として求める方法を推奨している（個々のアミノ酸の含量はアミノ酸分析により求める）．日本食品標準成分表 2020 年版（八訂）はこのアミノ酸組成

◉ケルダール（Kjeldahl）法

◉窒素-たんぱく質換算係数

によるたんぱく質量が併記されている．

このほかに，各種試薬とたんぱく質との相互作用を利用して溶液中のたんぱく質含量を求める方法として，たんぱく質の強アルカリ水溶液中に硫酸銅を加えて 540 nm における吸光度増加を測定するビウレット（biuret）反応やフェノール試薬とたんぱく質中のチロシン，トリプトファン，システインとが結合する際の 750 nm における吸光度増加を測定するローリー（Lowry）法など，さまざまな方法がある．また，上述したたんぱく質自体の分光学的性質を利用する方法もあるが，遊離のアミノ酸や核酸の混入した試料の場合には誤差を伴う．

### コラム　ケルダール法

多くの食品中のたんぱく質量はケルダール法によって定量することができる．食品試料に濃硫酸を加えて加熱分解するとたんぱく質中の窒素原子はアンモニアに変換され，硫酸アンモニウムの形となって分解液中に吸収捕集される．しかし，この操作は多くの要因に影響されるため，現在では食品成分表のたんぱく質の測定には濃硫酸中での加熱分解を促進するための触媒（接触剤）を添加した改良ケルダール法が用いられている．次に，この分解液に 40％水酸化ナトリウムを加えて水蒸気蒸留し，生じたアンモニアを一定濃度の酸（ホウ酸，硫酸など）に吸収させ，既知濃度の硫酸または塩酸標準溶液で直接滴定して窒素量を求める．食品中のたんぱく質はこの窒素量に窒素-たんぱく質換算係数（一般的には 6.25）を乗じて求める．

## 7 たんぱく質の変性と凝集

### 熱，撹拌などの物理的作用と酸，アルカリなどの化学的作用による変性

一般的に，たんぱく質は熱，圧力，撹拌，紫外線などの物理的作用や酸，アルカリなどの化学的作用により，高次構造を保持している水素結合，イオン結合，疎水結合などの結合が切れて，その形や性質が変化する．この現象を**たんぱく質の変性**という．このようなたんぱく質の変性は，一次構造のペプチド結合の切断を伴わないため，本来は変性条件を取り除くことで元の状態に戻る可逆的変性であるが，食品たんぱく質では元の構造に戻らない不可逆的変性を起こすことが多い．変性が起こるとたんぱく質内部の疎水領域が露出してくるため，水との親和性が低下してたんぱく質は凝集や沈殿を起こしやすくなる．変性したたんぱく質は，たんぱく質の内部に存在していたアミノ酸が表面に露出したり，分子内に空間ができたりするため，たんぱく質分解酵素などのヒトの消化酵素により消化されやすくなる．また，この変性現象を利用してたんぱく質の分離，食品の調理や加工が行われている．たんぱく質の凝集は変性だけではなく，アルカリ土類金属の添加や pH の調整に

**表 2-4 たんぱく質の変性・凝集を利用した食品**

| 要 因 | 方 法 | 主な具体例 |
|---|---|---|
| 物理的作用 | 加熱（凝固） | ゆで卵，卵焼き，湯葉，かまぼこ，焼肉 |
| | 撹拌（表面変性：泡立ち） | メレンゲ，スポンジケーキ，アイスクリーム |
| | 凍結（保水性喪失） | 凍り豆腐（高野豆腐） |
| 化学的作用 | 酸 | ヨーグルト（乳酸），しめさば（酢酸），豆腐（凝固剤：グルコノデルタラクトン） |
| | アルカリ | ピータン |
| | 塩類 | 豆腐（凝固剤：塩化マグネシウム，塩化カルシウムなど） |

よっても生じる．**表 2-4** にたんぱく質の変性・凝集を利用した食品の調理や加工の例を示した．

## 8 たんぱく質の栄養性

### たんぱく質の栄養価は生物学的評価法と化学的評価法で評価される

食品中のたんぱく質は，ヒトに摂取された後，消化(分解)されて主として小腸から吸収されるが，その種類によって生体内で利用される割合が異なる．このような食品中のたんぱく質の一次機能としての**栄養価**(質的な良否)は，生物学的評価法と化学的評価法によって定量的に評価されている．生物学的評価法は，ヒトや実験動物を対象としてたんぱく質摂取量，消化吸収率，排泄量を測定し，体内にどの程度保留されるかを算出する方法である．この方法は，たんぱく質の栄養価を厳密に評価するには適った方法であるが，評価期間が長く，煩雑で誤差も大きいことから多くの食品中たんぱく質を評価することが困難であるという欠点を有する．一方，化学的評価法は，食品中のたんぱく質を構成している必須アミノ酸の種類と量を分析して基準のアミノ酸パターンと比較して評価する方法である．この方法は，消化吸収率などを考慮していないという欠点はあるが，食品中のたんぱく質のアミノ酸分析だけで評価できるため，簡便で，多くの食品中たんぱく質を評価できる利点がある．

### a 生物学的評価法

生物学的評価法には大きく 2 通りの方法がある．1 つは，摂取たんぱく質量に対する体重変化量を指標にした**たんぱく質効率比**(protein efficiency ratio, PER)や**正味たんぱく質比**(net protein ratio, NPR)などである．PER では，3.5 以上をきわめて良質，3.0 ～ 3.5 を良質，2.0 ～ 3.0 を普通，2.0 未満を劣質と判定する．もう 1 つは，摂取たんぱく質量のうち体内に保留される割合を指標にしたもので，たんぱく質の摂取量と糞や尿への排泄量を窒素含量の差し引きで調べる窒素出納試験によって評価される．この評価法には，**生物価**(biological value, BV)や**正味たんぱく質利用率**(net protein utilization, NPU)が知られている．BV は窒素吸収量に対する窒素保留量の百分率で，栄養価の高いたんぱく質ほど効率よく取り込まれるため大きな数値を示す．NPU は窒素摂取量に対する窒素保留量の百分率で，BV に**消化吸収率**(窒素吸収量／窒素摂取量)を乗じた数値で，NPU が小さい数値ほど食品たんぱく質の消化吸収率は低い．

### b 化学的評価法

化学的評価法では，たんぱく質の栄養価は**アミノ酸スコア**(アミノ酸価)で評価する．アミノ酸スコアは FAO や世界保健機関(World Health Organization, WHO)などが提案した**アミノ酸評点パターン**を基準として，食品中のたんぱく質のアミノ酸含量を比較して算定する．アミノ酸スコアは食品中のたんぱく質の必須アミノ酸がこのアミノ酸評点パターンに比べてどれだけ不足しているかを表す指標であり，100 以下のアミノ酸を**制限アミノ酸**としているが，そのなかでもっとも数値の低いアミノ酸を**第一制限アミノ酸**として，その数値をそのたんぱく質のアミノ酸スコアとする．すべての必須アミノ酸が 100 以上の食品のアミノ酸スコアは 100 となる．**表 2-5** に主な食品に含まれるたんぱく質のアミノ酸スコアと第一制限アミノ酸を示す．アミノ酸スコアが 100 に近いほど良質なたんぱく質であり，一般的には植物性たんぱく質のアミノ酸スコアは低く，動物性たんぱく質のアミノ酸スコアは高い．植物性たんぱく質は，リシン，トレオニン，トリプトファン，含硫

◉アミノ酸スコア

◉制限アミノ酸

**表 2-5 主なな食品に含まれるたんぱく質のアミノ酸スコア*1**

| 食品 | アミノ酸スコア | 第一制限アミノ酸 |
|---|---|---|
| 鶏卵 | 100 | — |
| 牛肉 | 100 | — |
| 豚肉 | 100 | — |
| 牛乳 | 100 | — |
| 魚類 | 100 | — |
| くるまえび(生) | 80 | トリプトファン |
| やりいか(生) | 75 | トリプトファン |
| 玄米 | 69 | リシン |
| 精白米(うるち米) | 62 | リシン |
| そば(全層粉) | 100 | — |
| 小麦粉(薄力粉 1 等) | 40 | リシン |
| 小麦粉(強力粉 1 等) | 35 | リシン |
| 食パン(角型) | 33 | リシン |
| とうもろこし(コーングリッツ，黄色種) | 31 | リシン |
| とうもろこし(コーンフレーク) | 15 | リシン |
| さといも(球茎，生) | 76 | リシン |
| じゃがいも(塊茎，皮つき，生) | 76 | ロイシン |
| 大豆(国産全粒，青大豆，乾) | 100 | — |
| さやえんどう(若ざや，生) | 59 | ロイシン*2 |
| 西洋かぼちゃ(果実，生) | 76 | ロイシン*3 |
| トマト(赤色果実，生) | 53 | ロイシン |
| うんしゅうみかん(生) | 53 | トリプトファン |

*1 アミノ酸スコアは 1985 年の FAO/WHO/UNU の評点パターン(1985 年，学齢期前 2〜5 歳)と日本食品標準成分表 2020 年版(八訂)をもとに算出したものである．

*2 日本食品標準成分表 2015 年版(七訂)をもとにした場合，第一制限アミノ酸は含硫アミノ酸(メチオニン+シスチン)で，そのアミノ酸スコアは 57 である．

*3 日本食品標準成分表 2015 年版(七訂)をもとにした場合，第一制限アミノ酸はトレオニンで，そのアミノ酸スコアは 76 である．

アミノ酸などが制限アミノ酸となることが多い．動物性たんぱく質と植物性たんぱく質を組み合わせて摂取すると，互いに不足しているアミノ酸を補い合うことができる．これをアミノ酸の**補足効果**という．しかし，制限アミノ酸を補足しようとして単一のアミノ酸や一部のアミノ酸だけを過剰に摂取すると，アミノ酸同士のバランスがくずれ，アミノ酸が不足していなくても相対的に欠乏状態が出現する**アミノ酸インバランス**という現象も発生する．



## 9 酵　　素

### 酵素は化学反応を促進する高い触媒能力を有する

**酵素**はたんぱく質を主体とする生体触媒で，動物，植物，微生物などの生体内で起こる種々の化学反応を促進する作用を有する代表的な機能たんぱく質である．生体内には数多くのさまざまな酵素が存在して，現在までに少なくとも 4,000 ～ 5,000 種の酵素が知られている．このような酵素は食品中で起こるさまざまな成分変化(褐変やその防止，脂質・たんぱく質・核酸の変化，フレーバー産生など)や食品の調理・加工に密接に関係している．食品の製造や調理・加工においては，酵素が積極的に活用されたり，場合によっては酵素のはたらきを抑制したりする必要がある．このような酵素の大きな特長は，きわめて高い触媒能力を有する，作用する相手の物質(**基質**という)が決まっている(特異性)，温和な条件で最大の能力を発揮することなどである．

### a 酵素の素材

酵素はたんぱく質だけで構成されているものと，たんぱく質以外の成分として酵素との親和性が比較的弱い**補酵素**(NAD(ニコチンアミドアデニンジヌクレオチド)，ビタミン B 群など)または酵素に強く結合している**補欠分子族**(ヘムなど)と呼ばれる低分子性の有機化合物や金属イオンから構成されているものがあり，これらは酵素が複雑で高度な機能を発揮するために重要な役割を果たしている．たんぱく質部分を**アポ酵素**，アポ酵素と補酵素・補欠分子族とが結合している複合体を**ホロ酵素**という．

### b 酵素の分類

酵素は国際生化学分子生物学連合の酵素委員会が定めた触媒作用の反応形式により系統的に六分類に大別されている．酵素の命名は **EC 番号**(enzyme commission numbers)で示され，4 つの要素を含むコード番号で規定されている．1 番目の数字は，その酵素が属する 6 つの主分類(1:酸化還元酵素，2:転移酵素，3：加水分解酵素，4：脱離酵素，5：異性化酵素，6：合成酵素)を示す．2 ～ 3 番目の数字は，主分類のサブクラスを示す．したがって，酵素によって触媒される反応が明らかになれば，はじめの 3 つの数字は自然に決まる．4 番目の数字はその酵素が認められたときに委員会によって順番につけられる．たとえば，NAD を補酵素としてアルコールをアルデヒドに酸

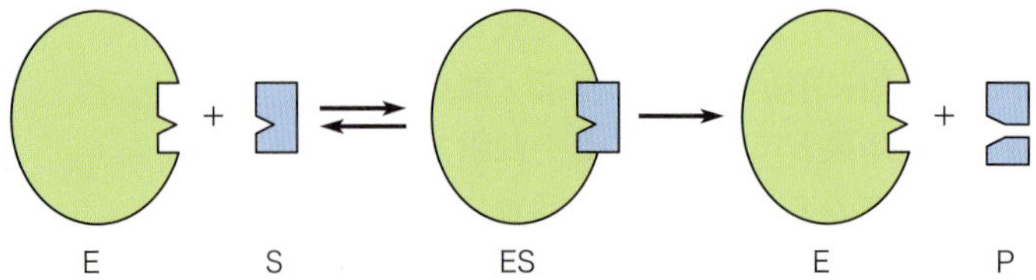


**図 2-17　酵素反応の概念図**
E は酵素，S は基質，ES は酵素基質複合体，P は生成物を示す.

化する反応を触媒するアルコール脱水素酵素は EC1. 1. 1. 1，でんぷんを加水分解する反応を触媒する$\alpha$-アミラーゼは EC3. 2. 1. 1，グルコースをフルクトースに異性化する反応を触媒するグルコースイソメラーゼは EC5. 3. 1. 9 である.

### c　酵素反応の仕組み

**図 2-17** に示すように，酵素（E で示す）は基質（S で示す）と特異的に結合し，**酵素基質複合体**（ES で示す）を形成し，次いで基質を生成物（P で示す）に変えた後に生成物を酵素から遊離する．化学反応の多くはその反応を進行させるために大きなエネルギーの付与が必要であるが，酵素は酵素基質複合体を形成することで触媒反応のエネルギー（活性化エネルギーという）を低減するとともに，酵素の反応が起こる部位（**活性部位**という）での基質の有効濃度を上げる効果も有している．その結果として，酵素は大きな触媒効率を獲得している．たとえば，過酸化水素を酸素と水に分解する酵素であるカタラーゼの 1 分子は 1 秒間に約 9 万分子の過酸化水素を分解する能力がある．酵素によっては遅い反応もあり，キモトリプシンでは 1 秒間に約 100 分子である.

### d　酵素の性質

#### 1）　基質特異性

一般的に，酵素はある特定の基質のみに選択的に作用し，ほかの物質には作用しない．この性質を**基質特異性**という．生体内の多くの化学反応は互いに複雑に入り組んでいるため，正確に反応を進行させるために酵素には必須の要件である．この基質特異性は鍵と鍵穴の関係にたとえられている.

#### 2）　最適 pH

酵素反応は pH によって大きく影響される．酵素活性と pH との関係を示したものが**図 2-18** であり，それぞれの酵素でもっとも高い酵素活性を示す pH が**最適 pH** である（至適 pH ともいう）．すなわち，酵素にはそれぞれもっともはたらきやすい固有の pH がある．最適 pH より低い，または高い pH では酵素の反応速度が低下するが，このような pH 領域では主として酵素の立体構造の一部が変化して触媒機能が損なわれていると考えられる．多くの酵素の最適 pH は中性付近にあるが，胃の中ではたらくたんぱく質分解酵素ペプシンの最適 pH は 1.5 付近，尿素サイクルでアルギニンをオルニチンと尿素に分解する酵素アルギナーゼの最適 pH は 9.5 付近である.

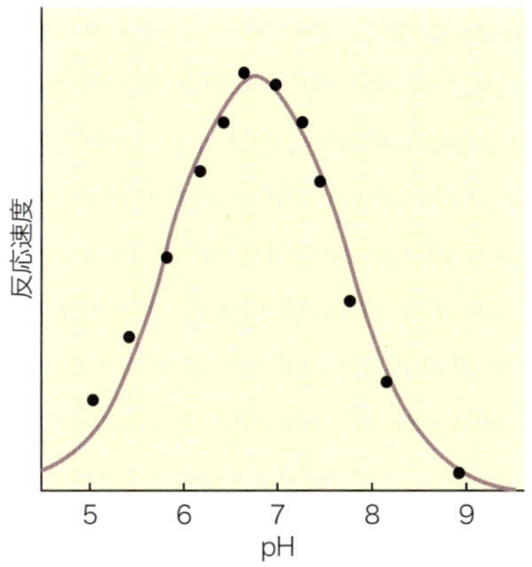


**図 2-18　酵素反応速度への pH の影響**

### 3)　最適温度

酵素反応は温度によっても大きな影響を受ける．一般の化学反応の速度は温度が高くなるほど速くなるが，酵素反応ではある温度以上になると活性低下が起こる．これはたんぱく質で構成されている酵素が温度上昇に伴って熱により変性しはじめるためである．もっとも高い酵素活性を示す温度を**最適温度**という（至適温度ともいう）．どれくらいの温度にまで耐えられるかは酵素によって異なるが，食品に関する酵素では多くの酵素が 60℃以下に最適温度をもつ．石焼いもが独特の甘みを呈するのは，さつまいも中に含まれる比較的熱に強い*β*-アミラーゼが 60 ～ 70℃付近でさつまいもでんぷんをマルトースに変化させるためである．したがって，電子レンジでは酵素の失活が大きく，おいしい石焼いもはできない．

## e　酵素の食品への利用

生物は多様な生命現象を営むためにいろいろな酵素を生産し，人類は酵素，あるいは酵素を多く含んだ微生物を食品にかかわる分野に積極的に利用してきた．その例が，酒やみそ，しょうゆなどの多様な発酵食品である．酵素は一般の化学反応に比して優れた特性を有しており，近年ではこの特性を利用して食品の生産や加工にも広く利用されている．酵素は高い基質特異性を有するため副産物を生成しにくく，温和な条件で作用することから食品の加工に適している．また，酵素を高分子担体に固定化することで連続的に食品や食品素材を生産することもできるなどの優れた点を有している．**表 2-6** に酵素を利用する食品開発の例を示した．一方，食品中にも多数の酵素が含まれ，多くの食品の品質に大きく関与している．たとえば，ポリフェノールオキシダーゼは野菜や果実の酵素的褐変反応に，リポキシゲナーゼは大豆臭の生成にかかわっている．このような食品の成分変化を起こす酵素については，加熱により酵素を失活させたり，低温下に置いたりして酵素反応が起こりにくくする操作が必要である．

**表 2-6　食品の製造・加工に利用されている主な酵素**

| 食品製造・加工分野 | 酵素名 | 具体的な利用例 |
|---|---|---|
| 糖質加工 | 液化型α-アミラーゼ，グルコアミラーゼ，プルラナーゼなど | ブドウ糖（グルコース），水あめの製造 |
| | グルコースイソメラーゼ | 異性化糖の製造 |
| | β-アミラーゼ | 麦芽糖（マルトース）の製造，水あめ製造，和菓子・もちなどの老化防止 |
| 醸造 | α-アミラーゼ，グルコアミラーゼ | でんぷん分解 |
| | 酸性プロテアーゼ | たんぱく質からのアミノ酸生成 |
| | リパーゼ | 香りの改良 |
| | 酸性ウレアーゼ | 日本酒製造で生じる有害物質カルバミン酸エチルの生成抑制 |
| たんぱく質・アミノ酸加工 | カビ由来プロテアーゼ | 魚エキス，畜肉エキスの製造 |
| | 酵母プロテアーゼ・ペプチダーゼ（自己消化） | 酵母エキスの製造（天然系調味料） |
| | グルタミナーゼ | 無味グルタミンの呈味性グルタミン酸への変換 |
| | トランスグルタミナーゼ | 水産練り製品・畜肉の結着，めん類のコシ向上（たんぱく質同士の結合） |
| | 植物由来プロテアーゼ（パパインなど） | 畜肉の軟化，唐揚げ粉（鶏肉の軟化），小麦粉たんぱく質の部分分解（スナック菓子の食感改良） |
| 乳加工 | レンネット（純粋酵素名：キモシン） | チーズ製造 |
| | ラクターゼ | 乳糖不耐症向け牛乳の製造（乳糖分解） |
| 油脂加工 | リパーゼ | 油脂分解・脂肪酸製造，カカオ代替油脂製造（エステル交換反応），機能性健康油脂製造（エステル合成，エステル交換反応） |
| 製パン | α-アミラーゼ | パン生地への添加（でんぷんの老化防止とパン酵母による発酵性の改良） |
| | α-アミラーゼ，マルトース生成酵素 | でんぷんの老化防止 |
| その他 | セルラーゼ・ヘミセルラーゼ | 焼酎廃液処理，小豆処理（製餡），大豆皮処理（豆腐），など |
| | ペクチナーゼ | 果汁清澄（ぶどう，りんご，柑橘類など） |
| | タンナーゼ | 缶入り紅茶飲料・緑茶飲料の濁り防止，コーヒー飲料の凝集防止 |
| | ナリンギナーゼ | 柑橘類の脱苦味 |
| | ヘスペリジナーゼ | うんしゅうみかん缶詰・うんしゅうみかん果汁における白濁防止 |
| | カタラーゼ | 水産加工品（かずのこ製造）に使用される殺菌剤・漂白剤である過酸化水素の分解・除去 |

注　現状のフルクトースの製造は異性化糖や転化糖を原料として製造されているが，イヌリナーゼを用いる製造法も知られている．

## D 炭水化物（糖質，食物繊維）

炭水化物は，主に炭素（C），酸素（O），水素（H）からなる有機化合物であり，化学的には多数のヒドロキシ基とアルデヒド基，あるいはケトン基を特徴とするポリヒドロキシカルボニル化合物およびその誘導体である．炭水化物の中で，生物が栄養素として利用できるものとできないものがあり，前者をとくに糖質と呼ぶことが多い（☞コラム「糖質と炭水化物の違い」）．

三大栄養素の１つである糖質の第一の役割は，**身体にエネルギーを供給すること**である．糖質は，いわば自動車にとってのガソリンのようなものであり，たとえば代表的な単糖類であるD-グルコース（ブドウ糖）が不足すると脳はエネルギー不足状態になり，脳の機能が停止し，突然昏睡に陥ることもある．また，細菌や植物からヒトの細胞にいたるまで地球上のほぼすべての生物，細胞は糖質からエネルギーを取り出す代謝機構を備えている．空気中の二酸化炭素（$CO_2$）と水（$H_2O$）から糖質を合成できるのは光合成を行う植物などの独立栄養生物であり，ヒトを含む動物は植物が合成した糖質に依存している．一方，ヒトが栄養素として消化吸収できない炭水化物は，以前はあまり注目されていなかった．しかし，消化管内でさまざまな機能を発揮することが明らかになっており，今日では，大腸がんの抑制，血糖値・コレステロール値の上昇抑制などの効果があることがわかっている．現在，これら非消化性炭水化物は**食物繊維**と称されている（☞ p.57）．食事摂取基準値も決められて積極的な摂取が推奨されており，実質的には五大栄養素に次ぐ第六の栄養素として認められつつある．

### コラム 糖質と炭水化物の違い

糖質も炭水化物もともにC, O, Hからなる有機化合物であるが，糖質は栄養学，生化学，食品学や調理学の分野で使われる生物学的概念をもつ用語であり，ヒトが消化吸収でき，栄養素として利用できるものを指すことが多い．これに対して，炭水化物はどちらかというと分子構造や化学的・物理的性質に注目した化学的概念をもつ用語であり，必ずしもヒトが利用できるものに限らない．これは，炭水化物の名称が $C_m(H_2O)_n$ の一般式，つまり炭素（C）に水分子（$H_2O$）が化合した形，に由来することからも想像できる．したがって，食物繊維は糖質ではなく，炭水化物に分類されることが多い．このように，糖質と炭水化物は厳密には異なるものであるが，両者の区別は曖昧であり一般にはほぼ同義語として使われることが多い．ちなみに，糖質はsugarやsaccharide，炭水化物はcarbohydrateと訳される．

## 1 糖　　質

**一般的には炭水化物のうち消化吸収されて栄養素として利用できるものを指す**

### a 構　　造

◉糖質

**糖質**は構成分子の個数（重合度）によって**単糖類**（monosaccharides），単糖類が2～10個重合した**オリゴ糖類**（oligosaccharides），単糖類が数百個から数千個重合した**多糖類**（polysaccharides）に分類することができる（**表2-7**）．

#### 1） 単糖類

◉単糖類

単糖類は糖質の最小構成成分であり，すべての糖質は消化酵素により単糖類にまで分解され，吸収される．単糖類は親水性の高いヒドロキシ基を多くもつため，非常に水に溶けやすく，多くの場合甘味を呈する．アルデヒド基をもつ単糖類を**アルドース**，ケトン基をもつ単糖類を**ケトース**と呼ぶ．

単糖類は含まれる炭素原子数によって三炭糖，四炭糖，五炭糖，六炭糖，七炭糖に分類されるが，食品学で重要なのは六炭糖（ヘキソース）および五炭糖（ペントース）である．代表的な六炭糖アルドースに**D-グルコース**，六炭糖ケトースに**D-フルクトース**がある（**図2-19**）．糖分子中のアルデヒド基，ケトン基を構成するカルボニル基は反応性に富むため，分子内のヒドロキシ基を攻撃して**ヘミアセタール**を形成し，その結果単糖類は容易に環状構造を

**表 2-7　糖質の分類**

| 種　類 | | | 構成成分 | 含む食品(所在) |
|---|---|---|---|---|
| 単糖類 | | グルコース(ブドウ糖，血糖) | | ぶどう，オレンジ |
| | | フルクトース(果糖) | | 果実，はちみつ |
| | | ガラクトース | | 天然に単体ではほとんど存在しない |
| | | マンノース | | 天然に単体ではほとんど存在しない |
| オリゴ糖類 | 二糖類 | スクロース(ショ糖，砂糖) | グルコース＋フルクトース | さとうきび，さとうだいこん |
| | | マルトース(麦芽糖) | グルコース＋グルコース | 麦芽，水あめ |
| | | ラクトース(乳糖) | グルコース＋ガラクトース | 乳 |
| | | トレハロース | グルコース＋グルコース | 加工食品 |
| | 三糖類 | ラフィノース | グルコース＋フルクトース＋ガラクトース | 甜菜(さとうだいこん)<br>キャベツ，ブロッコリー，大豆 |
| | 四糖類 | スタキオース | グルコース＋フルクトース＋ガラクトース ×2 | 大豆 |
| 多糖類 | | でんぷん | α-グルコース | 穀類，いも類 |
| | | グリコーゲン | α-グルコース | 哺乳類肝臓，筋肉 |
| | | セルロース | β-グルコース | 植物細胞壁 |
| | | ペクチン | ガラクツロン酸 | 植物細胞壁 |
| | | キチン | *N*-アセチルグルコサミン | 甲殻類 |
| | | キトサン | *N*-アセチルグルコサミン＋*N*-グルコサミン | キチンのアルカリ分解物 |
| | | グルコマンナン | グルコース＋マンノース | こんにゃく |
| | | ヒアルロン酸，コンドロイチン硫酸 | アセチル化アミノ糖＋ウロン酸 | 軟骨，結合組織 |

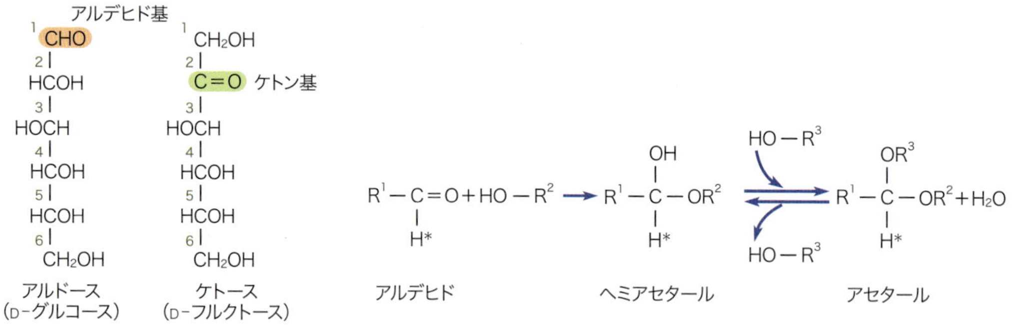


**図 2-19　単糖類の鎖状構造と反応性**

アルデヒド($R^1$–CHO，H*が炭素原子ならばケトン)は，アルコール分子(HO–$R^2$)のヒドロキシ基と 1：1 で反応して，ヘミアセタールを形成する(ケトンの場合はヘミケタールともいう)．ヘミアセタールが 2 つ目のアルコール分子(HO–$R^3$)と脱水縮合することでアセタールとなる(ケトンの場合ケタールともいう)．2 つ目のアルコール分子が別の糖分子である場合，形成される結合をグリコシド結合という．

形成する(**図 2-19**)．たとえば，D-グルコースでは，1 位の炭素($C_1$)のカルボニル基は $C_5$ のヒドロキシ基を攻撃し，ヘミアセタールを形成することで六員環構造を形成する(**図 2-20**)．この六員環構造をもつ単糖はピラン誘導体とみなせるので**ピラノース**と呼ばれ，ピラノース型の D-グルコースは D-グルコピラノースと呼ばれる．ヘミアセタールが形成されると $C_1$ が新たに不斉炭素となるため，α型とβ型の 2 種類の環状構造が生じる(**図 2-20**)．これら立体構造の異なる環状構造を**アノマー**と呼び，物理的および化学的性質が異なることが多い．たとえば D-グルコースのα型とβ型では溶解度，融点などの性質に違いがある．この違いは，グルコースからできた多糖類であるでんぷんとセルロースの消化性にも影響を与える(☞コラム「α型とβ型の

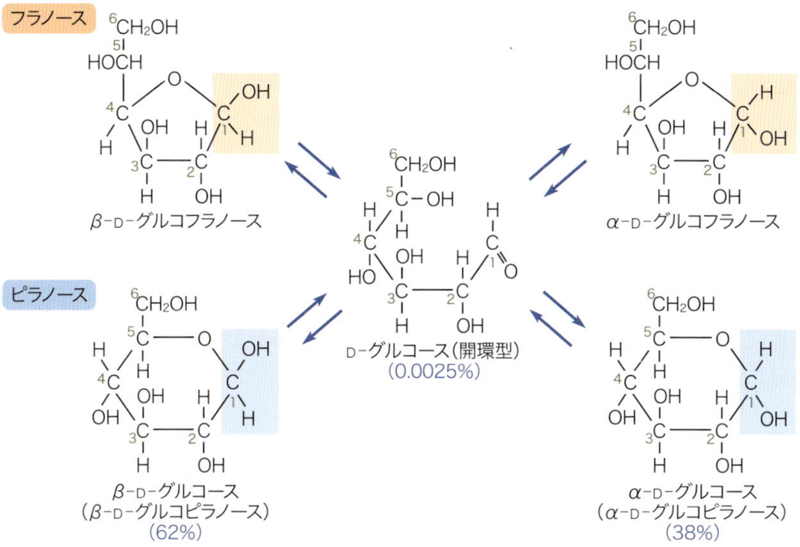


**図 2-20 単糖の直鎖-環状構造の平衡反応**

違い」）.

D-グルコースの $C_1$ のカルボニル基が $C_4$ のヒドロキシ基を攻撃した場合，五員環構造が形成される．この五員環構造をもつ単糖はフラン誘導体とみなせるため，**フラノース**と呼ばれ，フラノース型の D-グルコースは D-グルコフラノースと呼ばれる（**図 2-20**）．しかし，溶液中ではグルコフラノースはグルコピラノースに比べ不安定なので，グルコピラノースが優位に存在する．D-フルクトースはフラノース構造を形成しやすく，結合状態（たとえばスク

## コラム α型とβ型の違い

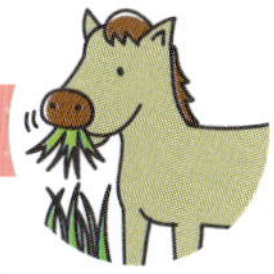

α-グルコースとβ-グルコースでは，$C_1$ に結合しているヒドロキシ基の方向が異なる（**図 2-20**）．このため，ある酵素がグルコースに結合しようとすると，α型とβ型では結合状態に違いが生じてしまう．この結合状態の違いが，α型とβ型への触媒速度や作用効率の違いの原因となる．ヒトのでんぷん消化酵素であるα-アミラーゼが，α-グルコースからできているでんぷんは消化できるのに，β-グルコースからできているセルロース（後述の食物繊維）はなぜ消化できないのかという疑問も同様に説明できる．簡単にいえば，α-アミラーゼは（α-グルコースからできた）でんぷんにはぴったりと結合して消化することができるのに対して，（β-グルコースからできている）セルロースにはぴったりと結合することができず，その結果消化することができないからである．

セルロースを分解するセルラーゼは植物以外では菌類，細菌類，一部の軟体動物が産生できるだけで，草食動物を含む動物一般はセルラーゼを産生できない．草食動物はその消化管内にセルラーゼを産生する微生物を生息させており，その作用によりセルロースを分解・利用しているのであって，草食動物自身がセルロースを消化しているわけではない．

ロース中の D-フルクトース）では D-フルクトフラノースとして存在する．代表的な五炭糖として，リボースとキシロースがあげられる．リボースやキシロースは六炭糖より非酵素的褐変反応の基質になりやすく，反応が迅速に進み，しょうゆやみその褐変にかかわってくる．リボースは，核酸の構成分子として重要である．キシロースはとうもろこし由来のキシランから調製される．甘味を呈するが，腸からの吸収率は低いため人工甘味料として利用されている．また，グルコースの吸収阻害作用も報告されていることから，血糖値上昇を抑制する目的でも利用されている．

◉グルコース

◉血糖

**a）　グルコース**（glucose，ブドウ糖）

もっとも重要な単糖類であり，血中グルコースは**血糖**と呼ばれる．細胞の主要なエネルギー分子であり，とくに脳（神経細胞）と赤血球は通常グルコースが唯一のエネルギー源である（☞コラム「なぜ脳と赤血球はグルコースしか利用できないのか」）．でんぷん，グリコーゲン，セルロースなどの多糖類を構成する単糖類である．

### コラム　なぜ脳と赤血球はグルコースしか利用できないのか

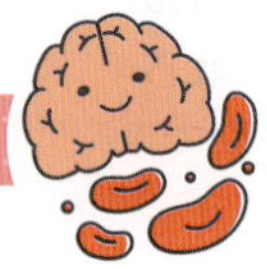

一般にヒトの組織はグルコースと脂肪酸の両方をエネルギー分子として利用できる．一方，脳（神経細胞）と赤血球は通常グルコースしか利用できないが，その理由は両者で異なる．グルコースは解糖系-TCA 回路-電子伝達系で代謝されるが，脂肪酸は TCA 回路-電子伝達系で代謝される．TCA 回路-電子伝達系はミトコンドリアにあるが，赤血球にはミトコンドリアがない．これは，酸素運搬能を最大化させるため，ミトコンドリアや核を細胞外に捨ててしまったためである．このことから，赤血球は脂肪酸を代謝する経路をもたないため，グルコースを解糖系で代謝してエネルギーを得るしか手段がない．一方，神経細胞が脂肪酸をエネルギー分子として利用できないのは，脂肪酸が脳内の神経細胞に到達できないからである．脳内の毛細血管はほかの組織の毛細血管とは異なり，物質透過性がきわめて低く，特定の物質だけが毛細血管を通過して脳内に入ることができる．この脳内毛細血管による物質遮蔽を血液脳関門（brain blood barrier, BBB）と呼ぶ．グルコースは血液脳関門を通過できるが，脂肪酸は通過できない．そのため，脳は通常グルコースだけをエネルギー分子として使う．ただ，脳はかなりのエネルギーを分岐鎖アミノ酸にも依存していることがわかっている．また，飢餓時には脂肪酸由来のケトン体が脳のエネルギー分子として利用される．したがって，脳は「グルコースしか利用できない」のではなく，「通常はグルコースを主要なエネルギー分子として利用する」というのが正しい表現である．

### b）フルクトース（fructose，果糖）

◉フルクトース

果物やはちみつの単糖類であるとともに，砂糖（スクロース）の構成単糖類でもある．体内ではグルコースに変換されて利用される．フルクトースの甘味は強いがさわやかであり，また温度が低くなるほど強くなるという性質がある（☞コラム「グルコースとフルクトース」）

### コラム　グルコースとフルクトース

グルコースとフルクトースはもっとも身近な単糖類であり，われわれの周囲にはこれらの性質に起因する現象がいくつかある．

グルコースのアルデヒド基は反応性に富むため，グルコースはさまざまな化学変化にかかわる．たとえば，プリンに使うカラメルはグルコースやスクロースを加熱したことにより生じた分解物や重合物であり，このプロセスは，カラメル化と呼ばれている．また，グルコースをアミノ酸，たんぱく質とともに加熱するとアミノ-カルボニル反応（メイラード反応）を起こし，褐色に変化する（非酵素的褐変）．これらの反応を適度に行うことにより，食品に好ましい着色，香りを与えることができる．一方，血中グルコース濃度が高い糖尿病ではグルコースが血中たんぱく質，血管内皮たんぱく質と反応することにより血管損傷などの悪影響を及ぼす．

フルクトースは天然の糖類の中では甘味がもっとも強い．スクロース（砂糖）の甘味を 1 とすると，$\beta$-D-フルクトースは 1.8，$\alpha$-D-グルコースは 0.75 である．そこで，比較的容易に入手できるグルコースをフルクトースに変換してより強い甘味料をつくる試みがなされてきた．このようにグルコースから変換（異性化）されて得たフルクトースとグルコースの混合糖液を**異性化糖**と呼ぶ．現在，異性化糖はでんぷんから調製したグルコース溶液にグルコースイソメラーゼ（グルコースをフルクトースに異性化する酵素）を作用させて製造している．異性化糖中に含まれるフルクトースとグルコースの存在比は，酵素反応の進行状況によって影響を受けるため必ずしも 1:1 ではない．そのため，異性化糖液はフルクトース含量を基準に分類されている．フルクトース含量が 50％未満の異性化糖液，フルクトース含量が 50％以上 90％未満の異性化糖液，フルクトース含量が 90％以上の異性化糖液をそれぞれブドウ糖果糖液糖，果糖ブドウ糖液糖，高果糖液糖と呼ぶ（JIS 規格）．

◉異性化糖

スクロース水溶液の旋光性は右旋性（$[\alpha]_D^{20}$ は＋66.5°）であるが，インベルターゼ（転化酵素）を加える，または希酸を加えて加熱すると，加水分解によりグルコースとフルクトースが生成し，それに伴い旋光性は左旋性に逆転する．この旋光性の逆転は転化と呼ばれ，最終的に $[\alpha]_D^{20}$ は－20° となる．加水分解で得られたグルコース・フルクトースの等量混合液は**転化糖**と呼ばれ，スクロースより強い甘味をもち，吸湿性で，腸からの吸収性も優れているという性質をもつ．これを利用して，糖分を控えるため，しっとりとした食感を出すために食品製造に使われている．また，スクロース結晶の固結を防止するために上白糖に加えられている（加えられていないのがグラニュー糖）．転化糖はスクロースの加水分解で生じることから，フルクトースとグルコースの存在比は 1：1 になる．これは異性化糖と異なる点である．

◉転化糖

## コラム　メイラード反応

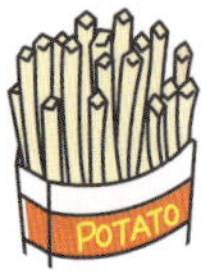


メイラード反応(Maillard reaction)は，アミノ基(-$NH_2$)とカルボニル基(-C=O)とのアミノ-カルボニル反応*を開始点とする一連の複雑な反応である．食品中には，還元糖(カルボニル基)とタンパク質・ペプチド・遊離アミノ酸(アミノ基)が豊富に含まれることから，メイラード反応は食品の加工，調理，保存中には不可避的に起こり，生じたメイラード反応産物は食品の品質(味，香り，色)のみならず栄養性，機能性，安全性にも大きな影響を与える．なお，食品の「色落ち」である褐変反応には酵素的褐変反応と非酵素的褐変反応があるが，一般的に非酵素的褐変反応といえば，メイラード反応を指すことが多い．また，糖質のみがかかわるカラメル化反応も非酵素的褐変反応に分類されるが，メイラード反応とはまったく別のプロセスである．

*アミノ-カルボニル反応とメイラード反応は一般的には同じ反応だと捉えられることが多いが，前者は化学的，後者は食品化学的観点が意識された用語であり，必ずしも同一の反応とはいえない．したがって，本コラムでは区別して表現されている．

### 1)　反応機構

一般的にメイラード反応は，①アミノ-カルボニル反応に始まるアマドリ転位生成物の生成，②α-ジカルボニル化合物の生成と反応　③重合体であるメラノイジンの生成，の3段階に分類される．ステップ①は食品中では145～160℃で始まる．アマドリ転位生成物はほとんど無色なのでメイラード反応の開始には気づきにくいが，ステップ①はメイラード反応のスタートであるので，このステップを制御することは食品製造・管理の観点からは重要である．ステップ②で生じるα-ジカルボニル化合物は反応性の高い化合物であり，アルデヒドを含めさまざまな反応産物が生じる．これらアルデヒド化合物はとくに香りに寄与し，それらには2-アセチルピロリン(炊飯米，白パンの香り)，ジアセチル(バターのような濃厚な香り)などが含まれる．また，α-ジカルボニル化合物とアミノ酸との一連の反応(ストレッカー分解)により，メチオナール(みその香り)などが生じる．ステップ③では，さまざまなメイラード反応産物の重合反応により，高分子褐色色素メラノイジンが生じる．このメラノイジンが食品の色づき，褐変，焦げの原因物質となる．ただ，このプロセスは複雑であり，メラノイジン構造の全容はまだ解明されてはいない．

メイラード反応に影響を与える因子には温度，pH，共存イオン，水分含量，光が知られている．食品製造の現場では，メイラード反応を誘導して食品に望ましい色，香り，機能を与えたり，逆にメイラード反応による食品劣化を抑えたりするためにこれらの因子を制御している．

### 2)　メイラード反応による食品中でのアクリルアミドの生成

高温調理されたジャガイモ由来の食品(ポテトフライ，ポテトチップなど)には発がん性があるとされるアクリルアミドが存在することが報告され，大きな話題となった．このアクリルアミドは，メイラード反応産物であるα-ジカルボニル化合物とアスパラギンとの反応により生じたと考えられている(**図2-21**)．ヒトにおいてアクリルアミドが発がん性を有するかどうかまだ明確ではないが，食品安全の観点から可能な限り低減化する対応がなされている(アクリルアミドがヒトに神経毒性を及ぼすことは知られている．また，実験動物には発がん性を示すことも報告されている)．

### 3)　メイラード反応産物の食品の機能性・栄養性，および生体機能への影響

メイラード反応にはアミノ酸がかかわることから，メイラード反応の進行に伴いアミノ酸の損失が生じ，食品の栄養性が損なわれることがある．たとえば，システインはメイラード反応への感受性が高いとされていることから含硫アミノ酸摂取を低下させる可能性がある．

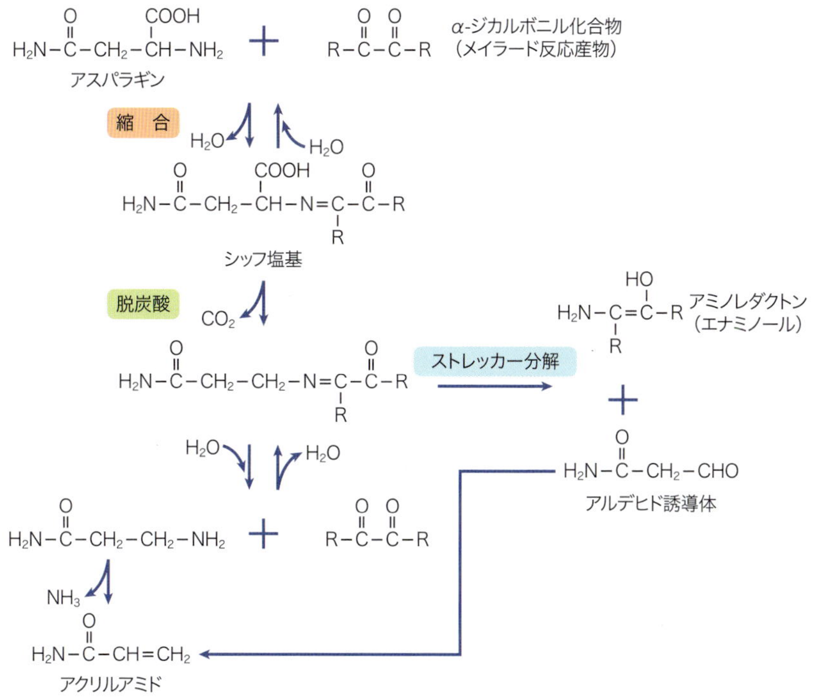


**図 2-21　アクリルアミドの生成機構**

近年メイラード反応の食品の品質への影響のみならず，生体機能への影響が注目されている．たとえば，グルコースとヘプタペプチドから生成したメラノイジンが血圧制御にかかわるアンギオテンシンⅠ変換酵素(ACE)を抑制することが報告され，生体内で生じたメイラード反応産物が血圧調節に影響を与えている可能性が提起された．また，薬用人参の機能性成分であるジンセノサイドから生じたメラノイジンが腎機能障害を予防・改善するという知見もある．また，糖尿病指標として利用されている HbA1c は，血中グルコースと赤血球ヘモグロビンとのアミノ-カルボニル反応産物である．HbA1c から生じる AGE(advanced glycation end products)による慢性的炎症作用が糖尿病合併症に寄与するとされるなか，生体内で引き起こされるメイラード反応は注目すべき研究対象だと思われる．

### c)　ガラクトース(galactose)

●ガラクトース

グルコースとともにラクトース(乳糖)を形成する単糖類である．ガラクトースは，体内ではフルクトース同様グルコースに変換されて利用される．このガラクトースからグルコースへの変換にかかわる酵素遺伝子群(3つ)のいずれかが欠損するとヒトではガラクトース血症(galactosemia)を呈する．その重症度は欠損する遺伝子に依存するが，ラクトースを含む乳製品類を避けることで症状(白内障，精神遅延など)を緩和することができる．そのため，ガラクトース血症用の登録特殊ミルク(国の助成事業として提供されるミルク)などが特別用途食品の病者用食品の1つである無乳糖食品として利用されている．

### 2) オリゴ糖

◉オリゴ糖

2～10個の単糖類が**グリコシド結合**(☞図2-19)で重合したものをオリゴ糖と呼び，食品学的にはスクロース，マルトース，ラクトース，トレハロースなどの**二糖類(disaccharide)**が重要である(図2-22).

#### a) スクロース(sucrose，ショ糖)

◉スクロース

α-D-グルコースとβ-D-フルクトースがα-1,2-β結合した二糖類であり，砂糖の主成分である．工業的にはさとうきび，さとうだいこんから抽出，精製される．水への溶解度は非常に高く，また水素結合を介して水分子と結合する性質をもつことから，高濃度のスクロース液中では水分活性が低く抑えられ，微生物の繁殖が抑制される．高濃度のスクロースを含む食品(いわゆる砂糖漬け)が長く保存できるのはこの防腐効果による．

#### b) マルトース(maltose，麦芽糖)

◉マルトース

2個のD-グルコースがα-1,4結合した二糖類であり，でんぷんが消化されるときに生じる．したがって，でんぷん消化酵素が作用する口腔，小腸内に存在する．また，その名称が由来した麦芽(malt)にも多く含まれているが，これは発芽中の麦ではでんぷん分解酵素が発現しており，その作用によりでんぷんからマルトースが大量に生じたためである．ビール醸造では，この麦芽のでんぷん分解活性を糖化に利用している．

#### c) ラクトース(lactose，乳糖)

◉ラクトース

β-D-ガラクトースとD-グルコースがβ-1,4結合した二糖類であり，哺乳類の乳中にしか存在しない．乳児の主要な糖質源である．ラクトースには鉄やカルシウムの吸収促進作用，小腸の蠕動運動促進作用がある(☞p.268).

#### d) トレハロース(trehalose)

◉トレハロース

2分子のα-D-グルコースがα-1,1-α結合で連結した二糖類であり，非還元糖である．ヒトはトレハロースを消化・吸収できるが，昆虫や植物ではエネルギー分子や不凍剤として機能する．強力な水和力により，食品の保湿剤と

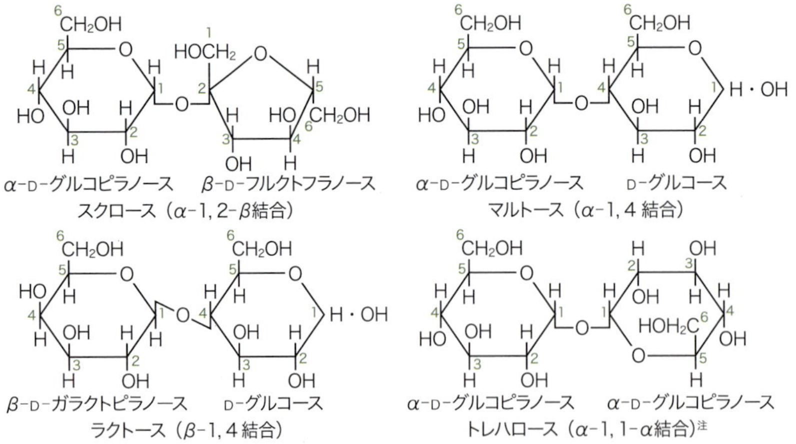


**図2-22 二糖類(スクロース，マルトース，ラクトース，トレハロース)の構造**

注　図はα-1, 1-α結合(トレハロース)だが，ほかに，α-1, 1-β結合(ネオトレハロース)，β-1, 1-β結合(イソトレハロース)もある.

して用いられている．

### 3) 多糖類

◉多糖類

数百から数千個の単糖類がグリコシド結合で連結した重合体である．同じ種類の単糖類からできた多糖類を**ホモ多糖**(homopolysaccharide)，異なる種類の単糖類からできた多糖類を**ヘテロ多糖**(heteropolysaccharide)と呼ぶ．でんぷん，グリコーゲン，セルロースは代表的なホモ多糖であり，グルコマンナン，アガロース，ペクチンなどはヘテロ多糖である．栄養学的，生化学的に重要な多糖類にでんぷん，グリコーゲンがある．そのほかの多糖類は主に食物繊維として機能する．

#### a) でんぷん(starch)

◉でんぷん

でんぷんは，α-D-グルコースからなる多糖類であり，穀類，いも類，豆類などの主要な貯蔵糖質である．植物は光合成により合成したグルコースをでんぷんとして貯蔵し，植物の出芽，成長に使う．ヒトを含む地上の動物はグルコースを合成することができないため，草食動物はもちろんのこと，肉食動物も究極的には植物にエネルギー源を依存しているといえる．

◉アミロース
◉アミロペクチン

でんぷんは，**アミロース**(amylose)と**アミロペクチン**(amylopectin)という2種類の多糖類からできている．アミロースもアミロペクチンもα-D-グルコースからできているが，アミロースが枝分かれのない直鎖状の構造であるのに対して，アミロペクチンは枝分かれ構造をもっている点が異なる(**図2-23**，☞ p.199，**表7-1**)．

アミロースは数千個のグルコースがα-1,4 結合で直鎖状に連結したものである(**図2-24**)．しかし，主鎖自体は伸びた糸状構造ではなく，ばねのようならせん状構造をしている(**図2-25**)．X 線結晶構造解析によると平均6個のグルコースで一巻きのらせん構造を形成しており，ヨウ素デンプン反応ではこの一巻きに1個のヨウ素分子が結合する．アミロペクチンは，α-1,4 結合からなる主鎖に，分岐鎖がα-1,6 結合で結合した枝分かれした構造をしている(**図2-24**)．1つの枝分かれから次の枝分かれ箇所まで平均27個のグルコース分子で隔てられている．

アミロースとアミロペクチンの混合割合は食品によって異なる．通常のうるち米の場合，アミロースが15～20%，アミロペクチンが80～85%である．

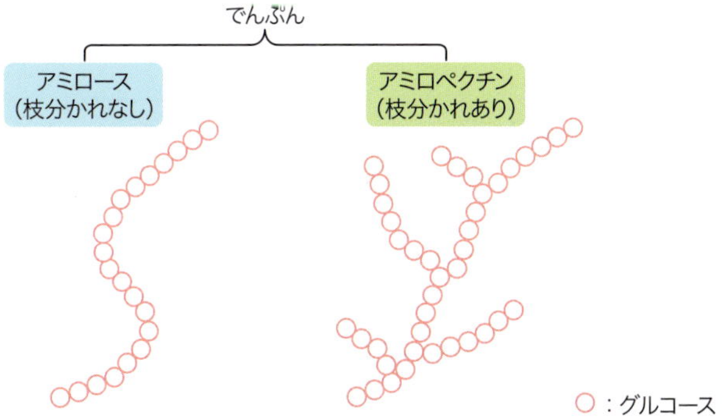


**図2-23** アミロースとアミロペクチンの構造(模式図)

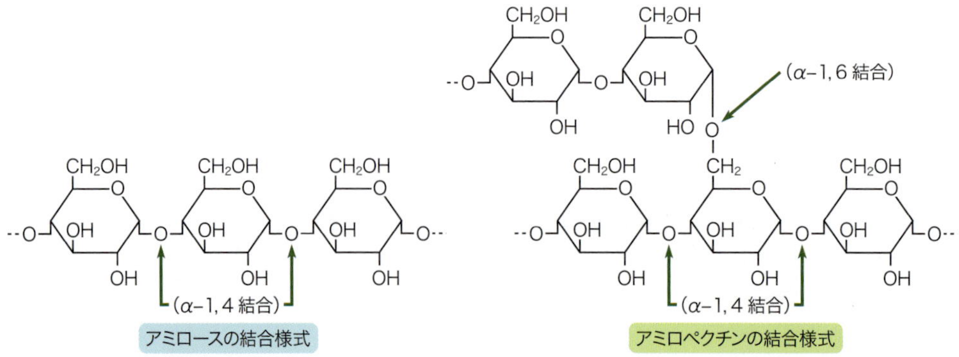


図 2-24 アミロースとアミロペクチンの構造α-1,4 とα-1,6 結合

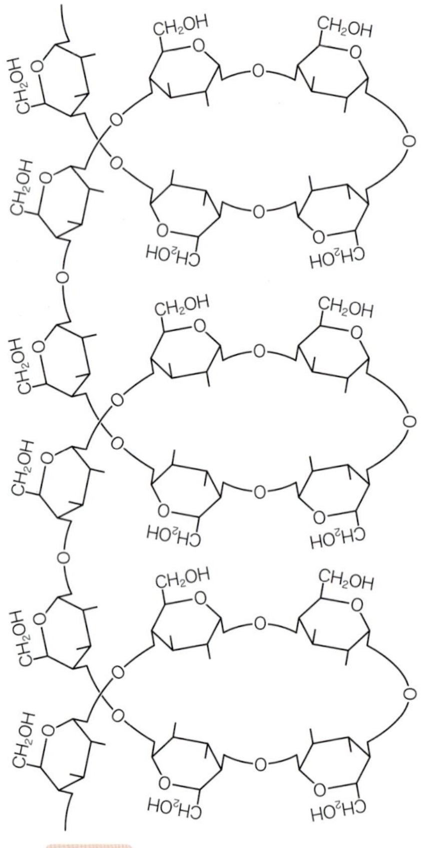

図 2-25 アミロースのらせん構造

アミロペクチン含量が多いほど，もちもちとした，粘り気のある食感，物性を呈し，もち米のでんぷんはほぼ100%アミロペクチンから構成される．

生でんぷん（$\beta$-でんぷん）はほとんど水を含まないため，そのままでは食べることができず，消化も良くない．そこで，水を加え適度に加熱することで膨潤，あるいは溶解させて食べる（溶解させたものがお粥）．水になじませて膨潤させることを**糊化**(こか)(α化)と呼び，その状態のでんぷんを糊化でんぷん(α-でんぷん)と呼ぶ．糊化でんぷんを放置すると次第に水分子が外れてしまい，生でんぷんのような状態に戻ってしまう．これを**でんぷんの老化**(retrogradation)と呼び，その状態のでんぷんを老化でんぷんと呼ぶ．老化でんぷんは味・食感とも悪く，でんぷんを多く含む食品では品質劣化の大きな原因となる．一方，糊化でんぷんを急速に脱水すると，糊化でんぷんの形態を維持することができる．これを応用したのがあられやビスケットである．

◉糊化

◉老化



### b)　グリコーゲン(glycogen)

◉グリコーゲン

グリコーゲンは，動物におけるグルコースの貯蔵体である．その構造はアミロペクチンとほぼ同じであり，α-1,4結合からなる主鎖に，分岐鎖がα-1,6結合で結合している．ただし，枝分かれの数はアミロペクチンよりはるかに多く，平均3個の主鎖グルコースに1つの枝分かれがある．

グリコーゲンは，ほぼすべての細胞に存在するが，とくに肝臓(5～6%)と骨格筋(0.5～1%)に多い．肝グリコーゲンと筋グリコーゲンは構造は同じだが，生体での機能は異なる．血糖値が低下すると肝グリコーゲンが分解され，生じたグルコースは血流中に放出される．このグルコースは血糖として，主に脳で利用される．一方，筋グリコーゲンが分解されて生じたグルコースは血流中に放出されることはなく，筋肉運動のために消費される．つまり，肝グリコーゲンが脳のためにグルコースを貯蔵しているのに対して，筋グリコーゲンは筋肉そのもののためにグルコースを貯蔵しているといえる．

### c)　セルロース(cellulose)

◉セルロース

セルロースは，数千個のβ-D-グルコースが直鎖状に連結した巨大分子であり，植物細胞の細胞壁の構成成分である．そのため，地球上でもっとも多いバイオマス*と考えられている．でんぷんやグリコーゲンと同じくグルコースから構成されている点は同じだが，α-D-グルコースではなくβ-D-グルコースからできている点が異なる．このことから，動物のでんぷん消化酵素であるα-アミラーゼやグルコアミラーゼはセルロースを分解することはできない．したがって，セルロースはヒトにとって直接的な栄養素にはなりえず，食物繊維としての役割が主である．

*バイオマス　再生可能な生物由来の有機性資源．ただし，化石資源は除く．

### 4)　糖の理化学的性質

糖類の理化学的性質を解析することで，糖分子の構造，変遷，存在比などを知ることができる．溶解直後のα-D-グルコース水溶液は，すべてα型の場合，比旋光度は $[\alpha_{D}^{20}]+112.2°$ であるが，次第に比旋光度が減少し，最終的に $[\alpha_{D}^{20}]+52.7°$ にいたる．このように比旋光度が変化してやがて一定値になる現象を変旋光と呼び，α型の一部がβ型へと変化し，やがて両者の存在比が平衡状態にいたったことを示している(室温ではα型38%，β型62%)．**変旋光**は，β-D-グルコース水溶液から出発しても確認できる($[\alpha_{D}^{20}]+19° \rightarrow [\alpha_{D}^{20}]+52.7°$)．

アルデヒド基はカルボキシ基に酸化されるので，アルデヒド基をもつアルドースは相手分子を還元することができる．一方，グリコシド結合によりヘミアセタール構造を失ってしまった糖類(☞**図2-19**)は，相手分子を還元する能力をもたない．この性質を利用して糖類を還元糖と非還元糖に分類することができる．糖分子の還元能力を調べることで，糖分子の構造に関する情報が得られるとともに，糖分子を検出，定量することができる．

### b 糖質の誘導体

単糖類にはさまざまな形の**誘導体**が存在する．これらの多くは食品や食物中，生体内あるいは生物界に広く存在し，エネルギー代謝，触媒作用，細胞構造などに重要な役割を果たしている(**図 2-26**)．

六炭糖アルドースを穏やかに酸化すると，アルデヒド基がカルボキシ基に変化したアルドン酸が得られる．グルコースのアルドン酸である**グルコン酸**はペントースリン酸経路の代謝中間体である．また，アルデヒド基を保護して酸化するとウロン酸が得られる．グルコースのウロン酸は**グルクロン酸**であり，これは肝臓での解毒作用やアスコルビン酸(ビタミン C)合成にかかわる(ただし，ヒトを含む霊長類，モルモットではアスコルビン酸合成能は失われている)．一方，単糖類を還元するとアルデヒド基がヒドロキシ基に変化して**糖アルコール**を得ることができる．糖アルコールは甘味を呈するが，吸収されにくいため血糖値を上げにくく,「ノンカロリー」「無糖」「シュガーレス」などの名のもと低カロリー甘味料として飲料に使われている．ソルビトール(グルシトール)，マンニトール，キシリトールはそれぞれグルコース，マンノース，キシロースの糖アルコールである(糖アルコールについては次項「食物繊維」でも述べる)．単糖類のヒドロキシ基をアミノ基に置き換え

◉糖アルコール

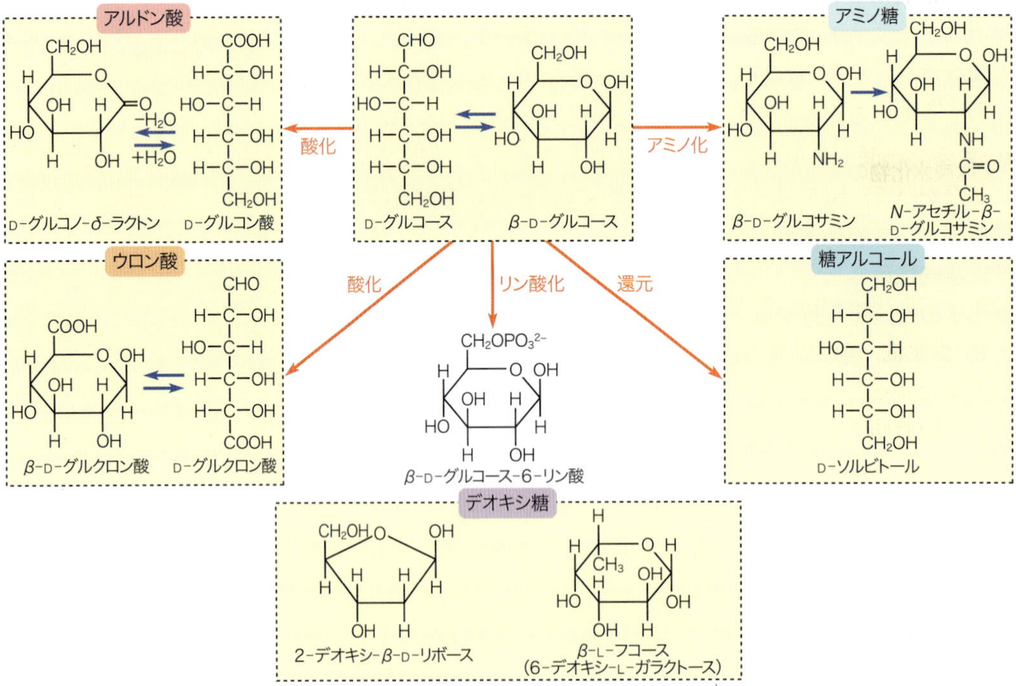


**図 2-26** グルコースの誘導体

たものを**アミノ糖**と呼び，動物，植物，細菌の多糖，ムコ多糖，糖たんぱく質の構成成分として広く分布している．そのほとんどはアセチル化などの修飾を受けており，D-グルコースのアミノ糖であるD-グルコサミンはアセチル化を受けて*N*-アセチル-D-グルコサミンとなり，かにやえびなどの甲殻類の外骨格(殻)の主成分であるキチンの構成成分となっている．単糖類のヒドロキシ基が水素に置き換わったものを**デオキシ糖**と呼び，DNAの構成成分である2-デオキシ-β-D-リボース，ABO血液型を決めるABO抗原の構成成分であるβ-L-フコース(6-デオキシ-L-ガラクトース)などがある．単糖類が細胞内で代謝されるとき，しばしばリン酸化を受ける．**グルコース-6-リン酸**はグルコース代謝の最初の代謝中間体であり，これを出発物質として解糖系，ペントースリン酸経路，ウロン酸経路，グリコーゲン合成経路が始まる．

### c 食品中の糖質

糖質は食品中では，さまざまな形態，構造で存在する．また，食品成分としての機能と存在意義も多岐にわたる．

糖質は単糖，二糖，オリゴ糖，多糖の形で食品中に存在する．天然成分として単糖類を含む食品類は多くはなく，食品中に存在する単糖類の多くは人工的に添加されたものである．その代表的なものはグルコースとスクロースで，甘味料としてそのまま添加されるほか，**異性化糖**や**転化糖**の成分などとして食品に使われている．二糖やオリゴ糖は，低う蝕性甘味料として近年よく使われている．多糖類については，栄養学的な機能のほか，食品の形態や強度，ゲル化，粘性や保水性などの物性などを調節する成分としてでんぷん，寒天，ペクチンが利用されている．

## 2 食物繊維

**一般的には炭水化物のうち消化吸収されず栄養素として利用できないものを指す**

**食物繊維**(dietary fiber)とは，食品成分表によれば，「ヒトの消化酵素で消化されない食品中の難消化性成分の総体」と定義される．したがって，食物繊維はヒトにとって直接的な栄養素にはならない．しかし，食物繊維の物理化学的特性(保水性，粘性，物質吸着性)により，消化管内で有益な作用をもたらすことがわかっている．また，腸内細菌により分解・発酵を受け，その結果生じた短鎖脂肪酸が栄養源となっているとの報告がなされており，間接的な栄養素としての役割も注目されている．これらの有用性から食物繊維の食事摂取基準(目標量)が定められている[18～29歳では男性21g以上/日，女性18g以上/日：日本人の食事摂取基準(2020年版)]．

◉食物繊維

### a 食物繊維の構造と分類

食物繊維にはさまざまな種類，由来，性質のものが含まれるため，大きく**水溶性食物繊維**(soluble dietary fiber, SDF)と**不溶性食物繊維**(insoluble

◉水溶性食物繊維
◉不溶性食物繊維

**表 2-8 食物繊維の分類と由来**

| 水への溶解性 | 分子の大きさ | 由来 | 名称 | 主な成分 | 所在 |
|---|---|---|---|---|---|
| 水に溶けない（不溶性食物繊維） | 高分子 | 植物性 | セルロース | β-グルコース | 穀類，野菜，果実 |
| | | | ヘミセルロース | キシロース，マンノース，ガラクトース | ふすま，野菜 |
| | | | リグニン | 芳香族炭化水素 | 野菜，ココア |
| | | | イヌリン | フルクトース | きくいも，ダリア，ごぼう |
| | | | アガロース | β-D-ガラクトース，ガラクトース誘導体 | 寒天 |
| | | 動物性 | キチン | *N*-アセチル-D-グルコサミン | えび，かにの殻 |
| 水に溶ける（水溶性食物繊維） | 高分子 | 植物性 | ペクチン | α-D-ガラクツロン酸，α-D-ガラクツロン酸メチルエステル | 果実皮，野菜 |
| | | | 植物ガム（グアーガム） | マンノース，ガラクトース | グア豆 |
| | | | 植物ガム（アラビアガム） | アラビノース，ラムノース，ガラクトースなど | アラビアゴム樹液 |
| | | | グルコマンナン | D-グルコース，D-マンノース | こんにゃく |
| | | | アルギン酸 | マンヌロン酸，グルロン酸 | 海藻（褐藻類） |
| | | 動物性 | ヒアルロン酸（グリコサミノグリカン・ムコ多糖） | *N*-アセチル-D-グルコサミン，グルクロン酸 | 眼球硝子体液，軟骨，腱 |
| | | | コンドロイチン硫酸（プロテオグリカン） | *N*-アセチル-D-ガラクトサミン，グルクロン酸からなるグリコサミノグリカン部とペプチドとの複合体 | サメひれ，するめいか軟骨 |
| | 低分子 | | 難消化性オリゴ糖 | β-D-フルクトース，α-D-ガラクトース | 穀類の処理物，発酵食品 |
| | | | 糖アルコール | ソルビトール，マンニトール | 主に工業的に生産 |

dietary fiber, IDF）に分けることができる．食物繊維の生理作用はその物理化学的な性質によるところが大きいので，可溶性であるか不溶性であるかはその生理作用に大きく影響する．食物繊維は植物由来のみならず，動物性のもの（キチンなど），海藻由来のもの（アルギン酸ナトリウム）もある．また，食物繊維は高分子化合物に限らず，低分子食物繊維も存在する（糖アルコールやオリゴ糖）．代表的な食物繊維を**表 2-8** に取り上げた（セルロースについては前項参照のこと）．

◉ヘミセルロース

### 1）ヘミセルロース，リグニン

ヘミセルロースはセルロース，ペクチンとともに細胞壁を構成する成分であり，さまざまな糖類の単糖類からできたヘテロ多糖である．リグニンは植物の木部に存在する高分子物質である．

### 2）アガロース

β-D-ガラクトースと特殊なガラクトース誘導体 3,6-アンヒドロ-α，L-ガラクトースからなる直鎖状のヘテロ多糖である．その構成残基数は 600 ～ 700 に及ぶ．アガロースは，ゲル化しやすいので DNA 分離担体，ビタミン・薬剤の封入カプセルとして使われている．アガロペクチンは，アガロースを構成するガラクトース＋アンヒドロガラクトース単位の直鎖構造に硫酸基（3 ～ 10％），ピルビン酸（1％程度），D-グルコース（少量）が結合した酸性多糖である．寒天ではアガロースが 70％，アガロペクチンが 30％を占める．ところてん（心太），寒天は，アガロースとアガロペクチンの混合物である．

### 3）キチン

*N*-アセチル-D-グルコサミンがβ-1,4 結合で直鎖状に結合した動物性食物繊維であり，昆虫，えび，かになどの 100 万種に及ぶ節足動物の外骨格に含

まれる．分子量は非常に大きく，セルロース同様脊椎動物によって消化されることはない．

#### 4)　ペクチン

◉ペクチン

α-D-ガラクツロン酸とα-D-ガラクツロン酸メチルエステルが連結したヘテロ多糖である．リグニンやセルロースとともに植物の細胞壁の構築にかかわっている．メチルエステル化されたガラクツロン酸を含むペクチンをペクチニン酸(メトキシルペクチン)とよび，メチル化ガラクツロン酸含量が50％以上のペクチニン酸を高メトキシルペクチン，それより低い含量のものを低メトキシルペクチンという．ペクチンはさまざまな食品の製造，調理，物性に大きな影響を与える．たとえば，高メトキシルペクチンは酸性下(pH 3.5以下)，スクロース濃度60～70％でゲル化・ゼリー状化する性質がある．これを利用したのがジャムやマーマレードである．一方，低メトキシルペクチンのゲル化・ゼリー状化特性は高メトキシルペクチンとは異なり，二価の金属イオン($Ca^{2+}$や$Mg^{2+}$)によりゲル化し，また熱に対して可逆的にゲル化・ゾル化する．これを利用して，低糖度のゼリーやジャムの製造に用いられる．メチルエステルをほとんど含まないペクチンはペクチン酸と呼ばれる．

#### 5)　グルコマンナン

◉グルコマンナン

D-グルコースとD-マンノースがβ-1,4結合した直鎖型のヘテロ多糖であり，グルコースとマンノースの比は1：2～3：5である．水と加熱すると膨張し，ゲル化する性質をもち，こんにゃくの主成分である．

#### 6)　ヒアルロン酸，コンドロイチン硫酸

いずれも**グリコサミノグリカン**と呼ばれる直鎖状のヘテロ多糖で，動物細胞の間隙をうめる細胞外マトリックスの構成成分である．グリコサミノグリカンは，アミノ糖とウロン酸から成るポリマーであり，アミノ糖には*N*-アセチル-D-グルコサミン，または*N*-アセチル-D-ガラクトサミン，ウロン酸にはD-グルクロン酸，またはL-イズロン酸が使われる．ヒアルロン酸は分子量100万以上にもなり，透明で粘性が高く，脊椎動物の眼球内を満たす硝子液，軟骨，腱の主成分である．コンドロイチン硫酸は，*N*-アセチル-D-ガラクトサミンを含む点がヒアルロン酸と異なる．

#### 7)　難消化性オリゴ糖(フルクトオリゴ糖，ガラクトオリゴ糖など)

スクロースにβ-D-フルクトースが結合したもの，ラクトースにα-D-ガラクトースが結合したものがそれぞれフルクトオリゴ糖，ガラクトオリゴ糖である．ヒトの消化酵素で消化されにくいが，腸内細菌により発酵を受け，酢酸，プロピオン酸，酪酸のような短鎖脂肪酸に代謝され，これらが大腸上皮細胞のエネルギー源となることがわかってきた．

#### 8)　糖アルコール

前項の「糖質の誘導体」に記したように，単糖類のカルボニル基がヒドロキシ基に変化した誘導体である．ヒトの消化酵素による消化を受けにくいのでエネルギー源になりにくい一方，甘味を呈すること，むし歯を生じさせにくいこと(難う蝕性)から低カロリー甘味料として使われている(☞ p.288，第

9章B).

### b 食物繊維の生理作用

食物繊維の生理作用は，いずれも食物繊維の物理化学的な性質によるところが大きい．なかでも食物繊維の保水性，吸着性，粘性が重要である．水溶性食物繊維と不溶性食物繊維の生理機能の違いは，これら物理化学的特性が異なることに起因する(**表 2-9**)．

#### 1) 便秘の予防と大腸がんの抑制

不溶性食物繊維は保水性が高く，膨潤しやすい．このため，不溶性食物繊維を摂取すると糞便量・排便回数が増え，結果的に便秘予防につながる．また，排便量が増えることで有害物質が大腸に滞留しにくくなり，大腸がんのリスク減少につながることが期待されている．

#### 2) 高血圧の予防

ペクチンやコンドロイチン硫酸のような水溶性食物繊維はマイナスに荷電しているため，ナトリウムイオンを吸着する性質がある．これら食物繊維がナトリウムイオンを吸着したまま排出されることにより塩分摂取抑制効果をもたらすと考えられる．

#### 3) 血中コレステロール値の正常化

水溶性食物繊維には，コレステロールや胆汁酸を吸着し，体外への排出を促進する作用をもつものがある．排出される胆汁酸が増えれば，それを補充するために内因性コレステロールが消費されるので，水溶性食物繊維は血中コレステロール値を正常化させるのに貢献する．

#### 4) 血糖値上昇の抑制および肥満の予防

水溶性食物繊維により食塊の粘度が増すと胃内滞留時間が長くなる．この結果，血糖値の急激な上昇が抑制される．さらに，満腹感と満足感を持続させ，食べ過ぎの抑制と肥満予防に効果を発揮する．

**表 2-9 食物繊維の生理機能**

| 機　能 | 物理化学的効果 | 水溶性食物繊維 | 不溶性食物繊維 |
|---|---|---|---|
| 保水性 | 水を保持することで糞便体積を増やす | 効果小さい | 便量アップ<br>→便秘の予防<br>→大腸がんの予防 |
| 吸着性 | 有害物質を吸着することで，吸収を阻害・遅延させる | ナトリウムイオンの吸着<br>→高血圧の予防 | 有害物質の吸着<br>→大腸がんの予防 |
| 粘性 | 食塊の粘度をあげることで，有害物質の吸収・移動を阻害・遅延させる | 食塊の胃内滞留時間延長による満腹感と満足感の達成<br>→食べ過ぎ抑制による肥満予防<br><br>グルコース・コレステロールの吸収阻害・遅延<br>→血糖値上昇の抑制<br>→血中コレステロール正常化 | 効果小さい |

# E 脂　質

## 1 脂質の定義と種類

### 脂質は水に不溶な生体の成分である

**脂質**(lipid)は生体にとって効率的なエネルギー源であり，血中の脂溶性物質の輸送や生体膜の構成成分として，また生理活性物質の前駆体として作用する．さらに脂質は嗜好性においても重要な役割をする．

●脂質

脂質は，一般に水や塩類溶液に不溶でエーテル，ヘキサン，クロロホルム，ベンゼン，アルコールなどの有機溶媒に可溶な有機化合物であり，多くは分子中に脂肪酸をエステル結合している．脂質は単純脂質，複合脂質，誘導脂質，その他の脂質に分けられる(**表 2-10**)．**単純脂質**とは，脂肪酸とアルコール類からなるエステル*であり，**複合脂質**は，脂肪酸とアルコール以外にリン酸や糖などが含まれたもの，**誘導脂質**はステロールや脂肪族アルコールなど単純脂質から誘導されてできたものである．その他の脂質としては脂溶性ビタミン，脂溶性色素などがある．

***エステル結合**：$-\overset{O}{\overset{\|}{C}}-O-$
カルボン酸とアルコールが縮合し水が失われて生成する結合.

一方，脂質は空気中の酸素と反応しやすく酸化劣化しやすい性質をもっている．脂質の物理化学的性質，またその食品加工面や栄養面について理解することが重要である．

### a 脂肪酸

脂肪酸(fatty acid)は，脂質のもっとも主要な構成成分であり，炭化水素鎖の末端にカルボキシ基*(-COOH)をもつ化合物である．脂肪族炭化水素基にカルボキシ基が1個結合したモノカルボン酸で，一般式 R-COOH で表される．

***カルボキシ基**：$-\overset{O}{\overset{\|}{C}}-OH$
有機化合物の官能基の1つ．カルボキシ基を有する化合物は酸で，アミノ酸，脂肪酸，ニコチン酸などはカルボキシ基を有する.

脂肪酸の炭化水素鎖は偶数のものが多く(**表 2-11**)，脂肪酸はその鎖長に

**表 2-10 脂質の分類**

| 脂質の分類 | 名　称 | 構成成分 | 脂質の例 |
|---|---|---|---|
| 単純脂質 | 油脂 | 脂肪酸，グリセロール | 食用油脂 |
| | ろう(ワックス) | 脂肪酸，一価高級アルコール | 鯨ろう，蜜ろう |
| | ステロールエステル | 脂肪酸，ステロール | コレステロールエステル |
| 複合脂質 | リン脂質 | | |
| | グリセロリン脂質 | 脂肪酸，グリセロール，リン酸，塩基 | ホスファチジルコリン |
| | スフィンゴリン脂質 | 脂肪酸，スフィンゴシン，リン酸，塩基 | スフィンゴミエリン |
| | 糖脂質 | | |
| | グリセロ糖脂質 | 脂肪酸，グリセロール，糖 | ジガラクトシルジアシルグリセロール |
| | スフィンゴ糖脂質 | 脂肪酸，スフィンゴシン，糖 | ガラクトセレブロシド |
| 誘導脂質 | 脂肪酸 | | |
| | ステロール | | コレステロール |
| | 脂肪族アルコール | | |
| その他の脂質 | 炭化水素 | | スクアレン |
| | 脂溶性ビタミン | | ビタミン A，D，E，K |
| | 脂溶性色素 | | カロテノイド |

**表 2-11 脂肪酸の種類**

| | IUPAC 名 | 慣用名 | 略 号 | 融 点 (℃) | 主な所在 |
|---|---|---|---|---|---|
| 飽和脂肪酸 | ブタン酸 (butanoic acid) | 酪酸 | $C_{4:0}$ | −7.9 | バター類 |
| | ヘキサン酸 (hexanoic acid) | | $C_{6:0}$ | −3.4 | バター類，ヤシ油 |
| | オクタン酸 (octanoic acid) | | $C_{8:0}$ | 16.7 | ヤシ油，パーム核油，バター類 |
| | デカン酸 (decanoic acid) | | $C_{10:0}$ | 31.6 | ヤシ油，パーム核油，バター類 |
| | ドデカン酸 (dodecanoic acid) | ラウリン酸 | $C_{12:0}$ | 44.2 | ヤシ油，パーム核油，バター類 |
| | テトラデカン酸 (tetradecanoic acid) | ミリスチン酸 | $C_{14:0}$ | 53.9 | ヤシ油，パーム核油，バター類 |
| | ヘキサデカン酸 (hexadecanoic acid) | パルミチン酸 | $C_{16:0}$ | 63.1 | 一般動植物性油脂 |
| | オクタデカン酸 (octadecanoic acid) | ステアリン酸 | $C_{18:0}$ | 69.6 | 一般動植物性油脂 |
| | イコサン酸 (icosanoic acid) | アラキジン酸 | $C_{20:0}$ | 75.3 | 落花生油，米ぬか油 |
| | ドコサン酸 (docosanoic acid) | ベヘン酸 | $C_{22:0}$ | 79.9 | 落花生油 |
| 一価不飽和脂肪酸 | *cis*-9-ヘキサデセン酸 (*cis*-9-hexadecenoic acid) | パルミトレイン酸 | $C_{16:1}(n\text{-}7)$ | 2.0 | 牛脂，ラード，バター類 |
| | *cis*-9-オクタデセン酸 (*cis*-9-octadecenoic acid) | オレイン酸 | $C_{18:1}(n\text{-}9)$ | 13.3〜16.3 | 一般動植物性油脂 |
| | *trans*-9-オクタデセン酸 (*trans*-9-octadecenoic acid) | エライジン酸 | $C_{18:1}(n\text{-}9)$ | 46.5 | |
| 多価不飽和脂肪酸 | *cis*-9,12-オクタデカジエン酸 (*cis*-9,12-octadecadienoic acid) | リノール酸 | $C_{18:2}(n\text{-}6)$ | −5.0 | 植物油 |
| | *cis*-9,12,15-オクタデカトリエン酸 (*cis*-9,12,15-octadecatrienoic acid) | α-リノレン酸 | $C_{18:3}(n\text{-}3)$ | −10〜−11.3 | アマニ油，えごま油 |
| | *cis*-5,8,11,14-イコサテトラエン酸 (*cis*-5,8,11,14-icosatetraenoic acid) | アラキドン酸 | $C_{20:4}(n\text{-}6)$ | −49.5 | さざえ，豚肝臓 |
| | *cis*-5,8,11,14,17-イコサペンタエン酸 (*cis*-5,8,11,14,17-icosapentaenoic acid) | エイコサペンタエン酸(EPA) | $C_{20:5}(n\text{-}3)$ | | 魚油 |
| | *cis*-4,7,10,13,16,19-ドコサヘキサエン酸 (*cis*-4,7,10,13,16,19-docosahexaenoic acid) | ドコサヘキサエン酸(DHA) | $C_{22:6}(n\text{-}3)$ | | 魚油 |

［日本油化学会(編)：油脂化学便覧，第 4 版，丸善出版，2001；文部科学省科学技術・学術審議会資源調査分科会：日本食品標準成分表 2020 年版(八訂)脂肪酸成分表編；香川明夫(監修)：八訂食品成分表 2021，女子栄養大学出版部，2021 をもとに作成］

より短鎖(炭素数 4($C_4$)以下)，中鎖(炭素数 6 ～ 12($C_6$ ～ $C_{12}$))，長鎖脂肪酸(炭素数 14($C_{14}$)以上)に分類される．炭化水素鎖に二重結合を含むものを**不飽和脂肪酸**(unsaturated fatty acid)，含まないものを**飽和脂肪酸**(saturated fatty acid)という．不飽和脂肪酸のうち二重結合を 1 つ含むものを**一価不飽和脂肪酸**(monounsaturated fatty acid, MUFA)，2 つ以上含むものを**多価不飽和脂肪酸**(polyunsaturated fatty acid, PUFA)，3 つ以上含むものは**高度不飽和脂肪酸**(highly unsaturated fatty acid)ともいう(**表 2-11**，**図 2-27**)．不飽和脂肪酸は，その炭素数と二重結合の数から $C_{18:1}$ や $C_{20:5}$ のように，炭素数に続いて二重結合の数を記す．

◉不飽和脂肪酸
◉飽和脂肪酸
◉一価不飽和脂肪酸
◉多価不飽和脂肪酸

不飽和脂肪酸の二重結合の位置は，IUPAC(international union of pure

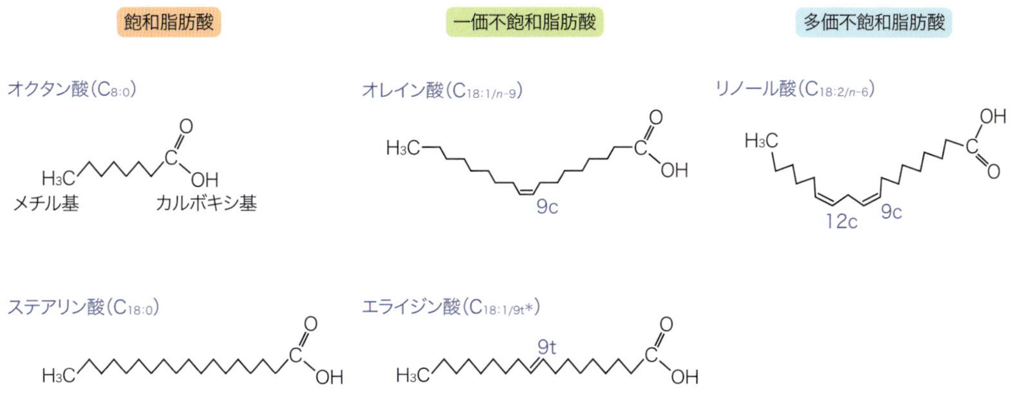


**図 2-27　脂肪酸の構造**

*t：トランス型，c：シス型

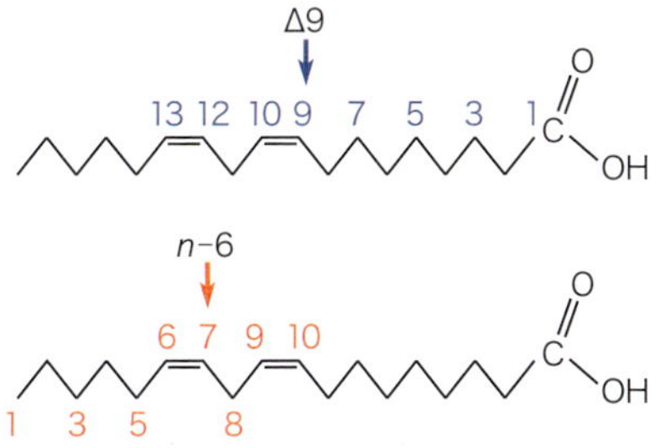


**図 2-28　不飽和脂肪酸の二重結合位置表記法**

and applied chemistry）による系統名では，カルボキシ基の炭素を 1 として二重結合の位置を数える方法が用いられ，リノール酸($C_{18:2}$)の場合，カルボキシ基の炭素から数えると二重結合が 9 番目と 12 番目の炭素の結合位置にあるので **Δ 9, 12** と表す．またカルボキシ基の反対側のメチル基の炭素を 1 として，はじめにくる二重結合の位置を a として示した表記法が ***n*-a** 表記である(**図 2-28，2-29**)．*n* は脂肪酸の炭素数を表し，オレイン酸のように末端のメチル基の炭素から 9 番目の炭素にはじめて二重結合があるものは *n*-9 系であり，リノール酸やアラキドン酸のようにメチル末端から 6 番目の炭素にはじめて二重結合があるものは *n*-6 系，α-リノレン酸，イコサペンタエン酸(icosapentaenoic acid, IPA)，ドコサヘキサエン酸(docosahexaenoic acid, DHA)などの脂肪酸は，メチル末端から 3 番目に二重結合があるため *n*-3 系多価不飽和脂肪酸である(**図 2-29**)．また，メチル基の炭素を 1 位として最初の二重結合の位置を番号で示したω表記法もある．この表記法ではリノール酸やアラキドン酸はω6，α-リノレン酸はω3 と表わされる．*n*-9 系のオレイン酸は体内で合成できるが，*n*-3 系と *n*-6 系多価不飽和脂肪酸はいずれも生体では合成できないため**必須脂肪酸**といわれ，食事から摂取する必要がある．γ-リノレン酸($C_{18:3}$)，アラキドン酸($C_{20:4}$)は体内でリノール酸から合成され，イコサペンタエン酸($C_{20:5}$)およびドコサヘキサエン酸($C_{22:6}$)はα-リノレン酸から合成されるが，これらを含めて必須脂肪酸としている

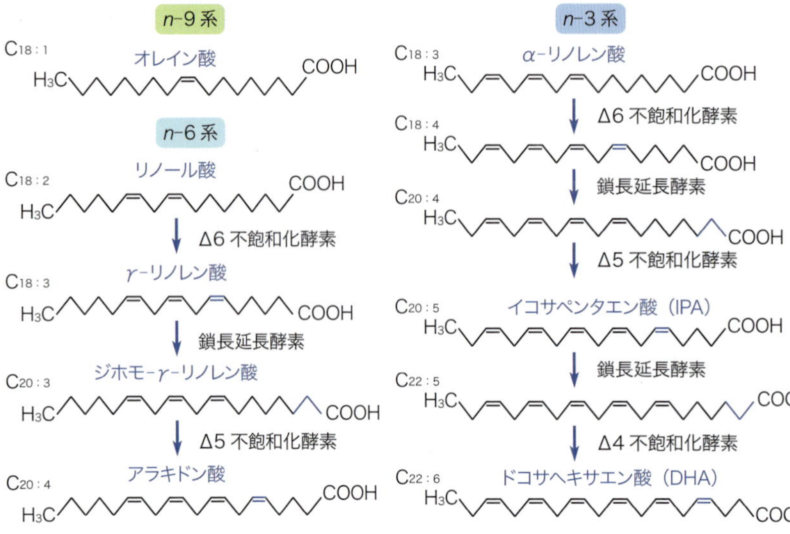


**図 2-29　多価不飽和脂肪酸の系列と構造**

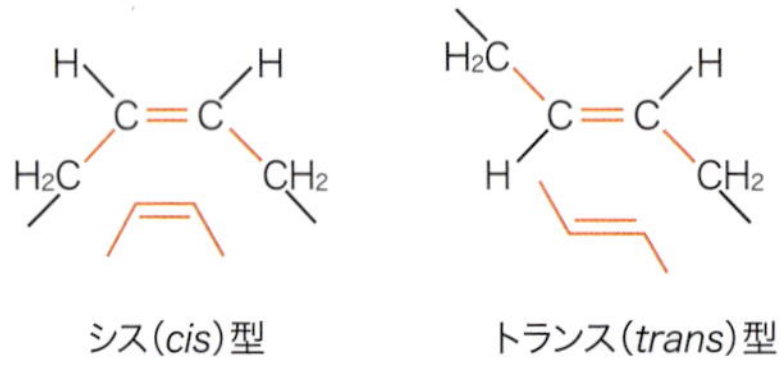


**図 2-30　二重結合の立体配置**

## コラム　イコサペンタエン酸

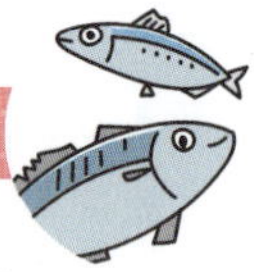

イコサペンタエン酸のイコサは，置換基が 20 個であることを表す倍数接頭辞である．IUPAC 命名法では，かつてエイコサ(eicosa)としていたが，1993 年の補足修正でイコサ(icosa)に改められた．IUPAC のほか，学術用語集(化学編)，日本化学会，日本油化学会ではイコサペンタエン酸(IUPAC 命名法の場合，正確には（5*Z*, 8*Z*, 11*Z*, 14*Z*, 17*Z*)-イコサ-5, 8, 11, 14, 17-ペンタエン酸)という呼び方を採用しているが，CAS ならびに慣用名ではエイコサペンタエン酸と呼ばれている．本書では，IUPAC 命名法などに従い，イコサペンタエン酸(IPA)の呼び方を使用している．

(**図 2-29**)．不飽和脂肪酸にはオレイン酸とエライジン酸のようなシス(*cis*)型とトランス(*trans*)型*の幾何異性体が存在する(☞**図 2-27，2-30**)．天然の脂肪酸は大部分がシス型であるが，植物油の水素添加により製造される加工油脂などには，トランス型の脂肪酸である**トランス脂肪酸**(**トランス酸**)を含むものがある(**図 2-30**)．飽和脂肪酸はまっすぐ伸びた構造をとり，炭素鎖が長くなるにつれて融点が高くなる．炭素数が 10 以下の飽和脂肪酸は室

**＊シス型，トランス型**　原子の結合のしかたは同じでも分子の立体構造が異なるものを立体異性体という．立体異性体には幾何異性体と光学異性体があり，シス-トランス異性体は幾何異性体である．シス-トランス異性体とは，置換基がC＝Cに対して同じ側に結合しているもの(シス型)と互いに反対側に結合しているもの(トランス形)がある．

**◉トランス脂肪酸**

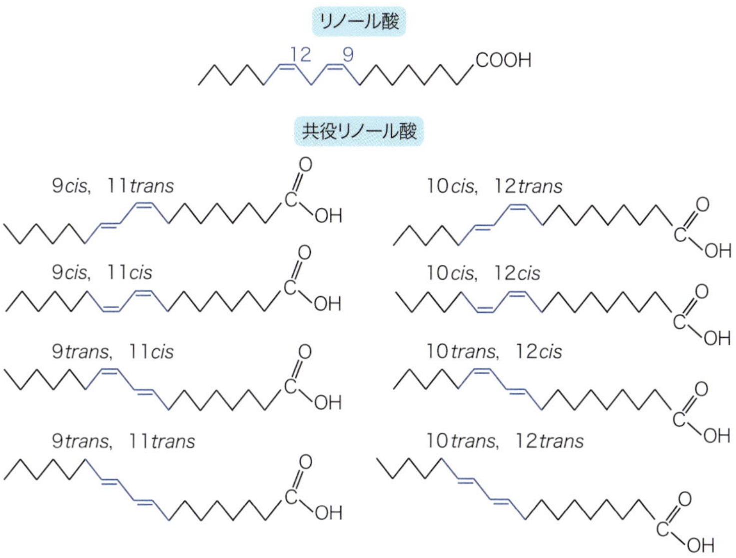


**図 2-31　共役リノール酸の構造**

## コラム　中鎖脂肪酸の生理機能

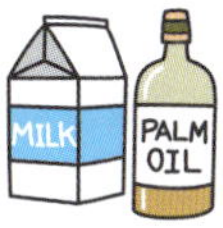


日常で多く使われている油脂類の多くは長鎖脂肪酸で構成されるが，牛乳や母乳，パーム核油などには数％～約 10％の割合で中鎖脂肪酸(medium chain fatty acid)が含まれる．中鎖脂肪酸は長鎖脂肪酸と異なり，生体において胆汁酸ミセルを形成しないため腸管からの吸収が早い．また肝臓で効率的に$\beta$酸化経路により燃焼されエネルギーとして用いられるため，体脂肪として蓄積されにくいと報告されている．

## コラム　共役リノール酸

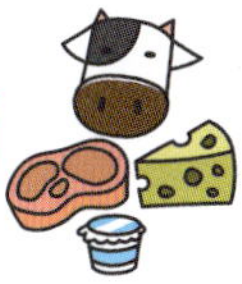

リノール酸の異性体である共役リノール酸(conjugated linoleic acid, CLA)は，二重結合が隣り合わせに存在する共役型構造(-C＝C-C＝C-)をとり，二重結合の位置および幾何型(シス，トランス)の異なるものが存在する(**図 2-31**)．自然界では反すう動物の胃に存在する嫌気性細菌の作用により生成されるので，食品中には反すう動物由来の乳・乳製品および食肉類に最大で 10 mg/g 程度存在する．CLA には抗肥満作用，抗動脈硬化作用，血圧上昇抑制作用など種々の生理作用が報告されているが，ステアロイル CoA 不飽和化酵素の阻害作用，イコサノイド産生抑制なども報告されている．

温で液状であるが，炭素数 12 以上では固体となる．一方，ほとんどの不飽和脂肪酸は二重結合の立体配置がシス型であるため折れ曲がった構造になり，二重結合の多い脂肪酸では湾曲した構造をもつ(☞**図 2-27**)．直鎖の構造をもつ飽和脂肪酸は分子鎖を整列して結晶化しやすいが，湾曲した構造をもつ不飽和脂肪酸は分子鎖が整列できず結晶化しにくいため融点は低くなる．二重結合の数が多くなるほど融点は低くなり，常温でも液体となる．トランス脂肪酸の立体構造は飽和脂肪酸に類似しているためシス型脂肪酸より融点が高くなる．

## b 単純脂質

**単純脂質**(simple lipid)は脂肪酸とアルコールのエステルである．

### 1) 油脂，中性脂肪(トリアシルグリセロール，triacylglycerol)

グリセロール(glycerol)に3分子の脂肪酸がエステル結合したものを**中性脂肪**といい，天然油脂の大部分は中性脂肪が占めている(**図 2-32**)．そのほか天然油脂には，グリセロール1分子に脂肪酸2分子が結合した**ジアシルグリセロール**(diacylglycerol)，脂肪酸1分子が結合した**モノアシルグリセロール**(monoacylglycerol)が少量存在する(**図 2-32**)．

◉中性脂肪

天然油脂の物理化学的性質は，グリセロールに結合する脂肪酸の種類とその割合，またその結合位置により影響を受け，飽和脂肪酸の含有割合が高くなると室温で固体となり，不飽和脂肪酸の割合が高くなると室温で液体となる．多価不飽和脂肪酸含量が高い植物油，たとえば大豆油，とうもろこし油，ごま油はリノール酸含量が高く液体である．パーム油は飽和脂肪酸含量が高いことから室温では固体である(**表 2-12**)．魚油はイコサペンタエン酸やドコサヘキサエン酸などの多価不飽和脂肪酸を含んでいるので融点は低く室温で液体であるが，牛脂やラードなどの陸上動物の脂肪は飽和脂肪酸を比較的多く含むため固体である．

### 2) その他の単純脂質

**ろう**(ワックス)は長鎖脂肪酸と高級(脂肪族)アルコールとのエステルで，一般に融点が高く室温で固体である．また加水分解されにくい性質をもっている．ろうは，鯨ろう，蜜ろう，ホホバ油などの主成分である．

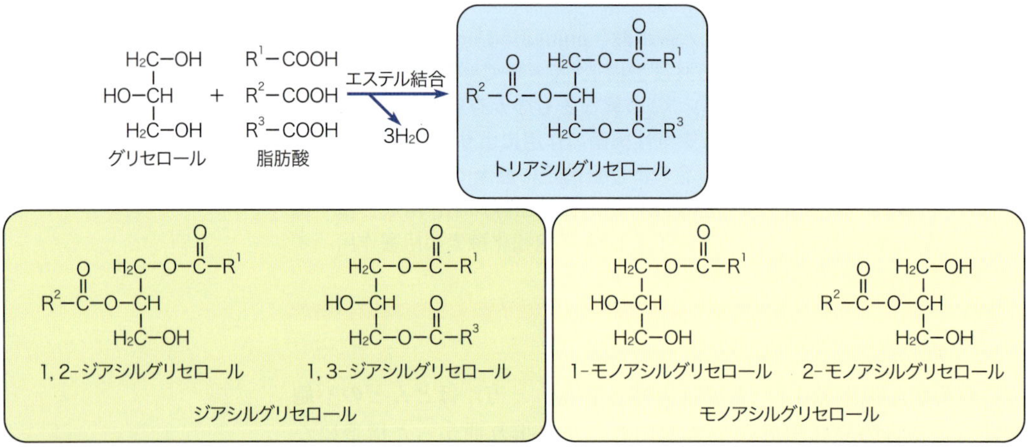


**図 2-32** 単純脂質(トリアシルグリセロール，ジアシルグリセロール，モノアシルグリセロール)の構造

**表 2-12　主な動植物油脂の脂肪酸組成**

| 脂肪酸<br>(炭素数：二重結合数) | 植物油脂 | | | | | | | | | 動物脂 | | その他 |
|---|---|---|---|---|---|---|---|---|---|---|---|---|
| | オリーブ油 | ごま油 | サフラワー油(ハイオレイック) | サフラワー油(ハイリノール) | 大豆油 | とうもろこし油 | なたね油 | パーム油 | ヤシ油 | 牛脂 | ラード | バター(無塩) |
| 酪　酸　(4：0) | – | – | – | – | – | – | – | – | – | – | – | 3.7 |
| ヘキサン酸　(6：0) | – | – | – | – | – | – | – | – | 0.6 | – | – | 2.3 |
| オクタン酸　(8：0) | – | – | – | – | – | – | – | – | 8.3 | – | – | 1.4 |
| デカン酸　(10：0) | – | – | – | – | – | – | – | – | 6.1 | – | 0.1 | 2.9 |
| ラウリン酸　(12：0) | – | – | – | – | – | – | 0.1 | 0.5 | 46.8 | 0.1 | 0.2 | 3.6 |
| ミリスチン酸　(14：0) | – | – | 0.1 | 0.1 | 0.1 | – | 0.1 | 1.1 | 17.3 | 2.5 | 1.7 | 11.9 |
| パルミチン酸　(16：0) | 10.4 | 9.4 | 4.7 | 6.8 | 10.6 | 11.3 | 4.3 | 44.0 | 9.3 | 26.1 | 25.1 | 32.8 |
| ステアリン酸　(18：0) | 3.1 | 5.8 | 2.0 | 2.4 | 4.3 | 2.0 | 2.0 | 4.4 | 2.9 | 15.7 | 14.4 | 10.0 |
| オレイン酸+シス-バクセン酸　(18：1) | 77.3 | 39.8 | 77.1 | 13.5 | 23.5 | 29.8 | 62.7 | 39.2 | 7.1 | 45.5 | 43.2 | 21.8 |
| リノール酸　(18：2) | 7.0 | 43.6 | 14.2 | 75.7 | 53.5 | 54.9 | 19.9 | 9.7 | 1.7 | 3.7 | 9.6 | 2.1 |
| α-リノレン酸　(18：3) | 0.6 | 0.3 | 0.2 | 0.2 | 6.6 | 0.8 | 8.1 | 0.2 | 0 | 0.2 | 0.5 | 0.5 |
| 飽和脂肪酸(%) | 14.1 | 16.0 | 7.8 | 10.0 | 16.0 | 14.1 | 7.6 | 50.7 | 91.2 | 45.8 | 42.4 | 71.8 |
| 一価不飽和脂肪酸(%) | 78.3 | 40.1 | 77.7 | 14.0 | 23.8 | 30.2 | 64.4 | 39.5 | 7.2 | 50.2 | 47.0 | 25.4 |
| 多価不飽和脂肪酸(%) | 7.7 | 43.9 | 14.5 | 76.0 | 60.1 | 55.7 | 28.0 | 9.9 | 1.7 | 4.0 | 10.6 | 2.8 |

総脂肪酸 100 g 当たりの脂肪酸 g
[文部科学省科学技術・学術審議会資源調査分科会：日本食品標準成分表 2020 年版(八訂)脂肪酸成分表編；香川明夫(監修)：八訂食品成分表 2021, 女子栄養大学出版部，2021 をもとに作成]

**ステロールエステル**はステロールの3位のヒドロキシ基に脂肪酸がエステル結合したものであり，血漿中のコレステロール(cholesterol)は主に**コレステロールエステル**(cholesterolester)として存在する．

## C 複合脂質

**複合脂質**(complex lipid)とはグリセロールやスフィンゴシンなどのアルコール，脂肪酸のほか，分子内にリン酸や糖質を含む脂質であり，それぞれ**リン脂質**および**糖脂質**として分類される．

### 1) リン脂質

リン脂質(phospholipid)はリン酸を含む脂質であり，**グリセロリン脂質**(glycerophospholipid)と**スフィンゴリン脂質**(sphingophospholipid)に分けられる．グリセロリン脂質は，グリセロールに脂肪酸およびリン酸が結合したものであり，グリセロールの3位にリン酸が結合したホスファチジン酸を基本としている(**図 2-33a**)．ホスファチジン酸のリン酸に，コリン(choline)，エタノールアミン(ethanolamine)，セリン(serine)などのヒドロキシ基をもつ化合物(極性基)が結合したものをそれぞれホスファチジルコリン(phosphatidylcholine, PC)，ホスファチジルエタノールアミン(phosphatidylethanolamine, PE)，ホスファチジルセリン(phosphatidylserine, PS)と呼ぶ(**図 2-33b**)．またイノシトールやグリセロールが結合したホスファチジルイノシトール，ホスファチジルグリセロールもある．グリセロールの1位には飽和脂肪酸，2位には不飽和脂肪酸が結合することが多い．リン脂質は脂肪酸部分が疎水性を示し，リン酸と極性基の部分は親水性を示す．動植物で

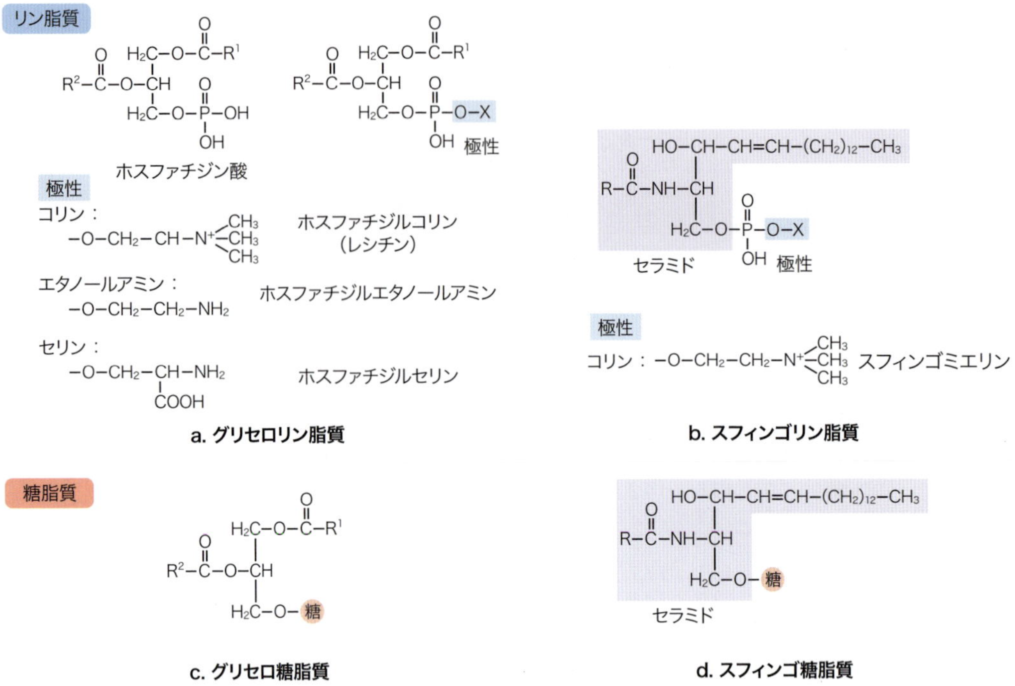


**図 2-33　複合脂質の構造**

はホスファチジルコリンとホスファチジルエタノールアミンが主要なグリセロリン脂質であり，それらは生体膜の主要な構成成分である．ホスファチジルコリンは食品では卵黄や大豆に多く含まれる．ホスファチジルコリンは**レシチン**(lecithin)とも呼ばれ，食品乳化剤として用いられる．スフィンゴリン脂質は，長鎖アミノアルコールであるスフィンゴシンに脂肪酸が酸アミド結合したセラミド(*N*-アシルスフィンゴシン)を基本とした構造である．セラミドの1位のヒドロキシ基にリン酸とコリンが結合したスフィンゴミエリンがその代表である(**図 2-33b**)．スフィンゴミエリンは動物の脳や神経組織に多く，植物と微生物には少ない．

#### 2)　糖脂質

糖脂質(glycolipid)は**グリセロ糖脂質**(glycoglycerolipid)と**スフィンゴ糖脂質**(sphingoglycolipid)に分けられる．グリセロ糖脂質は，アシルグリセロールに単糖やオリゴ糖が結合したもので植物や細菌類に多く含まれる(**図 2-33c**)．スフィンゴ糖脂質はスフィンゴシンに脂肪酸が結合したセラミドに，糖が結合したものである(**図 2-33d**)．

### d　誘導脂質

**誘導脂質**(derived lipid)は単純脂質や複合脂質から加水分解によって誘導された，水に不溶のものであり，脂肪酸，**ステロール**，脂肪族アルコールがある．

### 1)　ステロール

ステロール(sterol)はステロイド骨格の3位にヒドロキシ基をもち，17位に炭化水素鎖が結合した物質の総称である．動植物油脂に1～1.5％含まれる．ステロールは動物と植物で種類が異なり，動物脂肪では大半がコレステロールであり，植物では主としてシトステロール，スチグマステロール，カンペステロールなどが存在している(**図 2-34**)．きのこ類にはエルゴステロール(プロビタミン $D_2$)が含まれる．

コレステロールは，生体膜の主成分の1つであり，また胆汁酸，ステロイドホルモン，ビタミン $D_3$ などの前駆体である．卵黄，魚卵，肉類の肝臓などに多く含まれている(**表 2-13**)．植物ステロール(phytosterol)の分布と含量は植物の種類により異なっており，植物油に広く分布している．植物ステロールはコレステロールの吸収を阻害し，血清コレステロール濃度を低下させる作用がある．

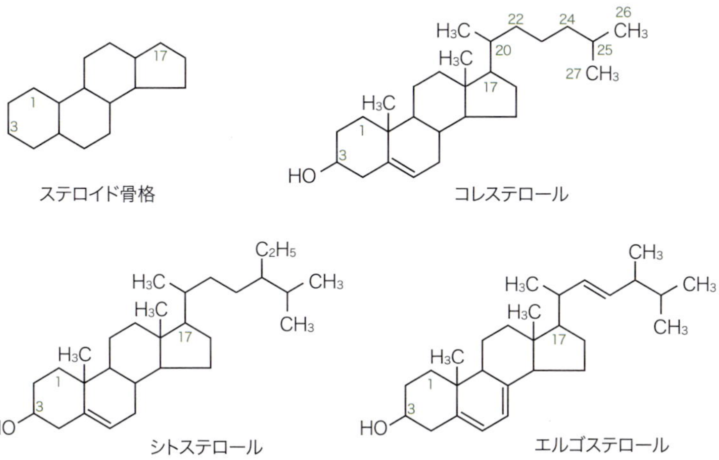


**図 2-34**　主なステロール類の構造

**表 2-13**　主な食品中のコレステロール含量

| 食品 | | 含有量 (mg/100 g) | 食品 | | 含有量 (mg/100 g) |
|---|---|---|---|---|---|
| 肉類 | うし(和牛肉，ばら，脂身つき，生) | 98 | 魚介類 | さんま(生) | 68 |
| | ぶた(ばら，脂身つき，生) | 70 | | まいわし(生) | 67 |
| | にわとり(親，もも，皮つき，生) | 90 | | くろまぐろ(赤身，生) | 50 |
| | うし(肝臓，生) | 240 | | うなぎ(養殖，生) | 230 |
| | ぶた(肝臓，生) | 250 | | かき(養殖，生) | 38 |
| 卵類・乳類 | 鶏卵(卵黄，生) | 1,200 | | イクラ | 480 |
| | 鶏卵(全卵，生) | 370 | | かずのこ(生) | 370 |
| | 普通牛乳 | 12 | | するめいか(生) | 250 |
| | プロセスチーズ | 78 | | くるまえび(養殖，生) | 170 |
| 油脂類 | バター(有塩) | 210 | | まだこ(生) | 150 |
| | ラード | 100 | | うに(生) | 290 |
| | 牛脂 | 100 | | | |
| | 大豆油 | 1 | | | |

[文部科学省科学技術・学術審議会資源調査分科会：日本食品標準成分表 2020 年版(八訂)；香川明夫(監修)：八訂食品成分表 2021，女子栄養大学出版部，2021 より引用]

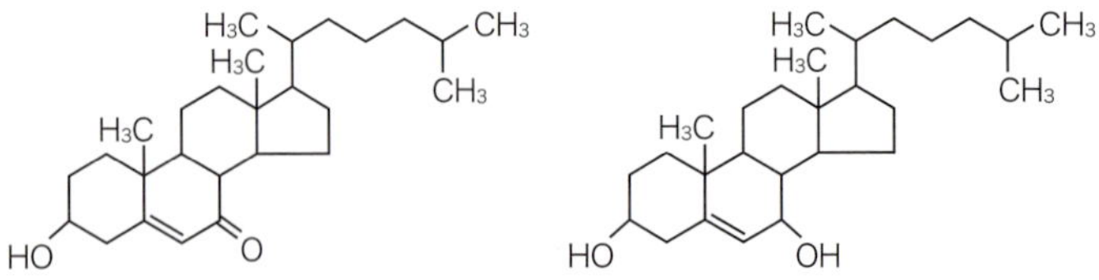


**図 2-35** 酸化コレステロール

コレステロールは食品の製造や加熱・調理の過程でラジカル反応などにより酸化*を受けると酸化コレステロールに変化する．酸化される部位の違いにより数種の酸化コレステロールがある．動脈硬化部位に 7-ケトコレステロール(7-ketocholesterol)が多く検出されることや，血中に 7β-ヒドロキシコレステロール(7β-hydroxycholesterol)が検出されることから，それらの病態との関連が指摘されている(**図 2-35**)．

*酸化　物質が水素原子を失うとき酸化されるという．反対に物質が水素原子と結びつくとき還元されるという．コレステロールの酸化ではステロイド骨格および側鎖にカルボニル基やヒドロキシ基が導入される．

#### 2)　脂肪族アルコール

天然の脂肪族アルコールは $C_{14}$ ～ $C_{20}$ が主であり，二重結合やメチル基側鎖をもつものがある．主にろうの構成成分として存在する．

### e　その他の脂質

炭化水素，脂溶性ビタミン，脂溶性色素がある．炭化水素は主に脂肪族炭化水素類とイソプレノイド炭化水素類に分類され，油脂およびろうに微量に含まれる．脂溶性ビタミンについては p.80，本章 F-❷を参照．

### f　不ケン化物

油脂をアルカリで分解するとケン化されて水に可溶となるが，ケン化されないで溶剤に溶解する成分を**不ケン化物**という．不ケン化物にはステロール類，高級アルコール，炭化水素，テルペンアルコール，脂溶性色素，脂溶性ビタミンなどが含まれる．

## ❷ 油脂の物理化学的性質

**油脂の物理化学的性質はその組成により異なる**

油脂の物理化学的性質は，油脂を構成するトリアシルグリセロールの脂肪酸組成やその分子種組成などに依存して異なる．

### a　比　重

一定の体積の物質の重量と，同一体積の水の重量との比が**比重**(specific gravity)である．油脂の比重は構成する脂肪酸の分子量が増加すると減少し，不飽和脂肪酸，ヒドロキシ脂肪酸，低級脂肪酸が増えると大きくなる．油脂の比重は一般に室温で水より小さく，0.91 ～ 0.95 の範囲である．

### b 融　点

油脂を加熱した場合に液体になる温度が**融点**(melting point)である．油脂の融点は構成脂肪酸の炭素鎖長が長いほど高く，不飽和度が高いほど低くなる．油脂中の不飽和脂肪酸の二重結合に水素を付加した水素添加油脂または硬化油では融点が高くなる．

### c 凝固点

融解した油脂を冷却すると，徐々に凝集して混濁を生じ，最終的に凝固する．固体になる温度を**凝固点**(solidifying point)という．油脂の凝固速度は遅いため，凝固点は融点より低くなる．

### d 発煙点

油脂の表面から連続的に発煙する温度が**発煙点**(smoke point)であり，発煙点は通常の食用油脂は200℃以上であるが，短鎖・中鎖脂肪酸で構成される油脂や，遊離脂肪酸，不ケン化物，モノアシルグリセロール，ジアシルグリセロール，乳化剤などが含まれると発煙点は低下する．発煙点では試料の熱分解，または夾雑物の揮発が著しくなり，その連続的な発生が認められる．長時間の加熱により劣化が進んだ油脂では発煙点は低下するため，厚生労働省により発煙点が170℃未満になったフライ用の油脂は交換することが定められている．

### e 引火点

引火する温度のことであり，**引火点**(flash point)は発煙点より高い．引火点では発煙点よりさらに揮発が激しくなる．油脂を加熱すると240℃のあたりで発煙し，さらに加熱を続けていくと引火点を経て自然に発火する(**発火点**，**燃焼点**)．発煙点や引火点は，加熱を伴う加工などの際に試料の加熱安定性を評価するときに用いられる．

### f 粘　度

**粘度**(viscosity)は液体を流動させると起こる抵抗の程度を示すものである．粘度は油脂に含まれる炭素鎖長が長いほど高く，不飽和度が増加するほど低くなる．また温度が高くなるほど低くなり，酸化や熱重合が進むと高くなる．

## 3 油脂の理化学的試験法

**理化学的試験により油脂を評価する方法がある**

油脂の理化学的試験法として，ケン化価やヨウ素価は，油脂を構成している脂肪酸の分子量や不飽和度の指標となる(**表2-14**)．一方，酸価，過酸化物価，カルボニル価やチオバルビツール酸価は油脂の劣化の指標となる．

表 2-14　主な食用油の性質

| | 油　脂 | ケン化価 | ヨウ素価 | 凝固点(℃) |
|---|---|---|---|---|
| 植物油 | 大豆油 | 193～195 | 128～134 | −7～ −8 |
| | とうもろこし油 | 191～194 | 115～130 | −10～−15 |
| | 綿実油 | 193～198 | 108～113 | 4～ −6 |
| | ごま油 | 186～193 | 110～113 | −3～ −6 |
| | なたね油 | 172～175 | 101～105 | 0～−12 |
| | オリーブ油 | 189～193 | 80～ 83 | 0～6 |
| 植物脂 | パーム油 | 196～207 | 34～ 59 | 31～40 |
| | ヤシ油 | 253～258 | 8～ 10 | 14～25 |
| 動物油 | イワシ油 | 194～200 | 173～187 | — |
| 動物脂 | 牛　脂 | 194～200 | 34～ 56 | 30～38 |
| | ラード | 193～200 | 90～110 | 22～32 |
| | バター | 218～235 | 25～ 47 | 15～26 |

［桑田勉：油脂化学，岩波書店，1959 より引用］

### a　ケン化価

**ケン化価**(saponification value, SV)とは，油脂 1 g をケン化するのに要する水酸化カリウム(KOH)の mg 数である．構成脂肪酸の分子量を反映し，ヤシ油や乳脂肪のような中鎖および短鎖脂肪酸の多い油脂ではケン化価は高くなる．油脂中に不ケン化物が多く存在するとケン化価は低くなる．ケン化価から油脂の構成脂肪酸の平均分子量，また中性脂肪の分子量を計算することができる．

### b　ヨウ素価

**ヨウ素価**(iodine value, IV)は油脂 100 g に付加されるヨウ素の量を g 数で表した値である．ヨウ素は油脂中の不飽和二重結合に付加するため，ヨウ素価は油脂に含まれる脂肪酸の不飽和度を示す指標となる．ヨウ素価が高いほど二重結合が多く酸化されやすいことになる．ヨウ素価により，乾性油(ヨウ素価 130 以上)，半乾性油(ヨウ素価 100 ～ 130)，不乾性油(ヨウ素価 100 以下)に分類している．牛脂やバター脂は 70 以下を示す．魚油では高くなる．

### c　酸　価

**酸価**(acid value, AV)は油脂 1 g 中に含まれる遊離脂肪酸を中和するのに要する水酸化カリウム(KOH)の mg 数である．油脂に固有の値ではなく加水分解や酸敗の程度を示す．新鮮な油脂ではこの値は低くなるが，貯蔵，酸敗，加水分解，加工などにより遊離脂肪酸の生成が増えると酸価は高くなる．酸価の高い油脂は品質が低いと評価される．日本農林規格(JAS 規格)では精製大豆油は 0.2 以下，精製オリーブ油は 0.6 以下と決められている．

### d　過酸化物価

**過酸化物価**(peroxide value, PV)は油脂 1 kg に含まれる過酸化物のミリグラム当量(mgEq)で表したものである．油脂の自動酸化の初期に生成する過酸化物の量を示し，初期酸化の程度を表す指標となる．油脂中の過酸化物(ヒドロペルオキシド)がヨウ化カリウムと反応して遊離するヨウ素($I_2$)を滴定により求める方法であり，生成したヨウ素のミリグラム当量を過酸化物価として表している．食品衛生法では即席めんや菓子類は過酸化物価 30 以下に定められている．揚げ油では過酸化物は熱により分解するため蓄積せず，過酸化物価はあまり増加しない．



### e カルボニル価

**カルボニル価**(carbonyl value, CV)は油脂 1 kg 中に含まれるカルボニル化合物のミリグラム当量(mgEq)で表す．油脂の初期酸化により生成した過酸化物(ヒドロペルオキシド)が分解すると，カルボニル化合物を含む二次酸化生成物が生じる．生じたカルボニル類を測定するものであり，酸化劣化程度を判定する指標である．

### f チオバルビツール酸価

**チオバルビツール酸価**(thiobarbituric acid value, TBA 価)は油脂の二次酸化によって生成するカルボニル化合物を示す．チオバルビツール酸(TBA)と反応させて赤色色素を生成させ，これを比色定量して油脂 1 g 当たりの吸光度で表したものである．油脂の酸化程度の指標として用いられている．

## 4 油脂の性質と加工

**油脂の性質を利用して加工処理が行われる**

### a トリアシルグリセロールの融点と多形

油脂の脂肪酸組成はよく似ていても，トリアシルグリセロール分子種の組成が異なると融点が異なってくる．カカオ脂と牛脂の脂肪酸組成はよく似ているが，融点はカカオ脂で 33℃前後，牛脂では 40 ～ 50℃と高く，かつ幅広い融点を示す．これはトリアシルグリセロール分子種の組成が牛脂とカカオ脂で大きく異なるためである．カカオ脂は飽和脂肪酸-不飽和脂肪酸-飽和脂肪酸(SUS 型)の分子種が 80％以上を占め単一のトリアシルグリセロールに近い組成になっており，融点 33℃のステアリン酸-オレイン酸-パルミチン酸で構成される分子種が多い．一方，牛脂はさまざまなトリアシルグリセロール分子種を含む．

油脂の融解物を冷却して結晶化するとき，その冷却条件によって異なる結晶構造がみられるようになる．これを**多形現象**という．トリアシルグリセロールの結晶では，$\alpha$，$\beta'$，$\beta$の三多形が代表的である(**図 2-36**)．マーガリンやショートニングでは$\beta'$型，チョコレートでは$\beta$型である．結晶構造が異なると融点も変化することから，カカオ脂ではチョコレートとしての物性を付与するために，融解と緩慢な再結晶の繰り返しにより，安定で高融点の結晶構造($\beta$型)に揃えている．この操作を**テンパリング**(tempering)という．

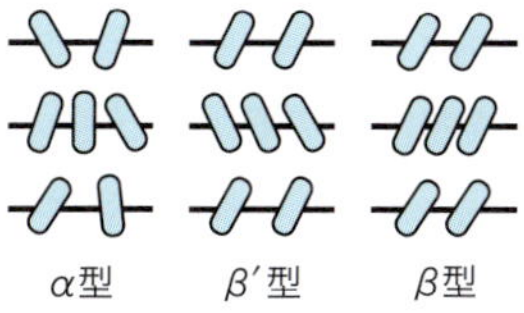


**図 2-36 油脂結晶の多形現象**
⬯はトリアシルグリセロールを示す．

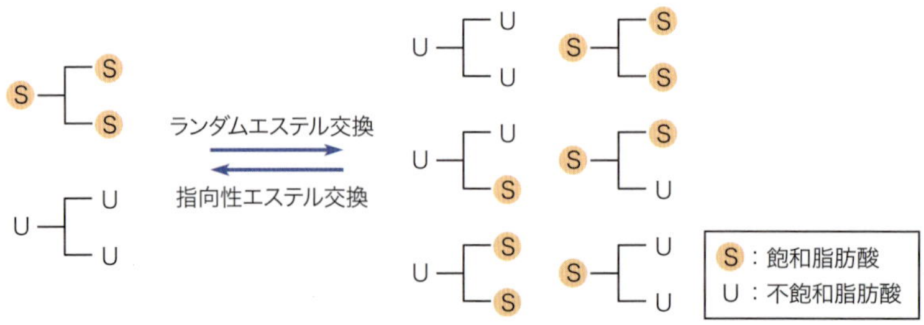


図 2-37　エステル交換反応

## b　エステル交換

油脂をナトリウムメトキシドなどの触媒の存在下で加熱した場合，トリアシルグリセロールの構成脂肪酸間の交換反応が起こる．80℃前後では脂肪酸の交換反応が無差別に進行し，脂肪酸の分布がランダム化する**ランダムエステル交換反応**が起こる．一方，10～40℃では，特定の分子種のトリアシルグリセロールを増加させる**指向性エステル交換反応**が起こる．エステル交換は多様な物性を油脂に付与するのに用いられている．たとえばラードをランダムエステル交換すると，ザラザラした結晶をつくりやすいトリアシルグリセロール分子種を減らすことができる．またラードを指向性エステル交換すると，飽和脂肪酸-飽和脂肪酸-飽和脂肪酸の分子種や不飽和脂肪酸-不飽和脂肪酸-不飽和脂肪酸の分子種が増加し，低温でも軟らかく，高温でも融解しにくい性質をもつマーガリン製造に適した油脂原料を作成することができる(**図 2-37**)．

## c　水素添加とトランス脂肪酸

油脂の二重結合に，高温高圧下で触媒を用いて水素を吹き付けると水素が付加されて飽和化する．このような油脂を**水素添加油脂**または**硬化油**という．水素添加(hydrogenation)の程度を変えることにより脂肪酸の不飽和度を変化させたり，飽和脂肪酸を増加させたりすることができるため，融点が上昇し，油脂の硬さが増す．これにより物性を改質することができる．液体から固体に物性を変化させ，また水素添加により不飽和度が減少するため酸化安定性が向上する．マーガリンやショートニングの原料として用いられる．　◉硬化油

水素添加の過程で，二重結合がトランス型になった**トランス脂肪酸**(trans fatty acid)が生成する．近年では，マーガリンやショートニングなどの加工食品に含まれるトランス脂肪酸の摂取が問題になっている(**表 2-15**)．また，共役リノール酸(☞ p.65，コラム)の場合と同様，反すう動物の胃に存在する腸内細菌の作用によっても生成され，乳やバターにも少量含まれることがある．トランス脂肪酸の過剰摂取は，LDL-コレステロールを増加させ，HDL-コレステロールを減少させるため，動脈硬化や心疾患の原因となることが示されている．日本人のトランス脂肪酸の摂取量は，大多数がWHOの目標基準である総エネルギー摂取量の1%未満であり，健康への影響は小さいと考えられている．

**表 2-15** 食品中のトランス脂肪酸の含有量

| | 品　名 | 調査点数 | 脂質含有量 (g/100 g) | トランス脂肪酸含有量 (g/100 g) |
|---|---|---|---|---|
| 油脂類 | バター | 13 | 81.7 ～ 84.7 | 1.7 ～ 2.2 |
| | マーガリン類 | 20 | 81.5 ～ 85.5 | 0.36 ～ 13 |
| | ファットスプレッド | 14 | 56.4 ～ 79.0 | 0.99 ～ 10 |
| | ショートニング | 10 | 100 | 1.2 ～ 31 |
| | 牛脂 | 1 | 100 | 2.7 |
| | ラード | 3 | 100 | 0.64 ～ 1.1 |
| | 食用植物油 | 10 | 100 | 1.1 ～ 1.7 |
| 乳類 | コンパウンドクリーム | 2 | 27.9 ～ 41.1 | 9.0 ～ 12 |
| | 生クリーム | 2 | 46.7 ～ 47.6 | 1.0 ～ 1.2 |
| | コーヒークリーム | 6 | 11.3 ～ 31.7 | 0.011 ～ 3.4 |
| 菓子類 | クッキー | 8 | 14.0 ～ 32.6 | 0.21 ～ 3.8 |
| | ビスケット | 7 | 9.8 ～ 28.9 | 0.036 ～ 2.5 |

［財団法人日本食品分析センター（食品安全委員会委託事業）：食品に含まれるトランス脂肪酸の評価基礎資料調査報告書，2007 より引用］

## 5 油脂の劣化

### 油脂が酸化されると安全性に影響を及ぼす

飽和の油脂または脂肪酸は酸化に対して安定であるが，不飽和のもの，とくに不飽和度が高いと酸化されやすい．油脂は加工・貯蔵中に酸化され，過酸化反応により劣化する．油脂が劣化すると物性や嗜好性ばかりでなく安全性や栄養性にも影響を及ぼす．酸化反応には，大気中の酸素による酸化反応（自動酸化），一重項酸素やオゾンによる酸化反応，および酵素による酸化反応がある．

### a 自動酸化

◉自動酸化

油脂の**自動酸化**(autoxidation)は，構成する不飽和脂肪酸に空気中の酸素分子(三重項酸素：$^3O_2$)が結合し，徐々に酸化されて不快臭を発生する酸化反応である．自動酸化の反応初期を過ぎると酸化は急速に進行し，ラジカルの生成や連鎖反応が進行して脂質**ヒドロペルオキシド**(lipid hydroperoxide, LOOH)を蓄積する．酸化がさらに進行するとヒドロペルオキシドは分解され，二次酸化生成物として重合物のほか，アルデヒド，アルコール，ケトン，酸などの低分子化合物が生成する．酸化の進行とともに油特有のにおいが発生する．

自動酸化は，最初に何らかの引き金により脂質(LH)から水素原子が引き抜かれて脂質ラジカル(L・)が生成する．この脂質ラジカルが酸素と反応して脂質ペルオキシラジカル(LOO･)となる(**図 2-38**)．ペルオキシラジカルは，さらにほかの不飽和脂肪酸から水素原子を奪って自らはヒドロペルオキシド(LOOH)となり相手に脂質ラジカルを生じさせる．これらの反応が繰り返され不飽和脂肪酸の変敗が進むと，ラジカル同士が結合して安定な非ラジカル性化合物となり連鎖反応は停止する(停止反応)．または，酸化防止剤がペルオキシラジカルを捕捉すると，安定な生成物となり連鎖反応は終止する．ヒ

**開始**

$LH + X\cdot \longrightarrow L\cdot + XH$

**成長**

$L\cdot + O_2 \longrightarrow LOO\cdot$

$LOO\cdot + LH \longrightarrow LOOH + L\cdot$

**停止**

$L\cdot + L\cdot \longrightarrow L{-}L$

$L\cdot + LOO\cdot \longrightarrow LOOL$

$LOO\cdot + LOO\cdot \longrightarrow LOOH + O_2$

$LOO\cdot + AH \longrightarrow LOOH + A\cdot$　（抗酸化剤の存在）

**図 2-38　油脂の自動酸化連鎖反応**

LH：脂肪酸，L・：脂質ラジカル，LOO・：脂質ペルオキシラジカル，
LOOH：ヒドロペルオキシド（過酸化物），AH：抗酸化剤

ドロペルオキシドは熱，光，金属イオンにより分解され，アルコール，ケトン，アルデヒドを生じる．不飽和脂肪酸の二重結合にはさまれたメチレン基の水素は非常に反応性が高いため，活性メチレン基と呼ばれ，自動酸化の反応開始においてはこの二重結合にはさまれたメチレン基の水素が引き抜かれる．したがって不飽和結合が多いほど酸化されやすく，酸化されやすさはIPA ＞リノレン酸＞リノール酸＞オレイン酸の順となる．

## b　酸化の促進因子

### 1)　熱酸化

揚げ物，炒め物の際に油脂は熱媒体として利用され，高温条件で酸素にさらされる．このため空気と触れる表面で劣化が生じる．熱酸化（thermal oxidation）では加水分解が生じ，遊離脂肪酸が生成する．また高温であるため飽和脂肪酸も酸化される．過酸化物ヒドロペルオキシドは低分子化合物に分解されたり，重合して二量体を形成したりする．泡立ちや発煙，着色，粘度上昇が生じる．

### 2)　光増感酸化

油脂に混在するクロロフィルや食品添加物色素などは光を吸収して励起される．そのエネルギーを三重項酸素（$^3O_2$）にわたすと，$^3O_2$ は一重項酸素（$^1O_2$）に変化し，生じた $^1O_2$ は直接二重結合の炭素に付加し非ラジカル的にヒドロペルオキシド（LOOH）を生成する．また，紫外線は不飽和脂肪酸から直接水素を引き抜き酸化を開始するため，油脂の酸化を防ぐためには暗所，または着色ビンやカンで保存する．

### 3)　金属およびヘム化合物

金属（鉄，銅など）は油脂中に微量に混在しても油脂の酸化を著しく促進する．精製脂肪にも銅，コバルト，鉄が微量に含まれる．抗酸化対策としては，クエン酸などのキレート剤によりこれらの金属を捕捉する方法がある．鉄を分子内にもつヘム化合物（ヘモグロビン，ミオグロビン，シトクロム）を含むハム，ソーセージなどの魚肉，畜肉加工品の酸化にも注意が必要である．

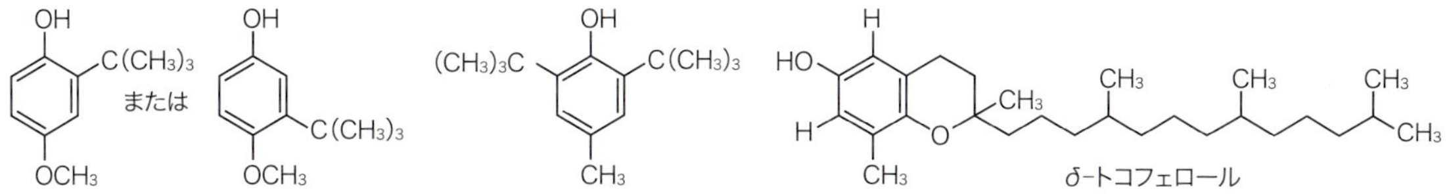


BHA　BHT

図 2-39 抗酸化剤

#### 4) リポキシゲナーゼによる酸化

リポキシゲナーゼは豆類，穀類，野菜類，じゃがいも，だいこんなど植物類に広く存在する酵素であり，リノール酸，リノレン酸，アラキドン酸など，(*Z*, *Z*)-1, 4-ペンタジエン構造をもつ脂肪酸に $^3O_2$ を付加してヒドロペルオキシドを生成する．オレイン酸には作用しない．本酵素は加熱により失活する．また抗酸化剤により阻害を受ける．

#### 5) 抗酸化剤(図 2-39)

酸化を抑えるために**抗酸化剤**(antioxidant)を用いると，自動酸化が抑制される．抗酸化剤の作用の1つはフリーラジカルに水素を与えて安定な生成物に変え，連鎖反応を止めることである．フェノール性ヒドロキシ基をもつ化合物はこの作用を発揮し，ラジカルに水素を与えるかわりに自ら酸化されて連鎖反応を止める．合成抗酸化剤としてBHA(ブチルヒドロキシアニソール)やBHT(ブチルヒドロキシトルエン)などの合成フェノール類がある．天然の抗酸化剤としては，フェノール性ヒドロキシ基をもつトコフェロール類(tocopherols)が代表的である．トコフェロール類にはメチル基の位置と数により，$\alpha$，$\beta$，$\gamma$，$\delta$の4種類があるが，その抗酸化性は$\delta > \gamma > \beta > \alpha$の順であり，ビタミンEとしての生理活性の強さとは異なる．不飽和脂肪酸を多く含む植物性食用油脂ではこの含量が高い．

## 6 脂質の栄養

**脂質にはエネルギー源になるものや生理機能をもつものがある**

### a 脂質の摂取と必要量

2019年国民健康・栄養調査によると，日本人成人(20歳以上)の脂質摂取量(平均)はエネルギー比率で26～30%である．20歳以上の日本人成人は男性で1日平均27.4%，女性で29.2%の脂質を摂取しており，男女ともに一価不飽和脂肪酸，飽和脂肪酸，多価不飽和脂肪酸の順に多く摂取している．日本人の食事摂取基準(2020年版)によると脂質摂取量の目標量(%エネルギー)として，1歳以上の脂肪エネルギー比率は男女ともに20～30%となっている．また飽和脂肪酸は18歳以上の男女とも7.0%以下とされている．*n*-6系脂肪酸および*n*-3系脂肪酸の摂取基準は目安量として絶対量(g/日)で示されており，*n*-6系脂肪酸は30～49歳男性で10 g/日，女性で8 g/日と示されている．*n*-3系脂肪酸は30～49歳男性で2.0 g/日，女性で1.6 g/日とされている．

日本人にとってもっとも摂取量の多い *n*-6 系脂肪酸および *n*-3 系脂肪酸はそれぞれリノール酸および α-リノレン酸である．α-リノレン酸の一部は体内でイコサペンタエン酸やドコサヘキサエン酸に変換される．*n*-3 系脂肪酸の生理作用は，*n*-6 系脂肪酸と競合して発揮されるものだけではなく，*n*-3 系脂肪酸の独自の生理作用もある．*n*-3 系脂肪酸が欠乏すると皮膚炎などを発症する．

### b 脂質の生理機能

脂質を構成する脂肪酸のうち，リノール酸と α-リノレン酸は体内では合成できず不足すると皮膚炎，成長停止，高コレステロール血症を引き起こす要因となるため，食事から摂取しなければならない．これらの必須脂肪酸はリン脂質に取り込まれて生体膜の構成成分となるほか，生理機能を有するイコサノイド(icosanoid)の前駆体としてはたらく．イコサノイドとは $C_{20}$ の多価不飽和脂肪酸から産生される生理活性物質で，プロスタグランジン(prostaglandin, PG)，トロンボキサン(thromboxane, TX)，ロイコトリエン(leukotriene, LT)に分類され，血小板凝集，血管収縮，気管支収縮，子宮収縮などの重要な生理作用を担う．これらの物質は，ジホモ-γ-リノレン酸，アラキドン酸，イコサペンタエン酸を前駆物質として産生され，それらにシクロオキシゲナーゼによる酸素添加反応が作用すると PG と TX が生成し，リポキシゲナーゼが作用すると LT が産生される．それら酵素の作用によりそれぞれ異なる系列の PG，TX および LT が産生される．ジホモ-γ-リノレン酸は type 1 の，アラキドン酸は type 2 の，イコサペンタエン酸は type 3 の PG の出発物質となる．*n*-3 系のイコサペンタエン酸から生成されるイコサノイドはアラキドン酸由来のものと拮抗的に作用するものがあり，イコサノイドの活性を調節するはたらきがある．

食物中にもっとも多く含まれている *n*-3 系脂肪酸は α-リノレン酸であり，生体内ではイコサペンタエン酸やドコサヘキサエン酸に変換される．*n*-3 系多価不飽和脂肪酸には血中の中性脂肪を顕著に低下させる作用があり LDL-コレステロールも低下させ，さらに *n*-6 系のアラキドン酸からのイコサノイドの生成を抑制するとの知見から，*n*-3 系多価不飽和脂肪酸は動脈硬化を抑制することが示されている．

# F ビタミン

## 1 ビタミンの定義と分類

### 脂溶性ビタミンと水溶性ビタミンに分類される

**ビタミン**(vitamin)は，われわれが生きていくために体が正常な機能を維持するうえで必須の有機化合物である．自然界には，ビタミン自体あるいは前駆体(プロビタミン)として広く存在する．ヒトでは，ビタミンK，パントテン酸，ビオチン，葉酸，ビタミン$B_{12}$のように腸内細菌により合成され供給されているものや，ビタミンDやナイアシンのように体内合成ができるものもあるが，それだけでは十分に必要量をみたすことができない場合が多いため，すべてのビタミンについて食事摂取基準(推奨量または目安量)が設けられている．ビタミンの生体における主な役割は，代謝が円滑に進行するための**調節因子**であるため，三大栄養素に比べると必要量は微量であり，日本人の食事摂取基準(2020年版)に示される1日当たりの量は$\mu$g(百万分の1 g)～mg(千分の1 g)オーダーのものが大部分である．

◉ビタミン

ビタミンは，その物理化学的性質から**脂溶性ビタミン**のA，D，E，Kと**水溶性ビタミン**のB群($B_1$，$B_2$，ナイアシン，$B_6$，パントテン酸，ビオチン，葉酸，$B_{12}$)およびCに分類されている．食品における分布には局在性があるので食事のバランスを考えて，適切な補給をしないと欠乏症に陥ったり反対に過剰症を引き起こしたりすることもある(**表2-16**，**表2-17**)．

◉脂溶性ビタミン
◉水溶性ビタミン

**表2-16 脂溶性ビタミンの生理作用と欠乏症**

| ビタミン | 物質名 | 同族体の生理活性 | 生理作用 | 欠乏症 |
|---|---|---|---|---|
| ビタミンA | レチノール，<br>レチナール，<br>レチノイン酸 | － | 成長，生殖，感染予防，上皮組織の正常化，視覚の正常化 | 成長停止，生殖不能，感染症に対する抵抗性低下，暗順応低下，夜盲症，眼球乾燥症，失明 |
| ビタミンD<br><br>$D_2$<br>$D_3$ | カルシフェロール<br><br>エルゴカルシフェロール<br>コレカルシフェロール | ヒトでは$D_2$と$D_3$は同じ活性 | Ca吸収とCaの骨・歯への沈着，石灰化促進，細胞分化調節，体内で活性型に変えられて作用する | クル病(小児)，骨軟化症(成人)，骨粗鬆症(老人) |
| ビタミンE | トコフェロール($\alpha$，$\beta$，$\gamma$，$\delta$)およびトコトリエノール($\alpha$，$\beta$，$\gamma$，$\delta$) | $\alpha$-トコフェロールの生理活性が最大 | 脂質の過酸化を阻止，細胞膜，生体膜の機能維持 | 神経機能低下，筋無力症，生活習慣病の亢進，不妊 |
| ビタミンK<br>$K_1$<br>$K_2$ | <br>フィロキノン<br>メナキノン類*(MK) | フィロキノンとMK-4はほぼ同じ活性 | 血液の凝固促進，血液中の凝固因子中の$\gamma$-カルボキシグルタミン酸の合成に関与 | 出血症，異常トロンビン・凝固因子の出現，止血時間の延長 |

*側鎖のイソプレノイド鎖が1～10のものがあり，側鎖の鎖長で生理活性が違う．MK-4はイソプレノイド鎖が4個の意味．
［五十嵐脩：ビタミンの生物学，p.11，裳華房，1988をもとに作成］

**表 2-17　水溶性ビタミンの生理作用と欠乏症**

| ビタミン | 物質名 | 機　能 | 欠乏症 |
|---|---|---|---|
| ビタミン $B_1$ | チアミン | デカルボキシラーゼ，ケトラーゼなどの補酵素；糖質の燃焼に不可欠 | 多発性神経炎(脚気)，ウェルニッケ脳症 |
| ビタミン $B_2$ | リボフラビン | フラビン酵素の補酵素；FAD，FMN の構成成分；脂肪酸の燃焼に必要性大 | 成長障害，口唇炎，脂漏性皮膚炎，舌炎，表在角膜炎 |
| ナイアシン<br>(ナイアシンアミド) | ニコチン酸<br>ニコチンアミド | 補酵素 NAD，NADP の構成成分 | ペラグラ |
| ビタミン $B_6$ | ピリドキシン<br>ピリドキサール<br>ピリドキサミン | ピリドキサールリン酸として，アミノ基転移反応などの補酵素として作用 | けいれん発作，ペラグラ様皮膚炎，脂漏性皮膚炎 |
| パントテン酸 | 同左 | コエンザイム A(CoA)の構成成分 | 胃腸障害，焼灼痛症状 |
| ビオチン | 同左 | いくつかのカルボキシラーゼの補酵素 | 脂漏性皮膚炎(乳児)，鱗屑状皮膚炎，感覚異常，悪心，嘔吐など(成人) |
| 葉酸(フォラシン) | プテロイルグルタミン酸 | $C_1$ ユニットの代謝に関係 | 貧血(巨赤芽球性貧血，小児) |
| ビタミン $B_{12}$ | コバラミン(シアノ型，メチル型など数種類) | アデノシルコバラミン(補酵素)として種々の酵素反応に関与 | 悪性貧血(巨赤芽球性貧血，成人) |
| ビタミン C | アスコルビン酸 | プロトコラーゲン中のリシン，プロリン残基などの水酸化反応に関与 | 壊血病 |

[五十嵐脩：ビタミンの生物学，p.12，裳華房，1988 をもとに作成]

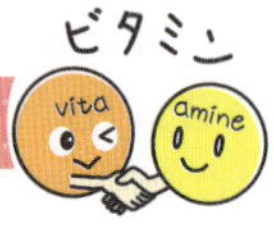


**コラム　ビタミンの名前の由来**

現在，ビタミンは英語で “vitamin” と書く．ビタミン $B_1$ を発見したポーランド人フンク(Casimir Funk, 1884–1967)がアミン(窒素化合物の 1 つ)の性質をもった生命(ラテン語で vita)に必要な物質であるという意味の “vital amine” を短縮して “vitamine” を命名した．その後，ビタミンにはアミンを含まない化合物も加わったことから語尾の e をはずして “vitamin” となった．ちなみに，現在ビタミン $B_1$ の発見者は，ほぼ同時期に米ぬかからオリザニンを精製して抗脚気有効成分として発表した鈴木梅太郎博士(1874–1943)とフンクの 2 人とされている．

## 2 脂溶性ビタミン

**尿として排出されないので体内に蓄積されやすい特徴がある**

### a　ビタミン A

●ビタミンA

**ビタミン A** は，レチノイドといい，その末端構造によりレチノール(アルコール)，レチナール(アルデヒド)，レチノイン酸(カルボン酸)に分類される．動物にのみ分布するが，そのもとになるのは，にんじんやほうれんそう，かぼちゃなどの緑黄色野菜に多く含まれるカロテノイドで，とくに$\beta$-カロテン，$\alpha$-カロテン，$\gamma$-カロテン，$\beta$-クリプトキサンチンが主な材料となる(**表 2-18**)．カロテノイドは橙黄色の結晶である．これらのカロテノイドは，食物として摂取すると小腸で酵素のはたらきにより中央で開裂してレチナール

**表 2-18　ビタミン A を含む食品例(可食部 100 g 当たり)**

| 食品名 | 含有量(μg) | | | | | |
|---|---|---|---|---|---|---|
| | レチノール | α-カロテン | β-カロテン | クリプトキサンチン | β-カロテン当量 | レチノール当量 |
| [動物性食品] | | | | | | |
| にわとり(肝臓，生) | 14,000 | – | – | – | 30 | 14,000 |
| ぶた(肝臓，生) | 13,000 | – | – | – | Tr | 13,000 |
| うなぎ(きも，生) | 4,400 | (0) | (0) | (0) | (0) | 4,400 |
| [植物性食品] | | | | | | |
| あまのり(焼きのり) | (0) | 4,100 | 25,000 | 980 | 27,000 | 2,300 |
| 乾燥わかめ(素干し) | (0) | 0 | 7,700 | 93 | 7,800 | 650 |
| しそ(葉，生) | (0) | 0 | 11,000 | 0 | 11,000 | 880 |
| にんじん(根，皮つき，生) | (0) | 3,300 | 6,900 | 0 | 8,600 | 720 |
| にんじん(根，皮なし，ゆで) | (0) | 3,100 | 7,200 | 0 | 8,700 | 730 |
| ほうれんそう(葉，生) | (0) | 0 | 4,200 | 34 | 4,200 | 350 |
| ほうれんそう(葉，ゆで) | (0) | 0 | 5,400 | 45 | 5,400 | 450 |
| 西洋かぼちゃ(果実，生) | (0) | 17 | 3,900 | 90 | 4,000 | 330 |

[文部科学省科学技術・学術審議会資源調査分科会：日本食品標準成分表 2020 年版(八訂)より引用]

### コラム　遺伝子の発現調節因子としてのビタミン

近年分子生物学の発達により，レチノールのアルコール基が酸化されてできたレチノイン酸とその異性体である 9-シスレチノイン酸が，核内にあるそれぞれの特異的なレセプターたんぱく質(RAR α，β，γ，RXR)と結合することにより，遺伝子の発現を調節していることが明らかになり，レチノイン酸が大部分のビタミン A の生理作用を発現するための代謝活性物質として考えられるようになった．また，ビタミン D も同様に核内レセプター(VDR)を介して遺伝子の発現を調節することがわかっている．

を経てレチノールとなる(**図 2-40**)．吸収されたレチノールは脂肪酸エステルとしてキロミクロンに取り込まれて肝臓へと運ばれ，その後レチノール結合たんぱく質(RBP-4)に結合して血中へ放出され，さらにトランスサイレチン(TTR)と呼ばれるたんぱく質と複合体をなして末梢組織へと運ばれ，作用を発現する．

ビタミン A は，視覚に作用するビタミンとして発見された．ビタミン A が欠乏すると視覚サイクルが正常に機能しなくなるため，暗いところで眼がみえにくくなる「鳥目」(夜盲症)となり，やがて角膜乾燥症から角膜軟化症へと進みついには失明する．ビタミン A にはこのほかに遺伝子の発現を調節することで，成長促進作用，生殖作用，感染予防，上皮細胞の機能維持などさまざまな生理現象に関与することが知られている．

ビタミン A は，熱・光・酸素・金属イオンに対して鋭敏であり，異性化，重合，分解が起こる．β-カロテンも同様である．

日本人の食事摂取基準(2020 年版)では，18 ～ 29 歳の推定平均必要量は男性 600 μgRAE/ 日，女性 450 μgRAE/ 日，推奨量は男性 850 μgRAE/ 日，女性 650 μgRAE/ 日とされた．耐容上限量は男性・女性とも 2,700 μgRAE/

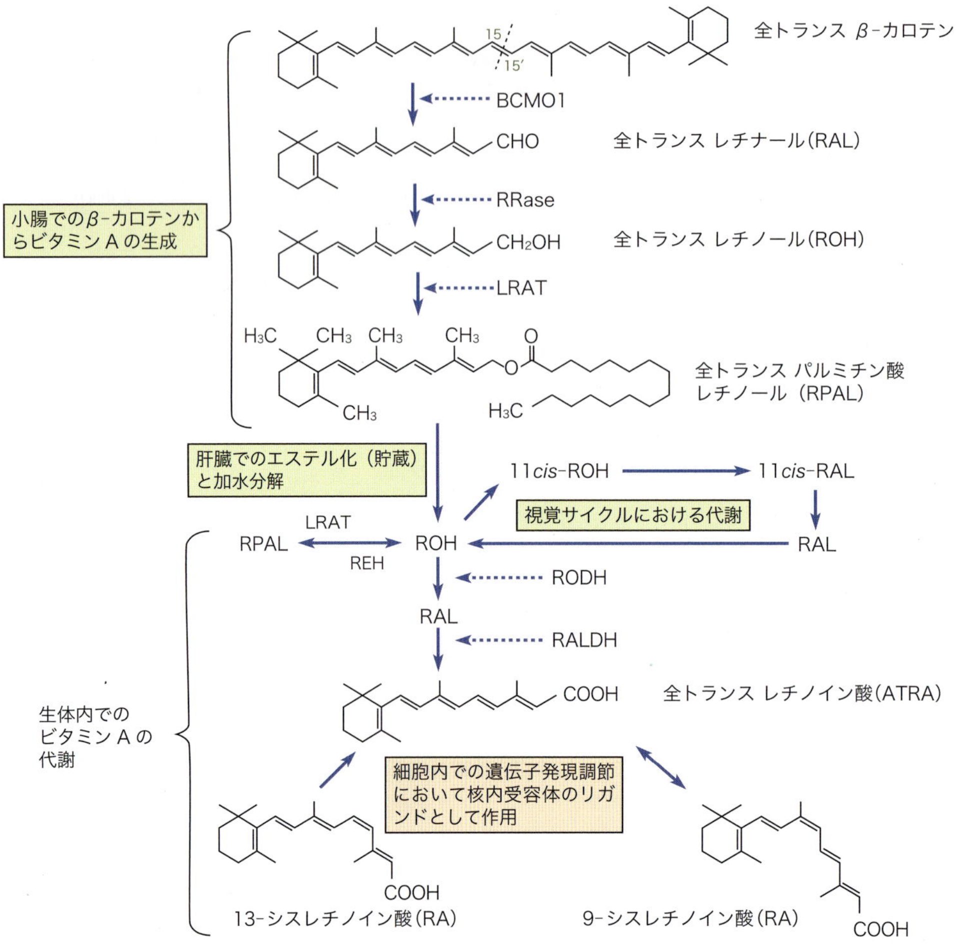


**図 2-40　β-カロテンからのビタミンAの生成と体内でのビタミンA代謝**

BCMO1：β-カロテン 15-15′ モノオキシゲナーゼ，RRase：レチナールレダクターゼ，LRAT：レシチンレチノールアシルトランスフェラーゼ，REH：レチニルエステルヒドロラーゼ，RODH：レチノールデヒドロゲナーゼ，RALDH：レチナールデヒドロゲナーゼ

日である．なお，RAE は retinol activity equivalence の略でレチノール活性当量を意味する．

## b　ビタミンD

●ビタミンD

**ビタミンD**には，ビタミン $D_2$(エルゴカルシフェロール ergocalciferol)とビタミン $D_3$(コレカルシフェロール cholecalciferol)があり，これらは側鎖構造の違いによるが，いずれも白色の結晶である(**図 2-41**)．ビタミン $D_2$ は，きのこ類に含まれるエルゴステロールに，またビタミン $D_3$ は，魚や卵などの動物性食品に含まれる 7-デヒドロコレステロール(7-DHC)に，いずれも紫外線が照射された際に生成する(**表 2-19**)．ヒトを含む多くの脊椎動物の場合は，皮膚表面で 7-DHC が生合成され紫外線照射による光化学反応とその後の体温による熱異性化反応によりビタミンDとして供給されているが，それだけでは十分ではないために食事から摂取する必要がある．

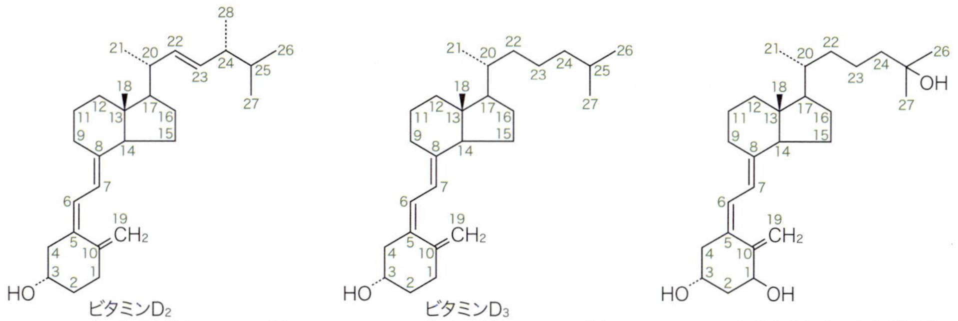

ビタミン$D_2$（エルゴカルシフェロール） ビタミン$D_3$（コレカルシフェロール） 1,25-$(OH)_2$-D（活性型）

**図 2-41 ビタミンDの構造**

**表 2-19 ビタミンDを含む食品例（可食部 100 g 当たり）**

| 食品名 | 含有量（μg） | 食品名 | 含有量（μg） |
|---|---|---|---|
| ［動物性食品］ | | ［植物性食品］ | |
| かつお（春獲り，生） | 4.0 | きくらげ（乾） | 85.0 |
| かつお（秋獲り，生） | 9.0 | きくらげ（ゆで） | 8.8 |
| べにざけ（生） | 33.0 | 乾しいたけ（乾） | 17.0 |
| にしん（生） | 22.0 | 乾しいたけ（ゆで） | 1.4 |
| にしん（身欠きにしん） | 50.0 | | |
| まいわし（生） | 32.0 | | |
| 鶏卵（卵黄，生） | 12.0 | | |

［文部科学省科学技術・学術審議会資源調査分科会：日本食品標準成分表 2020 年版（八訂）より引用］

## コラム きのこのエルゴカルシフェロールはビタミンDか？

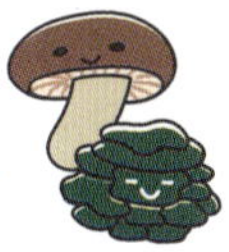

まいたけ，きくらげ，しいたけはプロビタミン$D_2$であるエルゴステロールを多く含むきのこである．しかし，プロビタミンDはエルゴステロールであれ 7-DHC であれ消化管から吸収される時点でビタミンD活性を示さない化合物に変化するため，食品中のビタミンDを評価するためには，これらの含有量ではなく紫外線照射により食品中に生成したビタミンD含有量を測定する必要がある．

ビタミンDは，肝臓で 25-ヒドロキシビタミンD（25-OH-D）に代謝された後，さらに腎臓で水酸化されて活性型の 1α, 25-ジヒドロキシビタミンD［1,25-$(OH)_2$-D］になり作用を発現する．

ビタミンDは，腸管においてカルシウム吸収を促進する作用と，骨におけるカルシウムの血漿への溶出（骨吸収）と血漿からの骨へのカルシウムの沈着（骨形成）に関与している．また，レチノイン酸と同様に核内のレセプターを介した遺伝子の発現調節（細胞の分化や増殖を調節する）作用もある．ビタミンDは，熱・光・酸素に対して不安定である．

日本人の食事摂取基準（2020 年版）では，18 ～ 29 歳では男性・女性とも目安量8.5 μg/日とされている．耐容上限量は男性・女性とも100 μg/日である．

## C ビタミンE

◉ビタミンE

**ビタミンE**には，クロマン環のメチル基の位置と数が異なるα，β，γ，δのトコフェロール(tocopherol)類と側鎖に3つの二重結合をもつα，β，γ，δのトコトリエノール(tocotrienol)の8種類の同族体があり，淡黄色，油状の物質である(**図2-42**)．小麦胚芽油，大豆油，米ぬか油，綿実油などの植物油に多く含まれる．なお動物はビタミンEを摂取すると肝臓でα-トコフェロール輸送たんぱく質(α-TTP)とα-トコフェロールが特異的に結合してVLDLに取り込まれ，血液中を輸送されるため，ほかの同族体は筋肉などの可食部ではほとんど検出されない(**表2-20**)．

ビタミンEの生理作用の大部分は，酸素による生体の酸化反応を抑制する抗酸化作用であると理解されている．生理活性がもっとも高いのはα-トコフェロールでヒトの血中総ビタミンE量の90%を占める．α-トコフェロールは一重項酸素やフリーラジカルとの反応性が高く，ラジカル消去剤としてはたらく．しかし，食品の酸化防止効果としてはδ＞γ＞β＞αと逆の関係

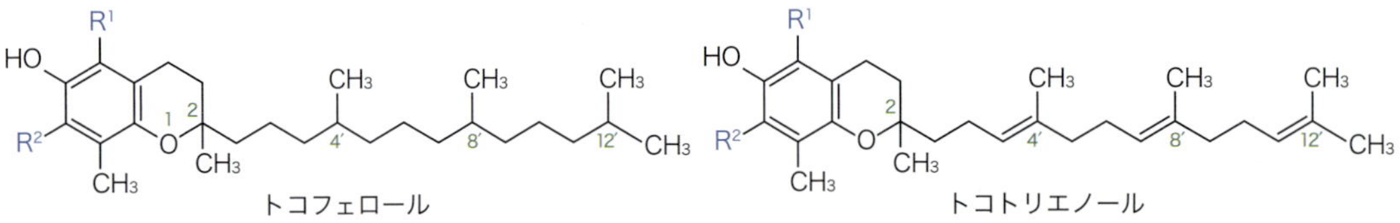


| R1 | R2 | トコフェロール(Toc) | トコトリエノール(Toc-3) |
|---|---|---|---|
| $CH_3$ | $CH_3$ | α-トコフェロール | α-トコトリエノール |
| $CH_3$ | H | β-トコフェロール | β-トコトリエノール |
| H | $CH_3$ | γ-トコフェロール | γ-トコトリエノール |
| H | H | δ-トコフェロール | δ-トコトリエノール |

**図2-42 トコフェロール同族体の構造**

天然のToc，Toc-3ともに，2位はR，Tocは4′，8′位もR，Toc-3では二重結合はトランス型，ただし合成の*dl*-α-Tocでは2，4′，8′位がRS配置．

**表2-20 ビタミンEを含む食品例(可食部100 g当たり)**

| 食品名 | トコフェロール含有量(mg) | | | |
|---|---|---|---|---|
| | α | β | γ | δ |
| [動物性食品] | | | | |
| うなぎ(養殖，生) | 7.4 | 0 | 0.1 | 0 |
| たらこ(生) | 7.1 | 0 | Tr | 0 |
| あこうだい(生) | 3.4 | 0 | 0 | 0 |
| 有塩バター | 1.5 | 0 | 0.1 | 0 |
| [植物性食品] | | | | |
| 抹茶 | 28.0 | 0 | 0 | 0 |
| 大豆油 | 10.0 | 2.0 | 81.0 | 21.0 |
| 米ぬか油 | 26.0 | 1.5 | 3.4 | 0.4 |
| 綿実油 | 28.0 | 0.3 | 27.0 | 0.4 |
| 家庭用マーガリン(有塩) | 15.0 | 0.7 | 37.0 | 6.2 |

[文部科学省科学技術・学術審議会資源調査分科会：日本食品標準成分表2020年版(八訂)より引用]

であることが知られている．ビタミンEが不足すると卵巣の機能が低下し，いわゆる不妊作用が認められるが，これは全身的なビタミンE欠乏による抗酸化力の低下が原因であると考えられている．

ビタミンEは，光・過酸化物・アルカリ性の条件下で酸化されやすい．

日本人の食事摂取基準(2020年版)では，18～29歳では目安量として男性6.0 mg/日，女性5.0 mg/日とされている．耐容上限量は男性850 mg/日，女性は650 mg/日である．



## d ビタミンK

◉ビタミンK

**ビタミンK**には$K_1$～$K_7$までの7種類がある．代表的なものは植物由来の$K_1$(フィロキノン)，微生物由来の$K_2$(メナキノン)，化学合成された$K_3$(メナジオン)である(**図2-43**)．ビタミン$K_2$は腸内細菌によっても合成される．ビタミン$K_1$を豊富に含んでいる食物としては，緑黄色野菜(主にほうれんそう，ブロッコリー，レタスなど)や海藻，ビタミン$K_2$はチーズ・バターなどの乳製品，卵類(黄身)，納豆などがある(**表2-21**)．ビタミンKが欠乏すると新生児出血や頭蓋内出血などの欠乏症がみられる．ビタミンKの生理作用は，Kの由来がドイツ語の血液凝固(koagulation)であるように血液凝固への関与である．また，カルシウムの骨への沈着を促進するはたらきをもつオステオカルシンと呼ばれる骨に含まれるたんぱく質の合成にビタミンKが関与していることがわかっている．すなわち，ビタミンKは骨の石灰化にも重要なはたらきをもっている．

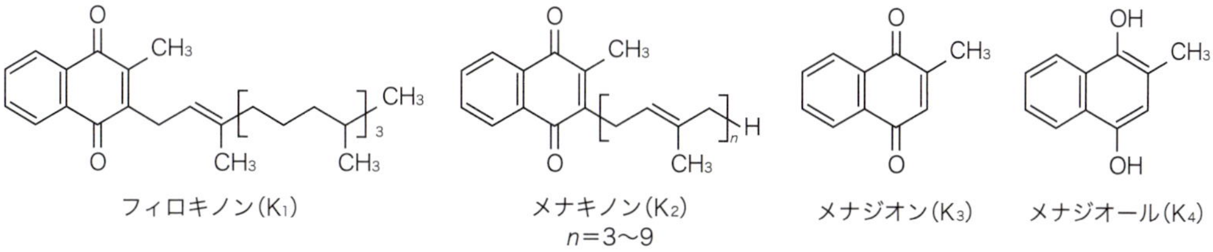


**図2-43 ビタミンKの構造**

**表2-21 ビタミンKを含む食品例(可食部100 g当たり)**

| 食品名 | 含有量(μg) | 食品名 | 含有量(μg) |
|---|---|---|---|
| [動物性食品] | | [植物性食品] | |
| にわとり(親，もも，皮つき，生) | 62 | バジル(粉) | 820 |
| ナチュラルチーズ(エダム) | 14 | 糸引き納豆 | 600* |
| 有塩バター | 17 | ほうれんそう(葉，生) | 270 |
| 鶏卵(卵黄，生) | 39 | ほうれんそう(葉，ゆで) | 320 |
| | | ブロッコリー(花序，ゆで) | 190 |
| | | レタス(結球葉，生) | 29 |
| | | サニーレタス(葉，生) | 160 |
| | | あまのり(焼きのり) | 390 |
| | | まこんぶ(素干し) | 110 |

*メナキノン-7を含む
[文部科学省科学技術・学術審議会資源調査分科会：日本食品標準成分表2020年版(八訂)より引用]

ビタミンKは，熱・酸素・希酸に対しては安定であるが，光・アルカリ性で不安定である．

日本人の食事摂取基準(2020年版)では18～29歳で目安量として男性・女性とも150 μg/日とされている．

## ❸ 水溶性ビタミン

**尿中に排出され，加熱や保存によって壊れやすいので脂溶性ビタミンよりも不足しやすい**

### a ビタミン $B_1$

●ビタミン$B_1$

**ビタミン $B_1$** は，ビタミンの中で最初に発見されたもので，化学名はチアミン(thiamin)と呼ばれる白色の結晶である．米胚芽，米ぬか，大豆，豚肉，肝臓，卵黄などに多く含まれる(**表2-22**)．ビタミン$B_1$が欠乏すると脚気が起こり，その症状は多発性神経炎(知覚麻痺，運動麻痺，腱反射減弱，循環器障害)で，しばしば消化器障害や浮腫がみられ欠乏が長期にわたると死にいたる．

小腸から吸収されたビタミン$B_1$は，生体内でリン酸化されてチアミンピロリン酸(TPP)となり生理作用を発現する(**図2-44**)．ピルビン酸の脱炭酸反応(ピルビン酸デカルボキシラーゼ)，ピルビン酸および2-オキソグルタル酸の脱水素反応(ピルビン酸デヒドロゲナーゼ，2-オキソグルタル酸デヒ

**表2-22 ビタミン $B_1$ を含む食品例(可食部100 g当たり)**

| 食品名 | 含有量(μg) | 食品名 | 含有量(μg) |
|---|---|---|---|
| [動物性食品] | | [植物性食品] | |
| ぶた(中型種，ヒレ，赤肉，生) | 1.22 | 小麦胚芽 | 1.82 |
| ぶた(ひき肉，生) | 0.69 | 落花生(小粒種，乾) | 0.85 |
| ぶた(肝臓，生) | 0.34 | 水稲めし(玄米) | 0.16 |
| うし(輸入，ヒレ，赤肉，生) | 0.10 | 水稲めし(胚芽精米) | 0.08 |
| 鶏卵(卵黄，生) | 0.21 | 水稲めし(精白米) | 0.02 |
| | | 大豆(黄，国産，乾) | 0.71 |
| | | 大豆(黄，国産，ゆで) | 0.17 |
| | | 大豆(黄，きなこ，全粒大豆) | 0.07 |

[文部科学省科学技術・学術審議会資源調査分科会：日本食品標準成分表2020年版(八訂)より引用]

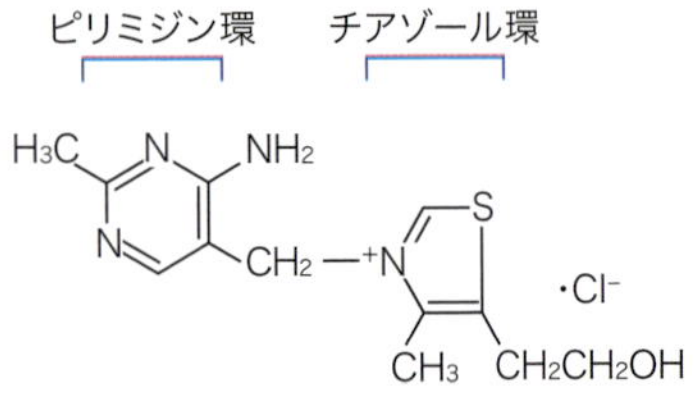


チアミン塩酸塩
(酸性)

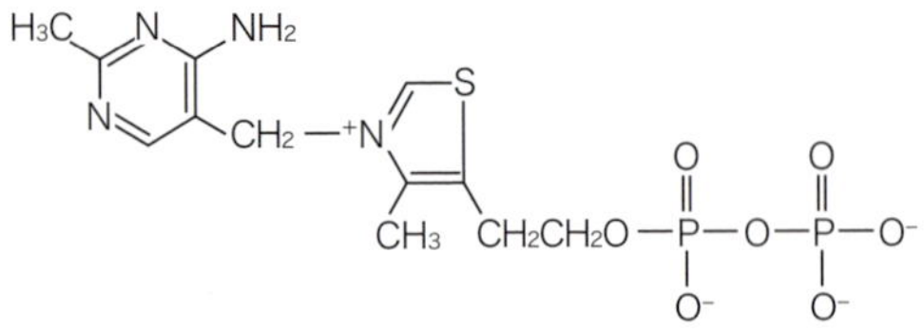


チアミンピロリン酸
(チアミン二リン酸ともいう)

**図2-44 ビタミン $B_1$ の構造と補酵素型**

ドロゲナーゼ)，アセトアルデヒド転移反応およびグリコールアルデヒド転移反応(トランスケトラーゼ)などの重要な反応における補酵素としてはたらく.

ビタミン $B_1$ は，水溶性であるため調理・加工時に煮汁やゆで汁に溶出しやすい．熱や酸性には安定であるがアルカリ性では不安定である．また，にんにく中の代表的なにおい物質であるアリシンがチアミンと結合するとアリチアミンという脂溶性物質になりビタミン $B_1$ の吸収が高まる.

日本人の食事摂取基準(2020 年版)では 18 ～ 29 歳の推定平均必要量として男性 1.2 mg/ 日，女性 0.9 mg/ 日，推奨量として男性 1.4 mg/ 日，女性 1.1 mg/ 日としている.

### コラム　夏バテ予防にはステーキよりもとんかつ？

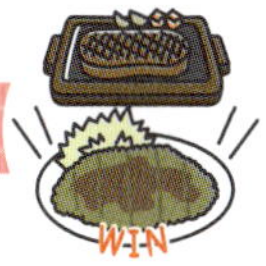


高温多湿のわが国の夏によく聞かれる体調不良といえば「夏バテ」であるが，冷房された室内と室外の温度差，多汗，睡眠不足，食欲低下と栄養の偏りが直接の原因である．この大きな負荷に耐えるためには食事から炭水化物や脂質を摂取してエネルギーに変換するのと同時に良質なたんぱく質の摂取も大切である．エネルギー変換に必要不可欠なのがビタミン $B_1$ である．豚肉はたんぱく質も豊富でビタミン $B_1$ は牛肉の約 10 倍も含まれており，とんかつや炒め物にするとゆでたときに比べ溶出も少ない.

## b ビタミン $B_2$

◉ビタミン $B_2$

**ビタミン $B_2$** は，化学名ではリボフラビン(riboflavin)と呼ばれ，肝臓，牛乳，卵黄，魚介類，緑黄色野菜などに多く含まれる黄色の結晶である(**表 2-23**)．ビタミン $B_2$ が欠乏すると，成長障害，舌炎，口角炎，口唇炎，脂漏性皮膚炎などの欠乏症がみられる.

生体内に吸収されたリボフラビンは，リン酸が 1 つ結合したフラビンモノヌクレオチド(FMN)および FMN にアデニル酸がさらに結合したフラビン

### コラム　ビタミン $B_2$ はビタミン G

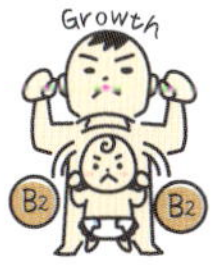


ビタミン $B_2$ は，「お肌のビタミン」あるいは「エネルギー代謝のビタミン」とも呼ばれている．エネルギー代謝のほか，多くの物質代謝に関与しているが，発見当初は欠乏すると成長が停止することから成長(growth)の G をとってビタミン G といわれた．妊産婦やアルコールを多く飲む人，激しい運動をする人，ストレスの多い職業の人は体内での消費量が増えるため不足しやすいといわれている．また，体内で過酸化脂質を消去するグルタチオンレダクターゼの補因子として作用することから，間接的に動脈硬化や心臓病など過酸化脂質の増加が原因となる生活習慣病の予防に関与する重要なビタミンである.

**表 2-23　ビタミン $B_2$ を含む食品例（可食部 100 g 当たり）**

| 食品名 | 含有量（mg） | 食品名 | 含有量（mg） |
|---|---|---|---|
| ［動物性食品］ | | ［植物性食品］ | |
| ぶた（肝臓，生） | 3.60 | 乾しいたけ（乾） | 1.74 |
| ぶた（中型種，ヒレ，赤肉，生） | 0.25 | まいたけ（乾） | 1.92 |
| 普通牛乳 | 0.15 | 大豆（糸引き納豆） | 0.56 |
| 脱脂粉乳 | 1.60 | とうがらし（果実，乾） | 1.40 |
| 鶏卵（卵黄，生） | 0.45 | あまのり（焼きのり）* | 2.33 |
| やつめうなぎ（生） | 0.85 | | |
| ずわいがに（ゆで） | 0.57 | | |

*のりについては 1 回の摂取量が少ないことに注意.
［文部科学省科学技術・学術審議会資源調査分科会：日本食品標準成分表 2020 年版（八訂）より引用］

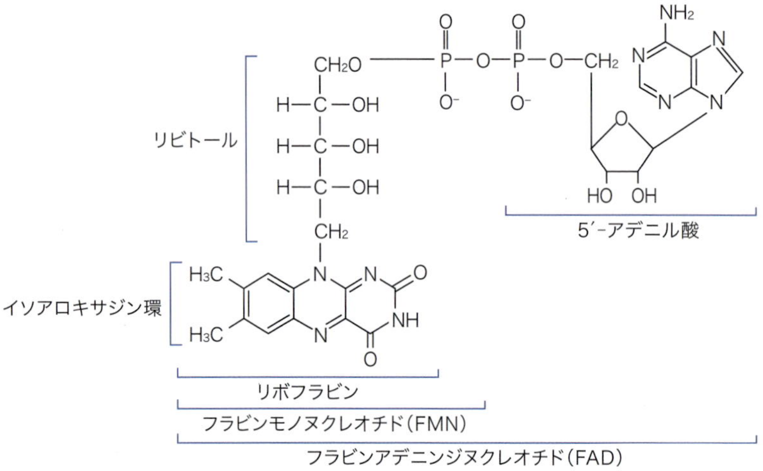


**図 2-45　ビタミン $B_2$（リボフラビン）の構造と補酵素 FMN と FAD**

アデニンジヌクレオチド（FAD）となり生理作用を発現する（**図 2-45**）．FMN や FAD は，生体内での多くの酸化還元反応や水酸化反応に関与するフラビン酵素（黄色酵素）の補酵素である．とくに FAD を補酵素とするものが多い．

ビタミン $B_2$ も水溶性であるために煮汁やゆで汁に溶出しやすい．光やアルカリ性で分解しやすいので保存や処理（重曹を使った場合など）に注意が必要である．牛乳を明るいところに 2 時間放置するとビタミン $B_2$ が 50％減少するという報告もある．

日本人の食事摂取基準（2020 年版）では，18 ～ 29 歳の推定平均必要量として男性 1.3 mg/ 日，女性 1.0 mg/ 日，推奨量として男性 1.6 mg/ 日，女性 1.2 mg/ 日とされている．

### c　ナイアシン

◉ナイアシン

**ナイアシン**（niacin）はニコチン酸（nicotinic acid）およびニコチンアミド（nicotinamide）の総称で，白色の結晶である．肉類，肝臓，魚介類，豆類，きのこなどに多く含まれる（**表 2-24**）．欠乏すると特異的な皮膚炎（ペラグラ）

**表 2-24 ナイアシンを含む食品例（可食部 100 g 当たり）**

| 食品名 | 含有量 (mg) | 食品名 | 含有量 (mg) |
|---|---|---|---|
| [動物性食品] | | [植物性食品] | |
| うし（輸入，サーロイン，赤肉，生） | 6.2 | 切干しだいこん（乾） | 4.6 |
| うし（肝臓，生） | 14.0 | ひらたけ（生） | 11.0 |
| ぶた（中型種，ロース，赤肉，生） | 8.8 | ほんしめじ（生） | 5.1 |
| かつお（春獲り，生） | 19.0 | 乾燥わかめ（素干し） | 11.0 |
| うるめいわし（丸干し） | 16.0 | 乾燥わかめ（素干し，水戻し） | 0.3 |
| まさば（焼き） | 13.0 | | |
| ずわいがに（生） | 8.0 | | |

［文部科学省科学技術・学術審議会資源調査分科会：日本食品標準成分表 2020 年版（八訂）より引用］

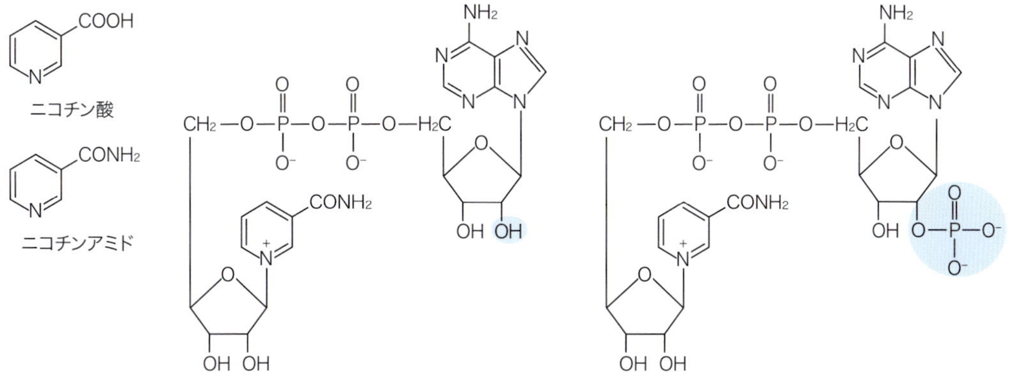


**図 2-46 ナイアシンの構造と補酵素型**

を起こす．ナイアシンは吸収されると生体内でニコチンアミドアデニンジヌクレオチド（NAD），ニコチンアミドアデニンジヌクレオチドリン酸（NADP）となり生理作用を発現する（**図 2-46**）．NAD や NADP もビタミン $B_2$ と同様に多くの脱水素酵素の補酵素として作用する．NAD と NADP を補酵素として必要とする酸化還元反応は非常に多い．

ナイアシンは，化学的な安定性（熱・光・酸・アルカリ・酸化）は高いが，水溶性であるため煮汁やゆで汁へ溶出しやすい．

日本人の食事摂取基準（2020 年版）では 18 ～ 29 歳の推定平均必要量は男性 13 mgNE/日，女性 9 mgNE/日，推奨量は男性 15 mgNE/日，女性 11 mgNE/日とされている（NE：ナイアシン当量）．耐容上限量はニコチンアミドとして男性 300 mg/日（ニコチン酸として 80 mg/日），女性 250 mg/日（ニコチン酸として 65 mg/日）である．

また，高等動物では必須アミノ酸の 1 つであるトリプトファン（tryptophan）からニコチン酸を生合成することができ，トリプトファン 60 mg から 1 mg のニコチン酸がつくられる．

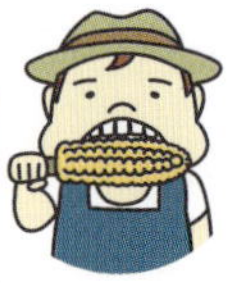

## コラム ナイアシン欠乏症とペラグラ症

ナイアシン欠乏症は，かつては中南米や南ヨーロッパで，とうもろこしを主食として，肉や卵，乳製品の摂取量の少ない人々に多くみられ，ペラグラ症という名でおそれられていた．とうもろこしにはトリプトファンがほとんど含まれていないことから，トリプトファンからのナイアシン生合成が起こらないこと，またナイアシンは含まれているが，多糖類と結合したナイアシチンとして存在しているために利用率が低いことなどからナイアシン欠乏になったのである．とうもろこしが主食でも肉や卵，乳製品を摂ることのできた人々にはペラグラ症は少なかったようである．

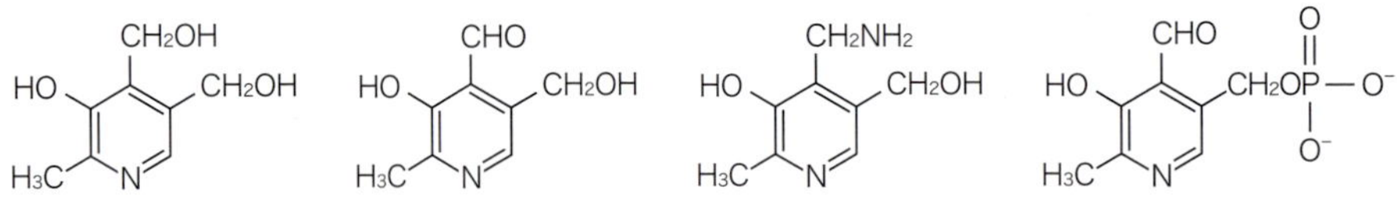


ピリドキシン　　ピリドキサール　　ピリドキサミン　　ピリドキサールリン酸

**図 2-47** ビタミン $B_6$ の構造と補酵素型

**表 2-25** ビタミン $B_6$ を含む食品例（可食部 100 g 当たり）

| 食品名 | 含有量（mg） | 食品名 | 含有量（mg） |
|---|---|---|---|
| [動物性食品] | | [植物性食品] | |
| うし（輸入，サーロイン，赤肉，生） | 0.54 | さつまいも（塊根，皮つき，生） | 0.20 |
| ぶた（中型種，ヒレ，赤肉，生） | 0.48 | バナナ（生） | 0.38 |
| ぶた（肝臓，生） | 0.57 | バナナ（乾） | 1.04 |
| みなみまぐろ（生） | 1.08 | 大豆（黄，きなこ，全粒） | 0.52 |
| かつお（春獲り，生） | 0.76 | 大豆（糸引き納豆） | 0.24 |
| さんま（開き干し） | 0.54 | そら豆（フライビーンズ） | 0.36 |
| 鶏卵（卵黄，生） | 0.31 | | |

［文部科学省科学技術・学術審議会資源調査分科会：日本食品標準成分表 2020 年版（八訂）より引用］

## d ビタミン $B_6$

◉ビタミン$B_6$

**ビタミン $B_6$** の作用を示す化合物は，ピリドキシン（pyridoxine），ピリドキサール（pyridoxal），ピリドキサミン（pyridoxamine）の 3 種類で白色の結晶である（**図 2-47**）．肉（脂肪の少ない部位），肝臓，魚介類，卵黄，豆類に多く含まれる（**表 2-25**）．ビタミン $B_6$ が欠乏すると，脂漏性皮膚炎，口唇炎，口内炎，舌炎，神経炎，食欲不振，けいれん症などの欠乏症状がみられる．

これら 3 つの化合物は，体内に吸収されるといずれもピリドキサールリン酸（**図 2-47**）となり，その生理作用を発現する．ピリドキサールリン酸はアミノ酸脱炭酸酵素やアミノ基転移酵素（トランスアミナーゼ）の補酵素である．また，グリコーゲンの加リン酸分解を行うホスホリラーゼの補酵素でもある．

ビタミン $B_6$ は，アミノ酸の分解合成に関与する酵素の補酵素であり，たんぱく質代謝にかかわる重要なビタミンであることから，必要とされる量は摂取たんぱく質量に依存すると考えられる．

ビタミン $B_6$ は，酸に対しては安定であるが，光で分解しやすい性質をもつ．

日本人の食事摂取基準（2020 年版）では，18 ～ 29 歳の推定平均必要量として男性 1.1 mg/日，女性 1.0 mg/日，推奨量として男性 1.4 mg/日，女性 1.1 mg/日としている．耐容上限量は男性 55 mg/日，女性 45 mg/日である．



### e パントテン酸

◉パントテン酸

**パントテン酸**（pantothenic acid）は白色の結晶で，（動植物に）普遍的に存在する酸性物質という意味で命名されたビタミンである．卵，肝臓，肉類，乳類，米ぬか，豆類，酵母に多く含まれている（**表 2-26**）．パントテン酸が欠

**表 2-26** パントテン酸を含む食品例（可食部 100 g 当たり）

| 食品名 | 含有量(mg) | 食品名 | 含有量(mg) |
|---|---|---|---|
| [動物性食品] | | [植物性食品] | |
| うし（肝臓，生） | 6.40 | 小麦胚芽 | 1.34 |
| うし（輸入，サーロイン，赤肉，生） | 0.65 | 水稲めし（玄米） | 0.65 |
| ぶた（肝臓，生） | 7.19 | 水稲めし（胚芽精米） | 0.44 |
| ぶた（中型種，ヒレ，赤肉，生） | 0.93 | 大豆（糸引き納豆） | 3.60 |
| にわとり（親，ささみ，生） | 1.68 | 大豆（挽きわり納豆） | 4.28 |
| 鶏卵（卵黄，生） | 3.60 | えんどう（塩豆） | 1.25 |
| 脱脂粉乳 | 4.17 | 落花生（乾） | 2.56 |
| 普通牛乳 | 0.55 | 酵母（パン酵母，乾燥） | 5.73 |

［文部科学省科学技術・学術審議会資源調査分科会：日本食品標準成分表 2020 年版（八訂）より引用］

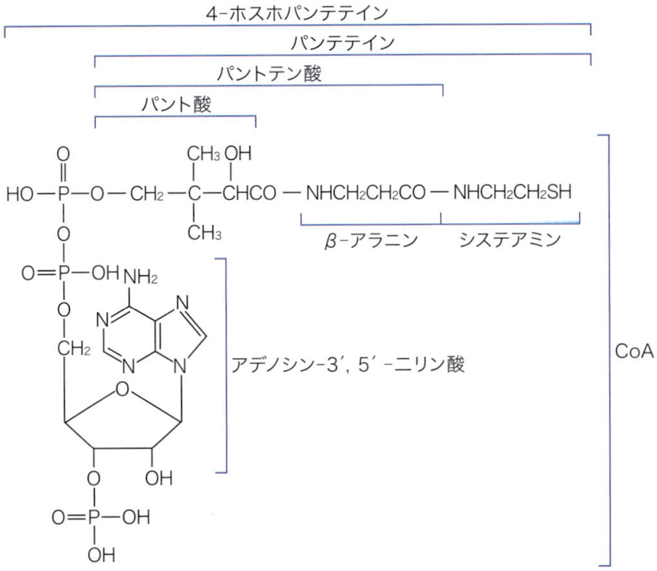


**図 2-48** パントテン酸と CoA の構造

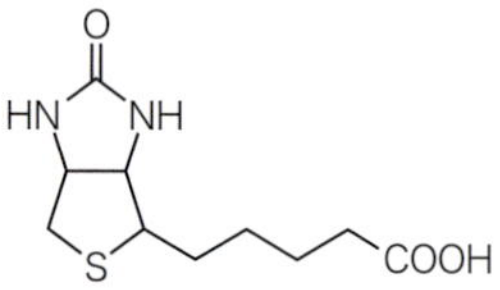


**図 2-49** ビオチンの構造

**表 2-27** ビオチンを含む食品例（可食部 100 g 当たり）

| 食品名 | 含有量（μg） |
|---|---|
| にわとり（肝臓） | 230.0 |
| うし（肝臓） | 76.0 |
| カマンベールチーズ | 6.3 |
| 落花生（乾） | 92.0 |
| ヨーグルト（全脂無糖） | 2.5 |
| バナナ | 1.4 |

［文部科学省科学技術・学術審議会資源調査分科会：日本食品標準成分表 2020 年版（八訂）より引用］

乏すると，知覚異常，知覚過敏，焼灼痛症状，皮膚炎（ラット），胃腸障害などの欠乏症がみられるが，通常の食事をしていれば，ヒトではほとんどみられない．

パントテン酸はコエンザイム A（CoA）の構成成分であり，その生理作用は，すべて CoA の生理作用と考えて差しつかえない（**図 2-48**）．CoA は，糖代謝でグルコースがピルビン酸に分解され，クエン酸回路（TCA 回路）に入るときのアセチル CoA（活性酢酸），脂肪酸の合成や$\beta$酸化におけるアシル CoA の構成成分となる．また，たんぱく質由来のアミノ酸の分解物である有機酸の代謝にも関与している．

パントテン酸は熱，酸，アルカリに不安定で分解されやすい．

日本人の食事摂取基準（2020 年版）では，18 ～ 29 歳の目安量として男性・女性とも 5 mg/日とされている．

### f **ビオチン**（図 2-49）

**ビオチン**（biotin）は白色の結晶で，通常ヒトでは腸内細菌によって合成されるため欠乏症はみられない．しかし，多量の生卵白を食べると卵白に含まれるアビジンと結合し，利用されなくなるため欠乏することがまれにある．ビオチンが欠乏すると鱗屑状皮膚炎，嘔吐，悪心などの欠乏症がみられる． ◉ビオチン

ビオチンは，数多くのカルボキシラーゼの補酵素として生理作用を示すビタミンである．

ビオチンは，熱・光・酸・アルカリに対していずれも安定である．

日本人の食事摂取基準（2020 年版）では，18 ～ 29 歳の目安量として男性・女性とも 50 μg/日とされている．ビオチンを含む食品例は**表 2-27** に示した．

### g **葉　酸**

**葉酸**（folic acid）は，黄色の結晶で植物に広く分布するビタミンであり動物では合成できない．葉酸は，プテリジン，*p*-アミノ安息香酸，グルタミン酸の 3 成分から構成されている（**図 2-50**）．葉酸を含む食品例を**表 2-28** に示す．葉酸が欠乏すると巨赤芽球性（大球性）貧血症を起こす．また，葉酸は神経管閉鎖障害の予防に効果があるとされ，妊娠前および妊娠初期の葉酸補給が勧 ◉葉酸

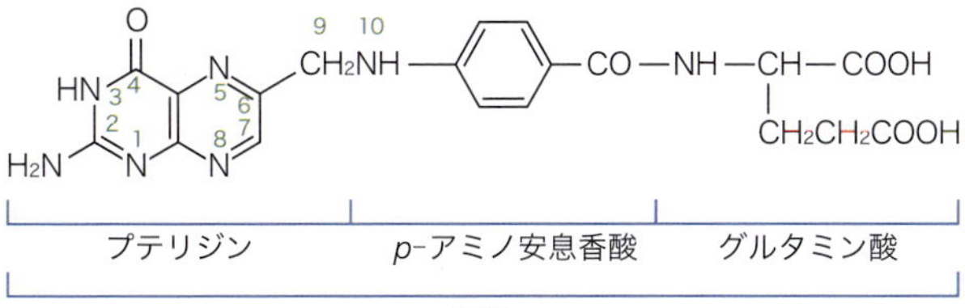


**図 2-50 葉酸の構造**

**表 2-28 葉酸を含む食品例(可食部 100 g 当たり)**

| 食品名 | 含有量(μg) | 食品名 | 含有量(μg) |
|---|---|---|---|
| [動物性食品] | | [植物性食品] | |
| にわとり(肝臓, 生) | 1,300 | ひまわり(種実, フライ, 味付け) | 280 |
| にわとり(若どり, もも, 皮つき, 生) | 13 | 大豆(きなこ, 全粒) | 250 |
| ぶた(肝臓, 生) | 810 | 大豆(粒状大豆たんぱく質) | 370 |
| ぶた(中型種, ヒレ赤肉, 生) | 1 | 枝豆(ゆで) | 260 |
| 鶏卵(卵黄, 生) | 150 | アスパラガス(若茎, 生) | 190 |
| うに(生) | 360 | 茎にんにく(花茎, ゆで) | 120 |
| | | たかな(葉, 生) | 180 |
| | | たかな(たかな漬) | 23 |
| | | たらのめ(若芽, 生) | 160 |
| | | たらのめ(若芽, ゆで) | 83 |
| | | エリンギ(生) | 65 |

[文部科学省科学技術・学術審議会資源調査分科会：日本食品標準成分表 2020 年版(八訂)より引用]

められ，付加的にプテロイルモノグルタミン酸として 400 μg/日の摂取が推奨されている．

葉酸は，炭素を 1 つ転移させるさまざまな反応を触媒する酵素の補酵素として生理作用を現す．この反応は，たんぱく質の生合成，プリン，ピリミジン基の合成，ヌクレオチドの合成など生体にとって重要な反応である．

葉酸は，不安定で光・熱・酸化により分解しやすいビタミンである．

日本人の食事摂取基準(2020 年版)では，18 ～ 29 歳の推定平均必要量を男性・女性とも 200 μg/日，推奨量を男性・女性とも 240 μg/日としている．耐容上限量は男性・女性とも 900 μg/日である．

### h ビタミン $B_{12}$(図 2-51)

●ビタミン$B_{12}$

**ビタミン $B_{12}$** は，テトラピロール環(ポルフィリン環)にコバルトがキレート結合したコリン環と呼ばれる非常に複雑な分子構造をもつ紅色の結晶である．コバルトを含むことからコバラミン(cobalamine)と呼ばれ，配位する官能基によりメチルコバラミン，シアノコバラミンなどがある(総称してコリノイド化合物という)．ビタミン $B_{12}$ は放線菌などの一部の微生物に由来するビタミンである．動物性食品中にのみ存在し，とくに肝臓，貝類に多く含まれる(**表 2-29**)．ビタミン $B_{12}$ が欠乏すると葉酸欠乏とまったく同じ巨赤芽球性(大球性)貧血症(悪性貧血)を起こす．

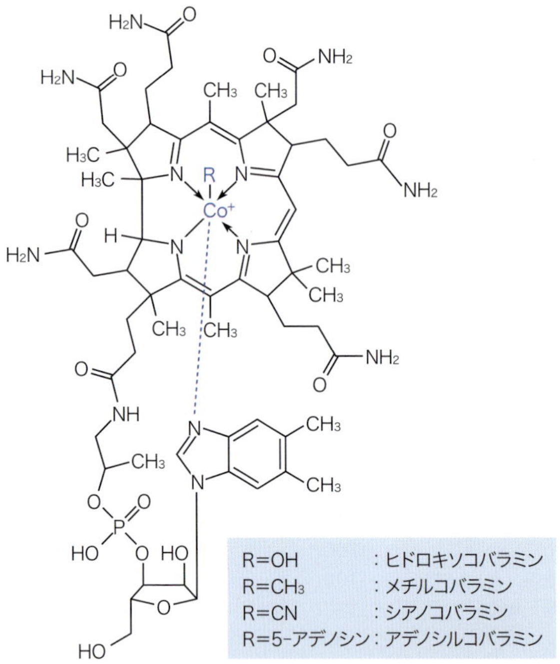


**図 2-51　ビタミン $B_{12}$（コバラミン）の基本構造**

**表 2-29　ビタミン $B_{12}$ を含む食品例（可食部 100 g 当たり）**

| 食品名 | 含有量（μg） |
|---|---|
| うし（肝臓，生） | 53.0 |
| うし（輸入，サーロイン，赤肉，生） | 0.8 |
| ぶた（肝臓，生） | 25.0 |
| ぶた（中型種，ヒレ，赤肉，生） | 0.2 |
| まさば（生） | 13.0 |
| まさば（焼き） | 22.0 |
| まいわし（生） | 16.0 |
| まいわし（丸干し） | 29.0 |
| しじみ（生） | 68.0 |
| あさり（生） | 52.0 |
| あさり（佃煮） | 15.0 |
| かき（養殖，生） | 23.0 |

［文部科学省科学技術・学術審議会資源調査分科会：日本食品標準成分表 2020 年版（八訂）より引用］

ビタミン $B_{12}$ は，ビタミン $B_{12}$ にアデノシンが結合したアデノシルコバラミンという補酵素として生理作用を発現する．ビタミン $B_{12}$ は胃から分泌される内因子と呼ばれる糖たんぱく質と結合し，レセプターを介して吸収される．胃の切除手術を行うと内因子の分泌がなくなるのでビタミン $B_{12}$ の吸収低下が起こる．また，動物性食品の摂取が低下すると腸内細菌叢の変化が起こり，ビタミン $B_{12}$ の産生が低下し欠乏する可能性がある．

ビタミン $B_{12}$ は，熱に対しては強いが，アルカリ性で加熱すると分解する性質がある．

日本人の食事摂取基準（2020 年版）では，18 ～ 29 歳の推定平均必要量は男性・女性とも 2.0 μg/ 日，推奨量は 2.4 μg/ 日とされている．

## コラム　心・血管系疾患と葉酸・ビタミン $B_{12}$ の関係

葉酸やビタミン $B_{12}$ が関与するメチオニンの生合成における前駆体であるホモシステインと呼ばれる天然アミノ酸は，この 2 つのビタミンが欠乏すると酸化型のホモシスチンになる．ホモシスチンは，神経毒と血管毒の両方があり，心臓発作，血栓形成，末梢血管の閉鎖などを促進し，心筋梗塞や脳卒中などの生活習慣病のリスクが高まるといわれる．葉酸，ビタミン $B_{12}$ を投与すると血中のホモシスチン濃度は低下する．

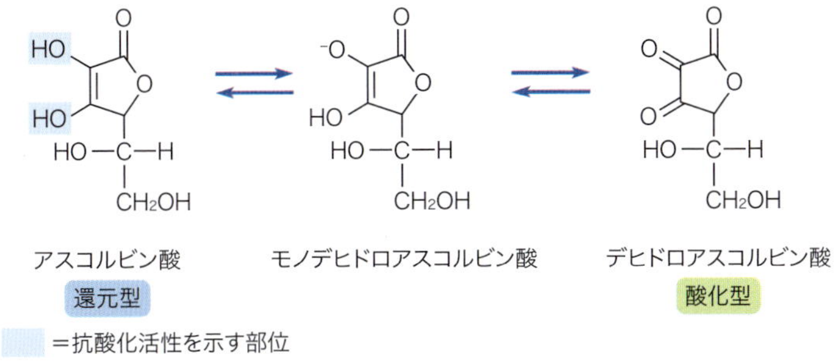


**図 2-52 アスコルビン酸とその酸化反応**



**表 2-30 ビタミン C を含む食品例（可食部 100 g 当たり）**

| 食品名 | 含有量(mg) |
|---|---|
| パセリ(葉，生) | 120 |
| ブロッコリー(花序，ゆで) | 55 |
| じゃがいも(塊茎，生) | 28 |
| カリフラワー(花序，ゆで) | 53 |
| 芽キャベツ(結球葉，生) | 160 |
| キャベツ(結球葉，生) | 41 |
| にがうり(果実，生) | 76 |
| いちご(生) | 62 |
| だいこん(葉，生) | 53 |
| だいこん(根，皮つき，生) | 12 |
| うんしゅうみかん(じょうのう，早生，生) | 35 |
| うんしゅうみかん(ストレートジュース) | 29 |

［文部科学省科学技術・学術審議会資源調査分科会：日本食品標準成分表 2020 年版（八訂）より引用］

## i ビタミン C

◉ビタミンC

**ビタミン C** は，アスコルビン酸（ascorbic acid, AsA）と呼ばれる白色の結晶で，還元型のアスコルビン酸または酸化型のデヒドロアスコルビン酸として植物性食品，とくにじゃがいも，カリフラワー，芽キャベツ，にがうり，いちご，柑橘類に多く含まれる（**図 2-52**，**表 2-30**）．ビタミン C が欠乏すると血管が弱くなり皮下出血や歯肉出血などの症状が現れる壊血病といわれる欠乏症になる．

ビタミン C の作用は，

①抗酸化機能：動脈硬化の原因とされる LDL-コレステロールの酸化を抑制する．

②コラーゲン合成：コラーゲンの合成において必要なペプチド鎖中のプロリンとリシンの水酸化酵素に必須である．

③生体異物の解毒代謝：生体異物代謝に関与するシトクロム P450 酵素類の活性を維持する．

④カルニチン合成：脂肪酸 $\beta$ 酸化に必要なカルニチンをリシンから合成する過程での水酸化酵素のコファクターである．

⑤コレステロール代謝：コレステロールからの胆汁酸合成に必要である.
⑥その他：鉄の吸収促進，ニトロソアミンの生成抑制.
などであり，ビタミンCは体内で広く分布している.

アスコルビン酸は，アスコルビン酸オキシダーゼ・熱・光・アルカリ性により酸化されデヒドロアスコルビン酸に変化する．また，水溶性であるため煮汁，ゆで汁への溶出も大きい.

日本人の食事摂取基準(2020年版)では18～29歳の推定平均必要量として男性・女性とも85 mg/日，推奨量として100 mg/日とされている．最近の疫学研究で喫煙者の血中ビタミンC濃度が非喫煙者に比べ低値であることが明らかとなり，喫煙者では非喫煙者より多く摂取することがすすめられている.

**コラム　還元型ビタミンCと酸化型ビタミンC**

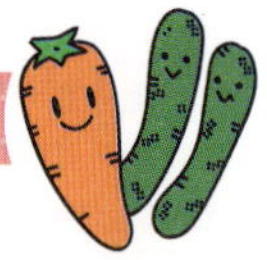

ビタミンCがその効力を強く発揮するためには還元型ビタミンC(アスコルビン酸)である必要がある．ところが，きゅうりやにんじんなどに含まれるアスコルビン酸オキシダーゼなどの酵素や酸素は，還元型を酸化型ビタミンC(デヒドロアスコルビン酸)にしてしまう．しかし，ヒトの体内では酸化型は速やかに酵素的に還元され還元型となるため，その効力は等価とみなされている．日本食品標準成分表2020年版(八訂)では，還元型と酸化型を合わせた総ビタミンC量として記載している．ただし，酸化型がさらに酸化された2,3-ジケト-グロン酸は還元型に還元されない.

## G ミネラル

### 多量元素と微量元素に分類される

人体からは既知の元素のほとんどが検出されるが，それらの中で身体の構成成分や生命活動に必要な生理作用，あるいは代謝調節機能の保全に必要な元素を必須元素といい，人体には約30種が存在する．このうち炭素，酸素，水素，窒素の4元素が96%を占めており，残りの4%の元素の総称が**無機質(ミネラル)**である．ミネラルの中で人体に比較的多く存在するカルシウム，リン，硫黄，カリウム，ナトリウム，塩素，マグネシウムの7元素を**多量元素**といい，3.45%含まれている．残りの0.55%の元素を**微量元素**といい，鉄，亜鉛，銅，クロム，コバルト，マンガン，モリブデン，ヨウ素，フッ素などがある．**表2-31**に人体の構成元素と必須元素含量を示す．なお，多量元素と微量元素の境界は体重1 g当たり1 μg以下の存在量，成人生体内5 g以下の存在量あるいは鉄の存在量などの基準で分けられているだけで，科学的根拠によったものではない．ミネラルの主要な機能としては生理機能の調節，硬組織の構成，軟組織の構成，生理活性物質の構成成分あるいは酵素賦活作

●無機質(ミネラル)
●多量元素
●微量元素

表 2-31　人体の構成元素と含有量(%)

| 元　素 | 含有量 | 元　素 | 含有量 |
|---|---|---|---|
| 酸素(O) | 65 | 鉄(Fe) | 0.004 |
| 炭素(C) | 18 | 銅(Cu) | 0.00015 |
| 水素(H) | 10 | マンガン(Mn) | 0.00013 |
| 窒素(N) | 3 | ヨウ素(I) | 0.00004 |
| カルシウム(Ca) | 1.5 | コバルト(Co) | 0.0000025 |
| リン(P) | 1.0 | フッ素(F) | 0.007 |
| カリウム(K) | 0.35 | 亜鉛(Zn) | 0.0035 |
| 硫黄(S) | 0.25 | モリブデン(Mo) | 0.000011 |
| ナトリウム(Na) | 0.15 | セレン(Se) | 0.00002 |
| 塩素(Cl) | 0.15 | クロム(Cr) | 0.0000028 |
| マグネシウム(Mg) | 0.05 | リチウム(Li) | 0.000013 |
| | | ストロンチウム(Sr) | 0.0005 |
| | | アルミニウム(Al) | 0.00009 |
| | | ケイ素(Si) | 0.002 |
| | | 鉛(Pb) | 0.00019 |
| | | ヒ素(As) | 0.000004 |
| | | ホウ素(B) | 0.000025 |
| | | など | |
| 計 | 99.45 | 計 | 0.55 |

用などがあげられる．日本人の食事摂取基準(2020 年版)では，ミネラルを多量ミネラルと微量ミネラル*に分けている．

＊多量ミネラルと微量ミネラル　食事摂取基準では，多量ミネラルとしてナトリウム，カリウム，カルシウム，マグネシウム，リンが，微量ミネラルとして，鉄，亜鉛，銅，マンガン，ヨウ素，セレン，クロム，モリブデンが取り上げられている．

## 1 ナトリウム

◉ナトリウム

**ナトリウム**(sodium, Na)はほとんど**細胞外液に存在**し，細胞外液の浸透圧維持，体液の酸塩基平衡，糖の吸収，神経伝達機構などに関与する一方，骨の要素として，骨格の構成にも関係する．カリウムとともに細胞内外の物質輸送に関与し，アミノ酸や単糖類などの能動輸送はナトリウムの濃度勾配を駆動力としている．一般に植物性食品には少なく，動物性食品，海藻類には多いが，栄養素として摂取するナトリウム量の大半は食塩からである．食塩は好ましい塩味をもつことから，調味料として利用されるほか，塩蔵や漬物などにも大量に用いられているため，過剰摂取になりやすい．そのほか，グルタミン酸，アルギン酸，重曹などの食品添加物は，水に溶けやすくするためナトリウム塩が多く，摂取量もかなりの量になる．ナトリウムを多く含む食品を**表 2-32** に示す．

ナトリウムの過剰摂取は高血圧，胃潰瘍，動脈硬化などの疾病を招くことがあり，血圧上昇に影響のない食塩摂取量は 3 ～ 5 g/ 日までとされる．日本人の食事摂取基準(2020 年版)では，18 歳以上の推定平均必要量を 600 mg/日(食塩相当量として 1.5 g/日)，目標量(食塩相当量)として男性 7.5 g/日未満，女性 6.5 g/日未満としている．日本食品標準成分表2020年版(八訂)でもナトリウム量とともに食塩相当量が記載されているが，これは原子吸光法で求めたナトリウム量に 2.54 を乗じて算出されている．

**表 2-32** ナトリウムを多く含む食品

| 食品名 | 100 g 中の Na 量(mg) | 1 回に食べる目安量(g) | 目安量中の Na 量(mg) |
|---|---|---|---|
| 昆布茶 | 20,000 | 3 | 600 |
| やまごぼう(みそ漬) | 2,800 | 20 | 560 |
| 即席中華めん(非油揚げ) | 2,700 | 85 | 2,295 |
| 中華スタイル即席カップめん(油揚げ) | 2,700 | 80 | 2,160 |
| 手延そうめん・手延ひやむぎ(乾) | 2,300 | 50 | 1,150 |
| だいこん・漬物(ぬかみそ漬) | 1,500 | 20 | 300 |
| ボンレスハム | 1,100 | 20 | 220 |
| フランスパン | 620 | 60 | 372 |

[文部科学省科学技術・学術審議会資源調査分科会：日本食品標準成分表 2020 年版(八訂)より引用]

**表 2-33** カリウムを多く含む食品

| 食品名 | 100 g 中の K 量(mg) | 1 回に食べる目安量(g) | 目安量中の K 量(mg) |
|---|---|---|---|
| 切干しだいこん(乾) | 3,500 | 10 | 350 |
| ほうれんそう(葉, 通年平均, 生) | 690 | 70 | 483 |
| かき(干しがき) | 670 | 40 | 268 |
| さといも(球茎, 生) | 640 | 100 | 640 |
| さつまいも(塊根, 皮なし, 焼き) | 540 | 100 | 540 |
| あしたば(茎葉, 生) | 540 | 40 | 216 |
| たけのこ(若茎, 生) | 520 | 80 | 416 |
| えだまめ(ゆで) | 490 | 50 | 245 |

[文部科学省科学技術・学術審議会資源調査分科会：日本食品標準成分表 2020 年版(八訂)より引用]

## 2 カリウム

**カリウム**(potassium, K)は生体中では大部分がカリウムイオンとして存在し，人体を構成する元素の 0.2%を占める．大部分がリン酸塩，あるいはたんぱく質と結合して**細胞内に多く存在し**，細胞内の浸透圧維持や酸塩基平衡，神経系の刺激伝達と活動，筋肉の収縮と弛緩などの機能に関与している．主に植物性食品に多く含まれ(**表 2-33**)，通常不足することはないが，煮る，ゆでるなどの調理操作で 30%程度失われるため，調理なしで食べる果実が良い供給源とされている．ナトリウムの摂取量を増加させると排泄量も増え，このときカリウムを伴って排泄されるため，ナトリウムの摂取量が多い場合はカリウムを多く摂取する必要がある．カリウムの経口摂取によって，より減塩効果が得られる．

◉カリウム

## 3 カルシウム

**カルシウム**(calcium, Ca)は人体の 1.5 ～ 2%を占め，その 99%が骨や歯などの硬組織にリン酸塩，炭酸塩，フッ化物として存在し，残りの 1%は血液をはじめとする細胞外液および軟組織中に存在している．カルシウムを多く含む食品は牛乳，乳製品，小魚，えび，大豆，野菜，海藻類などである(**表 2-34**)．とくに牛乳および乳製品の吸収率は 30 ～ 40%と良好で良質のカル

◉カルシウム

**表 2-34 カルシウムを多く含む食品**

| 食品名 | 100 g 中の Ca 量(mg) | 1 回に食べる目安量(g) | 目安量中の Ca 量(mg) |
|---|---|---|---|
| えび類加工品(干しえび) | 7,100 | 10 | 710 |
| さくらえび(素干し) | 2,000 | 10 | 200 |
| どじょう(水煮) | 1,200 | 80 | 960 |
| ひじき(ほしひじき, 鉄釜, 乾) | 1,000 | 8 | 80 |
| プロセスチーズ | 630 | 20 | 126 |
| まいわし(丸干し) | 440 | 60 | 264 |
| こまつな(葉, ゆで) | 150 | 70 | 105 |
| 普通牛乳 | 110 | 200 | 220 |
| 木綿豆腐 | 93 | 100 | 93 |

[文部科学省科学技術・学術審議会資源調査分科会：日本食品標準成分表 2020 年版(八訂)より引用]

シウム供給源であるが，乳製品の利用が少ない日本人は不足しやすいミネラルである．

可溶性塩である乳酸塩，クエン酸塩，グリセロリン酸塩，グルコン酸塩などは吸収が良く，炭酸塩は不溶であるが，乳酸の存在下では吸収に差がみられなくなる．ビタミン D，カゼインホスホペプチド(CPP)，乳糖，胆汁酸などもカルシウム吸収を良くする因子である．これに対し，穀類や大豆に多いフィチン酸，ほうれんそうなどに多いシュウ酸は難溶性の塩をつくるため，吸収低下作用を示す．また，脂肪酸もカルシウムと不溶性の塩をつくり吸収を低下させる．大量のリン酸もカルシウムの吸収を阻害することから，カルシウムが効率良く吸収されるためにはカルシウム：リン比が 1:1 あるいは 2:1 が適当とされる．しかし，この比率は厳密なものではなく，1：2 程度までは大きな影響はない．カルシウムは大豆たんぱく質や多糖類と結合し，ゲルを形成する．豆腐の凝固に使われる「すまし粉」には硫酸カルシウムや塩化カルシウムが含まれる．また，低メトキシルペクチンやアルギン酸はカルシウムイオンで架橋し，ゲル化する．

## 4 マグネシウム

**マグネシウム**(magnesium, Mg)は成人の組織中約 60％は主にリン酸塩として骨や歯に存在しており，残りが筋肉，脳，神経，体液に含まれる．体液や軟組織中では，ホスホキナーゼ，ホスファターゼ，チオキナーゼなど約 300 種の酵素の**補欠分子族***として，エネルギー産生や代謝，神経の興奮，筋肉の収縮，ホルモンの分泌などに関与している．また，カルシウムとともに骨の代謝に関連し，マグネシウムの欠乏でカルシウム欠乏を誘発するが，逆にカルシウム欠乏ではマグネシウム欠乏は起こりにくい．クロロフィルの中心金属であることから，緑色野菜，海藻類，穀類，ナッツ類などに多く含まれている(**表 2-35**)．欠乏すると神経疾患，精神疾患，不整脈，心疾患などをきたすことが知られているが，単純なマグネシウム欠乏はまれである．

豆腐の凝固に使われる「にがり」の主成分は塩化マグネシウムである．

◉マグネシウム

＊**補欠分子族** 酵素の触媒活性に必要なたんぱく質以外の化学物質を補因子族という．このうち，酵素との結合が弱く，酵素反応の通常の段階では解離されている低分子量の有機化合物を補酵素といい，酵素と共有結合で結合し，その一部を構成しているものを補欠分子族という．補欠分子族にはフラビンなどの有機物と，金属イオンなどの無機物がある．

表 2-35 マグネシウムを多く含む食品

| 食品名 | 100 g 中の Mg 量(mg) | 1 回に食べる目安量(g) | 目安量中の Mg 量(mg) |
|---|---|---|---|
| ながこんぶ(素干し) | 700 | 10 | 70 |
| ひじき(ほしひじき，鉄釜，乾) | 640 | 10 | 64 |
| アーモンド(乾) | 290 | 15 | 44 |
| 落花生(いり，大粒種) | 200 | 30 | 60 |
| いか類加工品(するめ) | 170 | 30 | 51 |
| 糸引き納豆 | 100 | 30 | 30 |
| 絹ごし豆腐 | 55 | 100 | 55 |
| ほうれんそう(葉，通年平均，ゆで) | 40 | 70 | 32 |
| バナナ(生) | 32 | 150 | 48 |

[文部科学省科学技術・学術審議会資源調査分科会：日本食品標準成分表 2020 年版(八訂)より引用]

表 2-36 リンを多く含む食品

| 食品名 | 100 g 中の P 量(mg) | 1 回に食べる目安量(g) | 目安量中の P 量(mg) |
|---|---|---|---|
| かたくちいわし(田づくり) | 2,300 | 20 | 460 |
| どじょう(水煮) | 750 | 80 | 600 |
| うし(肝臓，生) | 330 | 50 | 165 |
| うなぎ(かば焼) | 300 | 100 | 300 |
| くろまぐろ(赤身，生) | 270 | 80 | 216 |
| まあじ(開き干し，焼き) | 270 | 80 | 216 |
| 鶏卵(全卵，生) | 170 | 50 | 85 |
| 水稲めし(玄米) | 130 | 150 | 195 |
| 加工乳(濃厚) | 100 | 200 | 200 |

[文部科学省科学技術・学術審議会資源調査分科会：日本食品標準成分表 2020 年版(八訂)より引用]

## 5 リ　ン

◉リン

**リン**(phosphorus, P)は人体ではカルシウムの次に多い元素で，人体の約1%を占めるリンがリン酸の形態で機能している．成人では約 80%がカルシウムやマグネシウムのリン酸塩として骨や歯などの硬組織を構成するほか，約 10%が脳，筋肉，神経組織で機能している．また，リン酸エステルとして核酸および関連化合物，リン脂質，リンたんぱく質の構成成分として重要であるほか，ATP，クレアチンリン酸などの高エネルギーリン酸化合物として生体のエネルギー代謝に深く関与している．

リンはほとんどの食品に広く存在しており，とくに肉類，魚類，牛乳，乳製品，果実，穀類に多い(**表 2-36**)．リンはカルシウム代謝と関係が深く，日常食では不足することはない．リン酸は清涼飲料水の酸味料として使用されるほか，重合リン酸塩が水産練り製品や食肉加工品の保水性，結着性の増強やチーズなどの乳化安定剤など，食品添加物として広く用いられている．このように，リン酸塩は加工食品に広く用いられているため，リン酸の過剰摂取が問題視されている．

## 6 鉄

◉鉄

体内の**鉄**(iron, Fe)の約 70%が赤血球のヘモグロビンや筋肉のミオグロビ

**表 2-37 鉄を多く含む食品**

| 食品名 | 100 g 中の Fe 量(mg) | 1 回に食べる目安量(g) | 目安量中の Fe 量(mg) |
|---|---|---|---|
| ひじき(ほしひじき，鉄釜，乾) | 58.0 | 10 | 5.8 |
| あさり(缶詰，水煮) | 30.0 | 20 | 6.0 |
| ぶた(肝臓，生) | 13.0 | 50 | 6.5 |
| どじょう(水煮) | 6.4 | 80 | 5.1 |
| 卵黄(生) | 4.8 | 20 | 1.0 |
| 小豆(全粒，乾) | 5.5 | 20 | 1.1 |
| めざし(焼き) | 4.2 | 40 | 1.7 |
| 生揚げ | 2.6 | 120 | 3.1 |
| こまつな(葉，ゆで) | 2.1 | 70 | 1.4 |

［文部科学省科学技術・学術審議会資源調査分科会：日本食品標準成分表 2020 年版(八訂)より引用］

**表 2-38 1 回の食事中の鉄吸収率**

| 貯蔵鉄量(mg) | | 0 | 250 | 500 | 1,000 |
|---|---|---|---|---|---|
| ヘム鉄(%) | | 35 | 28 | 23 | 15 |
| 非ヘム鉄(%) | A. 鉄の利用が低率の食事<br>①肉または魚(赤身，生)< 30 g<br>または②ビタミン C < 25 mg | 5 | 4 | 3 | 2 |
| | B. 鉄中等度利用食<br>①肉または魚(赤身，生)30 ～ 90 g<br>または②ビタミン C 25 ～ 75 mg | 10 | 7 | 5 | 3 |
| | C. 鉄高度利用食<br>①肉または魚(赤身，生)> 90 g<br>または②ビタミン C > 75 mg<br>または③肉または魚 30 ～ 90 g +<br>ビタミン C 25 ～ 75 mg | 20 | 12 | 8 | 4 |

［厚生労働省：第五次改定日本人の栄養所要量より引用］

ンの構成成分として，酸素の体内運搬に関与するほか，約 0.2%がシトクロム，カタラーゼ，ペルオキシダーゼなどの鉄含有酵素に存在し，酸化還元反応などのはたらきをしている．残りの約 30%は貯蔵鉄で，フェリチンやヘモジデリンの形で肝臓や骨髄で蓄えられている．

カルシウムとともにもっとも欠乏しやすいミネラルであり，若年女性や，慢性の出血，スポーツで溶血が亢進した成人に鉄欠乏性貧血がみられる．畜肉，鶏肉，赤身の魚肉，肝臓，緑黄色野菜，豆類，海藻類などに多い(**表 2-37**)が，吸収量は摂取した鉄量や鉄の形態，摂取する人の鉄の存在状態によって影響を受ける．獣鳥魚肉や内臓中の鉄の 40%を占めるヘム鉄は吸収率が最大 35%程度と高い(**表 2-38**)．非ヘム鉄の吸収性は一般にそれより低いが，アスコルビン酸を同時に摂取すると吸収は著しく高まる．これは，鉄が $Fe^{2+}$ の形で吸収されるためで，アスコルビン酸の還元作用によるもののほか，キレート* によって可溶性複合体が形成されるためとされている．また，植物性食品，とくに穀類や豆類に多いフィチン酸，卵黄中のリンたんぱく質であるホスビチン，茶に多いタンニンなどは鉄と強く結合することによって利用性を低下させる．

***キレート**　結合を形成する2つの原子の一方からのみ結合電子が提供される化学結合を配位といい，孤立電子対をもつ基を有する化合物を配位子という．配位子のうち，2ヵ所以上で配位する多座配位子による金属イオンへの配位をキレートといい，キレートによって生じたキレート錯体は比較的安定である．

**表 2-39　亜鉛を多く含む食品**

| 食品名 | 100 g 中の Zn 量(mg) | 1 回に食べる目安量(g) | 目安量中の Zn 量(mg) |
|---|---|---|---|
| かき(養殖，生) | 14.0 | 80 | 11.2 |
| かたくちいわし(田づくり) | 7.9 | 20 | 1.6 |
| ごま(いり) | 5.9 | 3 | 0.2 |
| アーモンド(フライ，味付け) | 3.1 | 10 | 0.3 |

[文部科学省科学技術・学術審議会資源調査分科会：日本食品標準成分表 2020 年版(八訂)より引用]

## ⑦ 亜　　鉛

**亜鉛**(zinc, Zn)は筋肉，骨，歯，肝臓に存在し，インスリンの結晶構造の形成に必要であるとともに，核酸やたんぱく質合成，生体内酸化還元など，種々の生体反応に関与する酵素の補欠分子族である．また，メタロチオネイン*分子中 5 ～ 6 原子が結合し，血液中の亜鉛濃度によってメタロチオネインの合成調節がなされている．肝臓，牛肉，鶏肉，かきなどの貝類，かに，海藻類，豆類などに多く，とくにかきには多くの糖たんぱく質と結合した形で含まれている(**表 2-39**)．亜鉛の吸収はその摂取量によって変化し，摂取量が少ないと吸収率は高くなる．また，食物繊維やフィチン酸，シュウ酸は亜鉛の吸収を阻害する．また，銅，カドミウム，鉄なども亜鉛の吸収と拮抗するため，これらの摂取量が多い場合吸収が抑制される．通常の食事では欠乏することはないが，高度栄養輸液供与者や人工栄養児では不足のおそれがあり，乳児用調製粉乳には亜鉛の添加が認められている．

◉亜鉛

***メタロチオネイン**　肝臓，腎臓，小腸，膵臓などに多く存在する金属結合性のたんぱく質である．分子中に最大7 ～ 12個の重金属イオンを結合でき，必須微量元素の恒常性維持，重金属元素の解毒の役割を果たしているとされる．通常生体中では亜鉛と結合した形で存在している．

## ⑧ 銅

**銅**(copper, Cu)は肝臓，骨，筋肉，血液中に存在し，5-アミノレブリン酸デヒドラターゼおよびヘムシンターゼの補欠分子族として，鉄とともにヘモグロビン合成に関与するとともに，セルロプラスミン，シトクロムオキシダーゼ，モノアミンオキシダーゼ，リシルオキシダーゼ，チロシナーゼなど種々の銅酵素の補金属として，乳児の成長，宿主の防御機構，鉄輸送，コレステロールや糖の代謝，コラーゲン生合成やメラニン代謝など種々の生理機能に関係する．また，肝臓から分泌されるセルロプラスミンは 1 分子中 8 原子の銅が結合し，銅の輸送と調節に関係している．銅欠乏の主な症状としては，鉄投与に反応しない貧血，骨格異常などがみられる．貝類，甲殻類，肝臓，ごま，豆類などに多く(**表 2-40**)，ヒトの場合通常欠乏症はみられないが，人工栄養で哺育した未熟児では銅が不足する傾向にある．これは，セルロプラスミンが肝臓中に十分蓄積する前に出生してしまうこと，人工栄養に利用される牛乳の銅含量が母乳に比べて少ないことが原因である．そのため，乳児用調製粉乳には亜鉛と同様に，銅の添加が認められている．

◉銅

**表 2-40** 銅を多く含む食品

| 食品名 | 100 g 中の Cu 量(mg) | 1 回に食べる目安量(g) | 目安量中の Cu 量(mg) |
|---|---|---|---|
| えび類加工品(干しえび) | 5.17 | 10 | 0.52 |
| しゃこ(ゆで) | 3.46 | 40 | 1.38 |
| いいだこ(生) | 2.96 | 40 | 1.18 |
| カシューナッツ(フライ，味付け) | 1.89 | 10 | 0.19 |
| かき(養殖，生) | 1.04 | 80 | 0.80 |
| 小豆(全粒，乾) | 0.68 | 20 | 0.14 |
| ずわいがに(ゆで) | 0.56 | 50 | 0.28 |

[文部科学省科学技術・学術審議会資源調査分科会：日本食品標準成分表 2020 年版(八訂)より引用]

**表 2-41** マンガンを多く含む食品

| 食品名 | 100 g 中の Mn 量(mg) | 1 回に食べる目安量(g) | 目安量中の Mn 量(mg) |
|---|---|---|---|
| 玉露(浸出液) | 4.60 | 100 | 4.60 |
| 凍り豆腐(乾) | 4.32 | 20 | 0.86 |
| きなこ(脱皮大豆，黄大豆) | 2.32 | 10 | 0.23 |
| モロヘイヤ(茎葉，生) | 1.32 | 60 | 0.79 |
| パインアップル(果実飲料，濃縮還元ジュース) | 1.16 | 150 | 1.74 |
| 即席中華めん(油揚げ味付け) | 0.82 | 85 | 0.70 |
| そば(ゆで) | 0.38 | 200 | 0.76 |

[文部科学省科学技術・学術審議会資源調査分科会：日本食品標準成分表 2020 年版(八訂)より引用]

## 9 セレン

●セレン

生体中の**セレン**(selenium, Se)はセレノシステインとしてグルタチオンペルオキシダーゼの活性中心を構成しており，体内の抗酸化性に関与する．細胞膜における過酸化脂質の生成を抑制し，動脈硬化予防効果があるとされる．食品中ではセレノシステインなどの有機態が主であり，腸管からの吸収率は50%以上とかなり高い．セレンの主な供給源は魚肉，獣肉類，小麦，大豆などである．植物性食品中のセレン含量は，土壌中のセレン濃度の影響を強く受ける．一般にアルカリ性土壌に多く，酸性土壌に少ない．

## 10 マンガン

●マンガン

**マンガン**(manganese, Mn)は人体内に広く分布し，とくに骨には 3.5 mg/kg 含まれ，骨の石灰化に関与している．また，ピルビン酸カルボキシラーゼやスーパーオキシドジスムターゼなどの構成成分として，また，種々の酵素の非特異的コファクターとして酸化的リン酸化やたんぱく質合成など種々の生化学反応に関与している．土壌中のマンガンが植物に吸収されるため動物性食品には少なく，植物性食品，とくに穀類，豆類，種実類，玉露に多い(**表 2-41**)．煎茶にも多いが，浸出液にはあまり含まれていない．

## ⑪ クロム

**クロム**(chromium, Cr)は3価と6価があるが，栄養素として有効なのは3価である．肝臓，腎臓，脾臓に存在し，グルコーストレランスファクター(GTF，耐糖因子)の構成因子としてインスリン受容体の数を増やし，インスリンの結合を促進するとともに，インスリン感受性を高めることで血糖値の低下を促進するはたらきがある．また，脂質代謝にも関与している．穀類，肉類，魚介類，ビール酵母などに広く含まれており通常の食品で不足することはない．なお，6価のクロムは酸化力が強く，有毒で栄養素としての作用は認められていない．

◉クロム

## ⑫ ヨウ素

**ヨウ素**(iodine, I)は甲状腺ホルモン(チロキシン)の構成成分として必須のミネラルで，不足すると甲状腺腫などの原因となる．チロキシンは発育促進，エネルギー産生などの作用をもつ．ヨウ素は海藻や魚介類に多く，日本人のヨウ素摂取量はこれらの食品の摂取量に大きく左右され，1人1日当たり平均0.5～3.0 mgと推定されている．

◉ヨウ素

## ⑬ モリブデン

**モリブデン**(molybdenum, Mo)はキサンチンオキシダーゼ，アルデヒドオキシダーゼ，亜硝酸オキシダーゼなどのフラビン酵素の補欠分子族である．糖質，脂質の酸化を抑制する，鉄の利用を高めて貧血を防止するなどの作用がある．牛乳・乳製品のほか，豆類や穀類に多く含まれる．

◉モリブデン

## ⑭ その他の元素

硫黄はメチオニンやシステインなどの含硫アミノ酸やビタミン$B_1$の構成成分としてたんぱく質の構造形成や糖質の代謝などに関与している．

塩素は人体内の陰イオンとしてもっとも多い．KClやNaClとして存在し，細胞外液の酸塩基平衡に関与するほか，HClとして胃液のpHを酸性にしている．

コバルトはビタミン$B_{12}$の構成成分として存在し，造血作用や核酸，たんぱく質，脂質，糖質の代謝に関与する．

フッ素はフッ化カルシウムとして骨や歯の表面に存在し，歯のエナメル質再生を促すなどう蝕予防の効果がある．

# 練習問題



**以下の問題について，正しいものには○，誤っているものには×をつけなさい．**

1. 水では，水分子は互いに共有結合している．
2. 水溶液中では水分子はイオンと静電気的相互作用を生じ，イオンを取り囲むような形をとる．
3. 食品中の結合水は自由水より低い温度で蒸発する．
4. 食品中の自由水は食品の酵素反応には利用されない．
5. 食品中の水分と水分活性は比例する．
6. 純水の水分活性は 1 である．
7. 自由水は微生物の生育に利用される．
8. 水分活性が 0.2 ～ 0.3 では脂質の酸化反応は低下する．
9. 中間水分食品の水分活性は 0.65 ～ 0.85 の間である．
10. 食塩や砂糖を加えると水分活性が上昇する．
11. 一般的に食品中の水分含量の測定には常圧加熱乾燥法が用いられる．
12. たんぱく質は多数のアミノ酸が鎖状に結合して一次構造を形成しているが，このアミノ酸同士の結合をグリコシド結合という．
13. 20 種のアミノ酸のうち，グルタミン酸やアスパラギン酸は必須アミノ酸である．
14. アミノ酸は側鎖の性質によって分類されるが，リシンとアルギニンは側鎖の脂肪族炭化水素の末端に酸性のカルボキシ基を有する酸性アミノ酸である．
15. 牛乳中に存在するカゼインは複合たんぱく質である．
16. たんぱく質は物理的作用や化学的作用により変性してその形や性質が変化するが，この変性ではたんぱく質を構成しているアミノ酸の配列順序は変化しない．
17. たんぱく質は両性化合物であり，たんぱく質の正電荷と負電荷が釣り合った状態の pH(等電点という)では溶解しやすくなる．
18. 米たんぱく質のアミノ酸スコアは，小麦たんぱく質よりも高い．
19. 大豆の主要たんぱく質はグリアジンとグルテニンであり，米の主要たんぱく質はグリシニンである．
20. 酵素はたんぱく質を主体とする生体触媒で，生体内で起こる種々の化学反応を促進する作用を有する代表的な機能たんぱく質であるが，酵素は化学反応の活性化エネルギーを低下させることで反応を促進する．
21. 酵素の反応速度は温度が高ければ高いほど速くなる．
22. でんぷんもセルロースもグルコースからできた多糖類であるが，セルロースは糖質ではなく食物繊維に分類される．
23. グルコースは，鎖式構造と環状構造($\alpha$型と$\beta$型)をとることができ，水溶液中ではこれら 3 種類の構造は互いに素早く変換している．
24. グルコース，ブドウ糖，血糖はいずれも同一の単糖に与えられた名称である．
25. でんぷんもグリコーゲンも，アミロースとアミロペクチンからなる混合物である．
26. ラクトースは哺乳類以外の脊椎動物にも存在する．
27. グルコース，マルトース，でんぷんはいずれも甘味を呈する．
28. 草食動物が草木を餌とすることができるのは，セルロース分解酵素をもっているからである．
29. 糖質に含まれるフルクトース，ガラクトースなどは，肝臓でグルコースに変換された後，グルコース代謝経路で処理される．
30. プロテオグリカン(ムコ多糖)とは，化学修飾を受けた誘導体化糖からできた分子である．
31. 糖類はすべて単糖類，または二糖類の形で吸収される．
32. 食物繊維はすべて植物由来である．
33. 水溶性食物繊維と不溶性食物繊維はともに便秘予防効果をもつ．
34. 食物繊維は，すべてが高分子ではなく，低分子性食物繊維も存在する．

35. 食物繊維はヒトの消化酵素による分解は受けないが，大腸内細菌により分解されるものはある.
36. イワシ油のヨウ素価は，オリーブ油のヨウ素価より小さい.
37. バターのブタン酸(酪酸)含量は，パルミチン酸含量より大きい.
38. イコサペンタエン酸(IPA)は，牛脂に含まれる.
39. ラードをエステル交換すると，脂肪酸組成が変化する.
40. ヘキサン酸はマーガリンよりバターに多い.
41. 空気中の酸素は不飽和脂肪酸から水素原子を引き抜く.
42. 油脂の自動酸化において一次酸化生成物であるアルデヒド類が分解されるとヒドロペルオキシドが生じる.
43. ラジカルを捕捉する抗酸化剤として鉄などの金属がある.
44. 脂質分子の二重結合にはさまれたメチレン基の水素原子が引き抜かれ，自動酸化が進行する.
45. 熱酸化ではヒドロペルオキシドが蓄積し，過酸化物価が上昇する.
46. 油脂の酸化が進行すると，酸化指標としてまずカルボニル価が上昇し，次に過酸化物価が上昇する.
47. 植物脂であるヤシ油のヨウ素価は，植物油である大豆油のヨウ素価より高い.
48. ケン化価から，油脂を構成する脂肪酸の平均分子量を計算することができる.
49. 酸価は，油脂中に増加したヒドロペルオキシドの量を示すものであり，油脂の酸敗の程度を示す.
50. 油脂中の不ケン化物やモノアシルグリセロールが増加すると，油脂の発煙点は上昇する.
51. リノール酸は$\alpha$-リノレン酸から合成されるので，必須脂肪酸ではない.
52. スフィンゴリン脂質の1つであるホスファチジルコリンは卵黄に多く含まれる.
53. ステロール類であるシトステロールなどの植物ステロールはコレステロールの生体への吸収を阻害するため血清コレステロール濃度低下にはたらく.
54. 生理活性脂質であるイコサノイドの前駆物質となるのはアラキドン酸のみであり，アラキドン酸からプロスタグランジンが生成する.
55. 中鎖脂肪酸は胆汁酸ミセルを形成し，長鎖脂肪酸と同様に脂肪組織に蓄積される.
56. ビタミンは，ヒトおよび動物が生きていくために体が正常な機能を維持するうえで必要な無機化合物や有機化合物の総称である.
57. 緑黄色野菜の$\beta$-カロテンは，中央開裂により2分子のレチノールが生成されるので$2\mu g = 1\mu g$RAEとみなされている.
58. きのこ類に含まれるビタミン$D_3$の活性型は7-DHCと呼ばれる.
59. ビタミンEは食用油脂の抗酸化剤の用途としても添加されている.
60. ビタミンKの摂取源としては納豆よりもチーズなどの乳製品のほうが優れている.
61. ビタミン$B_1$は熱や酸により分解しやすく，また水溶性であるため煮汁やゆで汁に溶出しやすい.
62. ビタミン$B_2$は光やアルカリで分解しやすいビタミンで，欠乏すると成長が停止する.
63. ナイアシンは必須アミノ酸の1つであるチロシンからの合成経路をもつ.
64. ビタミン$B_6$は赤身の肉，レバー，豆類に多く含まれ，脂質代謝にかかわる重要なビタミンである.
65. ビオチンは生卵を食べ過ぎると卵黄中のアビジンと結合して吸収が阻害されて欠乏を起こすことがある.
66. 葉酸やビタミン$B_{12}$が欠乏するとホモシステインが酸化されホモシスチンになり，心・血管系疾患のリスクが高まる.
67. 酸化型ビタミンCは食事から摂取してもビタミンCとしての効力をもたない.
68. ナトリウムは細胞内液に多く存在し，細胞内液の浸透圧維持や酸塩基平衡，糖の吸収，神経伝達機構などに関与する
69. ほうれんそうに含まれるシュウ酸により，カルシウムが可溶化され吸収率が高まる.
70. ラクトフェリンは，鉄結合性たんぱく質である.
71. アスコルビン酸の存在により，非ヘム鉄の吸収は阻害される.
72. 母乳には十分量の亜鉛が含まれているが，人工乳では少ないため，乳児用調製粉乳には亜鉛の添加が認められている.

# 3 食品の二次機能

## 学習到達目標

1. 色素成分の特徴と名称および含まれる代表的な食品について説明できる.
2. 呈味成分の特徴と名称および含まれる代表的な食品について説明できる.
3. 香気・におい成分の特徴と名称および含まれる代表的な食品について説明できる.
4. コロイド分散系の種類と特徴を理解できる.
5. さまざまな流体の流動特性と食品の関係性を説明できる.
6. 食品のテクスチャーの分類と測定方法を説明できる.
7. 官能評価の意義と方法について説明できる.

## A 食品の二次機能とは

生物が生命を維持するには栄養・食が必要であり，食にかかわる味覚，嗅覚，触覚は，本来食を安全に，効率良く得るために備わった生体機能であると考えられる．ヒトにおいては，単に生き残るための捕食を超え，食を通して快感を得るという脳のはたらきの高次化とともに，食品のおいしさを追求し，食文化として発展させてきた．そのような食品の色，味，香り，舌ざわりなど，嗜好性にかかわる機能が食品の二次機能である(☞ p.18，図 2-1)．

二次機能は，化学的因子(色素成分，呈味成分，香気・におい成分)と，物理的因子(テクスチャーなど)に分けられる．これらの因子が味覚，嗅覚，視覚，触覚，聴覚に作用することによって，われわれは鮮度や品質を見極め安全な食品を確保するとともに，おいしい，好き，あるいはまずい，嫌いなどの嗜好性の判断を行っている．

## B 色素成分

食品の色は香り，味覚，食感とともに食欲などの嗜好的機能に大きく影響を与える因子である．しかし，食品の色素成分は化学的に不安定なものも多く，常温で空気に触れ，光が当たる状態で放置しておくと時間とともに酸素，光，酵素などによって変化する．このため，食品の色は鮮度や品質の判定においても重要な指標になる．このほか，食品の色素成分の中にはプロビタミンAなど栄養的にも欠くことができない成分もある．

色素には**天然色素**と**合成着色料**がある．ここでは主に天然色素について述べる．食品に含まれる天然色素はその化学構造から，ポルフィリン系，カロテノイド系，フラボノイド系，その他に分類される．

# 1 ポルフィリン系色素

## ポルフィリン系色素にはクロロフィル色素とヘム色素がある

ポルフィリンは，4 個のピロール環*が結合して形成される環状構造の化合物の総称である．ポルフィリン系色素としては，マグネシウムイオンが配位した植物色素のクロロフィルや鉄イオンが配位した動物色素のヘム色素がある(**図 3-1**)．

＊**ピロール**　窒素原子(N)を1個含む五員環化合物である(**図 3-1**)．

### a クロロフィル色素

◉クロロフィル

**クロロフィル**は**葉緑素**ともいい，植物の緑色を呈する色素で，光合成に関与する重要な成分である．

クロロフィルにはクロロフィル a，クロロフィル b，クロロフィル c，クロロフィル d の 4 種が存在する．高等植物には青緑色のクロロフィル a，黄緑色のクロロフィル b の 2 種が見出されている．

a および b の構造はよく似ており，a は側鎖(R)がメチル基($-CH_3$)，b はアルデヒド基(−CHO)で置換されている．高等植物における a，b の含有量の比はおよそ 3：1 である．クロロフィルは植物細胞内ではたんぱく質と結合した形で葉緑体に存在している．クロロフィルは疎水性のフィトールを有するため，脂溶性である．

酸性下ではクロロフィルは不安定でポルフィリン環内のマグネシウムは容易に離脱し，水素イオンと置換する．このため，緑色のクロロフィルは黄褐

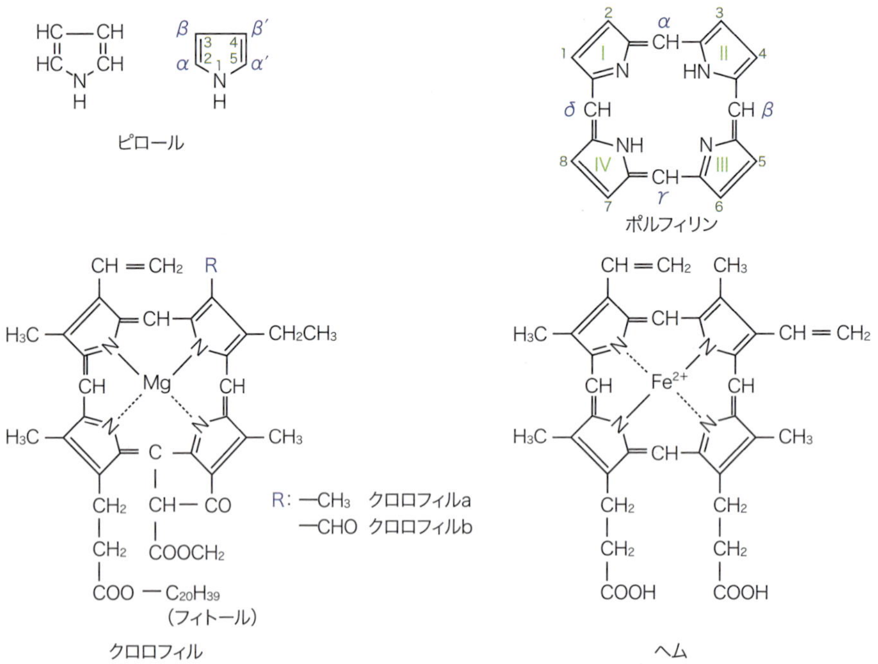


**図 3-1** ポルフィリン系色素の構造

色の**フェオフィチン**に変化し，退色する．また，この反応は加熱によっても促進され，緑色は消失する．新鮮な野菜を加熱したり，長時間放置しておくと色調が失われるのはこのことによる．

◉フェオフィチン

冷凍野菜では**ブランチング**(**湯通し**)処理を行うことで緑色の色調を保つことができる．ブランチングは野菜の冷凍に際して熱処理を行う操作である．ブランチングは貯蔵中にはたらく酵素を抑えることができ，野菜の劣化を防ぐことができる．

◉ブランチング

クロロフィルをアルカリ処理すると側鎖のフィトールが脱離する(クロロフィリン)．これに銅を作用させるとマグネシウムの代わりに銅が配位し，安定な色素である**銅クロロフィリン**ができる．銅クロロフィリンは水溶性で鮮緑色を呈し，光に対して安定であり，また銅は容易に離脱しないため安全な食品添加物として着色料として利用されている(**図 3-2**)．

クロロフィルからマグネシウムとフィトール基が外れたものを**フェオフォルバイド**と呼んでいる．フェオフォルバイドは光過敏症の原因となり，塩分濃度の高い環境下では生成が促進される．塩蔵菜漬ではフィトール基を切断するクロロフィラーゼと呼ばれる酵素のはたらきによってクロロフィルからフィトール基が離れる(クロロフィリド)．次いで発酵による pH の低下で酸性状態となり，マグネシウムが離脱して最終的にフェオフォルバイドが生成するといわれている．



## b ヘム色素

クロロフィルと類似しており，ポルフィリン環内の中央に鉄が配位している化合物を**ヘム**と呼んでいる(**図 3-1**)．代表的なものとしては肉類，魚類に含まれる筋肉の**ミオグロビン**，血液の**ヘモグロビン**がある．

◉ヘム
◉ミオグロビン
◉ヘモグロビン

色素成分ヘムは，そのキレートされている鉄の酸化状態によって二価鉄($Fe^{2+}$)のものをフェロヘム，三価鉄($Fe^{3+}$)のものをフェリヘムと呼んでいる．血液のヘモグロビンはフェロヘムであり，メトヘモグロビンはフェリヘムである．また，筋肉のミオグロビンもフェロヘムであり，メトミオグロビ

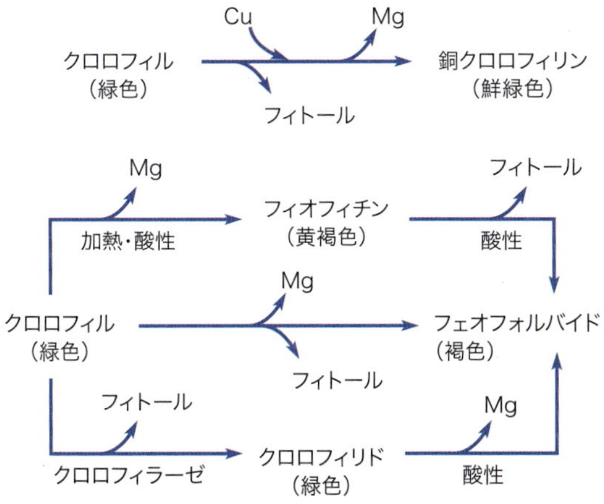


**図 3-2 クロロフィルの変化**

ンはフェリヘムである．

新鮮な肉は暗赤色を呈しているが，これはミオグロビンの色に基づいている．生肉を切って放置しておくとミオグロビンは空気中の酸素と結合し(酸素化)，オキシミオグロビンとなり，鮮赤色を呈するようになる．しかし，空気中に長く放置すると，次第にフェロヘム($Fe^{2+}$)からフェリヘム($Fe^{3+}$)へと鉄が酸化(メト化)され，ミオグロビンはメトミオグロビンに変化し，赤褐色を呈する．

また，肉を加熱調理するとたんぱく質は変性し，ヘムの鉄も酸化され，メトミオクロモーゲンとなり，灰褐色に変化する(☞ p.251，**図 8-4**)．

## 2 カロテノイド系色素

### カロテノイド系色素は主に植物性食品に存在する

**カロテノイド系色素**は黄～赤色を呈し，動植物界に広く分布する脂溶性の物質である．イソプレノイドの一種で，その多くは 8 個のイソプレンが重合した炭素数 40 の構造を有している．また，分子内には共役二重結合を数多く有している．

カロテノイドには炭素と水素のみから構成される**カロテン**類とヒドロキシ基(－OH)，カルボニル基(－C＝O)など酸素を有する**キサントフィル**類に大きく分類される．キサントフィル類はカロテンの酸化によって生じたものといわれている．

◉カロテン
◉キサントフィル

食品に含まれる主なカロテノイド系色素を**表 3-1** に示す．代表的なカロテンとしては$\alpha$-，$\beta$-，$\gamma$-カロテンやリコペン＊などがあり，キサントフィル類としては$\beta$-クリプトキサンチン，ルテイン，カプサンチン，アスタキサンチン，フコキサンチンなどがある．**$\alpha$-，$\beta$-，$\gamma$-カロテン**はかぼちゃ，にんじん，さつまいも，緑黄色野菜に多く含まれる．また，**リコペン**はトマト，かき(果実)，すいかに含まれる赤色色素である．柑橘類，かき(果実)，とうもろこし，かぼちゃなどの果実，野菜の黄橙色の成分は**$\beta$-クリプトキサンチン**，**ルテイン**であり，とうがらしの赤色成分は**カプサンチン**である．また，かに，えび，さけ，ますの赤色色素は**アスタキサンチン**であり，わかめなど褐藻類は，橙色の**フコキサンチン**を含む．かにやえびなどのアスタキサンチンはたんぱく質と結合した形で存在しているため青藍色を呈しているが，加熱処理を行うとアスタキサンチンはたんぱく質から分離するとともに酸化されてアスタシンとなり，鮮明な赤色を呈するようになる．

＊**リコペン**　赤色系トマトの赤い色素成分である．カロテノイドの一種で 1 kg のトマトには約 0.2 g のリコペンを含む．リコペンにはビタミンA効力はないが，抗酸化作用，とくに一重項酸素消去能が強いといわれている．

◉アスタキサンチン

卵黄などの黄色成分も$\beta$-クリプトキサンチン，ルテイン，ゼアキサンチンなどのキサントフィル類であるが，これは飼料から動物体内へ移行したものである．

カロテノイドの中で$\alpha$-，$\beta$-，$\gamma$-カロテンおよび$\beta$-クリプトキサンチンのように末端に$\beta$-ヨノン環をもつものはプロビタミン A として重要な成分であり，動物体内でレチノール(ビタミン A)に変換し，機能する．また，カ

**表 3-1　食品に含まれる代表的なカロテノイド**

| | 名　称 | 色 | 分子式 | 構造式 | 主な所在 |
|---|---|---|---|---|---|
| カロテン | α-カロテン | 黄橙色 | $C_{40}H_{56}$ | 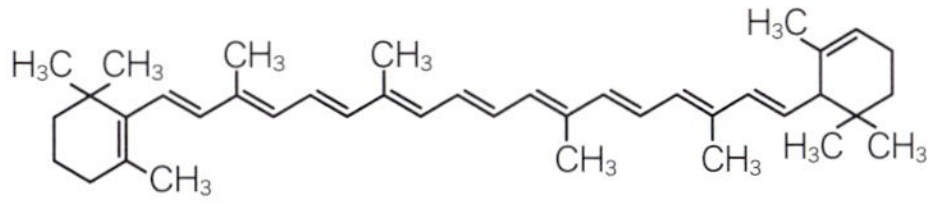 | にんじん，オレンジ |
| | β-カロテン | 黄橙色 | $C_{40}H_{56}$ | 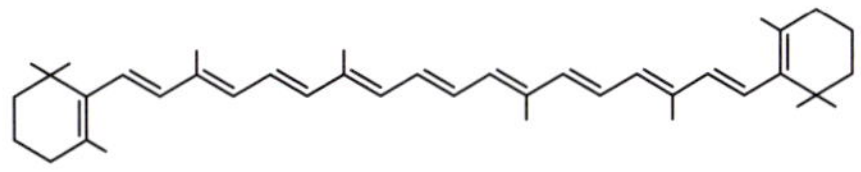 | にんじん，さつまいも，かぼちゃ，オレンジ，緑黄色野菜 |
| | γ-カロテン | 黄橙色 | $C_{40}H_{56}$ | 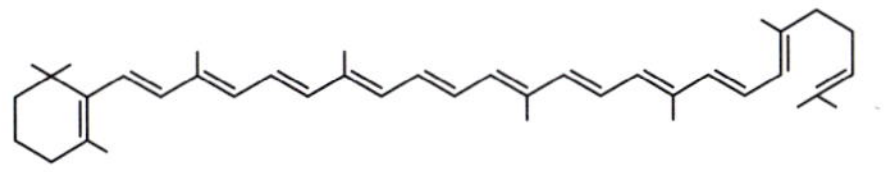 | あんず，さつまいも |
| | リコペン | 赤色 | $C_{40}H_{56}$ | 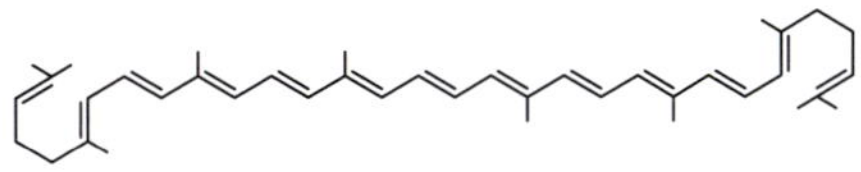 | トマト，すいか，かき |
| キサントフィル | β-クリプトキサンチン | 黄橙色 | $C_{40}H_{56}O$ | 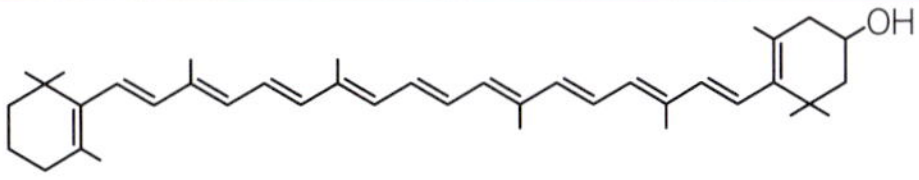 | かき，とうもろこし，オレンジ，みかん |
| | ルテイン | 黄橙色 | $C_{40}H_{56}O_2$ | 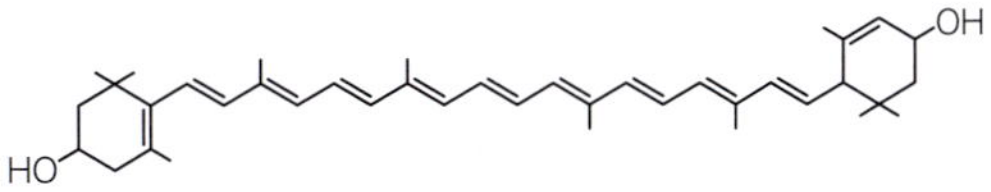 | オレンジ，かぼちゃ，卵黄，緑黄色野菜，とうもろこし |
| | カプサンチン | 赤色 | $C_{40}H_{56}O_3$ | 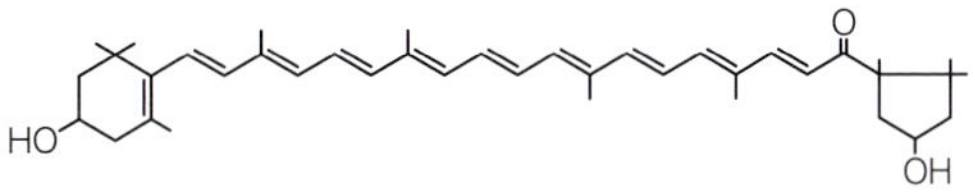 | とうがらし |
| | アスタキサンチン | 赤色 | $C_{40}H_{52}O_4$ | 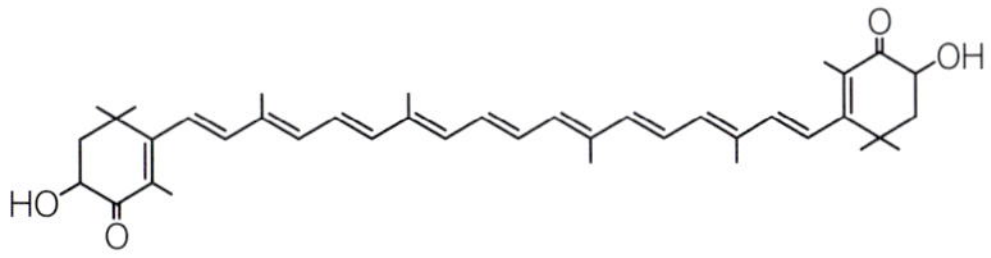 | かに，えび，さけ，ます，おきあみ |
| | ゼアキサンチン | 黄色 | $C_{40}H_{56}O_2$ | 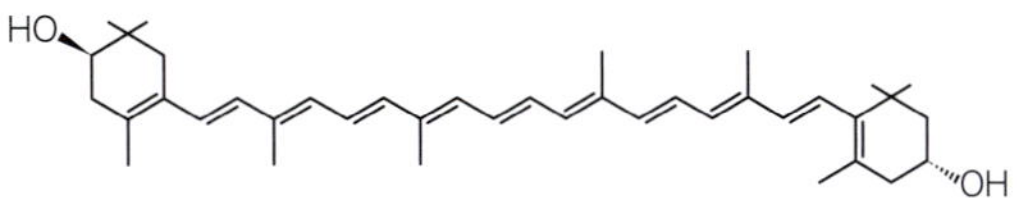 | 卵黄，緑黄色野菜 |
| | フコキサンチン | 橙色 | $C_{42}H_{58}O_6$ | 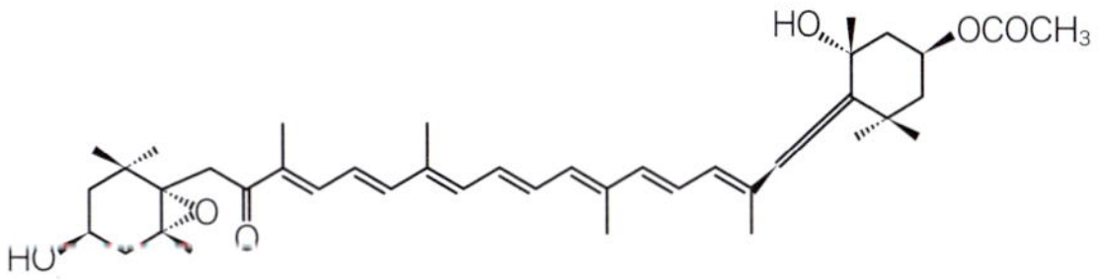 | わかめ，こんぶ |

ロテノイドは抗酸化作用などの機能をもっている．

カロテノイドは光に対して不安定な物質である．また，空気中の酸素や植物体内のリポキシゲナーゼによって酸化分解を受け，変色や退色をする．このため冷凍食品や乾燥食品の加工および貯蔵においては，空気の遮断を目的とした真空包装の利用や，加熱によってリポキシゲナーゼなどの酵素を失活させるブランチング処理などによって，カロテノイドの変化や退色を防いでいる．

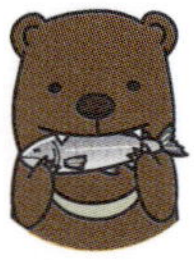

### コラム　さけはアスタキサンチンをつくる？

さけ，ますなどの魚類やえび，かになどの甲殻類はアスタキサンチンを多く含むが，つくることはできない．アスタキサンチンは微細藻類が生産し，プランクトンが食べ，さらにさけ，ます，えび，かにがプランクトンを食べて体内に取り込んだものである．100 g あたり，さけは 2.5 ～ 3.5 mg，くるまえびは 3 mg，さくらえびは 7 mg のアスタキサンチンが含まれているといわれている．

## ③ フラボノイド系色素

### フラボノイド系色素は主に植物性食品に存在する

**フラボノイド**は $C_6$-$C_3$-$C_6$ の炭素骨格をもった水溶性の物質で，その多くは配糖体* としてほとんどの植物に存在する．

フラボノイドはフラバンを基本型とし，狭義にはフラバノン，フラボン，フラバノノール，フラボノール，イソフラボンの骨格をもつものを指す(**図 3-3**)．広義にはアントシアニジン骨格をもつもの(アントシアニン)をいう．

◉フラボノイド

＊配糖体　糖と糖以外の成分(アグリコン)が結合した有機化合物のことである．

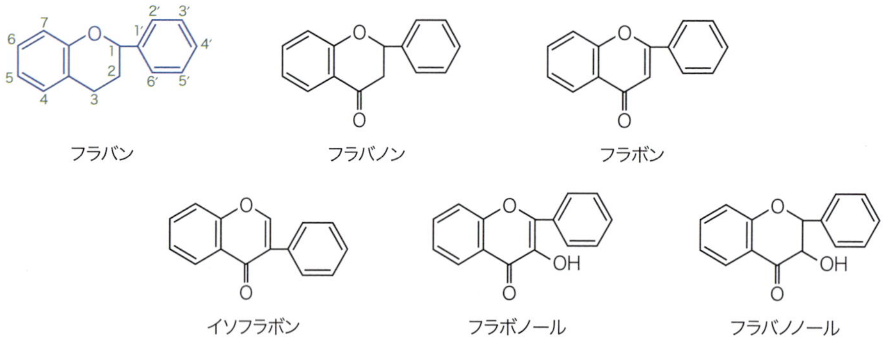


**図 3-3　フラボノイド系色素の基本骨格**

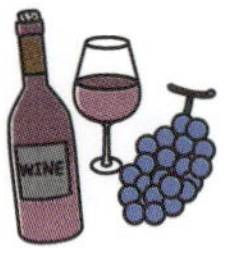


### コラム　赤ワインと白ワイン

ワインは主に赤ワイン，白ワイン，ロゼに分けられ，ワインの主成分は水，エタノール，酒石酸やリンゴ酸などの各種有機酸，糖，アミノ酸などである．白ワインの味は酸味・甘味で，赤ワインではこのほかに渋味が加わる．また，赤ワインはぶどう果実を破砕した後に果皮，果肉や種が混ざったままの果汁を発酵槽に入れるのに対し，白ワインは果実を破砕し果皮を取り残して製造する．このため，赤ワイン中にはフラボノイド，アントシアニン，カテキン，タンニンなど多種類のポリフェノールが含まれることになる．赤ワインには強い抗酸化作用をもつポリフェノール(とくにレスベラトロール resveratrol)が含まれており，抗動脈硬化作用があるといわれている．

表 3-2 食品に含まれる代表的なフラボノイド

| 基本骨格 | 配糖体 | アグリコン | 色 | 所 在 |
|---|---|---|---|---|
| フラバノン | ナリンギン<br>ヘスペリジン | ナリンゲニン<br>ヘスペレチン | 無色<br>無色 | 柑橘類の果皮<br>柑橘類の果皮 |
| フラボン | アペイン | アペゲニン | 無色 | セロリ，パセリ |
| フラボノール | ルチン | ケルセチン | 無色 | そば，アスパラガス，なす，たまねぎ，柑橘類の果皮 |
| イソフラボン | ダイジン | ダイゼイン | 無色 | 大豆 |

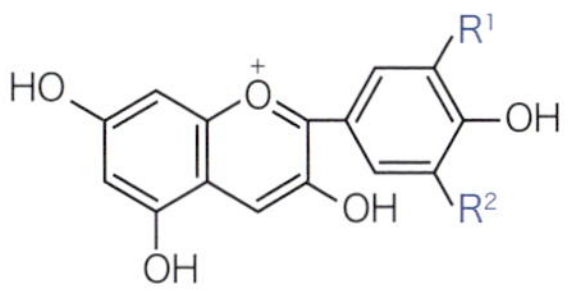


$R^1$=−H,　$R^2$=−H　：ペラルゴニジン
$R^1$=−H,　$R^2$=−OH：シアニジン
$R^1$=−OH, $R^2$=−OH：デルフィニジン

図 3-4 アントシアニジンの基本骨格

### a 狭義のフラボノイド

フラボノイドは酸性で無色～白色もしくは淡黄色であり，アルカリ性になると黄色に変化する(**表 3-2**)．フラボノイドはアルミニウム，鉄，スズなどの金属とキレートを形成し，変色することがある．また，フラボノイドは好ましくない現象を起こすことがあり，**ヘスペリジン**は結晶しやすい物質であることからみかん缶詰の白濁の原因になる．なお，柑橘類に含まれる**ナリンギン**は苦味成分でもある．

◉ナリンギン

一般にフラボノイドは抗酸化能が強く，抗動脈硬化作用があるといわれている．ダイジン，**ダイゼイン**は大豆に含まれる色素で，エストロゲン様作用があることが知られている．また，そば，アスパラガスに含まれる**ルチン**は毛細血管を強化する作用や高血圧予防の効果があるといわれている．

### b アントシアン系色素

果実や花などから抽出される赤，青，紫色を呈する水溶性の物質で，アントシアニジン(アグリコン)とその配糖体であるアントシアニンを総称して**アントシアン**と呼んでいる．一般に pH によって色調は変化し，酸性では橙～赤色，アルカリ性では青～緑色を呈する．アントシアニンはアントシアニジンの基本構造からペラルゴニジン系，シアニジン系，デルフィニジン系の 3 つに大別される(**図 3-4**)．ペラルゴニジン系の代表的なものにはざくろに含まれる**ペラルゴニン**やいちごに含まれる**カリステフィン**などがある．シアニジン系には赤じそに含まれる**シソニン**(シアニン)，デルフィニジン系にはなすに含まれる**ナスニン**がある(**表 3-3**)．

◉アントシアン

アントシアニンはフェノール性ヒドロキシ基を有することからアルミニウムや鉄などの金属とキレートを形成し，安定な色を保つ．なすの漬け物に鉄くぎやミョウバンを加えると鮮明な青色を呈するのはこの性質を利用した例である．また，アントシアニンは血管保護作用をもつといわれている．

**表 3-3　食品に含まれる代表的なアントシアン**

| アントシアニン（配糖体） | アントシアニジン（アグリコン） | 色 | 所　在 |
|---|---|---|---|
| ペラルゴニン | ペラルゴニジン | 赤 | ざくろ，れいし(果皮) |
| カリステフィン | | 赤 | いちご，赤ラズベリー |
| クリサンテミン | シアニジン | 赤 | すもも，黒豆，あずき，ブルーベリー |
| シソニン(シアニン) | | 赤 | 赤しそ，赤かぶ，赤キャベツ |
| ケラシアニン | | 赤 | さくらんぼ |
| イデイン | | 赤 | りんご |
| ナスニン | デルフィニジン | 紫 | なす |

## コラム　アントシアニンと動脈硬化

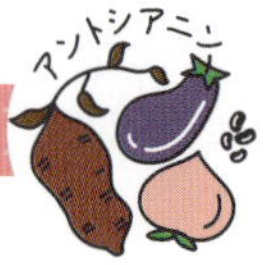


アントシアニンは活性酸素を減少させる作用，すなわち抗酸化作用をもつといわれている．このため，アントシアニンの摂取は活性酸素を原因とした動脈硬化，がんの予防などに効果があると考えられている．アントシアニンを含む食品としては，なす，もも，黒豆，小豆，さつまいもなどがある．アントシアニンは水に溶けやすいため，油で揚げたり，炒めたりすると効率良く摂取できる．

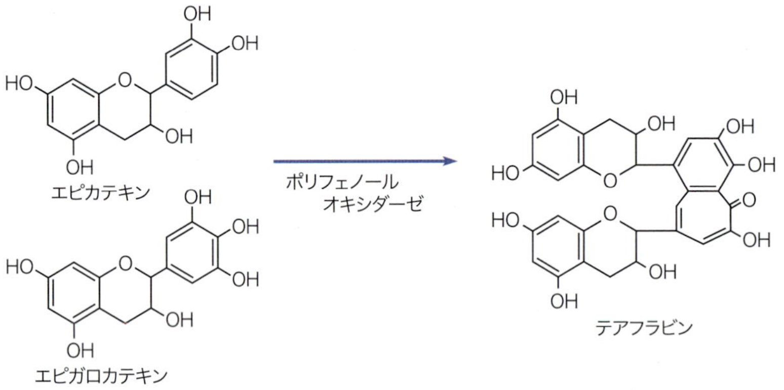


**図 3-5　テアフラビンの構造**

## C　カテキン

**カテキン**は広義のフラボノイドであり，フラバノール(3-ヒドロキシフラバン)のポリヒドロキシ誘導体の総称であるが，一般には 3，5，7，3′，4′位にヒドロキシ基が結合したペンタヒドロキシフラバンおよびその誘導体をいう．天然には数十種類のカテキンが存在しているが，茶には主にカテキン，ガロカテキン，それらのジアステレオマーであるエピカテキン，エピガロカテキンおよびそれらの没食子酸エステル(エピカテキンガレート，エピガロカテキンガレート)が存在している．これらカテキン類は紅茶を製造する際，ポリフェノールオキシダーゼによって赤褐色のテアフラビンや褐色のテアルビジンに変化し，紅茶特有の赤い水色(すいしょく)(紅茶をいれたときの水の色)を呈する(図 3-5)．

◉カテキン

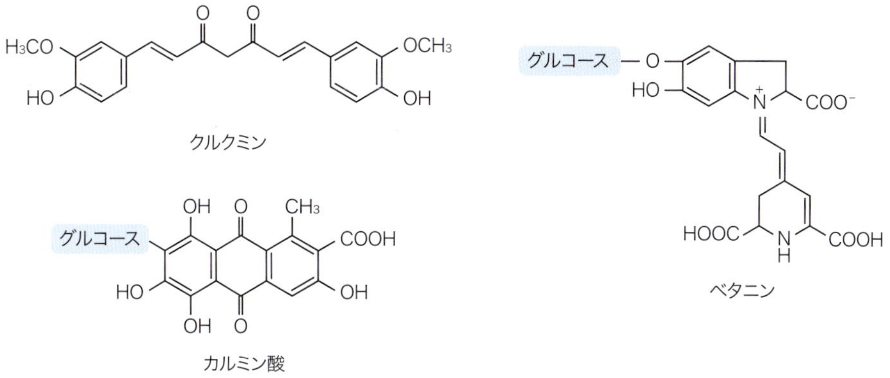


**図 3-6** クルクミン，ベタニン，カルミン酸の構造

## 4 その他の色素

**天然色素の中には着色料として用いられるものがある**

### a クルクミン

**クルクミン**は調味料としてよく利用されるウコン（ターメリック）の脂溶性の黄色色素で，古くから天然着色料として用いられてきた（**図 3-6**）．クルクミンはフェノール性化合物であることから抗酸化作用をもつ．また，抗炎症作用，肝臓保護作用や胆汁分泌促進作用があり，肝機能改善作用を示すと考えられている．

◉クルクミン

### b ベタニン

**ベタニン**（ビートレッド）はアカザ科の赤ビートの根に含まれる水溶性の赤色色素である．pH による変化は受けにくいが熱に対して不安定な物質であるため，長時間の加熱を伴う着色には不適である（**図 3-6**）．

### c キノン系色素

キノン系色素の1つであるラック色素は，ラックカイガラムシから抽出される赤色の天然色素であり，その主成分は**ラッカイン酸**である．コチニール色素はサボテンに寄生するエンジ虫の虫体から抽出される赤色色素で，その主成分は**カルミン酸**である．これらの色素は，光や熱に対して安定であり，飲料や菓子などの着色に用いられる（**図 3-6**）．

# C 呈味成分

味覚は舌の表面の味細胞を通して伝えられる感覚である．その味覚には基本五味として，甘味，酸味，塩味，苦味，うま味がある．基本味はある濃度で感じとることができ，味を感じる最低濃度を**閾値**という．

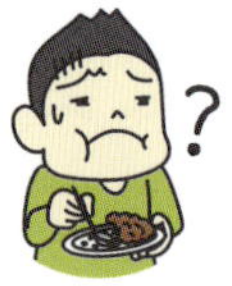

### コラム　味覚障害

味覚障害では食べ物の味がわからなくなる．味覚障害は高齢者や若者で増加している．その原因に食生活の乱れが指摘されており，亜鉛不足により味蕾の数が減少し，味覚が鈍くなり高血圧や糖尿病などの生活習慣病を引き起こすことが考えられる．亜鉛は味蕾細胞を再生させることから，かき，かになどの魚介類，ぶた，うし，鶏卵などの動物性食品，海藻類など亜鉛を多く含む食品を積極的に摂取することが必要である．

## 1 甘味成分

甘味成分は天然甘味料と人工甘味料に大別される．天然甘味料は単糖類，二糖類などの糖類，糖アルコール，配糖体などに分類することができ，人工甘味料は芳香族化合物，合成ペプチドなどに分類することができる(☞ p.286，第 9 章 B)．

## 2 酸味成分

### 酸味は主に水素イオンが関与する

酸味成分には食酢の酢酸，発酵食品の酸味，柑橘類のクエン酸，酒石酸，リンゴ酸などの有機酸があり，それぞれ特有の酸味を呈する．これは有機酸の水素イオン($H^+$)の解離度の違いにより生じる．また，陰イオンによっても酸味の質に違いが生じる．

また，有機酸以外の酸味成分には無機酸としてリン酸などがあり，清涼飲料水などに含まれている．水素イオン濃度が等しい溶液においては有機酸より，無機酸のほうが酸味は強い．

酸味に甘味成分や塩水を加えると酸味がやわらぐが，このような現象を味の**抑制効果**または**相殺効果**と呼んでいる．酸味の強い酢やレモンなどにスクロースを加えると酸味が弱くなるのはこの効果による．

## 3 塩（鹹）味成分

### 塩味は主にナトリウムが関与する

一般に食塩(塩化ナトリウム)によって代表される味覚であり，ほかには塩化カリウム，塩化アンモニウムなどの無機塩やリンゴ酸ナトリウム，グルコン酸ナトリウムなどの有機塩も塩味を呈する．

塩味の質とその強さはアルカリ金属(ナトリウム，カリウムなど)の陽イオンと陰イオンの両方とも関与しているが，食塩にまさる質の塩味をもった物質は存在しない．

甘味成分に食塩を少量加えると甘味を強く感じるが，この現象を味の**対比効果**と呼んでいる．しるこやぜんざいに少量の食塩を加えたり，すいかに食塩をふると甘味を強く感じるのはこの現象に基づいている．

## 4 苦味成分

### 苦味成分には好まれない成分と適度に好まれる成分がある

苦味は闘値がもっとも低い味覚であり，酢酸キニーネ，硫酸キニーネや植物成分のアルカロイド，配糖体や疎水性ペプチドなどがある．

緑茶，紅茶，コーヒーに含まれる苦味は**カフェイン**で，ココアやチョコレートの代表的な苦味は**テオブロミン**によるものである．また，**テオフィリン**は茶葉の苦味成分である．

◉カフェイン
◉テオブロミン

きゅうり，にがうりなどに含まれる苦味は**ククルビタシン**というトリテルペンである．グレープフルーツの苦味成分はフラバノン系配糖体の**ナリンギン**による．また，柑橘類の苦味成分にはトリテルペンの**リモニン**がある．果汁などの加熱工程ではリモニンが生成し，苦味が増す原因となる．**イソフムロン**はホップに含まれるフムロンが異性化した成分であり，ビールの苦味の成分である(**図 3-7**)．

◉ナリンギン

バリン，ロイシン，メチオニン，トリプトファン，フェニルアラニンのような疎水性アミノ酸や，塩基性アミノ酸のリシン，アルギニン，ヒスチジンは苦味を呈する．また，たんぱく質の加水分解物の多くのペプチドも苦味を呈するが，これは加水分解物中に存在する疎水性オリゴペプチドによる．

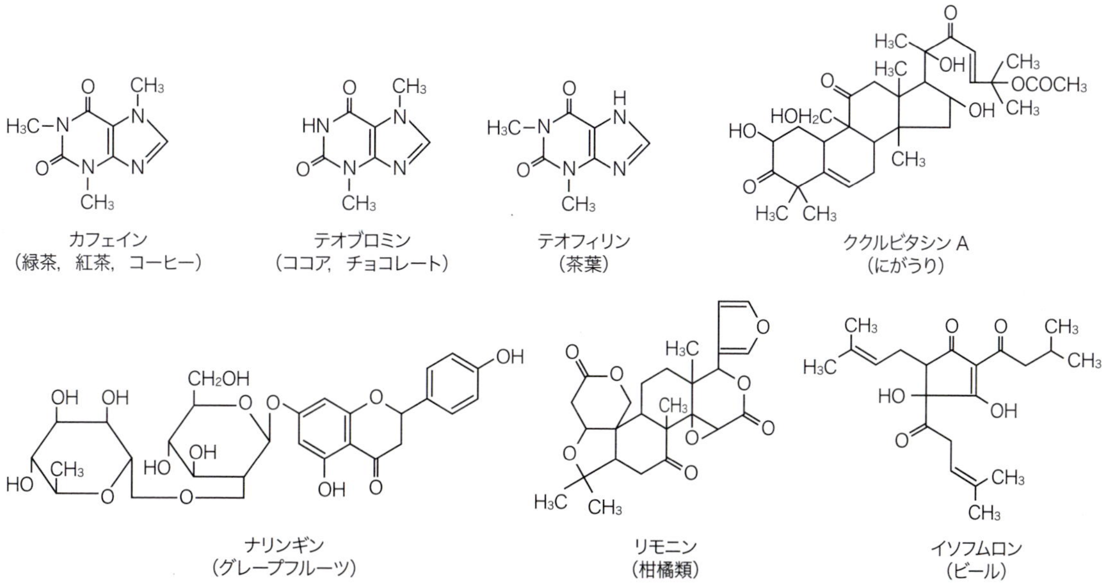


**図 3-7 代表的な苦味成分の構造**

## コラム　うま味

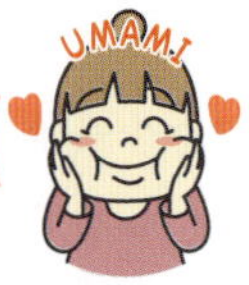


わが国では食べ物の表現として「おいしい」と「うまい」とが同じものとして使用されているが，おいしさは味やにおい，食感，またそのときの雰囲気や健康状態などさまざまな要因によって感じるものである．一方，うま味(UMAMI)はわが国で発見された味覚で，基本味の1つであり，科学的学術用語として国際的に公式使用されている．また，うま味をもつ物質にはアミノ酸系，核酸系などおよそ30種類の物質が知られている．

# 5 うま味成分

### うま味には主にアミノ酸系と核酸系の成分が関与する

うま味成分はアミノ酸系と核酸系の2つに大別される．

アミノ酸系のうま味成分の代表としてはこんぶに含まれるうま味成分である **L-グルタミン酸ナトリウム**がある．また，緑茶のうま味成分はグルタミン酸エチルアミドの**テアニン**で，緑茶の中でも玉露や抹茶に多く含まれる．

◉グルタミン酸ナトリウム

核酸系のうま味成分は魚類や肉類に多く，かつお節や煮干しには濃縮された **5′-イノシン酸**(IMP)が含まれ，しいたけ，まつたけには **5′-グアニル酸**(GMP)が含まれている(**図3-8**)．5′-イノシン酸あるいは5′-グアニル酸はグルタミン酸との共存で**相乗効果**がみられ，それぞれ単独のうま味より強いうま味を呈することが知られている．

◉イノシン酸
◉グアニル酸

そのほか，あさりやはまぐりなどの貝類に含まれる**コハク酸**，**コハク酸ナトリウム**もうま味を呈し，日本酒のうま味にも関与している．また，**ベタイン**はアミノ酸由来のうま味成分でたこ，えび，貝類のうま味に関与している．

◉コハク酸

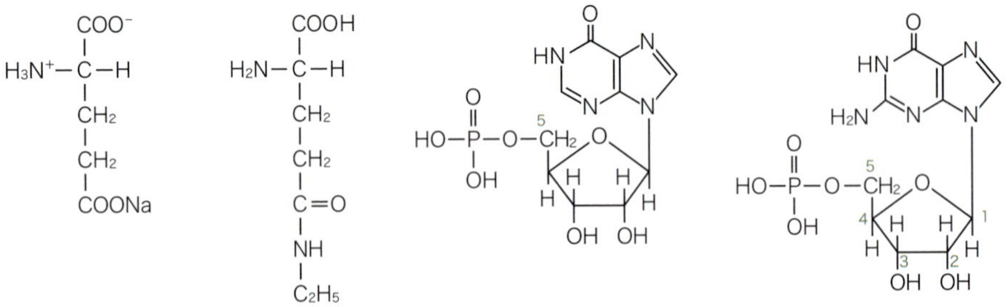

グルタミン酸ナトリウム（こんぶ）　テアニン（緑茶）　5′-イノシン酸（かつお節，煮干し）　5′-グアニル酸（しいたけ）

**図3-8 代表的なうま味成分の構造**

## 6 辛味成分

### 辛味成分は舌や口腔を刺激するほかにさまざまな効果がある

辛味成分はある種の植物の葉，根，茎，種子から得られる．辛味成分は健胃効果があり，そのほかには食物の風味の向上などに利用されている．また，辛味成分の中には強い抗菌効果，防カビ効果や抗酸化効果をもつものがある．

辛味成分はその構造より酸アミド類，バニリルケトン類，イソチオシアネート類，スルフィド類などに分類される(**図 3-9**)．

◉カプサイシン

酸アミド類の辛味成分にはとうがらしの**カプサイシン**，こしょうの**ピペリン**やチャビシン，さんしょうの**サンショオール**などがある．とうがらしの辛味成分のカプサイシンは副腎髄質を刺激し，アドレナリンを放出することで脂質代謝を亢進させることが知られている．また，ピペリンとチャビシンは立体異性体であり，食品の防腐性や食欲増進，健胃などの効果がある．

バニリルケトン類にはしょうがの**ジンゲロン**，**ショウガオール**がある．

◉アリルイソチオシアネート

イソチオシアネート類には**アリルイソチオシアネート**や *p*-ヒドロキシベンジルイソチオシアネートがあり，わさび，からしやだいこんに含まれる．

◉シニグリン

◉ミロシナーゼ

わさび，からしやだいこんに含まれる**シニグリン**と呼ばれる配糖体は，すりつぶしたときに共存する**ミロシナーゼ**という加水分解酵素の作用により分解され，**アリルイソチオシアネート**が生成し，辛味が生じる．また，*p*-ヒドロキシベンジルイソチオシアネートも同様に白からし中のシナルビンがミロシナーゼによって生じたもので，辛味を呈する．

スルフィド類(硫黄化合物)には**ジメチルスルフィド**，**ジアリルスルフィド**や**ジアリルジスルフィド**などの硫化アリルがあり，たまねぎ，ねぎ，にんにくの辛味成分である．ジアリルジスルフィドは加熱によってジプロピルジス

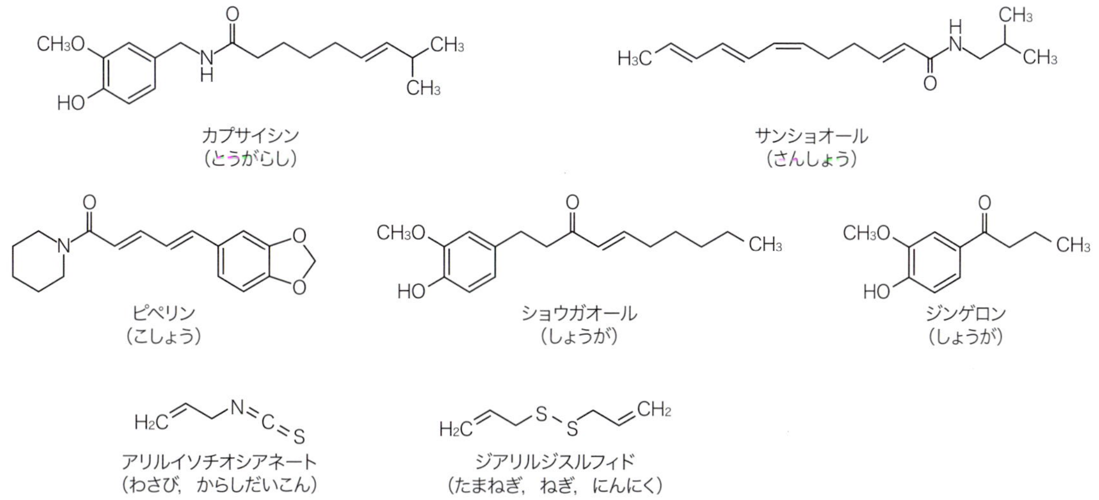


**図 3-9** 食品に含まれる代表的な辛味成分の構造

ルフィドに変化し(**図 3-9**)，甘味を呈するようになる．また，ジアリルジスルフィドはノルアドレナリンの分泌を高め，脂質代謝を促進することが知られている．

## 7 渋味成分

**渋味は舌の収斂性によって生じる味覚である**

渋味は，舌の粘膜が収縮することによって生じる感覚である．主な渋味成分には**タンニン**，**カテキン**などがある．渋柿の渋味成分は可溶性タンニンのシブオールであり，渋味を呈する．渋柿は干すことによってシブオールが重合し，難溶性の物質になるため，渋味を感じなくなる．また，茶の渋味成分はエピカテキン，エピガロカテキンなどのカテキン類であり，ほかにはコーヒーの**クロロゲン酸**，くりのエグラ酸などがある．

◉タンニン
◉カテキン

◉クロロゲン酸

## 8 えぐ味成分

**えぐ味は苦味と渋味が混合した好まれない味覚である**

苦味と渋味を中心とした好まれない感覚である．たけのこ，さといも，わらび，ほうれんそうなどに含まれる**ホモゲンチジン酸**とその配糖体，**シュウ酸**，タンニン類，アルカロイドなどがある．ゆでるとあくとして取り除くことができる．

# D 香気・におい成分

食品の香気成分には多くの物質があり，食品にはこれらの物質が混ざり合った状態で存在し，それぞれの食品に特有の香りを示している．食品の香りはおいしさと深く関与していることから食生活において大きな位置を占めている．香気成分は官能基によって，アルコール類，エステル類，アルデヒド・ケトン類，含硫化合物，含窒素化合物などに分類することができる．香気成分は低分子で，揮発性の性質をもつことが特徴的である．

## 1 植物性香気・におい成分

**植物性香気・におい成分は低分子で，主に野菜，果実などに含まれる**

### a アルコール類

野菜に含まれる香気成分は $C_5$ ～ $C_{10}$ のアルコールで，その香りは切るなど野菜の組織を破壊させたときに生じることが多い．

代表的なアルコール類には野菜の香気成分である青葉アルコールと呼ばれ

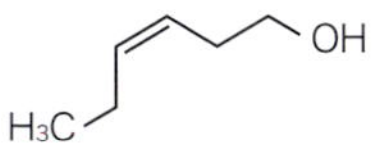


(Z)-3-ヘキセノール
(野菜など)

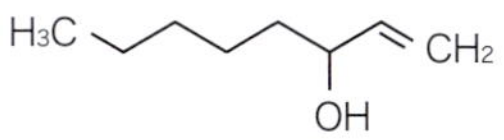


1-オクテン-3-オール
(まつたけ)

**図 3-10 代表的な香気成分(アルコール類)の構造**

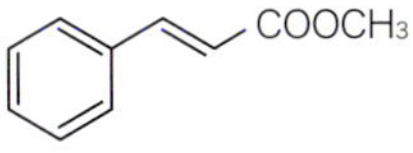


桂皮酸メチル
(まつたけ)

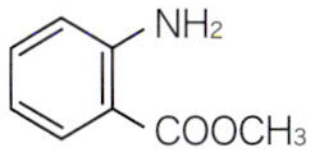


アントラニル酸メチル
(ぶどう)

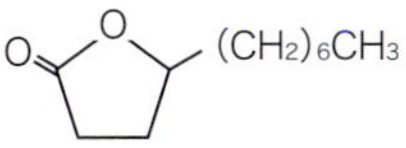


γ-ウンデカラクトン
(もも)

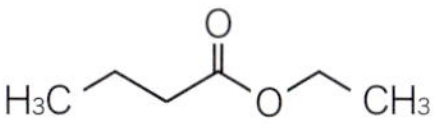


酪酸エチル
(パインアップル)

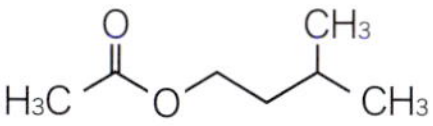


酢酸イソアミル
(バナナ)

**図 3-11 代表的な香気成分(エステル類)の構造**

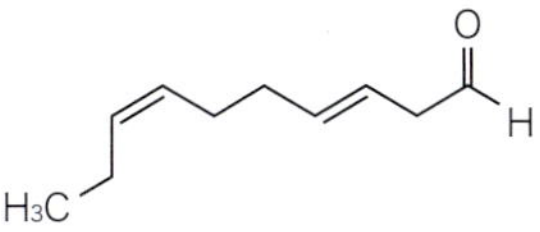


(E, Z)-2, 6-ノナジエナール
(きゅうり)

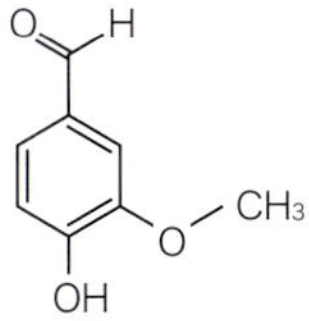


バニリン
(バニラ)

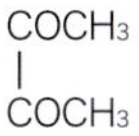


ジアセチル
(バター)

**図 3-12 代表的な香気成分(アルデヒド類・ケトン類)の構造**

る**(Z)-3-ヘキセノール**, まつたけの香気成分でマツタケオールと呼ばれる**1-オクテン-3-オール**などがある(図 3-10).

### b エステル類

果実の香気成分はエステルによるものが多く, 特徴的な強い香りを示す. また, 果実の熟度と密接な関係がある. 果実の香気成分はその熟度に伴い, 低分子の有機酸とアルコールが酵素的にエステル反応をし, 特有の香りを示すようになる.

代表的なエステル類の香気成分としてはまつたけの**桂皮酸メチル**がある. そのほかのエステル類の香気成分としてはぶどうの**アントラニル酸メチル**, バナナの**酢酸イソアミル**, ももの**γ-ウンデカラクトン**, パインアップルの**酪酸エチル**などがある(図 3-11).

### c アルデヒド類, ケトン類

アルデヒド類は主に不飽和脂肪酸にリポキシゲナーゼなどの酵素が作用して生成する. また, 自動酸化などによっても生じる. ペンタナールおよびヘキサナールは植物油の酸化によって生じる香気成分である. そのほか, アルデヒド類にはきゅうりの**(E, Z)-2, 6-ノナジエナール**, バニラの**バニリン**などがあり, ケトン類としてはバターの**ジアセチル**などがあげられる(図 3-12).

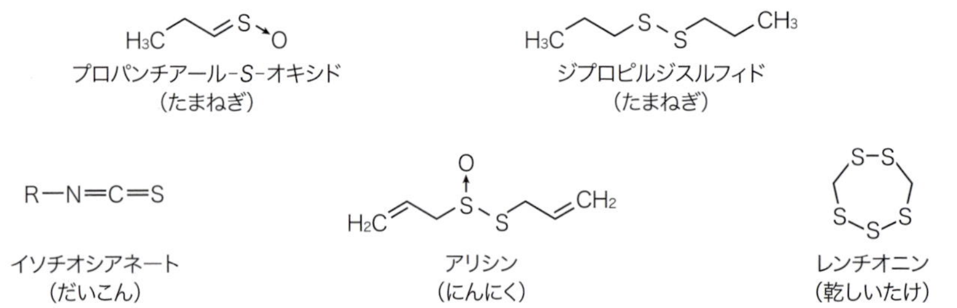


**図 3-13** 代表的な香気成分（含硫化合物）の構造

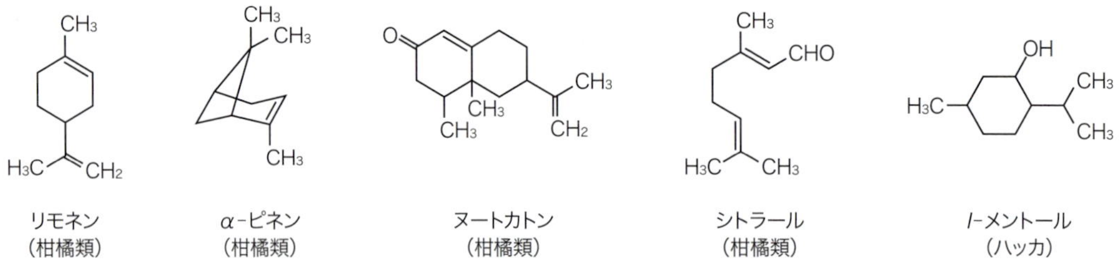


**図 3-14** 代表的な香気成分（テルペン類）の構造

### d 含硫化合物

ねぎ，たまねぎ，にんにく，にらなどのネギ科植物中には硫黄(S)を含む化合物が香気成分として存在している．含硫化合物は酵素の作用によって揮発的に発生する．代表的な含硫化合物の香気成分には，たまねぎのプロパンチアール-*S*-オキシド，ジプロピルジスルフィド，だいこんのイソチオシアネートやにんにくの**アリシン**などがある．また，乾しいたけ独特の香気成分は**レンチオニン**であり，1 分子内に硫黄原子を 5 個有する(**図 3-13**)．

◉レンチオニン

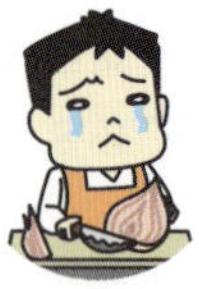

**コラム たまねぎと涙**

たまねぎはユリ科ネギ属の植物である．たまねぎを切るとアリイナーゼによってスルフェン酸が生じ，さらに反応が進んでチオプロパナール-*S*-オキシドが生成する．これが揮発性の物質で涙の出る原因である．

### e テルペン類

グレープフルーツ，レモン，オレンジなどの柑橘系の独特の香気成分は**リモネン**，**ピネン**，**ヌートカトン**，**シトラール**やハッカの**メントール**などのテルペン類がある(**図 3-14**)．

◉リモネン

## 2 動物性香気・におい成分

**動物性香気成分はアミノ酸の分解によって生じるものが多い**

### a 含窒素化合物

一般に魚類の鮮度が低下すると異臭を生じるが，これらの原因はたんぱく質やアミノ酸の分解によって生じる窒素化合物による．

海産魚ではその死後，時間の経過に伴い，細菌によりトリメチルアミンオキシドから**トリメチルアミン**に還元し，生臭さを生じる．また，淡水魚ではアミノ酸のリシンから生じる**ピペリジン**が生臭さの原因である．

◉トリメチルアミン

## 3 その他の香気・におい成分

**調理，加工によって香気成分は生成する**

### a 加熱香気

食品に含まれるアミノ酸，ペプチド，たんぱく質，アミン類などのアミノ化合物と糖類，ケトン・アルデヒドをもつ脂質酸化物などのカルボニル化合物が加熱によってアミノ-カルボニル反応を起こし，褐変が生じるとともに香ばしい香気成分**ピラジン**が生成する．ピラジンは魚を焼いたときやコーヒー豆やココアの香気成分(加熱香気成分)である．

# E 食品の物性

感覚的に「口当たり」「歯ごたえ」「舌触り」などと呼んでいる物理的性質(食感)のことを**物性**(**テクスチャー**)という．食品の多くは高分子化合物が分散している系で成り立っており，物性を理解するためにはコロイド分散系の特性を理解しておく必要がある．

◉テクスチャー

## 1 コロイド

**食品にはさまざまな種類のコロイド分散系が存在する**

### a コロイドとは

直径がおおよそ 1 ～ 100 nm の大きさの粒子が分散している状態をコロイド分散系あるいは**コロイド**と呼んでいる．このとき，分散している粒子を**分散相**，分散させている溶媒を**分散媒**という．

分散相と分散媒の組み合わせで，食品にはさまざまな種類のコロイドが存在する(**表 3-4**)．そのうち，分散相と分散媒がともに液体のコロイド溶液を**エマルション**(**乳濁液**)，分散媒が液体で分散相が固体のコロイドを**サスペンション**(**懸濁液**)という．

◉コロイド
◉エマルション
◉サスペンション

**表 3-4　食品コロイド系の分類**

| 分散媒 | 分散相 | 分散系 | 食品例 |
|---|---|---|---|
| 気体 | 液体 | エアロゾル | 香りづけのためのスモーク |
| | 固体 | 粉末 | 小麦粉，砂糖，インスタントコーヒー |
| 液体 | 気体 | 泡 | ホイップクリーム，ビールの泡，ソフトクリーム |
| | 液体 | エマルション | 牛乳，バター，マヨネーズ，生クリーム |
| | 固体 | サスペンション | みそ汁，ポタージュスープ，ジュース |
| | | ゾル | ソース，豆乳，ポタージュスープ |
| | | ゲル | 豆腐，ようかん，ゼリー，こんにゃく |
| 固体 | 気体 | 固体泡 | パン，スポンジケーキ，卵ボーロ，クッキー |
| | 液体 | 固体ゲル | 吸水膨潤した凍り豆腐や糸寒天，果肉 |

## b　コロイド分散系

水を分散媒とするコロイドで，たんぱく質など巨大な粒子が分散しているコロイドを**分子コロイド**といい，低分子の物質が集合して，**ミセル**(**集合体**)を形成して分散しているコロイドを**会合コロイド**という．水を分散媒とするコロイド分散系には**疎水コロイド**と**親水コロイド**がある．

疎水コロイドは荷電しているコロイド粒子が静電的反発により水中に分散しているコロイドで，その多くは無機質である．一方，親水コロイドはコロイド粒子の表面に親水基(-OH，-COOH，$-NH_2$ などの官能基)を有し，水和によって分散している．分子コロイドや会合コロイドは親水コロイドである場合が多い．

疎水コロイドに少量の電解質を加えると荷電が中和されてコロイド粒子が沈殿する現象を**凝析**という．一方，親水コロイドは多量の電解質を加えると沈殿する．この現象を**塩析**という．疎水コロイドに親水コロイドが共存するとより安定な**保護コロイド**ができる．

## c　コロイドの性質

コロイドの性質として，半透性，チンダル現象，ブラウン運動がある．**半透性**とはセロファン膜のような半透膜を通過することができない性質で，細胞膜も半透性を有している．この性質を利用して高分子化合物などを分離する操作を**透析**という．**チンダル現象**とはコロイドに光を当てると，光路が白くみえる現象をいう．コロイド粒子は光の波長よりも大きいため，光がコロイド粒子に当たり散乱するためである．**ブラウン運動**とはコロイド粒子を顕微鏡でみるとランダムに運動してみえる現象をいう．この現象は振動している水分子とコロイド粒子の衝突により生じる．また，コロイド粒子が帯電している性質を利用して，直流電圧をかけることによりコロイド粒子を移動または分離することを**電気泳動**という．DNA やたんぱく質を分離する手法として用いられる．

## d　エマルション

水と油の場合，両者は混ざり合わないが，乳化剤が加わると混ざり合い安

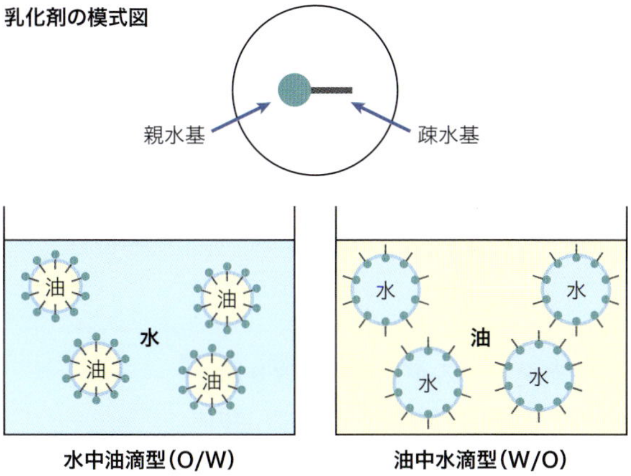


図 3-15 乳化とエマルションの種類



定なエマルション(**乳化作用**)となる．マヨネーズは食酢と油が卵黄レシチンのはたらきで**ミセル**を形成し，安定なエマルションとなっている(図 3-15)．

卵黄レシチンはリン脂質で，せっけんと同様に分子内に親水基と疎水基を併せもつ両親媒性の性質を有する．このような性質をもつ物質を**界面活性剤**といい，そのうち乳化に利用される物質をとくに**乳化剤**という．搾乳した牛乳は脂肪球が大きく，脂肪球が凝集し 2 層に分離する．この現象を**クリーミング**と呼び，**均質化**(**ホモジナイズ**)**処理**を行うと脂肪球の粒径は小さくなり安定なエマルションとなる．

◉乳化作用
◉乳化剤
◉クリーミング

エマルションのうち，分散媒が水で分散相が油脂である場合を**水中油滴型**(**O/W 型**，**oil in water**)といい，牛乳，マヨネーズ，生クリームなどがある．逆に分散媒が油脂で分散相が水である場合を**油中水滴型**(**W/O 型**，**water in oil**)といい，バターやマーガリンなどがある．ショートニングは窒素ガス(酸化防止を目的に添加)を含む油脂で，エマルションではない．バターは，O/W 型のエマルションであるクリームを強く撹拌して，W/O 型のエマルションに**転相**させる操作(**チャーニング**という)を行って製造している．

## e ゾルとゲル

コロイド分散系のうち流動性があるものを**ゾル**という．

コロイド粒子が水素結合やイオン結合などによって結合し網目構造を形成するようになると，水分子を抱え込んで流動性を失う．このように流動性を失ったコロイドを**ゲル**という．

豆乳や牛乳はゾルであるが，それらが流動性を失った豆腐やヨーグルトはゲルである．また，棒寒天や凍り豆腐のようにゲルを乾燥したものを**キセロゲル**(**乾燥ゲル**)という．味覚の面からゾルとゲルをみると，より**味を感じやすい**のはゾルである．ゲルは長い間放置しておくとコロイド粒子間の結合が緩み離水する．

◉ゾル
◉ゲル

## 2 レオロジー

### レオロジーを用いて食品の物性を評価する

食品は粘性，弾性，その両方(粘弾性)の性質を有しており，流動と変形を調べることでその特性を理解しようとする科学を**レオロジー**という．

◉レオロジー

### a 弾　性

外力が加わると変形し，物体内部には応力が発生するが，外力を取り除くと元の形に戻る性質を弾性という．応力は外力を断面積で割った値で，物体の断面積 S($m^2$)，外力を F(N)とすると，応力は F/S(Pa)で表される．

応力 F/S と歪み$\varepsilon$の間に比例関係(F/S = E$\varepsilon$)があるとき，フック弾性体と呼び，比例定数 E を**弾性率**という．伸びまたは縮みを生じさせたときの比例定数 E のことをとくに**ヤング率**という．さらに力を加えると内部に亀裂が生じる．これを破断といい，破断するときの応力を**破断応力**という．

### b 粘　性

流体に力を加えて動かそうとすると抵抗が生じる．これは流体内部に摩擦に抵抗する力が生じたもので，この性質を**粘性**という．流れにくさの程度を表した物性値を**粘度**(粘性率)といい，加えた外力は**ずり応力**，そのときの流体の流れる速度を**ずり速度**という．水などのさらさらした流体は抵抗が少なく粘度も低い．一方，マヨネーズは流動しにくく粘度は相対的に高くなる．

◉ずり応力

粘度の測定には**回転粘度計**が用いられる．回転粘度計は円筒形の筒に試料を入れ，スピンドルと呼ばれる治具を回転させることで生じる流体の流動抵抗を測定している．回転速度はずり速度，流動抵抗はずり応力に対応する．

### c 流動特性

ずり速度とずり応力の関係が原点を通る比例関係にあり，ずり速度によらず粘度が一定の流体を**ニュートン流体**という．水，シロップ，食用油，水あめなどがある．一方，ずり速度とずり応力の関係が原点を通る比例関係にない流体を総称して**非ニュートン流体**という．

◉ニュートン流体

流体の粘度がずり速度に依存して変化するときの粘度を一般に**見かけの粘度**という．ずり速度の増加とともに粘度が減少するような現象は，流体中の高分子の配向，絡み合い，破壊などによるものと考えられ，これを**構造粘性**という．水やシロップはわずかな外力で流動し始めるが，マヨネーズやケチャップはある一定程度の外力を加えないと流動しない．流動し始める際の限界のずり応力を降伏応力，その値を**降伏値**といい，降伏値をもつ流体を**塑性流体**という．降伏値をもち，流動を始めるとニュートン流体のように一定の粘度となる挙動を示すものを**ビンガム流体**という．降伏値をもち，流動を始めると非ニュートン流体のような流動を示すものを**非ビンガム流体**(降伏値をもつ擬塑性流体ともいう)という．ケチャップ，生クリームはビンガム

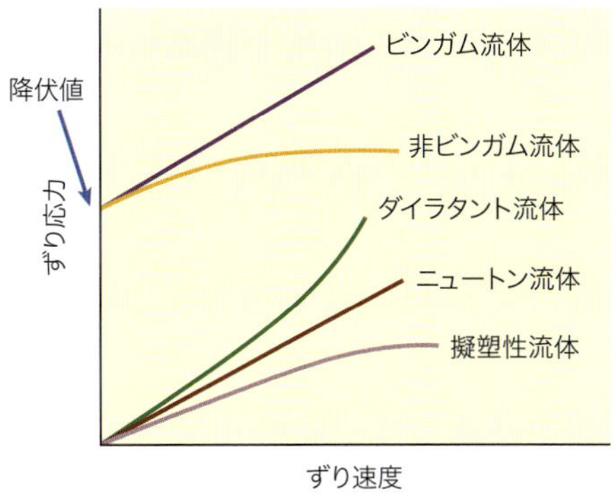


**図 3-16　各種流体の流動曲線**

流体，マヨネーズは非ビンガム流体である．

また，降伏値はもたず，外力を加えると見かけの粘度が低下するものを**擬塑性流体**という．擬塑性流体はずり速度の変化に対応し，ずり応力も変化する．コンデンスミルクや糊化でんぷん液，濃縮ジュースは擬塑性流体である．

ずり応力が増加するに従い，見かけの粘度が増加する現象をダイラタンシーといい，その流体を**ダイラタント流体**という．濃厚生でんぷん水溶液がこれに該当する．**図 3-16** には各種流体の流動曲線を示す．

### d　チキソトロピーとレオペクシー

擬塑性流体と同じようにずり速度を上げるとずり応力や見かけの粘度が低下する流体において，高分子の配向や構造の違いにより，元の粘度に戻るために時間を要する現象(時間依存性という)を**チキソトロピー**という．その逆で，ずり速度の上昇に伴い見かけの粘度が増加し，一定の時間とともに元に戻る現象を**レオペクシー**という．チキソトロピーとレオペクシーはいずれも時間依存性を伴う．チキソトロピーを示す食品としてマヨネーズ，ケチャップがあり，レオペクシーを示す食品にはメレンゲがある．

◉チキソトロピー

### e　粘 弾 性

食品には粘性と弾性の両方の性質をもつものがある．たとえば，パンの生地やチューインガムは弾性変形と粘性による伸びを有し，このような性質を**粘弾性**という．粘弾性を解析するための方法として，弾性を**バネ**に，粘性を**ダッシュポット**にたとえて，この両方を組み合わせて粘弾性を表した模型がある．ダッシュポットはピストンとシリンダーからなり，力を加えるとピストンは移動するが，力を除いても元には戻らない．すなわち，粘性の挙動を示す．バネとダッシュポットを直列につないだ模型を**マックスウェル模型**，並列につないだ模型を**フォークト模型**という(**図 3-17**)．マックスウェル模型の場合，一定の力，すなわち一定のひずみ(変形)を加えると，最初はバネだけが縮むが，縮んだバネがダッシュポットを押し続け，次第にバネが伸びるため応力は減少する．これを**応力緩和**という．フォークト模型の場合，ダッ

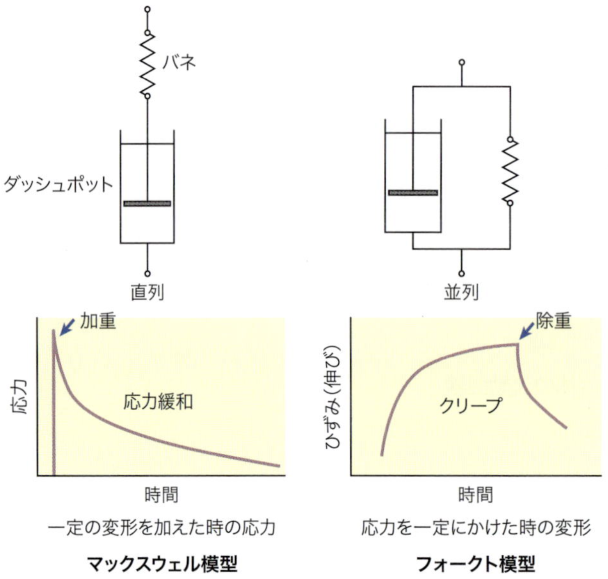


**図 3-17　粘弾性をシミュレートするための模型**

シュポットの影響により同じ速さで伸びが進行するが，次第にバネの影響により進行が止まる．一定の力を加え続けると次第にひずみ(変形)が小さくなる現象を**クリープ**という．

## 3 テクスチャー

### 食品のテクスチャーを客観的に評価する

食品物性を感覚的に表現する言葉である**テクスチャー**を評価する手法として，テクスチャープロファイルに分類する手法と機械的に測定する方法がある．ツェスニアク(Szczeniak)やシャーマン(Sherman)らは食品のテクスチャーをいくつかのパラメーターに分類する手法を考案した．ツェスニアクは感覚的な性質であるテクスチャーを測定が可能な客観的要素である3つの特性に分類しテクスチャープロファイル(**表 3-5**)にまとめた．これに対しシャーマンのテクスチャープロファイルでは，調理も含めた一連の食行動に沿った分類にしている．

テクスチャーを測定する装置として，**テクスチュロメーター**がある．食品をプレート台に置き，さまざまな形のプランジャーで食品を圧縮したときの応力の変化を数値化する．一般にプランジャーで食品を2回圧縮して得られるテクスチャープロファイルから，硬さ，付着性，凝集性などの物性値を得ている(**図 3-18**)．特別用途食品である「えん下困難者用食品」の許可基準は硬さ，付着性および凝集性の範囲が定められている．また，「とろみ調整用食品」は粘度の基準が定められている．

表 3-5　ツェスニアクのテクスチャープロファイル

| 特　性 | 1 次特性 | 2 次特性 | 一般用語(例) |
|---|---|---|---|
| 機械的特性 | かたさ | | やわらかい-歯ごたえのある-かたい |
| | 凝集性 | もろさ | ポロポロ-ガリガリの-もろい |
| | | 咀嚼性 | やわらかい-強靭な |
| | | ガム性 | くずれやすい-粉状-糊状-ゴム状 |
| | 粘性 | | サラサラした-粘っこい |
| | 弾力性 | | 塑性のある-弾力のある |
| | 付着性 | | ネバネバする-粘着性-ベタベタする |
| 幾何学的特性 | 粒子の大きさと形, | 粒子の形と方向性 | 砂状, 粒状, 繊維状, 結晶状 |
| その他の特性 | 水分含量 | | 乾いた-湿った-水気のある-水気の多い |
| | 脂肪含量 | 油状 | 油っこい |
| | | グリース状 | 脂っこい |

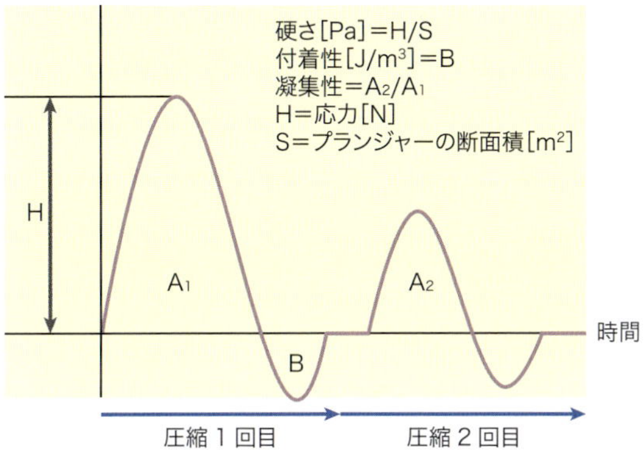


図 3-18　テクスチャー曲線(2 バイト圧縮)



## F 官能評価

食べ物を食べるとき，ヒトは五感(視覚，聴覚，味覚，嗅覚，触覚)によって得られた感覚的情報を脳で統合して，おいしさを判断している．また，この判断には健康状態や心理状態，食事の環境(雰囲気，温度，湿度など)，食習慣や食文化なども影響する．一般に食品の品質評価は，化学分析あるいは機器分析によって客観的に(数量化して)評価することが多い．しかし，これらの測定法では食品の色の濃さ，味やにおいの強さや質など，総合的なおいしさを評価することはできない．また，においについては，一般に分析機器よりもヒトのほうが感度が高く，閾値が低いことに加え，濃度が異なるにおい成分や混合物のにおい特性など，分析機器では判別が困難であることも多い．そこで，ヒトの五感を一種の計測機器と考え，品質やおいしさなどを一定の手法に基づいて評価，測定，検査する**官能評価**(官能検査 sensory evaluation)が行われている．

●官能評価

## 1 官能評価の目的と意義

### 分析型官能評価と嗜好型官能評価がある

官能評価の検査員の集団をパネルといい，パネルの1人ひとりをパネリストあるいはパネルメンバーという．官能評価では，ヒトの感覚を用いて評価するため，生理的要因や心理的要因などさまざまな要因によって影響されやすく，結果には常にバラツキを伴う．そのため，目的の評価にふさわしいパネルを選定する必要がある．

官能評価は，目的によって**分析型官能評価**と**嗜好型官能評価**に大別される．分析型官能評価では食品の味，香り，物性などの品質の判定，特性の分析などの品質評価を目的としている．そのためパネル（分析型パネル）には，パネリスト自身の主観や嗜好に関係なく，客観的な判断が要求される．嗜好型官能評価はどのような食品が好まれるかなどについて調査を行って消費者の嗜好を把握することを目的としている．そのためパネル（嗜好型パネル）の各パネリストは個人の好みによって主観的な判断を行えばよい．したがって，分析型官能評価は専門家あるいは訓練された5～20人程度のパネルで行われるのに対し，嗜好型官能評価は数十人以上の，訓練されていない一般の人をパネルとして行われる（**表3-6**）．

## 2 官能評価の基本と方法

### 官能評価の対象や目的によって方法が選択される

官能評価の基本は，再現性のある質の良いデータをとることにある．そのためには，①評価目的の設定（明確化），②目的に合った評価法とパネルの選定，③官能評価用紙の作成，④官能検査室の環境整備，⑤試料の調製と容器の選定，⑥データの集計および統計処理・解析について十分に検討し，準備する必要がある．また，官能評価には以下のような手法がある．

**表3-6 官能評価の目的によるパネルの人数**

| 官能評価の目的 | 人　数 |
|---|---|
| 差の検出 | 5～10人 |
| 特性描写評価 | 6～12人 |
| 品評会・審査会 | 8～12人 |
| 消費者嗜好調査（大型） | 200～20万人 |
| 消費者嗜好調査（中型） | 40～200人 |
| 感覚研究（研究室） | 8～30人 |
| 感覚研究（市場調査） | 100～20万人 |

［日科技連官能検査委員会（編）：新版官能検査ハンドブック，日科技連出版社，1973より引用］

### a 2点比較法

2種類の試料のいずれかを選択させる方法である．塩味が強いほうなどのように客観的な順位が存在する特性の差について調べる**2点識別法**と，香りの好ましいほうなどのように客観的な順位が存在しない嗜好などについて調べる**2点嗜好法**とがある．前者は分析型官能評価，後者は嗜好型官能評価で用いられる．差の質問と嗜好の質問を同時にしてはならない．2点識別法はパネルの識別能力(差を見分ける能力)を調べるときにも用いられ，この場合は1人のパネルに複数回実施する．ほかの手法に比べ，パネルの感覚疲労が小さいことが利点である．

### b 3点比較法

異なる2種類の試料(A，B)を識別させるのに，AAB，ABBなどと3個1組にしてパネルに提示し，組み合わせた3つの中からほかの2つと異なるものを1つ選択させる方法である(3点識別法)．2点比較法では，比較する2種類の試料間の特性を明示して質問する必要があるのに対し，3点比較法では差の性質が不明確なものであっても調査が可能である．

#### コラム　3点識別法

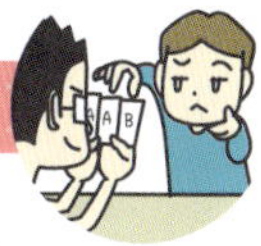

2つは同じ試料，1つは異なる試料を3つ1組にしてパネルに提示し，どれが異なる1つであるかを指摘させる．

例　：異なる工場で同じ原材料，工程で製造された果実飲料AとBに差がないかを調べる

方法：パネルn名をn/2名ずつ2組に分け，1組はAABの組み合わせで，もう1組はABBの組み合わせで提示し，異なるものを選ばせた．

この場合，試料数が3点であるため，試料間に差がなければ，それぞれが選ばれる確率は1/3である．したがって，$p = 1/3$として二項分布による片側検定(二項片側検定)を行う．

すなわち，2つの試料の差がないという帰無仮説をたてる．

帰無仮説　$H_0$；$p = 1/3$

つまり，「判定結果は偶然正解」という仮説である．この場合，n名のパネル中k名が偶然正解する確率$P(k)$は${}_nC_k(1/3)^n$となる．この帰無仮説のもとで，n名のパネル中k名以上正解(この場合，偶然正解)する確率は，$P = P(k) + P(k + 1) + \cdots\cdots P(n)$である．

この式から求められるPの値が，あらかじめ定められた確率$\alpha$(通常は$\alpha = 0.05$)以下であれば，危険率$\alpha$で帰無仮説を棄却し，2つの試料間に有意差があるとみなす．

### c　1：2点識別法

2種類の試料(A，B)のうち，いずれか一方を標準品としてあらかじめ提示し，別にAとBを提示して，標準品と同じものを選ばせる方法である．これによって，AとBに差があるか，あるいはパネルに識別能力があるかを判定する．パネルが基準となる試料を熟知している場合には，この試験法はとくに適している．3点比較法と同様，調べたい差の性質が不明確なものであっても調査が可能である．

### d　配偶法

複数種の試料1個ずつから構成される組を2組つくり，各組から1個ずつ取り出して同じ試料同士のペアをつくらせる方法である．分析型官能評価において，パネルの識別能力を判定するときに用いられる．

### e　順位法

3種類以上の試料について，指定した官能特性(味の濃さや香りの強さなど)の強度や程度(分析型官能評価)あるいは好み(嗜好型官能評価)の順に並べる方法である．評点法など，点数をつける方法に比べて判断が容易でパネルの負担が少なく，統計解析も容易であるが，試料の識別効率はさほど高くないことからスクリーニングや嗜好調査などに用いられる．

### f　評点法

1つ以上の試料について，特性の強さや好ましさの程度をあらかじめ用意された基準にしたがって評点をつける方法である．採点法ともいう．数値尺度はカテゴリーすべてが用語で定義されている場合や，一部しか定義されていない場合などがある(**図3-19**)．また，尺度の段階も1点～5点，0点～7点，−3点～3点などさまざまであり，目的によって使い分ける．評点法は絶対的な評価を得ることができ，試料数が2つ以上の場合はそれらの差を知ることができることから広く使用されている．

### g　一対比較法

3個以上の異なるt個の試料からすべての組み合わせで2つずつ取り上げて組をつくり($_{t}C_{2}$通り)，指定した特性について組ごとに2つの試料を比較しながら評価する方法である．官能評価では，試料の種類が多くなると同時に評価するのが困難になることから，2つずつ取り上げて評点や順位などをつけ，その結果からt個の試料の相対的位置を見出すものである．一対比較法には，2つを比較したときの優劣(順位)だけを問う方法(Bradley-Terryの方法，Thrstone-Mistellerの方法)と，差の程度を問う(評点で表す)方法(Schefféの方法)がある．

### h　SD(semantic differential)法

試料に対する印象を評価する際，「良い」「悪い」，「好ましい」「好ましく

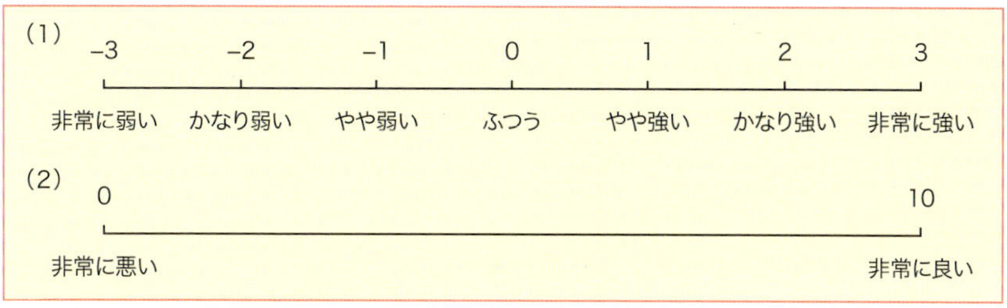


**図 3-19　評点法で用いる数値尺度の例**

(1)はあらかじめ設定された尺度から評価を行うことが多いのに対し，(2)はパネリストが×印などを付して任意に評点を行う．

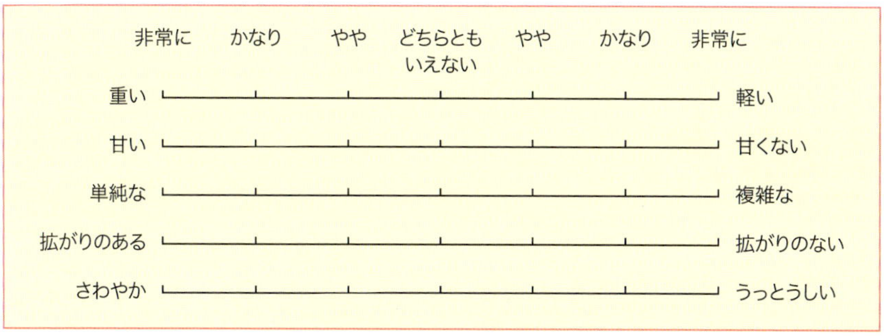


**図 3-20　SD 法の評価尺度の例**

ない」というように対になる形容詞を両極にとった評価尺度(**図 3-20**)を用いて，尺度上の該当する箇所に評定する方法である．定性的な情報を容易に定量化できるのが特徴である．

## ❸ 官能評価における留意事項

### 結果に影響を与えるような要素はなるべく排除する

官能評価は，人間の感覚を通して，それぞれの手法に従って一定の条件下で評価するため，機器分析などと比べると誤差が生じる可能性が高く，結果の再現性も体調・時間帯など多くの要因によって影響を受ける．したがって，官能評価によって得られるデータの信頼性と妥当性を高くするためには，適切にコントロールされた条件下で，適切な被験者による的確な手法により実施され，統計学的手法を用いた解析により結果を導く必要がある．したがって，試料，質問内容，パネル，環境など多くの項目について検討する必要がある．具体的には以下のとおりである．

①官能評価の目的を明確にする．
②官能評価の実施目的にあったパネルを選択する．
③実施目的にあった官能評価手法を選択する．
④パネルが適切な評価を行えるような環境を整える．
⑤統計的解析手法を適用する．

このうち，④については以下の点に留意する必要がある．評価を実施する部屋は快適な室温，湿度に調整し，室内が無臭になるように換気に留意する．また，騒音がなく，適度な明るさが確保される場所を選択する．容器や器具は評価の妨げにならないよう，無味無臭が原則で，色，透明性，形状，大きさ，材質が一様である必要がある．官能評価を行う部屋の環境も一定にしておかなければならない．また，食品の状態や香りの強さは品温によって異なるため，試料の温度も一定でなければならない．

官能評価ではパネルごとの評価基準の差(個人差)のみならず，同じパネルでも体調やそのときの気分などによるバラツキ(個人精度)があるため，得られたデータは統計的に解析する必要がある．

## 練習問題

**以下の問題について，正しいものには○，誤っているものには×をつけなさい．**

1. カロテノイドの中で$\alpha$-カロテン，$\beta$-カロテン，$\gamma$-カロテンならびにリコペンは末端に$\beta$-ヨノン環をもつため，体内でレチノールに変換される．
2. なすに含まれるナスニンは，カロテノイド系色素である．
3. アントシアンはフェノール性ヒドロキシ基を有することから鉄などの金属とキレートを形成し，安定な青色を保つ．
4. 新鮮な生肉の暗赤色はミオグロビンの色で，加熱によってオキシミオグロビンに変化するため，加熱肉の色は灰褐色となる．
5. フルクトオリゴ糖(フラクトオリゴ糖)は，スクロースにフルクトースが数個結合したオリゴ糖である．
6. こんぶはうま味成分の核酸を含み，だしの素材としてよく利用されている．
7. 渋柿は，脱渋の過程で不溶性のタンニンが水溶性に変化する．
8. トリメチルアミンは食肉の鮮度が低下したときに発生するにおい成分である．
9. 生でんぷん懸濁液はチキソトロピー流動を示す．
10. ポタージュスープはエマルションである．
11. サラダ油やスクロース水溶液は非ニュートン流体である．
12. 乾燥寒天はキセロゲルである．
13. 生クリームやマヨネーズは，油中水滴型エマルションである．
14. ショートニングは，食用油脂に酸素ガスを吹き込み製造される．
15. 流動性をもったコロイド分散系を，ゲルという．
16. 砂糖濃度が同じとき，ゾルがゲルよりも甘味を強く感じる．
17. えん下困難者用食品(とろみ調整用食品は含めない)の許可基準には，硬さ，凝集性，付着性，弾力性の基準値がある．
18. 一般に，分析型官能評価は嗜好型官能評価よりも多くのパネルを用いて行われる．
19. 評点法は1つ以上の試料について，特性の強さや好ましさの程度をあらかじめ用意された基準にしたがって評点をつける方法である．
20. 3点比較法(3点識別法)は2種類の試料をパネルに提示し，いずれかを選択させる方法である．

# 4　食品の三次機能

学習到達目標

1. 消化管内で作用する成分について説明できる.
2. 消化管吸収後に標的組織で生理機能調節に作用する成分について説明できる.

## A 食品の三次機能とは

食品には，ホルモンによる生体リズムの調整，免疫系による生体防御，疾病予防など，生体の**恒常性**(**ホメオスタシス**)を維持する生体(生理)調節に関与する機能があり，これらを三次機能と呼ぶ.

食生活が大きな原因となる肥満や，糖尿病，高血圧などの生活習慣病に注意を払いつつ，毎日摂取する食品から健康を維持しようと，科学的エビデンスに基づいた食品の三次機能に注目した機能性食品の研究・開発が注目され，進められている.

以下に，生体内の系，機能別に解説する.

## B 消化管内で機能する成分

消化管とは，口腔から咽頭・食道・胃・小腸・大腸を経て肛門にいたるまでの管状構造の器官をいう．摂取した食品は，消化管を通過する間に，口腔での咀嚼による細砕にはじまり，口腔，胃，小腸(十二指腸)に分泌される消化酵素，大腸における微生物の作用により消化され，分解された栄養成分が体内へ吸収される.

栄養成分の多くは**小腸上部**(**空腸**)で吸収されるが，吸収系は**能動輸送系**(トランスポーターとトランスサイトーシス)と**受動拡散系**(細胞内受動輸送経路とタイトジャンクションを利用した受動拡散)に大別される．また，**大腸**では，小腸で吸収しきれなかった水分，電解質，ミネラル，短鎖脂肪酸などが吸収される.

近年，消化管における個々の栄養成分の消化・吸収のメカニズムを解明し，食品中の機能性成分を用いて栄養成分の吸収を促進あるいは抑制させることで，健康の維持・増進を行おうとする研究が活発に行われており，**特定保健用食品**として利用されているものもある.

表 4-1　消化管における食物繊維の機能

| 現　象 | 機能を発現する食物繊維 | 消化管での機能の内容 |
|---|---|---|
| 低エネルギー | 食物繊維全体(DF) | ・消化酵素による分解を受けにくいことによる低エネルギー産生 |
| 満腹感 | | ・咀嚼回数の増加による食事時間の延長，唾液・胃液の分泌促進による満腹感 |
| 食事量の低下 | | ・食物繊維高含有食品摂取による食品体積の増加がもたらす高エネルギー食品の摂取量低下 |
| 吸収遅延(糖質の吸収遅延，脂肪・コレステロールの吸収阻害) | 水溶性食物繊維(SDF) | ・水溶性食物繊維の高保水性・高粘度による胃-小腸での通過時間の遅延<br>・小腸における内容物の拡散遅延による吸収遅延<br>・胆汁酸の再吸収阻害によるコレステロール異化の促進<br>・高粘度による腸管内コレステロールの拡散遅延がもたらす吸収効率の低下<br>・コレステロールとのイオン結合・水素結合による胆汁酸の再吸収の低下 |
| 排便の促進(腸の収縮運動の活発化と便の水分量増大) | 不溶性食物繊維(IDF) | ・不溶性食物繊維の水分吸収による便量の増大および内容物の移動時間短縮<br>・腸内細菌の発酵分解により生成する有機酸およびガスが腸管を刺激することによる内容物の移動時間短縮 |

## 1 難消化性成分の機能

### 消化管での機能は水溶性食物繊維と不溶性食物繊維とで異なる

難消化性成分は，**食物繊維類**，**オリゴ糖類**，**糖アルコール類**の 3 つに分類され，ヒトの消化酵素で分解されず，そのまま大腸へと到達する．これらは，非栄養素成分であるが消化管において優れた生理機能を示すことが明らかになり，ヒトの健康の維持・増進に有用な成分であると理解されている．

#### a 食物繊維の機能(表 4-1)

食物繊維(dietary fiber, DF)は**水溶性食物繊維**(soluble dietary fiber, SDF)と**不溶性食物繊維**(insoluble dietary fiber, IDF)に大別される．食物繊維は，ヒトの消化酵素では分解されないが，大腸において腸内細菌により一部が分解され**短鎖脂肪酸**となって吸収されるため，わずかではあるがエネルギー源となる．しかし，短鎖脂肪酸は糖類とは異なり，すぐに燃焼されるため脂肪の蓄積につながらない．また，食物繊維を多く含む食品は体積が大きく，これらの食品を摂取することで咀嚼回数も増加するため満腹感が得られやすくなり，エネルギーの高い食品の摂取量が抑えられる．

**1)　水溶性食物繊維**

水溶性食物繊維は，胃の中で水分を吸収して粘度の高いゲルを形成する．このため，胃から小腸における内容物の移動速度および拡散速度が遅延したり，消化酵素の活性に影響を与えたりする．これらの影響で，食品中の成分は小腸においてゆっくりと吸収されることになる．グルコースが急激に体内に取り込まれると血糖値も急激に上昇するため**インスリン**の分泌が多くなり膵臓への負担も大きくなるが，水溶性食物繊維は，食後血糖値の急激な上昇を抑制するため，膵臓への負担が軽減される．また，水溶性食物繊維は食品中のコレステロールの腸管壁への移動を阻害し，コレステロールの吸収を抑制するとともに，胆汁酸と結合することで胆汁酸の再吸収(腸肝循環)も抑制する．これにより，肝臓におけるコレステロールから胆汁酸への合成が促進され，血中コレステロールの肝臓への取り込みが増加することで，結果的に血中コレステロールが低下する．

**2) 不溶性食物繊維**

食物繊維を多量に摂取すると未消化物が増加する．腸管内を移動する内容物は，結腸において水分が吸収され密度が高くなるが，不溶性食物繊維は水分を吸収して膨潤するため，便量が増えるとともに軟化する．この結果，腸の収縮運動は活発になって便の移動速度が速くなり，通過時間が短縮されることで，大腸での水分吸収も少なくなって，排便がスムーズになる(便秘の解消)．また，大腸で腸内細菌により分解された食物繊維の一部は，短鎖脂肪酸およびガス(炭酸ガス，メタンガス)を生成し，これらが腸管を刺激することで腸の収縮運動が活発になり，腸管内の内容物の移動が速くなる．

### b オリゴ糖の機能

よく知られているオリゴ糖としては，**フルクトオリゴ糖**，**ガラクトオリゴ糖**，**大豆オリゴ糖**(**ラフィノース**，**スタキオース**)などがある．これらのオリゴ糖には，①腸内細菌叢の改善，②整腸作用，③血清脂質の改善，④カルシウムの吸収促進などの生理機能がある．これらの生理機能の多くは，オリゴ糖が大腸において**プロバイオティクス***である**ビフィズス菌**や有用乳酸菌に優先的に利用され，増殖することで発現することから，オリゴ糖は**プレバイオティクス***として扱われる．

*プロバイオティクス　腸内細菌叢のバランスを改善することによりヒトに有益な作用をもたらす生きた微生物のこと．

*プレバイオティクス　腸内有用菌の増殖を促し，腸内細菌叢のバランスを改善する物質．

### c 糖アルコールの機能

糖アルコールは天然にも存在するが，還元糖のカルボニル基を還元することで得られる．グルコースから得られる**エリスリトール**，ソルビトール，キシロースから得られる**キシリトール**，マンノースから得られる**マンニトール**などがよく知られている．非う蝕性の糖質であり，腸管での吸収が遅いため，血糖値の上昇を伴わない．また，ソルビトールやマンニトールは，カルシウムの吸収を促進することが知られている．

### d 糖質の吸収阻害

わが国では近年，生活習慣病の1つである糖尿病の患者数が増加する傾向にある．糖尿病のリスクを低減するには食後血糖値の上昇抑制・遅延を行うことが重要である．そのため，消化管における糖質の分解阻害，あるいは分解により生成したグルコースの吸収を阻害する必要がある．でんぷんは唾液と膵液に含まれるアミラーゼによりマルトースに分解される．緑茶，グァバに含まれるカテキン類，フラボノイド化合物，小麦アルブミン，ハイビスカス中のハイビスカス酸はアミラーゼの阻害作用を有する．また，マルターゼ，スクラーゼ，ラクターゼ，イソマルターゼは，二糖類や三糖類からグルコースを遊離する酵素群で$\alpha$-グルコシダーゼと総称される．**茶カテキン類**，**グァバポリフェノール**，桑茶中の **1-デオキシノジリマイシン**(1-DNJ)，豆豉中の**トウチトリス**は$\alpha$-グルコシダーゼの阻害作用を有することが知られている．

## 2 脂質の消化・吸収（図 4-1）

### 脂肪酸の種類によって消化・吸収率が異なる

食品から摂取する脂質の 90％は脂肪酸の種類が異なる**トリアシルグリセロール**（**TG**，中性脂肪）である．そのほかにリン脂質，コレステロール，遊離脂肪酸，脂溶性ビタミンなどがある．トリアシルグリセロールの 80 ～ 90％は，十二指腸で分泌された胆汁酸でミセル化された後に，膵リパーゼにより $C_1$ 位と $C_3$ 位のエステル結合が加水分解され，**2-モノアシルグリセロール**（**2-MG**）と遊離脂肪酸（FFA または NEFA）になる．残りの 10 ～ 20％のトリアシルグリセロールは完全に分解されてグリセロールと 3 分子の脂肪酸になる．リン脂質は，膵液中のホスホリパーゼによって，リゾリン脂質と脂肪酸とに分解される．これらは**混合ミセル**を形成し，コレステロールも取り込む．混合ミセルが小腸上皮細胞に到達すると，ミセルに取り込まれた分子は遊離して単純拡散により小腸上皮細胞へ吸収される．胆汁酸は小腸末端から再吸収され再利用される．長鎖脂肪酸は小腸細胞内で長鎖脂肪酸トリアシルグリセロールに再合成され，キロミクロンを介してリンパ系に入り，大循環に移行する．糖質エネルギーが十分なときは，キロミクロン中のトリアシルグリセロールは脂肪組織へ運ばれ，リポプロテインリパーゼで加水分解されて脂肪細胞内に取り込まれ，トリアシルグリセロールに再合成されて脂肪滴として蓄積される．

#### a 中鎖脂肪と中鎖脂肪酸の機能

$C_{8:0}$（オクタン酸，旧名：カプリル酸）および $C_{10:0}$（デカン酸，旧名：カプリン酸）の中鎖脂肪酸からなる中鎖脂肪酸トリアシルグリセロール（MCT）の消化吸収にはミセルを必要としない．また，小腸上皮細胞における中鎖脂肪酸トリアシルグリセロールの加水分解と吸収は長鎖脂肪酸トリアシルグリセロール（LCT）に比べ速い．さらに，加水分解後の中鎖脂肪酸はアルブミンと結合して遊離脂肪酸のまま門脈に入り，肝臓に運ばれ速やかにエネルギーとして利用される．

#### b 植物ステロールの機能

シトステロールやカンペステロールなどの植物ステロールは，特異的に混合ミセルに取り込まれるため，動物コレステロールの混合ミセルへの取り込みが低下する．植物ステロール自体が難吸収性で消化管から吸収を受けないことから，植物ステロールを取り込んだ混合ミセルも小腸上皮細胞で吸収されず，混合ミセルに取り込まれなかった動物コレステロールとともに糞中へ排泄される．また，植物ステロールを取り込んだ混合ミセル中のトリアシル

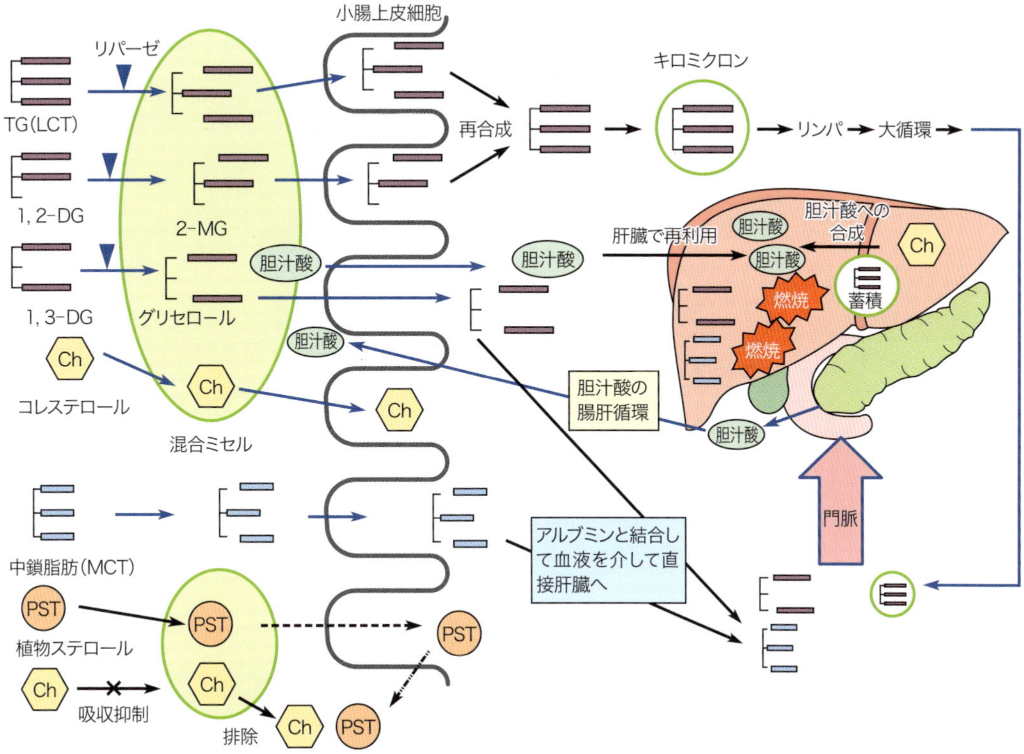


**図 4-1 脂肪やコレステロールの消化・吸収**

MG：モノアシルグリセロール，DG：ジアシルグリセロール，TG：トリアシルグリセロール

グリセロールの吸収も低下すると考えられる．

# C 抗酸化作用

## 抗酸化物は透過予防・健康維持の面で注目されている

### 1 活性酸素とは

われわれが一般的に「酸素」と呼んでいるものは，正確には安定な**三重項酸素**($^3O_2$)を指すが，呼吸により生体内に取り込まれた三重項酸素のうち，数%は反応性の高い**活性酸素種**に変化する．活性酸素種には，**スーパーオキシドアニオン**($O_2^-$)，**過酸化水素**($H_2O_2$)，**ヒドロキシルラジカル**(・OH)，あるいは**一重項酸素**($^1O_2$)などが含まれ(**図 4-2**)，もっとも反応性が高いのはヒドロキシルラジカルである．健康な状態では，生成した活性酸素種は速やかに消去(代謝)されるが，老化による生体の活性酸素種消去能力の低下や環境要因などにより活性酸素種の存在量が過剰になると，生体自身が活性酸素種の攻撃(**酸化ストレス**)を受ける．この酸化ストレスは，動脈硬化，糖尿病，がんなどさまざまな疾病につながることが懸念されている．

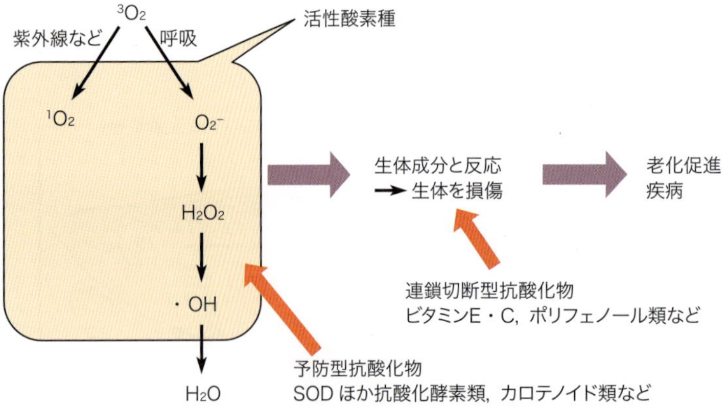


**図 4-2　活性酸素種と抗酸化物**

## ② 抗酸化作用

抗酸化作用とは，食品の酸化劣化を抑制する効果(酸化防止効果)に対しても使用されるが，老化・疾病予防への関心が高まっている近年では，生体内での活性酸素種の消去作用を指す場合が多くなっている．この抗酸化作用を有する一連の物質を総称して**抗酸化物**(**antioxidant**)と呼んでいる．抗酸化物として，活性酸素種の発生を未然に防ぐ**予防型抗酸化物**とラジカル連鎖反応を止める**連鎖切断型抗酸化物**が存在し，その中には抗酸化酵素や抗酸化ビタミンなど多種多様なものが含まれる(**図 4-2**)．

## ③ 抗酸化酵素

抗酸化酵素は予防型抗酸化物としてはたらく．抗酸化酵素としては，**スーパーオキシドジスムターゼ**(superoxide dismutase, SOD)，**カタラーゼ**，**グルタチオンペルオキシダーゼ**があげられる．SOD は，スーパーオキシドアニオンを過酸化水素へ変換する反応を触媒する酵素であり，カタラーゼは生体内で SOD の作用などにより生成した過酸化水素を，酸素と水に変換する役割を果たす．グルタチオンペルオキシダーゼは，グルタチオンの存在下で過酸化水素を水に変換するだけでなく，生体内で生成した脂質ヒドロペルオキシドを還元しアルコールに変換する作用も有している．

## ④ 抗酸化ビタミン類

代表的抗酸化ビタミン類として，ビタミン E とビタミン C があげられる．いずれの物質も連鎖切断型の抗酸化物として考えられているが，ビタミン E は一重項酸素の消去作用も示すため予防型の抗酸化物としてもはたらく．ビタミン E には，**トコフェロール類**($\alpha$-，$\beta$-，$\delta$-，$\gamma$-トコフェロール)と**トコトリエノール類**($\alpha$-，$\beta$-，$\delta$-，$\gamma$-トコトリエノール)合計 8 種の同族体が含まれる．ビタミンEは脂溶性ビタミンであるため，生体内では細胞膜の酸化抑制に対するもっとも重要な抗酸化物である．一方，ビタミンCは，細胞外液中でラジカル種の消去を行うだけでなく，細胞膜で抗酸化反応後のビタミンEラジカルをビタミンEへ変換(ビタミンEを再生)し，抗酸化効果を高めると考えられている(ビタミンE・Cの**相乗効果**)．

## 5 カロテノイド類

カロテノイド類は，**一重項酸素の消去**作用を有し予防型抗酸化物としてはたらく．カロテノイド類は黄，橙，赤色を呈する脂溶性の色素成分であり，カロテン類とキサントフィル類に分けられる．分子内に$\beta$-ヨノン環構造をもつものはプロビタミンAである．ビタミンAそのものは抗酸化作用をもたないが，プロビタミンAに該当するカロテノイド類は抗酸化物であることから，上記の抗酸化ビタミン類に位置づけられることも多い．かぼちゃ，にんじんに含まれる$\beta$-カロテン，トマトのリコペン(リコピン)などが有名であるが，さけ，ますに含まれるアスタキサンチンなども強力な抗酸化物として注目されている．

## 6 ポリフェノール類

分子内に複数のフェノール性ヒドロキシ基をもつ物質をポリフェノールと呼んでいるが，重合体や配糖体構造をとっているものも含めて多種多様な形で自然界に存在する．ポリフェノール類は，**ラジカル捕捉剤**(**ラジカルスカベンジャー**)としてはたらき，連鎖切断型の抗酸化作用を示す．カテキン類，アントシアニン類などのフラボノイド類が代表的なものであるが，**カフェ酸**，**クロロゲン酸**などのフェノールカルボン酸類や**セサミノール**，**セサモール**(ごま)なども重要である．抗酸化フラボノイドである**ケルセチン**(たまねぎ)やその配糖体である**ルチン**(そば)は，脂質ペルオキシルラジカルやスーパーオキシドアニオンの消去作用を示すが，分子内にカテコール構造をもつことから金属キレート作用も有し，予防型抗酸化物としても寄与すると考えられている．お茶ではエピカテキン(EC)，エピガロカテキン(EGC)，エピカテキンガレート(ECg)，エピガロカテキンガレート(EGCg)の4種が重要であるが，EGCgがもっとも強い抗酸化作用を示す．

## 7 その他の抗酸化物

分子内にチオール基を有するたんぱく質類，**システイン**，**グルタチオン**なども抗酸化物として作用する．とくに，グルタチオンは抗酸化酵素グルタチオンペルオキシダーゼの作用にも必須であり，生体内での抗酸化システムに重要な役割を果たしている．また，尿酸，ビリルビンなどの生体内代謝生成物にも抗酸化作用が見出されている．一方，金属イオンは生体内でのラジカル生成に関与するため，**金属キレート作用**を有する物質も重要である．食品中では，クエン酸，リンゴ酸，リン酸などのキレート作用が知られているが，とくに穀類に多く含まれるフィチン酸は消化管での活性酸素の消去や脂質過酸化反応を抑制する可能性が示唆されている．そのほか，食品のアミノ-カルボニル反応の生成物であるメラノイジンも抗酸化作用をもつ．

## D 免疫系で作用する成分

### a ミネラル

①亜鉛(Zn)：抗原提示細胞である樹状細胞の活性化作用をもつ．

②カルシウム(Ca)：カルシウムイオンは細胞の活性化におけるシグナル伝達系で重要なはたらきをもつことから，免疫系の細胞の活性化においても重要である．

③セレン(Se)：抗酸化活性，DNA 修飾，細胞周期制御に関与する．

④マグネシウム(Mg)：NK 細胞やマクロファージの活性化作用をもつ．

### b ビタミン

①ビタミン A：皮膚や粘膜のバリアー機能の維持を助ける．

②ビタミン D：結核菌に対する免疫能が高い．

③ビタミン E：(とくに高齢者の)T 細胞介在免疫系の活性化作用に関与する．

④ビタミン $B_6$：大量投与は血中 IgE を低下させる．

⑤ビタミン C：膵がんのリスクを低下させる．

### c 脂　質

①アラキドン酸：$n$-6 系のリノール酸はアラキドン酸を経て二重結合を 4 つもつ 4- シリーズのロイコトリエンになり，アレルギーを誘発する．

②$\alpha$-リノレン酸：$n$-3 系の$\alpha$-リノレン酸は IPA を経て二重結合を 5 つもつ 5-シリーズのロイコトリエンになり，4-シリーズのロイコトリエンと競合してアレルギー反応を抑制する．

### d 食品成分

①カテキン：膵がん，前立腺がんの発症リスクを減少させる．

②$\beta$-グルカン：抗腫瘍活性を増加させる．

③グルコサミン：変形性関節症に対する治療効果をもつ．

## E 神経系で作用する成分

### a アミノ酸

①アルギニン：抗動脈硬化作用，抗炎症作用，シナプス可塑性やインスリン感受性などを介して，アルツハイマー型認知症を予防・改善する可能

性が報告されている．

②分岐鎖アミノ酸(バリン，ロイシン，イソロイシン)：芳香族アミノ酸の脳への取り込みを低下させ，肝性脳症，躁病が改善する．

③グリシン：末梢血流を増加させ，熱放散を促し，深部体温を低下させる．それによりノンレム睡眠時間を増加させることで，睡眠の質の向上に関与する．

④チロシン：脳内の神経伝達物質であるノルアドレナリンやドーパミンの前駆体であることから，感情や精神状態の調節に関与する．

⑤フェニルアラニン：フェニルアラニンは体内でチロシンに変換される．



### b ビタミン

①ビタミン $B_1$：脚気に伴う末梢神経系異常の予防に有効である．

②ビタミン $B_2$：片頭痛に対して有効性が示されている．

③ビタミンC：加齢性黄斑変性症の進行を遅延する効果がある．

④ビタミンE：中等症から重症のアルツハイマー型認知症の進行を抑制する．

⑤葉酸：アテローム動脈硬化症の高齢患者に葉酸を3年間摂取させると，血中葉酸値の上昇とともにホモシステイン値が低下し，加齢に伴う認知機能の低下を抑制する．

### c 食品成分

①イソフラボン：エストロゲン様作用により記憶力，認知機能が改善されるとの報告があるが，よりエストロゲン活性の強いエコールへの変換能力をもつ者とそうでない者がいる．

②イチョウ葉エキス：血液凝固阻害作用に基づく血流改善作用により，脳血管障害を改善する．

③ルテイン：加齢黄斑変性に対する発症予防効果がある．

# F 循環器系に作用する成分

食品の中には，血圧調節酵素阻害による高血圧予防，血中コレステロール濃度低下による動脈硬化予防，血小板凝集阻害による血栓形成予防など，循環器疾患に対する機能が期待される成分が見出されている．

## 1 高血圧予防

**高血圧予防にはアンギオテンシンI変換酵素の阻害が効果的である**

**血圧**とは，血流によって動脈の壁にかかる圧力である．この血圧が高値であれば，血管や心臓に過度の負担がかかる**高血圧**の状態になる．高血圧の要因は，交感神経の活発化，昇圧ホルモンの分泌，体内のナトリウム量の増加などによる，①心拍出数の増加，②動脈硬化などによる末梢血管抵抗の増加，③循環血液量の増加の3つがあげられる．

高血圧は，生活習慣(ストレス，肥満，運動不足，喫煙，アルコール摂取，食塩過剰摂取など)や，ほかの生活習慣病(糖尿病や脂質異常症など)との合併により発症するとされているが，90％以上が原因不明の**本態性高血圧症**として分類されている．

血圧の調節にかかわる代表的な系は，次の2つである．

①レニン・アンギオテンシン系(血圧上昇にかかわる代謝系)：アンギオテンシノーゲンにレニンが作用して生成される**アンギオテンシンⅠ変換酵素**(ACE)によって，基質から分解・生産される**アンギオテンシンⅡ**(オクタペプチド)は，血管を収縮させ，体内にナトリウムや水分を保持するはたらきがあり，血圧を上昇させる．そして，ナトリウムの体内保持が多くなると，アンギオテンシンⅡの量はフィードバック的に抑制される．

②キニン・カリクレイン系(血圧低下にかかわる代謝系)：**キニノーゲン**に**カリクレイン**が作用して**ブラジキニン**が生成する．ブラジキニンには，血管を拡張させナトリウムや水分の体外への排泄を促進する作用があり，血圧を降下させる．さらにブラジキニンは，血中で**アンギオテンシンⅠ変換酵素**により速やかに加水分解を受ける．

血圧を速やかに低下させるには，レニン・アンギオテンシン系での昇圧物質であるアンギオテンシンⅡの生成を抑制することが望ましいと考えられる．とくに，アンギオテンシンⅠ変換酵素の阻害は，アンギオテンシンⅡの生成を抑えるだけでなく，ブラジキニンの分解をも制御することができる．

これらの機序から，血圧上昇抑制・予防を目指した多くの食品が開発されている．主に，発酵食品や，かつお節やいわしなどの魚，肉，植物，乳製品などのたんぱく性食品の消化物で，アンギオテンシンⅠ変換酵素阻害活性をもつペプチド性阻害物質である．

また，フラボノイド類ではルテオリンやジオスミンに，フラボノール類ではケルセチンや**ミリスチン**に，アンギオテンシンⅠ変換酵素の活性阻害作用が認められる．そばに大量に含まれる**ルチン**は**ケルセチン**の配糖体である．ほかに，酵素阻害物質ではないが，米酢，コーヒー豆，海藻，野菜，果物に多く含まれ，余分なナトリウムの排泄を促すカリウムやマグネシウムなどのミネラルなど，血圧を低下させる食品成分もある．

## 2 動脈硬化予防

### 動脈硬化予防にはコレステロールの吸収や形成を阻害することが効果的である

体内のコレステロールは，肝臓で胆汁酸に異化され，胆嚢を経て十二指腸へ排出されるため脂肪の吸収を助ける．脂肪が分解した後，胆汁酸は小腸・大腸から再吸収され肝臓に戻る(**腸肝循環**)．この再吸収が阻害されると，体内のコレステロールから胆汁酸への異化が促進され，血中コレステロール濃度は低下する．これらの機序に作用する機能性成分として，以下のものがある．

食物繊維は，食物由来のコレステロールの吸収と胆汁酸再吸収の過程を阻害する．各種植物ステロールは，コレステロールの吸収を助ける脂肪，コレステロール，胆汁酸の混合ミセルの形成を阻害する．大豆たんぱく質およびその消化ペプチドは，胆汁酸と結合し，その排泄を促すことにより肝臓中のコレステロールの異化を促進する．魚介類に多く含まれる**タウリン**は，肝臓中での**胆汁酸抱合**によるコレステロールの異化を促進する．



### 3 血栓予防

#### 血栓予防には血液凝固系を阻害することが効果的である

血液には，血液を固まらせる凝固系と血液を溶かす線溶系の仕組みが備わっており，バランスを保っている．凝固系には**血小板**が深く関与している．血小板は，13の凝固因子の連鎖反応によって活性化され，最終的に不溶性線維である**フィブリン**と呼ばれるたんぱく質が生成して凝固し，**血栓**が形成され止血される（**止血血栓**）．一方，線溶系ではプラスミンと呼ばれるたんぱく質分解酵素が生成され，これが血栓の溶解に関与している．

止血血栓は生理的な血栓であるが，脂質異常症や動脈硬化などで，血管内や心臓内に形成された**病的血栓**は，急性心筋梗塞，脳梗塞などさまざまな疾患の原因となる．さば，さけ，いわしなどに含まれるイコサペンタエン酸，月見草オイルに含まれる$\gamma$-リノレン酸，たまねぎなどに含まれるスルフィド，だいこんなどに含まれるイソチオシアネートは，血液凝固系を阻害し，血栓の生成を予防する作用がある．

## G 代謝に作用する成分

### 1 代謝とは

#### 代謝調節に関係する生理活性物質として多くの化合物が知られている

**代謝**とは，生体内のあらゆる物質変化の総称で，物質代謝，新陳代謝ともいう．さまざまな生物が外界との密接なかかわりをもちつつ，しかも自己の生命を維持するために必要なさまざまな活動を推進するための，もっとも基本になる活動である．代謝には，**エネルギー代謝**と**物質代謝**があり，エネルギーの獲得や利用と，物質の変換反応を伴う化学反応である（**図4-3**）．言い換えれば，代謝とは酵素の触媒作用に助けられて，生物の体内で絶えまなく営まれている各種の化学反応の総称である．代謝によって生成・消費される物質を**代謝物**と呼ぶ．

物質代謝は，比較的簡単な分子から複雑な化合物を合成する反応（**同化**）と，

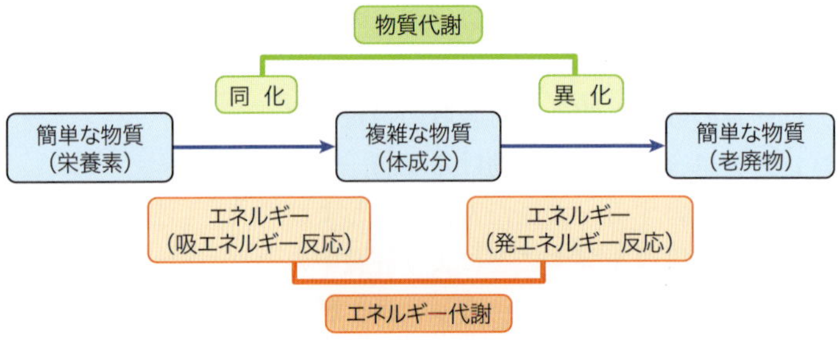


**図 4-3** 代謝の概念図

高分子や巨大分子など複雑な化合物から簡単な分子に分解する反応(**異化**)に大別できる．同化の過程はエネルギーを要求し，異化の過程ではエネルギーが遊離されることが多い．

生体物質の合成と分解の反応はさまざまな化学反応によって達成されており，その反応経路を**代謝経路**と呼ぶ．生体内で起こる化学反応は多数あるが，それらを整理してみると，一部の共通した代謝経路を中心とする場合や，反応経路が交差する場合がある．

**生理活性物質**とは，わずかな量で生き物の生理や行動に何らかの特有な作用を示し，身体のはたらきを調節する役割をもった物質のことをいう．アミノ酸，ビタミンやミネラル，核酸，酵素，ホルモン，神経伝達物質，サイトカインなど多くの化合物が知られている．これらの物質の多くが代謝調節に関係していることから，これらの投与を代謝調節として利用することが可能となる．

## 2 代謝に着目した食品機能研究

### 食品成分ごとに代謝調節機能やその作用機序は異なる

食品の三次機能に着目し，健康の維持や病気の予防・改善に機能するさまざまな「食品成分」を，体内の代謝，たんぱく質や遺伝子のはたらきと関連づけて研究が進められた．

#### a 食品成分またはその代謝物が直接生体調節作用をもつ場合

食品に含まれる成分そのものやそれらの体内での代謝物により，好ましい体調への代謝調節が引き起こされることがある．たとえば，アミノ酸の一種である**アルギニン**は，肝臓のアルギナーゼの作用を受けて**オルニチン**を生成する．このオルニチンは，生体にとって有毒であるアンモニアを取り込み，**シトルリン**を経て，無毒の尿素へと変換する．肝臓によるアンモニアの処理は，抗疲労効果などの機能性を発揮することになる．また，アルギニンは一酸化窒素合成酵素による代謝を受けて**一酸化窒素**を生成し，血圧調節作用を示す．

### b 食品成分が代謝を司る酵素活性を直接調節する場合

代謝酵素は，外部からの因子と結合し，たんぱく質の構造を変化させて酵素活性が変化することがある．①**アロステリック調節**，②**リン酸化**による調節，③**ホルモン**など外部シグナルによる調節などがある．アロステリック調節の例として，解糖系の6-ホスホフルクトキナーゼがあげられる．クエン酸や長鎖脂肪酸は，酵素に結合して反応を抑制する．

### c 食品成分が代謝を司る酵素活性遺伝子を直接調節する場合

細胞は，いつもすべての遺伝情報をはたらかせているわけではなく，必要な遺伝情報のみを取り出しはたらかせて生きている．そして，どの遺伝情報をどのタイミングで取り出すかを制御しているのが**転写因子**である．食品成分が直接あるいはホルモンを介して，転写因子にはたらきかけて体調を調節している．たとえば，糖質を摂るとグルコースへと消化・吸収され，血糖値が上昇する．その後，インスリンがはたらき始め，血糖値を下げることに関して，一連の遺伝子がはたらき出す．

## 3 ニュートリゲノミクス

#### 遺伝子解析をすることで食品成分の機能性についてより詳細な情報が得られる

ニュートリゲノミクスは「栄養」と「遺伝子」という2つの単語を重ねた造語で，「栄養学研究や食品機能探索に遺伝子情報を利用する」科学技術である(**図 4-4**)．

ヒトは60兆個の細胞から構成され，おのおのの細胞にはそれを特色づけるたんぱく質が存在する．そして，それぞれの細胞は，特定の必要なDNAを転写させてmRNA(伝令RNA)を，次にたんぱく質(翻訳産物)を合成する．こうしてつくられたたんぱく質はさまざまな生命活動を司っており，たとえば酵素であれば，細胞内の代謝調節を行っている．つまりDNA→mRNA→たんぱく質→代謝産物の流れこそ，生命維持の本質となり，細胞(組織)中での代謝産物量は，そのたんぱく質の量と，さらにはそのmRNAの量とに相関し，mRNAの発現量の変動は，生成するたんぱく質の量や代謝産物の量を反映する．

mRNA，たんぱく質，代謝産物を対象として測定や解析する研究を，そ

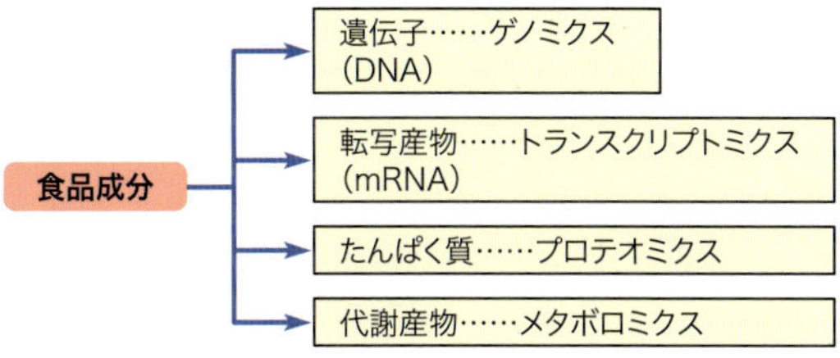


**図 4-4** 食品研究におけるニュートリゲノミクス

れぞれトランスクリプトーム，プロテオーム，メタボロームと呼び，飛躍的に発展した．とくに網羅的に解析が行われているのは，**トランスクリプトーム**で，これを可能にしたのがDNAマイクロアレイ技術である．

**コラム　DNAマイクロアレイ**

DNAマイクロアレイは，小さなガラス板に，何万種類もの遺伝子(DNA)断片を固定したチップを使用する．これと，細胞(組織)サンプル中のmRNAを反応させるだけで，そこにおける全mRNAの発現量を一度に定量することが可能となる．

DNAマイクロアレイの技術を用いると，食品を摂取したことにより，特定の臓器の数万もの遺伝子のうち，どの遺伝子に，どのように(増幅あるいは抑制など)影響しているかを数値で知ることができる．さらに，これらの遺伝子の性質や機能を解析することで，どの代謝系でどんな役割を担っているか，代謝調節の方向(合成系か分解系か)，そしてその強度がわかる．このことにより，食品成分の機能性についての情報が得られる．

## H 骨・歯系に作用する成分

骨と歯には，体内に存在する**カルシウム**の99%が局在している．歯の健康維持は，食事や会話といった生活の質を確保するうえで重要な課題である．また，骨は常に破壊と再生を繰り返しており，骨量のピークは30歳ごろまでとなる．加齢に伴い，骨が弱くなることを考慮すると，カルシウム吸収促進成分の摂取は重要である．

### 1 カルシウムの吸収機構

#### 消化管でのカルシウム吸収には能動輸送と受動輸送がある

十二指腸から小腸上部において行われる**能動輸送**と，小腸下部にかけて行われる**受動輸送**がある．能動輸送の部分では**活性型ビタミンD**や**カルシウム結合たんぱく質**が関与し，物質が濃度勾配に逆らって輸送される．受動輸送による吸収では，カルシウム摂取量が増すに従い吸収量が上昇する．すなわち，食事性カルシウム量が少ないときは，能動輸送による吸収にかなり依存するが，食事からのカルシウム量が十分にあるときは，この2つの吸収機構により吸収される．

食事中の乳糖，ペプチドやビタミンDはカルシウムの吸収を促進するが，リン酸，シュウ酸，フィチン酸，カフェインや食物繊維は，カルシウムを不溶化または吸着して吸収を抑制する．

## ❷ カルシウム吸収に関与する成分

**消化管でのカルシウム吸収はカルシウムの溶解性を高めることが重要**

カルシウム吸収促進の機能を有する機能性成分としては，カゼインホスホペプチド(CPP)，クエン酸リンゴ酸カルシウム(CCM)，ポリグルタミン酸およびフラクトオリゴ糖などがある．

### a カゼインホスホペプチド(CPP)

**カゼインホスホペプチド**は牛乳の主要たんぱく質であるカゼインの酵素分解物で，カルシウムとリン酸などが結合してできる不溶性塩の生成を防止し，カルシウムを吸収しやすい状態にすることで小腸下部での溶解性カルシウムの量を増加させる．

### b クエン酸リンゴ酸カルシウム(CCM)

**クエン酸リンゴ酸カルシウム**は，カルシウムに酸味料として使われるクエン酸とリンゴ酸を一定の比率で配合したものである．クエン酸リンゴ酸カルシウムは，常にカルシウムが溶けた状態にあるため吸収されやすい．

### c ポリグルタミン酸

**ポリグルタミン酸**は，D-グルタミン酸とL-グルタミン酸がおよそ8：2の比率で存在するアミノ酸の高分子である．ポリグルタミン酸には，カルシウムとリン酸などとの不溶性塩の生成を防止して，腸管でのカルシウムの吸収を助けるはたらきがある．

### d フラクトオリゴ糖

**フラクトオリゴ糖**は，たまねぎ，ごぼう，バナナ，はちみつなど天然の食物に含まれているオリゴ糖で，胃や小腸で消化されることなく大腸まで届き，腸内細菌により資化される．これにより整腸作用を有する．また，腸内細菌が大腸でフラクトオリゴ糖を利用する際に，酢酸，プロピオン酸，酪酸などの**短鎖脂肪酸**が生成され，これらの酸がカルシウムを溶解して吸収されやすくする．

## ❸ 骨の形成に関与する成分

**骨の形成には骨形成の促進と消化管でのカルシウムの吸収が重要**

骨は，**骨形成**(**骨芽細胞**)と**骨吸収**(**破骨細胞**)を絶えず繰り返しているが，この骨代謝に関係する機能性成分がある．

### a 乳塩基性たんぱく質

**乳塩基性たんぱく質**(milk basic protein, MBP)は，塩基性(アルカリ性)領域に等電点をもち，生理活性をもつ複数のたんぱく質の集合体である．とくに，骨をつくる骨芽細胞を増やし，骨芽細胞のコラーゲン産生を促進するとともに，破骨細胞による過剰な骨吸収を抑制して，骨の代謝，組織，構造を正常な状態に維持するはたらきをもつことが知られている．骨芽細胞の増殖活性は分子量 17 kDa のたんぱく質に，破骨細胞による骨吸収の抑制活性は分子量 11 kDa のたんぱく質に存在する．

### b 大豆イソフラボン

**大豆イソフラボン**は，大豆の胚芽に多く含まれる成分で植物エストロゲンとしての特徴を有し，エストロゲン受容体に結合して種々の生体調節作用を示す．骨代謝においては骨からのカルシウムの溶出を防ぐことによって骨密度，骨強度を高めるはたらきをもつ．

### c ビタミン類

ビタミンDは腸管においてカルシウムの吸収を促進する．また，**ビタミンK**は骨基質たんぱく質の1つであるオステオカルシンの合成を，ビタミンCはコラーゲンの合成を促進するはたらきをもつ．

## 4 むし歯予防に関与する成分

**むし歯予防はミュータンス菌の増殖抑制と歯の再石灰化が重要**

むし歯の原因菌であるミュータンス菌が歯に付着し歯垢をつくり，食べ物の中に含まれる糖質を代謝し，歯垢の内部で酸をつくり出す．この酸が歯の成分であるカルシウムやリンを溶かし，むし歯が発生する．

むし歯予防作用を示す機能性成分の例を次に示した．

### a パラチノース，マルチトール，エリスリトール，還元パラチノース，キシリトール(糖アルコール)

**パラチノース**や糖アルコールは，スクロースなどと異なりミュータンス菌などのむし歯原因菌に利用されず，歯垢も有機酸もつくらず，菌の増殖を抑えてむし歯予防の機能をもつ．

### b 茶ポリフェノール

**茶ポリフェノール**はミュータンス菌の増殖を抑える作用をもつ．

### c フクロノリ抽出物(フノラン), リン酸一水素カルシウム, カゼインホスホペプチド非結晶リン酸カルシウム(CPP–ACP), リン酸化オリゴ糖カルシウム(POs–Ca)

歯の再石灰化を促進させる.

### d 緑茶フッ素

茶葉より抽出した緑茶抽出物で, 茶葉由来の一定量のフッ素を含むものである. 歯の表面に耐酸性の被膜を形成してむし歯の原因と関係する酸に溶けない状態にすることでむし歯の予防が可能となる.

### e ユーカリ抽出物

歯垢の生成を抑え, 歯ぐきの状態を健康に保つ.

# 練習問題

**以下の問題について，正しいものには○，誤っているものには×をつけなさい．**

1. 食物繊維の多い食品を摂取すると満腹感が得られ，相対的に高エネルギー食品の摂取が抑制される．
2. 水溶性食物繊維は胃から小腸への内容物の移動速度を速める．
3. 不溶性食物繊維は，大腸で水分を吸収して膨潤するので便量が増大し，軟化する．
4. オリゴ糖は大腸においてプレバイオティクスとしての生理機能を発現する．
5. 茶カテキン，グァバポリフェノール，1-デオキシノジリマイシン，トウチトリスは$\alpha$-グルコシダーゼの活性を阻害し，血糖値を上昇させる．
6. トリアシルグリセロールが膵リパーゼにより加水分解されるには胆汁酸により乳化されることが必要である．
7. 中鎖脂肪酸はミセル化を受けて消化吸収され，肝臓に脂肪球として蓄積されやすい．
8. 消化吸収されても 1,3-ジアシルグリセロールはトリアシルグリセロールの基質にはなりにくい．
9. 植物ステロールは，コレステロールの吸収を低下させるだけでなく，トリアシルグリセロールの吸収も抑制すると考えられる．
10. ビタミン E の中で，$\alpha$-トコフェロールのみが抗酸化作用を示す．
11. お茶ではエピカテキンガレート(ECg)がもっとも強い抗酸化作用を示す．
12. トマトのリコペンは，活性酸素種の中でスーパーオキシドアニオンを消去する能力が高い．
13. アミノ-カルボニル反応で生成する褐色物質であるメラノイジンは抗酸化作用を有する．
14. 抗酸化成分は種々の疾病の予防にはたらく．
15. ビタミン C とビタミン E は抗酸化成分として同じようにはたらく．
16. すべてのロイコトリエンはアレルギーの発症を誘導する．
17. アミノ酸のグリシンは脳神経細胞に直接はたらきかけて睡眠を誘発する．
18. イソフラボンはエストロゲン様作用を有するので，記憶力，認知機能の改善効果は女性のほうが高い．
19. カゼインホスホペプチド(CPP)は牛乳の主要たんぱく質であるカゼインの酵素分解物で，カルシウムとリン酸などが結合してできる不溶性塩の生成を防止し，小腸内での不溶性カルシウムの量を増加させる．
20. 乳塩基性たんぱく質(MBP)は，骨をつくる骨芽細胞を増やし，骨芽細胞のコラーゲン産生を促進する．
21. フラクトオリゴ糖は，腸内細菌により資化され，その際，酢酸，プロピオン酸，酪酸などの短鎖脂肪酸が生成され，これらの酸がカルシウムを溶解して吸収されやすくする．
22. クエン酸リンゴ酸カルシウム(CCM)は，カルシウムにクエン酸とリンゴ酸が一定の比率で配合され，常にカルシウムが溶けた状態にあるため吸収されやすい．
23. 大豆イソフラボンは，骨からのカルシウムの溶出を防ぐことによって骨密度，骨強度を高めるはたらきがある．

# 5 食品表示と規格基準

学習到達目標

1. 食品表示の規格基準(食品表示基準)について説明できる.
2. 食品の表示の種類について説明できる.
3. 健康や栄養に関する食品の制度について説明できる.
4. 食品の規格基準について説明できる.

## A 食品の表示の種類と規格基準

食品の表示は，消費者にとって食品を選択する際の重要な情報である．一般消費者に販売される食品に関する表示は，食品表示法により規定されている．**食品表示法**は食品の安全確保を目的とした**食品衛生法**，一般消費者の選択に資するため，すべての食品の品質に関する表示を定める **JAS 法**(日本農林規格等に関する法律)，栄養の改善や国民の健康の増進を図ることを目的した**健康増進法**の表示に関連する法律が一元化され，2015(平成 27)年 4 月 1 日に施行されたものである(図 5-1).

◉食品表示法
◉食品衛生法
◉JAS法

**食品表示法**で規定される食品とは,「酒類を含むすべての飲食物(薬機法で規定される医薬品と医薬部外品を除き，食品衛生法で規定される添加物を含む)であり，酒類とは酒税法に規定される酒類」をいう．

食品表示法は 23 条からなり，第 3 条の基本理念では消費者基本法に規定する消費者政策の一環として，消費者の安全が確保されるとともに消費者の自立を支援すること，小規模の食品関連事業者の事業活動に及ぼす影響に配慮することとされている．第 4 条では「**食品表示基準**」として，名称，アレルゲン，保存の方法，消費期限，原材料，添加物，栄養成分の量および熱量，原産地その他食品関連事業者などが食品を販売する際に表示されるべき事項を定めなければならないとされている．これにより，これまでは任意表示であった栄養成分の量と熱量の表示は義務化された．そのほか,「不適正な表示に対する措置」「差止請求及び申出」「雑則」「罰則」が規定されている(図 5-1).

◉食品表示基準

このほか，食品表示に関連する法律として，虚偽・誇大な表示の禁止に関する不当景品類及び不当表示防止法(**景品表示法**)および内容量の表示を定める**計量法**がある．

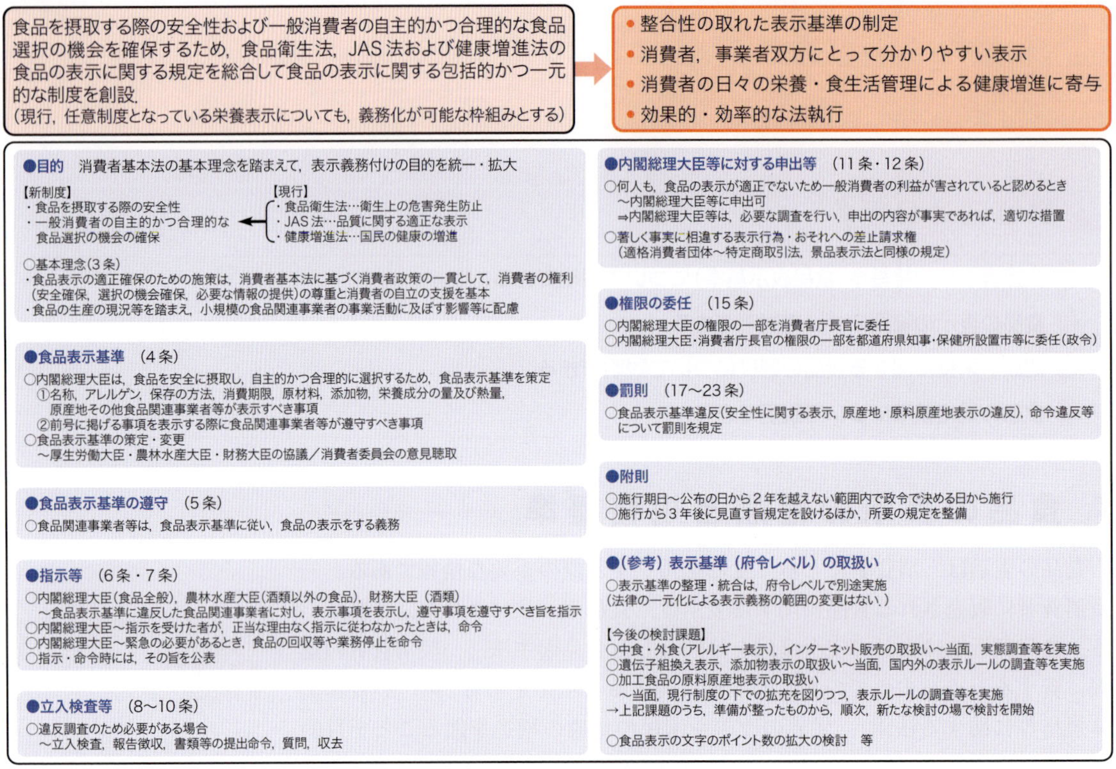


**図 5-1　食品表示法の概要**

[消費者庁：食品表示法の概要 https://www.caa.go.jp/policies/policy/food_labeling/food_labeling_act/pdf/130621_gaiyo.pdf(最終アクセス 2021 年 11 月)より引用]

## 1 食品表示基準の概要

### 食品表示基準は食品表示の基準を規定している

食品表示基準では，すべての加工食品，生鮮食品および添加物について，一般用食品と業務用食品に分類し，それぞれについて「横断的義務表示」「個別的義務表示」「義務表示の特例」「表示の方式等」「表示禁止事項」などが規定されている.

### a 加工食品

農作物や畜産物を加工して製造される食品である. **食品表示基準**に基づき，一般用加工食品と業務用加工食品について，横断的義務表示のうち全加工食品にかかる事項として，名称，保存の方法，**消費期限(賞味期限)**，原材料名，**添加物**，内容量，**栄養成分の量および熱量**，食品関連事業者の氏名または名称および住所の表示が義務づけられている．そのほか，一定の加工食品にかかる事項として，**アレルゲン**，L-フェニルアラニンを含む旨，**指定成分含有食品**，**特定保健用食品**，**機能性表示食品**，**遺伝子組換え食品**，乳児用規格適用食品，原料原産地名(輸入品を除く)，原産国名および輸入業者の名称と住所(輸入品)の表示が義務づけられている．原材料は使用したすべての原材料を重量が多い順に表示する．特例として，酒類および現地販売・無償譲渡に係る規程がある．

業務用加工食品についても一般用加工食品と同様の基準が定められている．

### b 生鮮食品

生鮮食品とは，農産物，畜産物および水産物など，加工していないものである．**食品表示基準**では，一般生鮮食品と業務用生鮮食品に分類される．おのおのについて，横断的義務表示と個別的義務表示の基準がある．一般生鮮食品は，横断的義務表示のうち全生鮮食品に係る事項として，名称および原産地(輸入品は原産国)を表示しなければならない．また，一定の生鮮食品に係る事項として，放射線照射に関する事項，特定保健用食品，機能性表示食品，遺伝子組換え農産物，乳児用規格適用食品，内容量，食品関連事業者の氏名および住所の表示が義務付けられている．さらに，個別の生鮮食品ごとに表示の詳細が規定されている．

業務用生鮮食品については，名称，原産地，放射線照射に関する事項，乳児用規格適用食品である旨，食品表示基準の別表第 24 の中欄に掲げる事項の表示が義務づけられている．

### c 添 加 物

食品表示基準では一般用添加物および業務用添加物に係る義務表示を定めている．一般用添加物においては，名称，添加物である旨，保存の方法，消費期限または賞味期限，内容量，栄養成分の量および熱量，食品関連事業者の氏名または名称，および住所，製造所または加工所の所在地(輸入品は輸入業者の営業所所在地)および製造者または加工者の氏名または名称(輸入品は輸入業者の氏名または名称)の表示が義務づけられている．そのほか，特定原材料に由来する添加物についてはアレルゲン，使用の方法や量が規定されている添加物についてはその使用方法やその値，タール色素製剤，アスパルテームまたはこれを含む製剤，ビタミン A の誘導体を含む場合は，それぞれの義務表示が規定されている．

業務用添加物についても同様の義務表示を定めている．

## 2 食品表示の種類と概要

### 食品の表示には義務表示と任意表示がある

食品表示基準では食品の表示に係る規格基準が規定されている．ここでは，一般加工食品の主な横断的義務表示である，消費期限(賞味期限)，**栄養成分表示**，**添加物表示**，一定の加工食品と添加物に係る表示である**アレルギー表示**，一定の加工食品ならびに生鮮食品に係る表示である**遺伝子組換え表示**について解説する．

### a 期限表示

◉期限表示

**期限表示**には**消費期限**と**賞味期限**があり，ほぼすべての加工食品にどちらかの表示が義務づけられている．

消費期限は，食品表示基準により，「定められた方法により保存した場合において，腐敗，変敗，その他の品質の劣化に伴い安全性を欠くこととなるおそれがないと認められる期限を示す年月日をいう」と定義されている．豆腐，弁当，生めんなどがこれにあたる．

賞味期限は，「定められた方法により保存した場合において，期待されるすべての品質の保持が十分に可能であると認められる期限を示す年月日をいう．ただし，当該期限を越えた場合であっても，これらの品質が保持されていることがあるもの」と定義されている．賞味期限が対象となる食品は，缶詰，カップめん，スナック菓子，バターなどで，期限を過ぎたからといってすぐに食べられないということはない．消費期限や賞味期限には日数の制限はなく，事業者が科学的・合理的根拠をもとに設定することになっている．

なお，期限表示の定めのない食品として，アイスクリーム類，アルコール類，清涼飲料水，砂糖，食塩などがある．

### b 栄養成分表示

◉栄養成分表示

食品における栄養成分表示は，食品表示法に基づく**食品表示基準**により規定されている．食品表示基準では，**表 5-1** に示す栄養成分の量または熱量に関する表示をする場合に適用される基準を定めている．対象食品は，一般の消費者に販売される食品など(特定保健用食品, 機能性表示食品は除く)に，日本語で栄養表示しようとするもの，または輸入食品に日本語で栄養成分表示をして販売するものである．原則として，販売に供する加工食品および添加物への栄養成分表示が義務づけられる．なお，生鮮食品については任意である．義務，推奨および任意表示の項目を**表 5-1** に示した．対象事業者はすべての食品関連事業者としているが，小規模事業者および食品関連以外の

**表 5-1 食品表示基準に基準が定められている栄養成分など**

| 項　目 | 栄養成分など |
|---|---|
| 義務表示事項 | ・熱量(エネルギー)<br>・たんぱく質<br>・脂質<br>・炭水化物<br>・食塩相当量(ナトリウム) |
| 推奨表示事項 | ・食物繊維，飽和脂肪酸 |
| 任意表示事項 | ・*n*-3 系脂肪酸，*n*-6 系脂肪酸<br>・無機質：亜鉛，カリウム，カルシウム，クロム，セレン，鉄，銅，マグネシウム，マンガン，ヨウ素，リン，モリブデン<br>・ビタミン：ナイアシン，パントテン酸，ビオチン，ビタミン A，ビタミン $B_1$，ビタミン $B_2$，ビタミン $B_6$，ビタミン $B_{12}$，ビタミン C，ビタミン D，ビタミン E，ビタミン K，葉酸<br>・糖類，糖質，コレステロール |

| 栄養成分表示<br>食品単位[100 gもしくは100 mLまたは1食分(1食分の量を併記)，1包装その他の1単位] | |
|---|---|
| 熱量 | kcal |
| たんぱく質 | g |
| 脂質 | g |
| 炭水化物 | g |
| 食塩相当量 | g |

a. 義務表示事項のみ表示する場合

| 栄養成分表示<br>食品単位[100 gもしくは100mLまたは1食分(1食分の量を併記)，1包装その他の1単位] | |
|---|---|
| 熱量 | kcal |
| たんぱく質 | g |
| 脂質 | g |
| 　一飽和脂肪酸 | g |
| コレステロール | mg |
| 炭水化物 | g |
| 　一糖質 | g |
| 　　一糖類 | g |
| 　一食物繊維 | g |
| 食塩相当量 | g |
| (ナトリウム | g, mg) |
| その他の栄養成分<br>(ミネラル，ビタミン) | mg, μg |

b. 義務表示事項に加え，任意の表示事項を記載する場合

*1 表示しない栄養分については，この様式中当該成分を省略すること.

*2 この様式の枠を記載することが困難な場合には，枠を省略することができる.

**図 5-2 新基準における栄養成分表示の様式**

販売者は除外される．栄養成分表示は2020(令和2)年4月に完全に義務化に移行した．**図 5-2** に栄養成分表示の例を示す．

### c 添加物表示

添加物は，原則としてすべての物質の名称を容器包装の見やすい場所に日本語で表示する．原材料は添加物とそれ以外の原材料に区別され，それぞれ使用した重量の多い順に記載する．添加物の表示方法は，以下の3つに分類される．①物質名，②**用途名**：保存料，甘味料，増粘剤などを併記する(「酸化防止剤(ビタミンC)」など)，③一括名：同様の効果を一括表示することができる(「pH調製剤」「調味料」など)．

なお，ビタミンなど**栄養強化の目的**で使用されるものや，食品の完成前に除去される**加工助剤***，原材料の加工の過程で使用されるが食品の製造工程では使用されない**キャリーオーバー***については，添加物としての表示は免除される．

### d アレルギー表示

**食品表示法**では，アレルゲンを含むすべての加工食品と食品添加物について，アレルギー表示を義務づけている．アレルギー症状を引き起こす**特定原材料**として，「**えび**」「**かに**」「**くるみ**」「**小麦**」「**そば**」「**卵**」「**乳**」「**落花生(ピーナッツ)**」の8品目が指定されている．また，特定原材料に準ずるものとして，大豆やあわびなど20品目の表示が推奨されている．

なお，卵焼き，パンといった原材料に特定原材料が含まれていることが容易に判別できる食品についてもアレルギー表示が義務化されている．

◉添加物表示

***加工助剤**　食品を製造・加工する際に使用される食品添加物のうち，以下のいずれかにあてはまるものを指す．①食品が完成する前に除去される，②その食品に通常含まれる成分に変化し，その量を明らかに増加させるものではない，③できあがった食品に含まれる量が少なく，食品の品質に影響を与えない．

***キャリーオーバー**　食品の原材料の製造・加工の過程で使用されるが，その原材料を用いて製造・加工される食品には使用されない食品添加物で，原材料からもち越されたものが，できあがった食品中で効果を発揮することができる量よりも少ない量しか含まれていない，という条件を満たすものをいう．

◉アレルギー表示

### e 遺伝子組換え表示

DNA 技術を用いて生産された遺伝子組換え農作物，またはそれを原料とした加工食品(加工工程後にも組み換えられたDNA またはこれによって生じたたんぱく質が残存する加工食品)には，遺伝子組換えの表示が義務づけられている．対象とされている農作物は，「**大豆**」「**とうもろこし**」「**ばれいしょ**」「**なたね**」「**綿実**」「**アルファルファ**」「**てん菜**」「**パパイヤ**」「**からしな**」の9作物，33食品群である．加工食品については，全原材料に占める重量の割合が上位3位までのもので，かつ原材料の重量に占める割合が5%以上のものについて表示が義務づけられている．また，対象農産物のうち，組成，栄養価等が通常の農産物と著しく異なるものを「特定遺伝子組換え農産物」といい，ステアリドン酸産生大豆などがある．

## B 健康や栄養に関する表示の制度

### 1 栄養表示制度

**栄養表示には，栄養成分表示，栄養強調表示，栄養機能表示がある**

栄養表示は**食品表示基準**により規定されており，栄養成分および熱量の含有量表示，栄養強調表示，**栄養成分の機能表示**に関する事項が定められている(**図 5-3**)．2015年に食品表示法および食品表示基準が施行されたため，原則として加工食品および添加物の栄養成分表示が義務化され，2020年4月に義務化が完了した．食品表示基準に定められた食品の栄養成分表示は，健康・栄養施策と密接に関連している(**図 5-4**)．栄養成分表示は，日本人の食事摂取基準など，わが国の食生活に関する施策との整合性を図りつつ，コーデックス委員会を通じてWHOの食事と運動と健康に関する世界戦略などの世界的な健康政策との整合性も図られている．

#### a 栄養成分および熱量の含有量表示

食品の熱量と栄養成分の含有量の表示は，100 g(100 mL)，または1食分，1包装その他の1単位当たりの含有量で表す．表示値は，一定値の場合には分析値が誤差の許容範囲内，幅表示をした場合には分析値がその範囲内であることが求められる．一方，同一レシピのサンプルを分析したり，公的な食品データベースから計算により表示値を求めたりした場合はこの限りではないが，「推定値」または「この表示値は，目安です．」の表記と表示値を設定した合理的根拠資料の保管が求められる．

#### b 栄養強調表示

不足が懸念される栄養成分については，**補給ができる旨**を示す表示ができる(**表 5-2**)．**含む旨**を示す「含有」「入り」「添加」や**高い旨**を示す「高」「多」などの**絶対表示**とともに，**強化された旨**の「〜倍」などの**相対表示**がある．

**①含有量表示(食品表示基準第 3，6，7条)**

**〈義務表示事項〉**

1. 100 g，100 mL，1 食分，1 包装その他の 1 単位当たりの熱量および主要な栄養成分の量(一般表示事項)を表示する．

→ 熱量(エネルギー)，たんぱく質，脂質，炭水化物(糖質および食物繊維でも可)，食塩相当量(ナトリウム)

**〈推奨および任意表示事項〉**

2. 以下の栄養成分については，食品表示基準に表示の基準が定められている．
   - 飽和脂肪酸(推奨)
   - 食物繊維(推奨)
   - 13 のビタミン，12 のミネラル
   - 糖類(単糖類，二糖類)
   - 糖質
   - コレステロール

→ ビタミン：ビタミン A，$B_1$，$B_2$，$B_6$，$B_{12}$，C，D，E，K，ナイアシン，パントテン酸，ビオチン，葉酸
ミネラル：カリウム，カルシウム，マグネシウム，リン，鉄，亜鉛，銅，マンガン，ヨウ素，セレン，クロム，モリブデン

3. 食品表示基準で定められていない非栄養成分も，科学的根拠に基づく限り枠外に，任意に表示して差し支えない．

→ コラーゲン，ガラクトオリゴ糖，ポリフェノールなど

**②栄養強調表示(食品表示基準第7条)**

栄養強調表示をする場合は，食品表示基準に定める事項を順守するとともに，義務表示事項を表示しなければならない．

→ ・絶対表示(高〜，〜含有，〜ゼロ，〜控えめなど)
・相対表示(〜倍，〜%カット等)

**③栄養成分の機能表示(食品表示基準第7条)**

13 種類のビタミンや6種類のミネラル，*n*-3 系脂肪酸については，栄養成分の機能の表示をすることができる．
この場合には，1 日当たりの摂取目安量に含まれる栄養成分量が定められた上・下限値の範囲内にある必要がある．

**図 5-3　栄養表示制度**

販売に供する食品について，栄養成分の含有量表示や，「○○ゼロ」「○○%カット」といった栄養強調表示，栄養成分の機能を表示する場合には，食品表示法に基づく食品表示基準に従い，必要な表示をしなければならない．なお，この制度が適用される対象は容器および添付文書である．

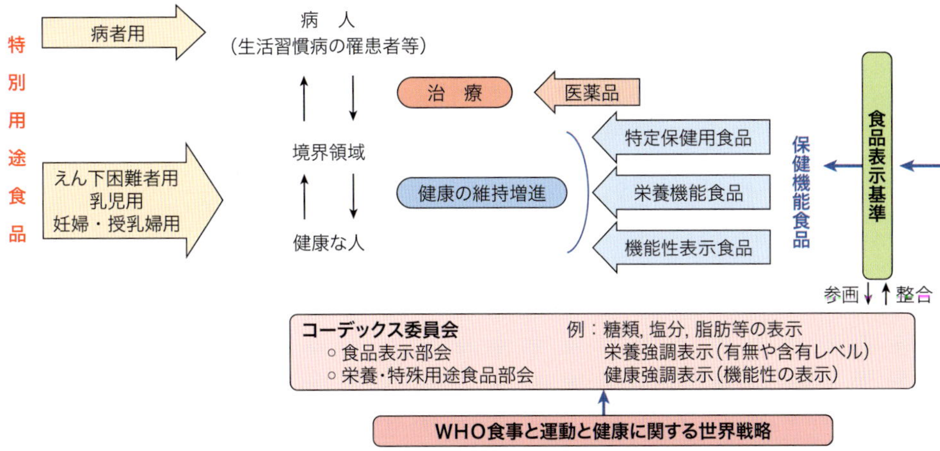


**図 5-4　消費者の健康，食生活と食品の表示**

・食品表示制度は，わが国の食生活に関する施策との整合性を図りつつ，定められている．
・国際的ルールにあっても，世界的な健康政策との整合性が図られているところである．

一方，過剰摂取が健康に影響する栄養成分については，**適切な摂取ができる旨**を示す表示ができる(**表 5-3**)．**含まない旨**を示す「無」「ゼロ」や低い旨

表 5-2 栄養強調表示の規格基準値(補給ができる旨の表示)

| 栄養成分 | 高い旨の表示の基準値 | | 含む旨の表示の基準値 | | 強化された旨の基準値 |
|---|---|---|---|---|---|
| | 食品 100 g 当たり* | 100 kcal 当たり | 食品 100 g 当たり* | 100 kcal 当たり | 食品 100 g 当たり* |
| たんぱく質 | 16.2 g(8.1 g) | 8.1 g | 8.1 g(4.1 g) | 4.1 g | 8.1 g(4.1 g) |
| 食物繊維 | 6 g(3 g) | 3 g | 3 g(1.5 g) | 1.5 g | 3 g(1.5 g) |
| 亜鉛 | 2.64 mg(1.32 mg) | 0.88 mg | 1.32 mg(0.66 mg) | 0.44 mg | 0.88 mg(0.88 mg) |
| カリウム | 840 mg(420 mg) | 280 mg | 420 mg(210 mg) | 140 mg | 280 mg(280 mg) |
| カルシウム | 204 mg(102 mg) | 68 mg | 102 mg(51 mg) | 34 mg | 68 mg(68 mg) |
| 鉄 | 2.04 mg(1.02 mg) | 0.68 mg | 1.02 mg(0.51 mg) | 0.34 mg | 0.68 mg(0.68 mg) |
| 銅 | 0.27 mg(0.14 mg) | 0.09 mg | 0.14 mg(0.07 mg) | 0.05 mg | 0.09 mg(0.09 mg) |
| マグネシウム | 96 mg(48 mg) | 32 mg | 48 mg(24 mg) | 16 mg | 32 mg(32 mg) |
| ナイアシン | 3.9 mg(1.95 mg) | 1.3 mg | 1.95 mg(0.98 mg) | 0.65 mg | 1.3 mg(1.3 mg) |
| パントテン酸 | 1.44 mg(0.72 mg) | 0.48 mg | 0.72 mg(0.36 mg) | 0.24 mg | 0.48 mg(0.48 mg) |
| ビオチン | 15 μg(7.5 μg) | 5 μg | 7.5 μg(3.8 μg) | 2.5 μg | 5 μg(5 μg) |
| ビタミン A | 231 μg(116 μg) | 77 μg | 116 μg(58 μg) | 39 μg | 77 μg(77 μg) |
| ビタミン $B_1$ | 0.36 mg(0.18 mg) | 0.12 mg | 0.18 mg(0.09 mg) | 0.06 mg | 0.12 mg(0.12 mg) |
| ビタミン $B_2$ | 0.42 mg(0.21 mg) | 0.14 mg | 0.21 mg(0.11 mg) | 0.07 mg | 0.14 mg(0.14 mg) |
| ビタミン $B_6$ | 0.39 mg(0.20 mg) | 0.13 mg | 0.20 mg(0.10 mg) | 0.07 mg | 0.13 mg(0.13 mg) |
| ビタミン $B_{12}$ | 0.72 μg(0.36 μg) | 0.24 μg | 0.36 μg(0.18 μg) | 0.12 μg | 0.24 mg(0.24 mg) |
| ビタミン C | 30 mg(15 mg) | 10 mg | 15 mg(7.5 mg) | 5 mg | 10 mg(10 mg) |
| ビタミン D | 1.65 μg(0.83 μg) | 0.55 μg | 0.83 μg(0.41 μg) | 0.28 μg | 0.55 μg(0.55 μg) |
| ビタミン E | 1.89 mg(0.95 mg) | 0.63 mg | 0.95 mg(0.47 mg) | 0.32 mg | 0.63 mg(0.63 mg) |
| ビタミン K | 45 μg(22.5 μg) | 30 μg | 22.5 μg(11.3 μg) | 7.5 μg | 15 μg(15 μg) |
| 葉酸 | 72 μg(36 μg) | 24 μg | 36 μg(18 μg) | 12 μg | 24 μg(24 μg) |

*( )内は，一般に飲用に供する液状の食品 100 mL 当たりの場合.
[消費者庁：食品表示基準より引用]

表 5-3 栄養強調表示の規格基準値(適切な摂取ができる旨の表示)

| 栄養成分 | [第 1 欄]<br>含まない旨の表示は次の基準値に満たないこと | [第 2 欄]<br>低い旨の表示は次の基準値以下であること |
|---|---|---|
| | 食品 100 g 当たり<br>( )内は，一般に飲用に供する液状の食品 100 mL 当たりの場合 | 食品 100 g 当たり<br>( )内は，一般に飲用に供する液状の食品 100 mL 当たりの場合 |
| 熱量 | 5 kcal(5 kcal) | 40 kcal(20 kcal) |
| 脂質 | 0.5 g(0.5 g) | 3 g(1.5 g) |
| 飽和脂肪酸 | 0.1 g(0.1 g) | 1.5 g(0.75 g)<br>かつ飽和脂肪酸由来エネルギーが全エネルギーの 10% |
| コレステロール | 5 mg(5 mg)<br>かつ飽和脂肪酸の含有量* 1.5 g(0.75 g)<br>かつ飽和脂肪酸のエネルギー量が 10%* | 20 mg(10 mg)<br>かつ飽和脂肪酸の含有量* 1.5 g(0.75 g)<br>かつ飽和脂肪酸のエネルギー量が 10%* |
| 糖類 | 0.5 g(0.5 g) | 5 g(2.5 g) |
| ナトリウム | 5 mg(5 mg) | 120 mg(120 mg) |

*1 食分の量を 15 g 以下と表示するものであって当該食品中の脂質の量のうち飽和脂肪酸の含有割合が 15%以下で構成されているものを除く
ドレッシングタイプ調味料(いわゆるノンオイルドレッシング)について，脂質の含まない旨の表示については「0.5 g」を，当分の間「3 g」とする.
[消費者庁：食品表示基準より引用]

を示す「低」「ひかえめ」などの**絶対表示**や，「〜%カット」などの低減された旨を示す**相対表示**がある．これらの強調表示には**表 5-2**，**表 5-3** に示す基準がある．相対表示では，比較する食品に比べて 25%以上の相対差が必要である．糖類およびナトリウムについては，無添加表示が規定されている．

### C 栄養成分の機能表示

栄養成分の機能表示をする食品として「栄養機能食品」がある．栄養機能表示は次項の栄養機能食品で述べる.

### d 栄養表示に関する国際規格

食品表示に関する国際規格は，**FAO/WHO 合同食品規格(コーデックス委員会)**で設定される．これらの国際規格は，消費者の健康の保護，食品の公正な貿易の確保などを目的としている．食品の栄養成分や表示に関する議題は，**食品表示部会(CCFL)**および**栄養・特殊用途食品部会(CCNFSDU)**で取り扱われる．コーデックス委員会では，熱量，たんぱく質，脂質，糖質，ナトリウム，飽和脂肪酸，糖類の栄養成分表示を，原則義務表示としている．

わが国の栄養表示制度は，これらの基準を参考にしながら，日本人の栄養摂取状況に応じて策定されている．



## 2 保健機能食品制度

**保健機能食品には，栄養機能食品，特定保健用食品，機能性表示食品がある**

1991 年，食品の生体調節機能(三次機能)に着目した表示の制度として，特定保健用食品制度が創設された．1998 年，食薬区分の見直しが行われ，それまで医薬品であったビタミンやミネラルが食品成分となった．その後 2001 年，厚生労働省は保健機能食品制度を創設し，規格基準を定めて栄養成分の機能表示をする「**栄養機能食品**」と，表示する内容を個別に評価する「**特定保健用食品**」とを合わせて，「**保健機能食品**」とした(**図 5-5**)．さらに，2015 年に食品表示基準が施行され，新たな「**機能性表示食品**」が創設され，保健機能食品の 1 つとして位置づけられた(**図 5-5**)．

### a 栄養機能食品

●栄養機能食品

栄養機能食品は，**不足しがちな栄養成分を補給・補完する食品**であり，当

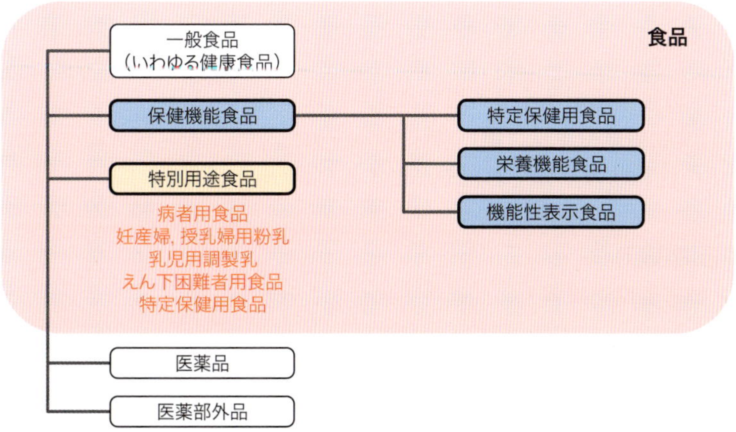


**図 5-5** 保健機能食品の位置づけ

該栄養成分の**栄養機能表示**ができる．対象となる栄養素は，日本人の食事摂取基準において摂取基準が定められている13種類のビタミンと，ミネラル13種類のうち6種類のミネラル，および*n*-3系脂肪酸である（**表5-4**）．各栄養素について上限値と下限値が定められており，1日当たりの用量がこの範囲であれば栄養機能食品として販売ができるもので，消費者庁への届出は必要ない．下限値は栄養素等表示基準値*の30%に設定されている．栄養機能食品における栄養成分の含有量の基準を**表5-4**に示した．

＊**栄養素等表示基準値** 食品に栄養表示を行う際の基準値であり，食事摂取基準の値等を性・年齢ごとの人口により加重平均したものである．

栄養機能表示は，身体の健全な成長・発達，健康の維持に必要な栄養成分の栄養生理的機能を表すものである．その科学的根拠はヒトにおいて実証され，食経験からも確立されたものである．注意喚起の定型文の表示および定型文以外の注意を要するものについては，当該注意事項を表示する．生鮮食品も栄養機能食品の適用対象であり，生鮮食品の保存の方法についても表示する．

### b 特定保健用食品

◉特定保健用食品

特定保健用食品は「食生活において特定の保健の目的で摂取する者に対し，その摂取により当該保健の目的が期待できる旨の表示をする食品」と定義されている（**図5-5**）．許可要件として，食生活の改善が図られ，健康の維持増進に寄与することが期待できるものであることを前提とし，①保健の用途の根拠が医学的・栄養学的に明らかにされていること，②適切な摂取量が科学的・栄養学的に設定できること，③安全なものであること，④関与成分が定量的に把握できること，⑤ナトリウム，糖類などを過剰摂取させることとなるものまたはアルコール飲料でないこと，⑥同種の食品と栄養成分が著しく異なるものではないこと，⑦日常的に食べられている食品であること，⑧食品または関与成分が専ら医薬品として使用されているものではないことが必要で，消費者庁長官の許可を受けるものである．特定保健用食品の保健の用途の表示と関与する成分の例を**表5-5**に示す．

保健の用途を**個別に評価する従来の特定保健用食品**のほかに，規格基準型や疾病リスク低減表示ができる特定保健用食品および条件付き特定保健用食品がある（**図5-6**）．

#### 1） 特定保健用食品（規格基準型）

既許可の特定保健用食品のうち，許可実績が多く事務局で審査が可能な食品である．おなかの調子を整える（食物繊維やオリゴ糖），糖の吸収をおだやかにする（食物繊維），食後の血中中性脂肪の上昇をおだやかにする（食物繊維）が対象である．

#### 2） 特定保健用食品（疾病リスク低減表示）

**カルシウムと骨粗鬆症**，**葉酸と神経管閉鎖障害**との関連を表示することができる．

#### 3） 条件付き特定保健用食品

一定の有効性が確認されているが，限定的な科学的根拠である旨を表示するものである．

**表 5-4 栄養機能食品の規格基準と栄養機能表示，注意喚起表示**

| 栄養成分 | 1日当たりの摂取目安量に含まれる栄養成分量の下限値/上限値 | 栄養機能表示 | 注意喚起表示 |
|---|---|---|---|
| ビタミンA* | 231/600 μg | ビタミンAは，夜間の視力の維持を助ける栄養素です．<br>ビタミンAは，皮膚や粘膜の健康維持を助ける栄養素です． | 本品は，多量摂取により疾病が治癒したり，より健康が増進するものではありません．1日の摂取目安量を守ってください．<br>ビタミンA：妊娠3ヵ月以内または妊娠を希望する女性は過剰摂取にならないよう注意して下さい．<br>ビタミンK：血液凝固阻止薬を服用している方は本品の摂取を避けて下さい． |
| ビタミンD | 1.65/5.0 μg | ビタミンDは，腸管でのカルシウムの吸収を促進し，骨の形成を助ける栄養素です． | |
| ビタミンE | 1.89/150 mg | ビタミンEは，抗酸化作用により，体内の脂質を酸化から守り，細胞の健康維持を助ける栄養素です． | |
| ビタミンK | 45/150 μg | ビタミンKは，正常な血液凝固能を維持する食品です． | |
| ビタミン$B_1$ | 0.36/25 mg | ビタミン$B_1$は，炭水化物からのエネルギー産生と皮膚や粘膜の健康維持を助ける栄養素です． | |
| ビタミン$B_2$ | 0.42/12 mg | ビタミン$B_2$は，皮膚や粘膜の健康維持を助ける栄養素です． | |
| ビタミン$B_6$ | 0.39/10 mg | ビタミン$B_6$は，たんぱく質からのエネルギー産生と皮膚や粘膜の健康維持を助ける栄養素です． | |
| ビタミン$B_{12}$ | 0.72/60 μg | ビタミン$B_{12}$は，赤血球の形成を助ける栄養素です． | |
| ビタミンC | 30/1,000 mg | ビタミンCは，皮膚や粘膜の健康維持を助けるとともに，抗酸化作用をもつ栄養素です． | |
| ナイアシン | 3.9/60 mg | ナイアシンは，皮膚や粘膜の健康維持を助ける栄養素です． | 本品は，多量摂取により疾病が治癒したり，より健康が増進するものではありません．1日の摂取目安量を守って下さい． |
| ビオチン | 15/500 μg | ビオチンは，皮膚や粘膜の健康維持を助ける栄養素です． | |
| パントテン酸 | 1.44/30 mg | パントテン酸は，皮膚や粘膜の健康維持を助ける栄養素です． | |
| 葉酸 | 72/200 μg | 葉酸は，赤血球の形成を助ける栄養素です．葉酸は，胎児の正常な発育に寄与する栄養素です． | 本品は，多量摂取により疾病が治癒したり，より健康が増進するものではありません．1日の摂取目安量を守ってください．<br>本品は，胎児の正常な発育に寄与する栄養素ですが，多量摂取により胎児の発育がよくなるものではありません． |
| カルシウム | 204/600 mg | カルシウムは，骨や歯の形成に必要な栄養素です． | 本品は，多量摂取により疾病が治癒したり，より健康が増進するものではありません．1日の摂取目安量を守ってください． |
| 鉄 | 2.04/10 mg | 鉄は，赤血球をつくるのに必要な栄養素です． | |
| 銅 | 0.27/6.0 mg | 銅は，赤血球の形成を助ける栄養素です．<br>銅は，多くの体内酵素の正常なはたらきと骨の形成を助ける栄養素です． | 本品は，多量摂取により疾病が治癒したり，より健康が増進するものではありません．1日の摂取目安量を守ってください．乳幼児・小児は本品の摂取を避けてください． |
| 亜鉛 | 2.64/15 mg | 亜鉛は，味覚を正常に保つのに必要な栄養素です．<br>亜鉛は，皮膚や粘膜の健康維持を助ける栄養素です．<br>亜鉛は，たんぱく質・核酸の代謝に関与して，健康の維持に役立つ栄養素です． | 本品は，多量摂取により疾病が治癒したり，より健康が増進するものではありません．亜鉛の摂りすぎは，銅の吸収を阻害するおそれがありますので，過剰摂取にならないよう注意してください．1日の摂取目安量を守ってください．乳幼児・小児は本品の摂取を避けてください． |
| マグネシウム | 96/300 mg | マグネシウムは，骨や歯の形成に必要な栄養素です．<br>マグネシウムは，多くの体内酵素の正常なはたらきとエネルギー産生を助けるとともに，血液循環を正常に保つのに必要な栄養素です． | 本品は，多量摂取により疾病が治癒したり，より健康が増進するものではありません．多量に摂取すると軟便(下痢)になることがあります．1日の摂取目安量を守ってください．乳幼児・小児は本品の摂取を避けてください． |
| カリウム | 840/2,800 mg | カリウムは，正常な血圧を保つのに必要な栄養素です． | 本品は，多量摂取により疾病が治癒したり，より健康が増進するものではありません．1日の摂取目安量を守って下さい．腎機能が低下している方は本品の摂取を避けて下さい． |
| *n*-3系脂肪酸 | 0.6/2.0 g | *n*-3系脂肪酸は，皮膚の健康維持を助ける栄養素です． | 本品は，多量摂取により疾病が治癒したり，より健康が増進するものではありません．1日の摂取目安量を守って下さい． |

［消費者庁，2021年8月現在］

**表 5-5　特定保健用食品に表示できる保健の用途**

| 分　類 | 食品の種類(例) | 関与成分(例) | 表示できる保健の用途(例) |
|---|---|---|---|
| 整腸作用 | 粉末清涼飲料，果実飲料<br>テーブルシュガー | 難消化性デキストリン<br>オリゴ糖 | おなかの調子を整える.<br>お通じの改善に役立つ. |
| コレステロール | 調製豆乳<br>粉末清涼飲料 | 大豆たんぱく質<br>キトサン | コレステロールを低下させる.<br>コレステロールの吸収を抑える. |
| 中性脂肪・体脂肪 | 清涼飲料水<br>食用調製油 | グロビンたんぱく質分解物<br>中鎖脂肪酸 | 体に脂肪がつきにくい．脂肪を消費しやすくする.<br>体脂肪が気になる方に．中性脂肪の上昇を抑える. |
| 血圧 | 乾燥スープ，錠菓 | ペプチド | 血圧が高めの方に. |
| 骨・ミネラル | 清涼飲料水 | カゼインホスホペプチド(CPP)<br>大豆イソフラボン | カルシウムの吸収を促進する.<br>骨の健康が気になる方に. |
| 歯 | チューインガム | CPP-ACP(乳たんぱく質分解物) | 歯を丈夫で健康に保つ. |
| | | キシリトール | 虫歯の原因にならない甘味料を使用. |
| 血糖値 | 清涼飲料水，即席みそ汁 | 難消化性デキストリン | 血糖値が気になる方に.<br>糖の吸収をおだやかにする. |
| 肌 | 清涼飲料水 | グルコシルセラミド | 肌が乾燥しがちな方に. |

**・特定保健用食品**

**・特定保健用食品(規格基準型)**
許可実績が十分あるなど科学的根拠が蓄積されており，事務局審査が可能な食品について，規格基準を定め審議会の個別審査なく許可する特定保健用食品.

**・特定保健用食品(疾病リスク低減表示)**
関与成分の疾病リスク低減効果が医学的・栄養学的に確立されている場合，疾病リスク低減表示を特定保健用食品に認める.

**・条件付き特定保健用食品**
有効性の科学的根拠が，通常の特定保健用食品に届かないものの，一定の有効性が確認されている食品を，限定的な科学的根拠である旨の表示をすることを条件として許可する.

**図 5-6　特定保健用食品の類型**

## C　機能性表示食品

●機能性表示食品

機能性表示食品は，「疾病に罹患していない者(未成年者，妊産婦，授乳婦は除く)に対し，機能性成分によって健康の維持及び増進に資する特定の保健の目的が期待できる旨を科学的根拠に基づいて容器包装に表示をする食品」と定義されている．安全性および機能性に関する一定の科学的根拠に基づき，食品関連事業者の責任において消費者庁長官に届け出を行う．したがって，科学的根拠について第三者の評価を受けたものではない．対象食品は加工食品および生鮮食品である．機能性関与成分は食事摂取基準に記述のある栄養素を除くとされているが，糖類，脂肪酸およびカロテノイドなど，対象成分になり得る成分もある.

## ❸ 特別用途食品

◉特別用途食品

**許可基準型病者用食品に，糖尿病用組合せ食品と腎臓病用組合せ食品が追加された**

特別用途食品とは，乳児，妊産婦・授乳婦，病者といった医学・栄養学的な配慮が必要な対象者の発育や健康の保持・回復に適するという特別の用途の表示が許可された食品である．特別用途の表示は健康増進法第 43 条に規定されている．図 5-7 に特別用途食品の分類を示す．特別用途食品には，**病者用食品**，**妊産婦・授乳婦用粉乳**，**乳児用調製乳**，**えん下困難者用食品**，**特定保健用食品**がある．



### a 病者用食品

◉病者用食品

病者用食品は，病者用などの特別の用途に適する旨の表示をする食品で，**許可基準型**と**個別評価型**に分類される．病者用食品の許可基準型の食品には，**低たんぱく質食品**，**アレルゲン除去食品**，**無乳糖食品**，**総合栄養食品**，**糖尿病用組合せ食品**，**腎臓病用組合せ食品**，**経口補水液**がある．病者用食品は医師の指示のもとで利用できる食品であり，医師，管理栄養士などの相談または指導を得て使用することが適当である旨を記載する．

#### 1) 許可基準型病者用食品

##### a) 低たんぱく質食品

腎疾患など，たんぱく質の摂取制限を必要とする疾患に適する表示をする食品で，たんぱく質の含有量は同種の食品の 30%以下である必要がある．

##### b) アレルゲン除去食品

牛乳などの特定のアレルギーの場合に適する旨を表示する食品で，特定のアレルゲンを不使用または除去したものである．乳たんぱく質をあらかじめ分解した乳児用の調製粉乳などがある．

##### c) 無乳糖食品

乳糖不耐症またはガラクトース血症に適する旨の表示をした食品で，食品

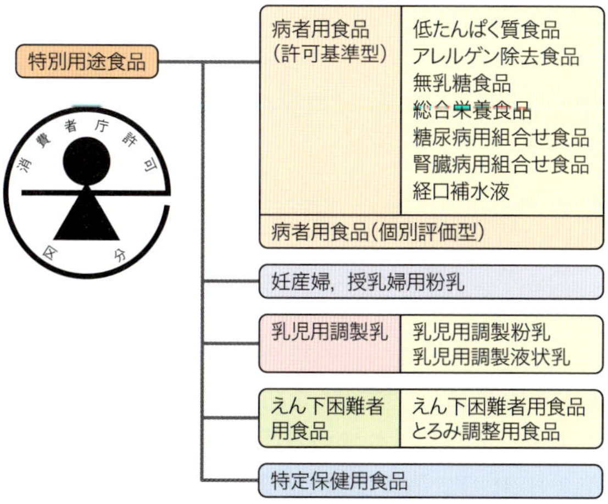


図 5-7 特別用途食品の分類

中の乳糖またはガラクトースを除去した調製粉乳がある.

#### d）総合栄養食品

疾患などにより，通常の食事では十分な栄養を摂ることができない者に適した食品で，食事から摂取すべき栄養素をバランスよく配合し，流動性を高めた食品である．濃厚流動食といわれていた形状の食品である.

#### e）糖尿病用組合せ食品

糖尿病の食事療法として利用できるものであり，1食で完結するまたは主食を加えることで完結するもので，すでに調理されている食品である．栄養成分等の基準が設定され，献立がその±10%の範囲に入るよう設計されている必要がある.

#### f）腎臓病用組合せ食品

腎臓病の食事療法として利用できるものであり，1食で完結するまたは主食を加えることで完結するもので，すでに調理されている食品である．栄養成分等の基準が設定され，献立がその±10%の範囲に入るよう設計されている必要がある.

#### 2）個別評価型の病者用食品

特定の疾病のための食事療法の目的を達成するもので，疾患に適する旨の表示をすることができる．専門の学識経験者によって個別に科学的な評価を受ける必要がある．潰瘍性大腸炎患者用食品や経口補水液などが許可されている.

### b 妊産婦，授乳婦用粉乳

●妊産婦，授乳婦用粉乳

妊産婦と授乳婦の栄養補給に適した食品である.

### c 乳児用調製乳

●乳児用調製乳

母乳の代替食品としての用に適する旨が表示された食品で，乳児用調製粉乳に加え，2018年9月に乳児用調製液状乳が新たに規定された.「乳児用調製乳」である旨のほか,「赤ちゃんにとって，健康なお母さんの母乳が最良です．母乳が足りない赤ちゃんに，安心してお使いいただけます」といった表示が義務づけられている.

### d えん下困難者用食品

●えん下困難者用食品

えん下困難者用食品は，えん下を容易にし，かつ誤えんおよび窒息を防ぐことを目的とする食品である．規格基準では，硬さ・付着性・凝集性の3つの指標について範囲を定めている．ゼリー状やムース状の食品などで，規格基準によって許可基準Ⅰ～Ⅲに区分されている(**図 5-8**).

2017年3月，えん下困難者用食品に「とろみ調整用食品」の規格基準が追加された．とろみ調整用食品は,「えん下を容易にし，誤えんを防ぐことを目的として液体にとろみをつけるためのもの」と定義されている(「特別用途食品の表示許可等について」平成29年3月31日，消食表第188号)．規格基準として粘度要件および性能要件が定められている.

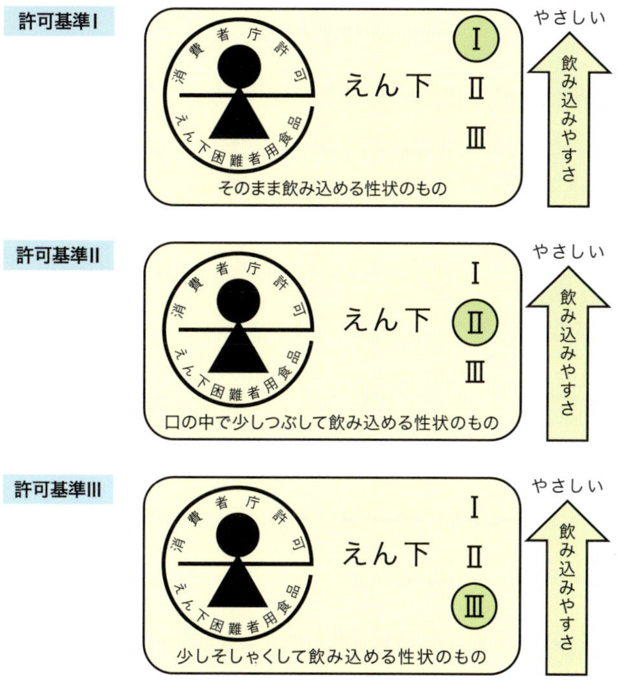


図 5-8　えん下困難者用食品の許可基準区分と表示



### e 特定保健用食品

特定保健用食品は，当初，特別用途食品制度の中に位置づけられていた経緯から(☞図 5-5)，現在，保健機能食品制度と両方で規定されている．

## 4 いわゆる健康食品の概略

#### 改正された食品衛生法に，指定成分等含有食品が規定された

健康食品やサプリメントという名称の食品には法的な根拠はなく，一般に通常の食品に比べて健康に良い，あるいは健康の保持増進効果がある食品と認識されている．健康食品の中には，保健機能食品のように法的根拠のある食品と，それ以外の**いわゆる健康食品**がある．いわゆる健康食品は，健康効果に関する旨の表示をすることはできない．いわゆる健康食品の中には健康食品業界が自主的に規格基準を設けて品質を保証することを示すマーク*を付しているものもある．

これらの健康食品に利用される素材としては，ハーブ類，菌類，藻類，茶，発芽玄米，青汁，プロポリスなどがある．しかし，その効果については科学的根拠が十分ではないため，利用の仕方によっては健康被害を引き起こす可能性もある．いわゆる健康食品に関する表示は，食品表示法，食品衛生法，健康増進法(虚偽誇大広告の禁止)，景品表示法(不当景品類及び不当表示防止法)，医薬品医療機器等法(医薬品，医療機器等の品質，有効性及び安全性

*公益財団法人日本健康・栄養食品協会は，独自に設定した規格基準に適合した製品にJHFA認定マークを付している．なお，品質が一定に確保されていることを示すものとしてGMP認定がある．

の確保等に関する法律)により規制される.

改正された食品衛生法第8条第1項に規定により，いわゆる健康食品の中で,「コレウス・フォルスコリー」「ドオウレン」「プエラリア・ミリフィカ」「ブラックコホシュ」は指定成分等と規定されており，これらを含有する製品については次の表示が義務づけられている. ①**指定成分等含有食品**である旨，②食品関連事業者の連絡先，③指定成分等について，食品衛生上の危害の発生を防止する見地から特別の注意を必要とする成分または物である旨，④体調に異変を感じた際は速やかに摂取を中止し医師に相談すべき旨および食品関連事業者に連絡すべき旨.

医薬品医療機器等法では，食品の名目のもとに製造され販売されるもののうち，その成分本質，表示された効能効果，形状，用法用量から判断して医薬品とみなされるものを**無承認無許可医薬品**として取り締まりの対象としている.

## C 規格基準

わが国における食品の規格基準は食品衛生法，乳及び乳製品の成分規格等に関する省令(乳等省令)，健康増進法(いずれも厚生労働省)，日本農林規格等に関する法律(JAS法，農林水産省)，景品表示法(消費者庁)，不正競争防止法(経済産業省)によって定められており，製造基準，安全基準，成分規格などが規定されている. 一方，国際食品規格として，国連食糧農業機関(FAO)と世界保健機関(WHO)によって設置された**コーデックス委員会**によって策定されたコーデックス規格がある. なお，食品添加物についてはFAO/WHO合同食品添加物専門家会議(JEFCA)，残留農薬についてはFAO/WHO合同残留農薬会議(JMPR)の会議の結果をそれぞれの部会(食品添加物部会，残留農薬部会)で審議し，コーデックス規格が策定されている. また，**国際標準化機構**(ISO)は国際間の取引をスムーズにするために共通の規格を策定している機関で，品質管理および品質保証のための基準である**ISO9001**はわが国においても多くの食品関連企業で採用されている.

### 1 食品一般の規格基準

#### 食品衛生法に基づく「食品，添加物等の規格基準」で規定されている

●食品，添加物等の規格基準

わが国における食品一般の規格基準は「**食品，添加物等の規格基準**」(昭和34年厚生省告示第370号，最終改正：平成28年6月8日厚生労働省告示第245号)で定められており,「第1 食品」「第2 添加物」「第3 器具及び容器包装」「第4 おもちゃ」および「第5 洗浄剤」の5章で構成されている(**表5-6**). この告示は食品衛生法第13条および第18条に基づいて作成されている.

このうち「食品一般の成分規格」では，抗生物質または化学合成品の抗菌

表 5-6　食品，添加物等の規格基準の構成

| | |
|---|---|
| 第 1　食品 | A　食品一般の成分規格<br>B　食品一般の製造，加工及び調理基準<br>C　食品一般の保存基準<br>D　各条 |
| 第 2　添加物 | A　通則<br>B　一般試験法<br>C　試薬・試液等<br>D　成分規格・保存基準各条<br>E　製造基準<br>F　使用基準 |
| 第 3　器具及び容器包装 | A　器具若しくは容器包装又はこれらの原材料一般の規格<br>B　器具又は容器包装の一般試験法<br>C　試薬・試液等<br>D　器具若しくは容器包装又はこれらの原材料材質別規格<br>E　器具若しくは容器包装の用途別規格<br>F　器具若しくは容器包装の製造基準 |
| 第 4　おもちゃ | |
| 第 5　洗浄剤 | |

［厚生労働省：食品，添加物の規格基準より引用］



性物質および放射性物質，組換え DNA 技術によって得られた生物や微生物を利用して製造された食品，特定残留農薬，放射性セシウムに関する含有基準や安全性審査などが定められている．

### a　製造・加工・調理基準

「食品一般の製造，加工及び調理基準」では，放射線照射，生乳または生山羊乳，血液，血球または血漿，鶏の卵を使用して製造・加工・調理される食品の殺菌，生食用魚介類に使用する洗浄水の水質，牛海綿状脳症の発生国または発生地域において飼養された牛の製造・加工・調理，牛の肝臓または豚の食肉の販売に関する基準が定められている．

### b　保存基準

「食品一般の保存基準」では，飲食用の氷雪以外の氷雪を直接接触させることにより食品を保存する場合は大腸菌群が陰性の氷雪を用いなければならないこと，保存の目的で抗生物質を使用したり，放射線を照射してはならないことが定められている．

### c　食品別の規格基準

「各条」では，清涼飲料水，氷菓，食肉および鯨肉，食肉製品，魚肉練り製品，冷凍食品などについて，成分規格および試験法，製造基準，調理基準，保存基準，使用基準が定められている（**表 5-7**）．**表 5-8** に食肉製品の成分規格，製造基準，保存基準を示す．

### d　器具・容器包装の安全性の規格基準

食器，食品に使用する器具，包装材などは，直接食品と接触して使用され

**表 5-7　食品，添加物等の規格基準において規格基準が定められている食品**

| | | |
|---|---|---|
| ・清涼飲料水<br>・粉末清涼飲料<br>・氷雪<br>・氷菓<br>・食肉及び鯨肉(生食用食肉及び生食用冷凍鯨肉を除く)<br>・生食用食肉(牛の食肉(内臓を除く)であって生食用として販売するものに限る)<br>・食鳥卵 | ・血液，血球及び血漿<br>・食肉製品<br>・鯨肉製品<br>・魚肉ねり製品<br>・いくら，すじこ及びたらこ(スケトウダラの卵巣を塩蔵したものをいう)<br>・ゆでだこ<br>・ゆでがに<br>・生食用鮮魚介類 | ・生食用かき<br>・寒天<br>・穀類，豆類及び野菜<br>・生あん<br>・豆腐<br>・即席めん類<br>・冷凍食品<br>・容器包装詰加圧加熱殺菌食品 |

[厚生労働省：食品，添加物等の規格基準より引用]

**表 5-8　食肉製品の成分規格，製造基準，保存基準**

**成分規格**

(1)一般規格　亜硝酸根 0.070 g/kg 以下

(2)個別規格

| | *E. coli* | 水分活性 | 黄色ブドウ球菌 | サルモネラ属菌 | クロストリジウム属菌 |
|---|---|---|---|---|---|
| 乾燥食肉製品 | 陰性 | 0.87 未満 | | 陰性 | |
| 非加熱食肉製品 | 100 個 /g 以下 | | 1,000/g 以下 | 陰性 | |
| 特定加熱食肉製品 | 100/g 以下 | | 1,000/g 以下 | 陰性 | 1,000/g 以下 |
| 加熱食肉製品 | 陰性 | | | | 1,000/g 以下 |
| うち，容器包装に入れた後加熱殺菌したもの | 陰性 | | 1,000/g 以下 | 陰性 | |

**製造基準**

食肉製品は，次の基準に適合する方法で製造しなければならない．

(1)一般基準
1. 製造に使用する原料食肉は，鮮度が良好であって，微生物汚染の少ないものでなければならない．
2. 製造に使用する冷凍原料食肉の解凍は，衛生的な場所で行わなければならない．この場合において，水を用いるときは，流水(食品製造用水に限る．)で行わなければならない．
3. 食肉は，金属または合成樹脂等でできた清潔で洗浄の容易な不浸透性の容器に収めなければならない．
4. 製造に使用する香辛料，砂糖およびでんぷんは，その 1 g 当たりの芽胞数が，1,000 以下でなければならない．
5. 製造には，清潔で洗浄および殺菌の容易な器具を用いなければならない．

(2)個別基準
1. 乾燥食肉製品*1：くん煙または乾燥条件
2. 非加熱食肉製品*2：原料食肉の保存，解凍，整形，塩漬けなどの条件
3. 特定加熱食肉製品*3：原料食肉の保存，解凍，整形，塩漬け，加熱などの条件
4. 加熱食肉製品*4：加熱殺菌，殺菌後の取り扱い(中心部温度 63℃，30 分間加熱する方法またはこれと同等以上の効力のある方法で殺菌)

**保存基準**

(1)一般基準
1. 冷凍食肉製品は−15℃で保存しなければならない．
2. 製品は，清潔で衛生的な容器に収めて密封するか，ケーシングするか，または清潔で衛生的な合成樹脂フィルム，合成樹脂加工紙，硫酸紙もしくはパラフィン紙で包装して，運搬しなければならない．

(2)個別基準
1. 乾燥食肉製品：10℃以下(肉塊のみが原料食肉とする場合で，水分活性が 0.95 以上のものは，4℃以下)
2. 非加熱食肉製品：水分活性が 0.95 以上のもの…4℃以下
　水分活性が 0.95 未満のもの…10℃以下
3. 特定加熱食肉製品：10℃以下(気密性のある容器包装に充てんした後，製品の中心部の温度を 120℃で 4 分間(またはこれと同等以上の効力を有する)方法により殺菌したものはこの限りではない．

*1 乾燥させた食肉製品であって，乾燥食肉製品として販売するもの．
*2 食肉を塩漬けした後，くん煙し，または乾燥させ，かつ，その中心部の温度を 63℃で 30 分間加熱する方法またはこれと同等以上の効力を有する方法による加熱殺菌を行っていない食肉製品であって，非加熱食肉製品として販売するもの(乾燥食肉製品を除く)．
*3 中心部の温度を 63℃で 30 分間加熱する方法またはこれと同等以上の効力を有する方法以外の方法による加熱殺菌を行った食肉製品(乾燥食肉製品および非加熱食肉製品を除く)．
*4 乾燥食肉製品，非加熱食肉製品および特定加熱食肉製品以外の食肉製品．

[厚生労働省：食品，添加物等の規格基準より引用]

表 5-9 液体を満たすことのできる器具，容器包装の規格基準

| 器具，容器包装 | | | カドミウム | 鉛 |
|---|---|---|---|---|
| ガラス製の器具または容器包装 | 加熱調理用器具 | | 0.05 μg/mL | 0.5 μg/mL |
| | 加熱調理用器具以外のもの | 容量 600 mL 未満のもの | 0.5 μg/mL | 1.5 μg/mL |
| | | 容量 600 mL 以上 3 L 未満のもの | 0.25 μg/mL | 0.75 μg/mL |
| | | 容量 3 L 以上のもの | 0.25 μg/mL | 0.5 μg/mL |
| 陶磁器製の器具または容器包装 | 加熱調理用器具 | | 0.05 μg/mL | 0.5 μg/mL |
| | 加熱調理用器具以外のもの | 容量 1.1 L 未満のもの | 0.5 μg/mL | 2 μg/mL |
| | | 容量 1.1 L 以上 3 L 未満のもの | 0.25 μg/mL | 1 μg/mL |
| | | 容量 3 L 以上のもの | 0.25 μg/mL | 0.5 μg/mL |
| ホウロウ引きの器具または容器包装 | 加熱調理用器具であって容量 3 L 未満のもの | | 0.07 μg/mL | 0.4 μg/mL |
| | 加熱調理用器具以外のものであって容量 3 L 未満のもの | | 0.07 μg/mL | 0.8 μg/mL |

[厚生労働省：食品，添加物等の規格基準より引用]

るため，重金属や化学物質などの溶出によって食品が汚染される可能性がある．そのため，食品，添加物等の規格基準では，一般食品用の器具や容器包装について，原材料一般の規格，試験法，原材料の材質別規格，用途別規格，製造基準が定められている．ガラス製品は酸化鉛(PbO)を添加することで，屈折率が大きくなって水晶のように透明に輝くガラスができる(クリスタルガラス)．一方，陶磁器やホウロウ引きの器具には着色顔料や釉薬などが使用され，これらの中には鉛やカドミウムを含むものもある．クリスタルガラスや，焼成温度が低い陶磁器，ホウロウ引きの器具は鉛やカドミウムが溶出する可能性もあるため，ガラス製，陶磁器製，ホウロウ引きの器具，容器包装にはカドミウムおよび鉛の溶出量について規格がある(**表 5-9**，**表 5-10**)．

また，合成樹脂製の器具，容器包装については**一般規格**として樹脂に含まれるカドミウムおよび鉛の量ならびに溶出物中の重金属および過マンガン酸カリウム消費量について基準が定められているほか，フェノール樹脂製品ではフェノール，ホルムアルデヒドの溶出量，ポリカーボネート製品では，ビスフェノール A の溶出量などの**個別規格**が定められている(**表 5-11**)．

## 2 乳および乳製品の規格基準

### 乳等省令により成分規格や表示，容器包装に関する規格などが定められている

乳および乳製品(乳等)に関する規格基準は「**乳及び乳製品の成分規格等に関する省令**」(乳等省令，昭和 26 年厚生省令第 52 号，最終改正：平成 28 年 6 月 8 日厚生労働省令第 109 号)で定められており，省令の適用範囲，乳等の定義，乳等の成分規格等の基準，総合衛生管理製造過程の承認申請，総合衛生管理製造過程の変更の承認申請，乳等の表示が規定されている．この省令も食品衛生法に基づいて定められており，詳細については別表で定められている(**表 5-12**，**表 5-13**)．

●乳及び乳製品の成分規格等に関する省令

容器包装に関する規格は，別表四で牛乳，発酵乳，調製粉乳など，その種類によって使用できる材質が決められており，その材質によってそれぞれ試

**表 5-10　液体を満たすことのできない器具，容器包装の規格基準**

| 器具，容器包装 | | | カドミウム | 鉛 |
|---|---|---|---|---|
| ガラス製の器具または容器包装 | | | 0.7 $\mu$g/cm$^2$ | 8 $\mu$g/cm$^2$ |
| 陶磁器製の器具または容器包装 | | | 0.7 $\mu$g/cm$^2$ | 8 $\mu$g/cm$^2$ |
| ホウロウ引きの器具または容器包装 | 液体を満たすことのできないものまたは液体を満たしたときにその深さが 2.5 cm 未満のもの | 加熱調理用器具 | 0.5 $\mu$g/cm$^2$ | 1 $\mu$g/cm$^2$ |
| | | 加熱調理用器具以外のもの | 0.7 $\mu$g/cm$^2$ | 8 $\mu$g/cm$^2$ |
| | 液体を満たしたときにその深さが 2.5 cm 以上のものであって容量が 3 L 以上のもの | | 0.5 $\mu$g/cm$^2$ | 1 $\mu$g/cm$^2$ |

［厚生労働省：食品，添加物等の規格基準より引用］

**表 5-11　合成樹脂製の器具，容器包装の規格**

| | | 材質試験 | 溶出試験 |
|---|---|---|---|
| 一般規格（全合成樹脂） | | カドミウム，鉛 | 重金属，$KMnO_4$ 消費量 |
| 個別規格（各ポリマーを主成分とする合成樹脂別に設定） | ホルムアルデヒドを製造原料とする合成樹脂製（フェノール，メラミン，ユリア樹脂以外） | | 蒸発残留物，ホルムアルデヒド |
| | フェノール樹脂，メラミン樹脂，またはユリア樹脂 | | 蒸発残留物，ホルムアルデヒド，フェノール（$KMnO_4$ 消費量除く） |
| | ポリ塩化ビニル（PVC） | ジブチルスズ化合物，クレゾールリン酸エステル，塩化ビニル | 蒸発残留物 |
| | ポリエチレン（PE）およびポリプロピレン（PP） | | 蒸発残留物 |
| | ポリスチレン（PS） | 揮発性物質 | 蒸発残留物 |
| | ポリ塩化ビニリデン（PVDC） | バリウム，塩化ビニリデン | 蒸発残留物 |
| | ポリエチレンテレフタレート（PET） | | 蒸発残留物，アンチモン，ゲルマニウム |
| | ポリメタクリル酸メチル（PMMA） | | 蒸発残留物，メタクリル酸メチル |
| | ナイロン（PA） | | 蒸発残留物，カプロラクタム |
| | ポリメチルペンテン（PMP） | | 蒸発残留物 |
| | ポリカーボネート（PC） | ビスフェノール A，アミン類，ジフェニルカーボネート | 蒸発残留物，ビスフェノール A |
| | ポリビニルアルコール（PVA） | | 蒸発残留物 |
| | ポリ乳酸（PLA） | | 蒸発残留物，総乳酸 |

［厚生労働省：食品，添加物等の規格基準より引用］

**表 5-12　乳等省令において規格基準が定められている食品**

| | |
|---|---|
| 乳 | 生乳，牛乳，特別牛乳，生山羊乳，殺菌山羊乳，生めん羊乳，成分調整牛乳，低脂肪牛乳，無脂肪牛乳，加工乳 |
| 乳製品 | クリーム，バター，バターオイル，チーズ（ナチュラルチーズ，プロセスチーズ），濃縮ホエイ，アイスクリーム類（アイスクリーム，アイスミルク，ラクトアイス），濃縮乳，脱脂濃縮乳，無糖練乳，無糖脱脂練乳，加糖練乳，加糖脱脂練乳，全粉乳，脱脂粉乳，クリームパウダー，ホエイパウダー，たんぱく質濃縮ホエイパウダー，バターミルクパウダー，加糖粉乳，調製粉乳，発酵乳，乳酸菌飲料（無脂乳固形分 3.0％以上を含むものに限る（発酵乳を除く）），乳飲料 |

［厚生労働省：乳等省令より引用］

験項目と基準が定められている．内容物に直接接触する部分に使用できる合成樹脂はポリエチレン（PE），エチレン・1-アルケン共重合樹脂（直鎖状低密度ポリエチレン，LLDPE），ポリエチレンテレフタレート（PET）の 3 種類だけで，発酵乳，乳酸菌飲料および乳飲料ではポリスチレン（PS），ポリプロピレン（PP）も認められている．基準値も一般食品用の器具，容器包装の規格と比較すると厳しくなっている（**表 5-14**）．

**表 5-13 乳等省令別表の概要**

| | |
|---|---|
| 別表一 | 病肉等の販売等の禁止 |
| 別表二 | 乳等の成分規格ならびに製造，調理および保存の方法の基準<br>(一)乳等一般の成分規格および製造の方法の基準<br>(1)乳等は，抗生物質および化学的合成品たる抗菌性物質を含有してはならない．<br>(2)次の各号のいずれかに該当する牛，山羊，めん羊から乳を搾取してはならない．<br>①分べん後 5 日以内のもの　②乳に影響ある薬剤を服用，注射後，その薬剤が乳に残留する期間内のもの<br>③生物学的製剤を注射し著しく反応を呈しているもの<br>(3)生乳，生山羊乳の要件(比重，酸度，細菌数)<br>(4)液状の品目に関し，製造でろ過，殺菌，小分けおよび密栓を行うこと<br>(5)乳処理業，特別牛乳搾取業，乳製品製造業の許可の義務<br>(二)牛乳，特別牛乳，殺菌山羊乳，成分調整牛乳，低脂肪牛乳，無脂肪牛乳，および加工乳の成分規格ならびに製造，調理および保存の方法の基準<br>(三)乳製品の成分規格ならびに製造，調理および保存の方法の基準<br>(四)乳等を主要原料とする食品の成分規格ならびに製造，調理および保存の方法の基準<br>(五)乳等の成分または製造もしくは保存の方法に関するその他の規格または基準<br>(六)コップ販売式自動販売機で調理される乳酸菌飲料の調理の方法の基準<br>(七)乳等の成分規格の試験法 |
| 別表三 | 乳等の衛生管理製造過程の製造または加工の方法およびその衛生管理の方法の基準(☞表 8-6，表 8-7) |
| 別表四 | 乳等の器具もしくは容器包装またはこれらの原材料の規格および製造方法の基準<br>(一)乳等の器具の規格　(二)乳等の容器包装またはこれらの原材料の規格および製造方法の基準 |

［厚生労働省：乳等省令より引用］

**表 5-14 牛乳，特別牛乳，殺菌山羊乳，成分調整牛乳，低脂肪牛乳，無脂肪牛乳，加工乳およびクリームの販売用の合成樹脂製容器包装*1 および合成樹脂加工紙製容器包装*2 の規格基準**

| | | | 項目 | 規格値 | |
|---|---|---|---|---|---|
| A 次の試験に適合するものであること． | 溶出試験 | イ | 重金属(鉛) | 標準色より濃くてはならない(1 μg/mL 以下) | |
| | | ロ | 蒸発残留物 | 15 μg/mL 以下 | |
| | | ハ | 過マンガン酸カリウム消費量 | 5 μg/mL 以下 | |
| | | ニ | アンチモン(PET のみ) | 0.025 μg/mL 以下 | |
| | | ホ | ゲルマニウム(PET のみ) | 0.05 μg/mL 以下 | |
| | 物性試験 | ヘ | 破裂強度*3 | 内容量 300 mL 以下のもの | 常温保存可能品以外：196.1 kPa 以上<br>常温保存可能品：392.3 kPa 以上 |
| | | | | 内容量 300 mL を超えるもの | 常温保存可能品以外：490.3 kPa 以上<br>常温保存可能品：784.5 kPa 以上 |
| | | ト | 突き刺し強度(PET のみ)*3 | 9.8 N 以上 | |
| | | チ | 封かん強度 | 破損または空気漏れがないこと | |
| | | リ | ピンホール | ろ紙上にメチレンブルーのはん点を生じないこと | |

B 内容物に直接接触する部分は PE，LLDPE または PET であること．

C 内容物に直接接触する部分に使用する合成樹脂には添加剤を使用してはならない．
ただし，内容物に直接接触する部分に PE または LLDPE を使用する場合であって，次のいずれかに該当する場合には，その限度においてこの限りではない．
イ)合成樹脂 1 kg に対しステアリン酸カルシウムを 2.5 g 以下またはグリセリン脂肪酸エステルを 0.3 g 以下使用する場合
ロ)内容物に直接接触する部分に二酸化チタンを使用する場合

| | | | 項目 | 規格値 |
|---|---|---|---|---|
| D 内容物に直接接触する部分に使用する PE および LLDPE は次の試験に適合するものであること． | 材質試験 | イ | *n*-ヘキサン抽出物 | 2.6%以下 |
| | | ロ | キシレン可溶物 | 11.3%以下 |
| | | ハ | ヒ素 | 標準色より濃くてはならない(2 μg/g 以下) |
| | | ニ | 重金属(鉛) | 標準色より濃くてはならない(20 μg/g 以下) |

E 内容物に直接接触する部分に使用する PET は次の試験に適合するものであること．

| 項目 | | 規格値 |
|---|---|---|
| 材質試験 | カドミウムおよび鉛 | 標準液の吸光度より大きくてはならない(100 μg/g 以下) |

F 常温保存可能品の容器包装は，遮光性を有し，かつ，気体透過性のないものであること．

*1 PE，LLDPE，ナイロン(NY)，PP または PET を用いる容器包装．*2 合成樹脂加工紙(PE，LLDPE，NY，PP または PET を用いる加工紙)を用いる容器包装．*3 PET を使用した容器包装および PET 加工紙製容器包装は破裂強度および突き刺し強度についてはいずれか．
［厚生労働省：乳等省令より引用］

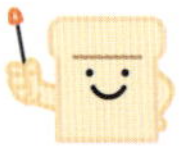

## 練習問題

**以下の問題について，正しいものには○，誤っているものには×をつけなさい．**

1. 食品衛生法は，消費者の食品の選択に資することを目的としている．
2. 健康増進法は国民の健康の保持増進を目的としている．
3. JAS 法は，食品安全の確保を目的としている．
4. 賞味期限の対象となるのは，豆腐，弁当，生めんなどである．
5. アルコールやアイスクリームには期限表示の定めはない．
6. 大豆はアレルギー表示において，特定原材料に指定されている．
7. 輸入品以外のすべての加工食品には原料原産地の表示が義務づけられている．
8. ゲノム編集技術応用食品はその旨を表示する義務がある．
9. キャリーオーバーの添加物は，表示の義務がある．
10. 添加物を加工食品に使用したときは，原則としてすべての物質の名称を表示することになっている．
11. 栄養成分表示は，熱量，たんぱく質，脂質，炭水化物，食塩相当量(ナトリウム)の含有量を記載する．
12. 栄養成分表示の一般表示事項の記載の順番は，とくに決まっていない．
13. 栄養強調表示では，糖類は補給ができる旨の表示の対象成分である．
14. 適切な摂取ができる旨の強調表示ができる栄養成分に，飽和脂肪酸がある．
15. 含まない旨の表示ができる熱量は，100 g 当たり 10 kcal 未満である．
16. 栄養機能食品の栄養機能表示は，消費者庁の許可が必要である．
17. 栄養機能食品は保健機能食品の 1 つとして規定されている．
18. 栄養機能食品には，摂取の目安量あたりの当該栄養分の量に下限値と上限値は定められていない．
19. 特定保健用食品は特別用途食品の 1 つとして規定されている．
20. 規格基準型の特定保健用食品に，脂肪の吸収を抑える食物繊維がある．
21. 栄養素は，原則として機能性表示食品の機能性関与成分としては認められない．
22. 機能性表示食品は消費者庁の審査を受けた後，許可される．
23. 特別用途食品のうち病者用食品は，医師や管理栄養士の管理下で使用するものである．
24. えん下困難者用食品の規格基準は，硬さ・付着性・粘着性の 3 つの指標について範囲を定めている．
25. 個別評価型の病者用食品は，特定の疾病のための食事療法の目的を達成するものである．
26. とろみ調整用食品はえん下困難者用食品に分類される .
27. 虚偽・誇大広告は健康増進法で規制される．
28. いわゆる健康食品の機能性に関する表示を規制する法律はない．
29. 機能性表示食品は，健康増進法で規定されている．
30. 食品，添加物等の規格基準において，合成樹脂製の器具，容器包装についての規格基準には一般規格と個別規格とがある．
31. 食品一般の保存基準では，保存の目的で放射線照射を行うことが認められている．
32. アイスクリーム類の成分規格は食品，添加物等の規格基準で定められている．

# 6 食品の分類と食品成分表

**学習到達目標**

1. 生産様式・原料・主要栄養素などに基づく食品の分類について説明できる.
2. 食品成分表の基本的な構成について説明できる.
3. 食品成分表収載成分の分析方法について説明できる.

## A 食品の分類

われわれが日常口にする食品の数はきわめて多く,「日本食品標準成分表2020年版(八訂)」に収載されている食品の総数は2,478種に及んでいる. 今後, 新開発の食品や海外からの新規食品素材の輸入などによりさらに増加すると考えられる. これらの食品には, 生産や原材料面といった食品の物質的な面からの分類と, 主要栄養素や食習慣など, 栄養学・食品学的な面からの分類がある.

### 1 生産様式による分類

食品の生産様式は食品を製造する産業の業種と関連する. 一次産業によって生産される食品は以下のように分類される.

農産食品：穀類, いも類, 種実類, 野菜類, 果実類, きのこ類など

畜産食品：肉類, 乳類, 卵類

水産食品：魚介類, 藻類

二次産業によって供給される食品は一般にその他の食品に分類され, 以下のものがあげられる.

その他の食品：油脂類, 調味料, 香辛料, 嗜好飲料, 菓子類, 微生物利用食品など

### 2 原料による分類

ほとんどの食品は生物体そのもの, もしくは生物生産物で, 動物性食品と植物性食品に分類される. また, 生物以外の自然界に存在する物質を分離し, 精製などの処理を施したものは, 鉱物性食品に分類される.

**動物性食品**：肉類, 魚介類, 乳類, 卵類など

**植物性食品**：穀類, いも類, 種実類, 野菜類, 果実類, きのこ類, 藻類など

**鉱物性食品**：食塩, 岩塩, 海水, にがり, 炭酸水素ナトリウム(重曹), ミネラルウォーターなど

## ③ 主要栄養素による分類

### バランスの良い食事を設計するためにさまざまな分類法が考案されている

健康の維持や増進には，**栄養・運動・休養のバランス**を重視した習慣が基本となる.「栄養」に関連して何をどれだけ食べれば良いかを理解する，あるいは指導するためには，生産様式や材料による分類よりも，栄養素に基づいた分類のほうがわかりやすい．そのため，各国の食文化と栄養の実情に応じてさまざまなタイプが提案されてきた.

### a 三色食品群

栄養素の特徴から，食品を①血や肉をつくる赤色群，②体温やエネルギーになる黄色群,③体の調子を整える緑色群の3群に分けたものである．毎食,各群から2種類以上の食品を食べるようにすれば，栄養素のバランスがとれた食事になるように考案されている．子どもにもわかりやすく，学校給食など初歩的な栄養指導に利用されている.

**赤色群**：肉類，魚介類，乳類，豆類など，たんぱく質を多く含む食品
**黄色群**：穀類，いも類，油脂，砂糖など，脂質や糖質を多く含む食品
**緑色群**：野菜類，果実類，藻類など，ビタミンやミネラルを多く含む食品

### b 4つの食品群

栄養的な特徴が似たものを4つの食品群に分けたものである．それぞれの群に属する食品の80 kcal相当量を1点として，1日20点(1,600 kcal)を基本点数とする．必要な栄養素を確保するためには，第1群・第2群・第3群の各食品群から3点ずつ(3+3+3=9点)を優先的に摂取し，第4群は残りの11点を摂取するように配慮されており，献立作成上の便宜がはかられている(**表6-1**).

### c 6つの基礎食品群

1981(昭和56)年に旧厚生省から示された食品分類で，含まれる栄養素(たんぱく質，脂質，炭水化物，ビタミン，ミネラル)をもとに**6つの基礎食品**

**表6-1　4つの食品群**

| 群 | 食品 | 特徴 | 主な栄養素 |
|---|---|---|---|
| 第1群 | 乳・乳製品，卵 | 日本人に不足しがちな栄養を補い，栄養を完全にする | たんぱく質，脂質，カルシウム，ビタミン$B_2$ |
| 第2群 | 魚介，肉類，豆・豆製品 | 筋肉や血液などをつくる良質たんぱく質を多く含む | たんぱく質，脂質，カルシウム，ビタミン$B_1$，$B_2$ |
| 第3群 | 野菜，いも，果物 | からだの調子を良くする栄養素が豊富 | ビタミンA，C，ミネラル，食物繊維 |
| 第4群 | 穀類，油脂，砂糖 | 体温を保ち，からだを動かすエネルギー源となる栄養素が豊富 | 炭水化物，たんぱく質，脂質 |

群に分類している(**表 6-2**)．第 5 群を主食，第 1 群を主菜として，これに第 2，3，4，6 群を副菜として組み合わせて 1 日の食事を構成することで，栄養のバランスがとれるよう考慮されている．

### d 食事バランスガイド

**食生活指針**(2002 年)を具体的な行動に結びつけるものとして，厚生労働省と農林水産省により 2005(平成 17)年 6 月に策定され，食事の望ましい組み合わせと，その量をイラストで示したものがある(**図 6-1**)．左側のイラストは「コマ」をイメージして描かれ，運動することによってコマが安定して回転し，食事バランスが悪くなると倒れてしまうことが表現されている．ま

**表 6-2　6 つの基礎食品群**

| 群 | 食　品 | 特　徴 | 摂取できる栄養素 |
|---|---|---|---|
| 第 1 群 | 魚，肉，卵，大豆・大豆製品 | たんぱく質が多く，筋肉や血液になる | 主として良質たんぱく質<br>副次的に脂肪，カルシウム，鉄，ビタミン A，$B_1$，$B_2$ |
| 第 2 群 | 牛乳・乳製品，海藻，小魚 | カルシウムが多く，骨や歯をつくる | 主としてカルシウム<br>さらに良質たんぱく質，ビタミン $B_2$，鉄 |
| 第 3 群 | 緑黄色野菜 | ビタミン，ミネラルが多い | 主としてカロテン<br>さらにビタミン C，$B_2$，鉄，カルシウム |
| 第 4 群 | 淡色野菜，果物 | ビタミン，ミネラルが多い | 主としてビタミン C<br>副次的にカルシウム，ビタミン $B_1$，$B_2$ |
| 第 5 群 | 穀類，いも類，砂糖類 | 糖質が多い | 糖質性エネルギー |
| 第 6 群 | 油脂類，脂肪の多い食品 | 脂質が多い | 脂肪性エネルギー |

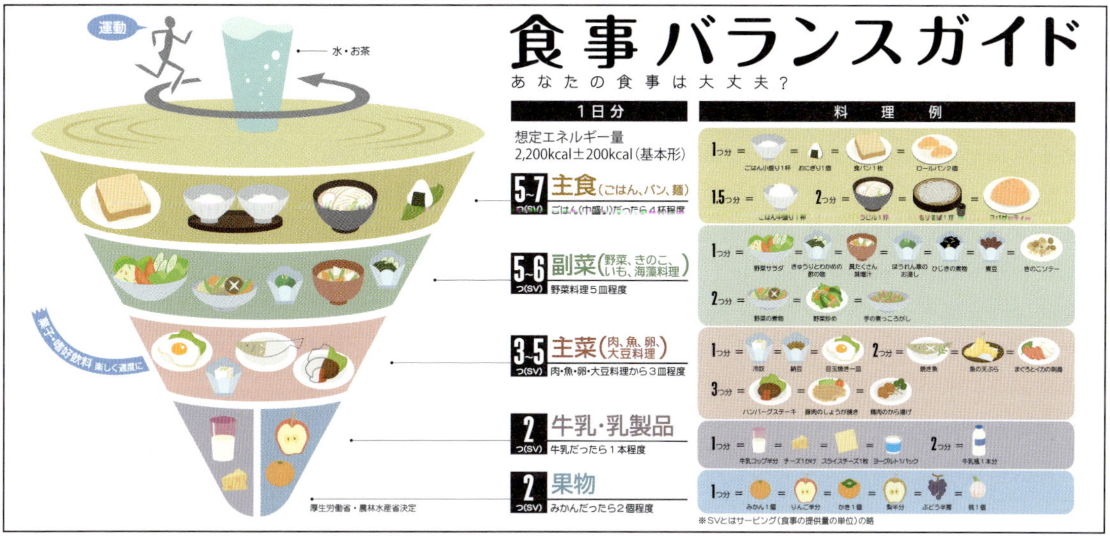


**図 6-1　食事バランスガイド**

［厚生労働省・農林水産省：食事バランスガイド，2005 より引用］

**表 6-3　食事バランスガイドを構成する料理区分と基準**

| 料理区分 | 食品群 | サービングの基準 |
|---|---|---|
| 主食 | 米類(めし)，パン類(菓子パンを除く)，めん類，その他の穀類食品 | 主材料に由来する炭水化物として 40 g |
| 副菜 | 野菜類，いも類，大豆以外の豆類，きのこ類，海藻類，種実類 | 主材料重量として 70 g |
| 主菜 | 肉類，魚類，卵類，大豆・大豆製品 | 主材料に由来するたんぱく質として 6 g |
| 牛乳・乳製品 | 乳類 | 主材料に由来するカルシウムとして 100 mg |
| 果物 | 果実類 | 主材料として 100 g |

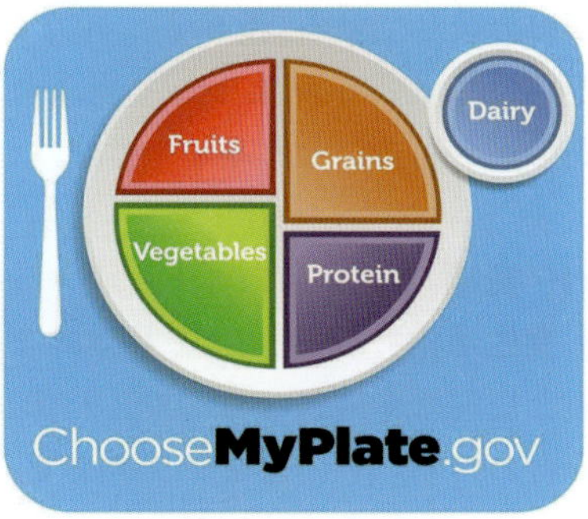


**図 6-2**　マイプレート
［http://www.myplate.gov/ より引用］

た，コマの軸となっている水分は，食事の中で欠かせないものであることを強調している．

料理や食品は5つのグループに分類されており，コマの上部から順に「主食」「副菜」「主菜」「牛乳・乳製品」「果物」となっており，上部にある料理グループのものほど，しっかり食べる必要がある．なお，いも類は，サラダや煮物料理として野菜類と一緒に調理することが多いことから，主食ではなく副菜に区分されている．また，菓子や嗜好飲料については，コマのひもの部分として「楽しく適度に」と表現されている．**図 6-1** のコマ上にある「基本形」のエネルギー摂取量は 2,200 ± 200 kcal を想定しており，**身体活動レベル**が「ふつう」以上の成人女性(高齢者を除く)や身体活動レベルが低い成人男性における1日当たりのエネルギー摂取量に相当する．目安量は，区分ごとに「つ」および**サービング**(serving；標準的な供与量の単位)の略である「SV」で表記されている．食事バランスガイドでは，「つ(SV)」のサイズが，食品ではなく料理として表示されている点に特徴があり，国民健康・栄養調査のデータから典型的な料理(約 100 種)についてデータベース化された．**表 6-3** に5つの料理区分の構成およびサービングの基準を示した．

## e　MyPlate(マイプレート)

マイプレートは Food Guide Pyramid(フードガイドピラミッド，1992 年)，MyPyramid(マイピラミッド，2005 年)を発展させたもので，食事バランスガイドの米国版といえるものである．2011 年 6 月に米国農務省(United States Department of Agriculture, USDA)が健康的な食生活を促進する米国人向けの食事ガイドラインとして発表した．

マイプレートのデザインは，1枚の皿を食品ごとに4色に色分けし，野菜と果物が皿の半分，穀物とたんぱく質(肉，魚，豆類)が残る半分を占め，野菜と穀物がそれぞれ大きく強調されている．また，皿の右上の，カップと思われる円には牛乳やヨーグルトなどの乳製品が添えられている(**図 6-2**)．皿に盛った食品を示すことで，バランスの良い食事が視覚的に理解できるようにしている．マイプレートは米国農務省のホームページで参照することができ，年齢，性別，身長，体重などを入力することにより個人の食事診断や個人プランを作成することができるなど，インターネット用のデザインとして活用方法が工夫されている．

### f 日本食品標準成分表による分類

文部科学省科学技術・学術審議会資源調査分科会報告「日本食品標準成分表 2020 年版（八訂）」では，2,478 種の収載食品を 18 群に分類している（次項 B「日本食品標準成分表の理解」参照）．

### g 国民健康・栄養調査食品群別による分類

**国民健康・栄養調査**は，国民の健康の増進の総合的な推進をはかるための基礎資料として，国民の身体の状況，栄養摂取量および生活習慣の状況を明らかにするため，健康増進法（2002 年に栄養改善法より改正）に基づいて毎年実施されている．日本食品標準成分表にほぼ対応しているが，調理済み流通食品類の分類がない．また，野菜類では，「うち緑黄色野菜」として，緑黄色野菜を併記している．

分類は以下のとおりである．

①穀類，②いも類，③砂糖・甘味料類，④豆類，⑤種実類，⑥野菜類，⑦果実類，⑧きのこ類，⑨海藻類，⑩魚介類，⑪肉類，⑫卵類，⑬乳類，⑭油脂類，⑮菓子類，⑯嗜好飲料類，⑰調味料・香辛料類

## 4 食習慣による分類

**わが国の食習慣に合わせて主食，主菜，副菜，汁物のように分類される**

「食事バランスガイド」にも示されているように，わが国では主食と副食を組み合わせる食習慣が定着している．主食はあまり味をつけず，でんぷん質でお腹を満たすもので，副食は主食を食べやすくするため味をつけて添えられるものという考え方に基づいている．副食はさらに主菜，副菜，汁物などに分類される．これらを組み合わせることで，食材や味のバリエーションが広がり，栄養バランスのとれた献立になる．

主食：米やパン，めんなど，主としてエネルギーになる糖質食品で，食事の基本となる．

主菜：肉，魚介，卵，大豆製品などを主材料とした料理で，主にたんぱく質や脂質の供給源となる．

副菜：野菜やいも，きのこ，海藻類を多く使用した料理である．主食と主菜に不足するビタミンやミネラル，食物繊維を豊富に含み，健康の維持増進と生活習慣病の予防に欠かせない料理である．

汁物：適度な温度で胃腸を刺激して食欲を高め，主菜，副菜に変化を与えて食事にゆたかさを与える．

### 5 その他の分類

加工食品，インスタント食品，調理済食品，コピー食品，健康食品などの分類がある．

## B 日本食品標準成分表の理解

**食品成分表では，日常的に食べる食品中の標準的な成分量を知ることができる**

### 1 はじめに

日本食品標準成分表は，わが国において常用される食品について，年間を通じて普通に摂取する場合の標準的な成分値を収載するものであり，一般的には**食品成分表**と呼ばれる．この食品成分表は，国民の健康維持，増進をはかるうえで重要な食品に関する基礎的情報の提供，あるいは食料需給計画策定のための基礎資料としての使用などを目的としており，学校や病院における栄養管理・栄養指導だけでなく，家庭での日々の献立作成，栄養計算などにも利用されている．さらに，食と栄養にかかわる大学・専門学校，食品企業・研究所など，教育・研究にかかわるさまざまな場面で基礎データとして幅広く活用されるとともに，行政面では各種統計調査や農林水産分野でのさまざまな計画設定，食品の規格基準設定の基礎資料として欠かせないものとなっている．

### 2 日本食品標準成分表2020年版（八訂）の詳細

**日本食品標準成分表2020年版（八訂）**［以下，成分表2020年版（八訂）］の内容は，成分表2020年版（八訂）の第1章「説明」に詳しく記載されているが，本項ではその内容を抜粋・補足しながら（内容を詳しく）解説する．

◉日本食品標準成分表2020年版（八訂）

#### a 日本食品標準成分表の見方

##### 1） 食品の分類および配列

成分表2020年版（八訂）では，18食品群を，植物性食品，きのこ類，藻類，動物性食品，加工食品の順に配列することにより構成されている（**表6-4**）．収載食品数は2,478食品となり，日本食品標準成分表2015年版（七訂）追補2016年（以下，成分表追補2016年）より，日本人の伝統的な食文化を代表する食品としてしょうがおよびだいこんのおろし，油揚げの甘煮などが，健康志向を反映した食品としてキヌア，えごまが，現在の食習慣の中で食べる機会が増えた食品としてインディカ米，ドライトマト，ドライマンゴーなどが，し好食品などとして，こんにゃくゼリー，缶チューハイが収載されている．成分表2020年版（八訂）の分類および配列は，大分類，中分類，小分類および細分の4段階となっている（**表6-5**）．大分類では，原則として動植物の名

**表 6-4　食品成分表の食品群と収載食品数**

| 食品群 | 食品数 |
|---|---|
| 1 穀類 | 205 |
| 2 いも及びでんぷん類 | 70 |
| 3 砂糖及び甘味類 | 30 |
| 4 豆類 | 108 |
| 5 種実類 | 46 |
| 6 野菜類 | 401 |
| 7 果実類 | 183 |
| 8 きのこ類 | 55 |
| 9 藻類 | 57 |
| 10 魚介類 | 453 |
| 11 肉類 | 310 |
| 12 卵類 | 23 |
| 13 乳類 | 59 |
| 14 油脂類 | 34 |
| 15 菓子類 | 185 |
| 16 し好飲料類 | 61 |
| 17 調味料及び香辛料類 | 148 |
| 18 調理済み流通食品類 | 50 |
| 合計 | 2,478 |

［文部科学省科学技術・学術審議会資源調査分科会：日本食品標準成分表 2020 年版（八訂）より引用］

**表 6-5　食品の分類および配列の例**

| 食品番号 | 食品群 | 区　分 | 大分類 | 中分類 | 小分類 | 細　分 |
|---|---|---|---|---|---|---|
| 01002 | 穀類<br>01 | —<br>— | あわ<br>— | —<br>— | 精白粒<br>002 | —<br>— |
| 01020 | 穀類<br>01 | —<br>— | こむぎ<br>— | 〔小麦粉〕<br>— | 強力粉<br>— | 1 等<br>020 |
| 10332 | 魚介類<br>10 | (かに類)<br>— | がざみ<br>— | —<br>— | 生<br>332 | —<br>— |

［文部科学省科学技術・学術審議会資源調査分科会：日本食品標準成分表 2020 年版（八訂）より引用］

称をあて，五十音順に配列されている．ただし，「いも及びでんぷん類」「魚介類」「肉類」「乳類」「し好飲料類」「調味料及び香辛料類」では，大分類の前に副分類を設けて食品群を区分している（副分類は〈　〉で表示）．中分類（〔　〕で表示）および小分類では原則として，原材料形状から加工度の高まる順に配列されている．なお，複数の原材料から構成されている加工食品の場合には，原則として主原材料の位置に置かれている．

**2)　食品番号，索引番号および食品名**

収載食品には，5 桁の食品番号がつけられている．5 桁のうち，はじめの 2 桁は食品群を示し，次の 3 桁は小分類または細分を示している．また，食品の検索を容易にするために，各食品には「索引番号」（通し番号）が加えられている．

原材料的食品の食品名は，学術名または慣用名で示され，加工食品は，一般的に用いられている名称や食品規格基準等において公的に定められている名称で示されている．なお，備考欄には，別名，市販通称名などが記載されている.

### 3) 成分項目および成分値

成分項目として，最初に廃棄率が示され，続いて**可食部(食品全体から「廃棄部位」を除いたもの)100 g 当たりの成分項目**として，エネルギー，一般成分(水分，たんぱく質，脂質，炭水化物，有機酸，灰分)，無機質(ミネラル)，ビタミン，アルコール，食塩相当量が順次記載されている(**表 6-6**)．さらに，無機質は 13 項目，ビタミンは 22 項目に分けられている(詳細は後述)．**アミノ酸組成によるたんぱく質**，**トリアシルグリセロール当量**，無機質の「**ヨウ素**」「**セレン**」「**クロム**」「**モリブデン**」，ビタミンの「**ビオチン**」の計 7 項目は日本食品標準成分表 2010(以下，成分表 2010)で新たに追加された項目である．なお，各アミノ酸の成分値は，日本食品標準成分表 2020 年版(八訂)**アミノ酸成分表編**(以下，アミノ酸成分表 2020)に別途収載されている．

各成分値は，さまざまな変動要因を考慮し十分な配慮のもと，分析値，文献値などをもとにして定められた標準的な値である．なお，ここでいう標準的な成分値とは，国内において年間を通じて普通に摂取する場合の全国的な平均値を表すという概念に基づき求められた値を指している．可食部 100 g 当たりの成分値は **1 食品 1 標準成分値**を原則としている．旬のある食品については，季節ごとに分析が行われ，差があったものについては季節による差がわかるように記載されている．たとえば,「ほうれんそう」や魚介類の「かつお」は，食品名の項目で，それぞれ「夏採り」「冬採り」,「春獲り」「秋獲り」と分けて記載されている．

各成分項目の単位は，**表 6-6** にまとめて示してあるが，成分項目ごとに単位が異なるだけでなく，最小表示桁も整数，小数第 1 位まで，小数第 2 位までと異なっている点に注意が必要である．なお，整数表示のものは，エネルギー値を除き，有効数字 2 桁で表示されている．各成分において,「**0**」は最小記載量の 1/10 未満(ただし，成分表 2010 で新たに追加されたヨウ素，セレン，クロム，モリブデンでは 3/10 未満，ビオチンでは 4/10 未満)または検出されなかったこと,「**Tr**(微量，トレース)」は最小記載量の 1/10 以上含まれるが 5/10 未満であることをそれぞれ示している．また，文献などの情報により含まれていないと推定されるため測定されていない場合には「**(0)**」，同様に微量と推定される場合は「**(Tr)**」，その他測定が行われていない場合には「－」と記載されている．

食品の内容と各成分値などに関連の深い事項については備考欄に記載されている．具体的には，食品の別名，廃棄部位，加工食品の材料名，主原材料の配合割合，添加物などや硝酸イオン，カフェイン，ポリフェノール，タンニン，テオブロミン，スクロースなどの含量が示されている．

#### a) 廃棄率

廃棄率は，原則として，**通常の食習慣において廃棄される部分の食品全体あるいは購入形態に対する重量の割合(%)**で示される．廃棄部位は備考欄に記載されている．たとえば,「キャベツ(結球葉，生)」では廃棄率 15%であるが，備考欄に「廃棄部位：しん」と記載されている．一方，魚介類の「ま

**表 6-6　成分項目と数値の表示方法**

<table>
<tr><th colspan="3">項　目</th><th>単位</th><th>最小表示の位</th><th>数値の丸め方など</th></tr>
<tr><td colspan="3">廃棄率</td><td>%</td><td>1の位</td><td>10未満は小数第1位を四捨五入，10以上は元の数値を2倍し，10の単位に四捨五入で丸め，その結果を2で除する</td></tr>
<tr><td colspan="3">エネルギー</td><td>kJ<br>kcal</td><td>1の位</td><td>小数第1位を四捨五入</td></tr>
<tr><td colspan="3">水分</td><td rowspan="16">g</td><td rowspan="16">小数第1位</td><td rowspan="16">小数第2位を四捨五入</td></tr>
<tr><td colspan="3">たんぱく質</td></tr>
<tr><td colspan="3">　アミノ酸組成によるたんぱく質</td></tr>
<tr><td colspan="3">　たんぱく質</td></tr>
<tr><td colspan="3">脂質</td></tr>
<tr><td colspan="3">　トリアシルグリセロール当量</td></tr>
<tr><td colspan="3">　脂質</td></tr>
<tr><td colspan="3">炭水化物</td></tr>
<tr><td colspan="3">　利用可能炭水化物(単糖当量)</td></tr>
<tr><td colspan="3">　利用可能炭水化物(質量計)</td></tr>
<tr><td colspan="3">　差し引き法による利用可能炭水化物</td></tr>
<tr><td colspan="3">　食物繊維総量</td></tr>
<tr><td colspan="3">　糖アルコール</td></tr>
<tr><td colspan="3">　炭水化物</td></tr>
<tr><td colspan="3">有機酸</td></tr>
<tr><td colspan="3">灰分</td></tr>
<tr><td rowspan="13">無機質</td><td colspan="2">ナトリウム</td><td rowspan="9">mg</td><td rowspan="5">1の位</td><td rowspan="13">整数表示では，大きい位から3桁目を四捨五入して有効数字2桁．ただし，10未満は小数第1位を四捨五入．小数表示では，最小表示の位の1つ下の位を四捨五入</td></tr>
<tr><td colspan="2">カリウム</td></tr>
<tr><td colspan="2">カルシウム</td></tr>
<tr><td colspan="2">マグネシウム</td></tr>
<tr><td colspan="2">リン</td></tr>
<tr><td colspan="2">鉄</td><td rowspan="2">小数第1位</td></tr>
<tr><td colspan="2">亜鉛</td></tr>
<tr><td colspan="2">銅</td><td rowspan="2">小数第2位</td></tr>
<tr><td colspan="2">マンガン</td></tr>
<tr><td colspan="2">ヨウ素</td><td rowspan="4">µg</td><td rowspan="4">1の位</td></tr>
<tr><td colspan="2">セレン</td></tr>
<tr><td colspan="2">クロム</td></tr>
<tr><td colspan="2">モリブデン</td></tr>
<tr><td rowspan="22">ビタミン</td><td rowspan="6">ビタミンA</td><td>レチノール</td><td rowspan="7">µg</td><td rowspan="6">1の位</td><td rowspan="22">整数表示では，大きい位から3桁目を四捨五入して有効数字2桁．ただし，10未満は小数第1位を四捨五入．小数表示では，最小表示の位の1つ下の位を四捨五入</td></tr>
<tr><td>α-カロテン</td></tr>
<tr><td>β-カロテン</td></tr>
<tr><td>β-クリプトキサンチン</td></tr>
<tr><td>β-カロテン当量</td></tr>
<tr><td>レチノール活性当量</td></tr>
<tr><td colspan="2">ビタミンD</td><td rowspan="5">小数第1位</td></tr>
<tr><td rowspan="4">ビタミンE</td><td>α-トコフェロール</td><td rowspan="4">mg</td></tr>
<tr><td>β-トコフェロール</td></tr>
<tr><td>γ-トコフェロール</td></tr>
<tr><td>δ-トコフェロール</td></tr>
<tr><td colspan="2">ビタミンK</td><td>µg</td><td>1の位</td></tr>
<tr><td colspan="2">ビタミン $B_1$</td><td rowspan="5">mg</td><td rowspan="2">小数第2位</td></tr>
<tr><td colspan="2">ビタミン $B_2$</td></tr>
<tr><td colspan="2">ナイアシン</td><td>小数第1位</td></tr>
<tr><td colspan="2">ナイアシン当量</td><td>小数第1位</td></tr>
<tr><td colspan="2">ビタミン $B_6$</td><td>小数第2位</td></tr>
<tr><td colspan="2">ビタミン $B_{12}$</td><td rowspan="2">µg</td><td>小数第1位</td></tr>
<tr><td colspan="2">葉酸</td><td>1の位</td></tr>
<tr><td colspan="2">パントテン酸</td><td>mg</td><td>小数第2位</td></tr>
<tr><td colspan="2">ビオチン</td><td>µg</td><td>小数第1位</td></tr>
<tr><td colspan="2">ビタミンC</td><td>mg</td><td>1の位</td></tr>
<tr><td colspan="3">アルコール</td><td rowspan="3">g</td><td rowspan="3">小数第1位</td><td rowspan="3">小数第2位を四捨五入</td></tr>
<tr><td colspan="3">食塩相当量</td></tr>
<tr><td colspan="3">備考欄</td></tr>
</table>

［文部科学省科学技術・学術審議会資源調査分科会：日本食品標準成分表2020年版(八訂)より引用］

6
食品の分類と食品成分表

ぐろ」など多くの魚では，廃棄率が0%となっているが，これは切り身状態での成分値を示し，備考欄に「切り身(皮なし)」と記載されている．なお，魚類で備考欄に「切り身」と表記され，皮部分を可食部とみなしている場合もある．さらに，「ひらめ(天然，生)」では廃棄率40%と示され，備考欄に「廃棄部位：頭部，内臓，骨，ひれ等(五枚おろし)」と記載されている．このように，食品の可食・廃棄部位は食品の消費流通の形態や食生活の実態を考慮して，個別に定められている場合が多いので注意が必要である．

#### b) エネルギー

エネルギー値は，これまで可食部100 g当たりのたんぱく質，脂質，炭水化物，その他(酢酸など)の重量(g)に成分ごとの**エネルギー換算係数**を乗じることにより求められてきたが，成分表2020年版(八訂)ではアミノ酸組成によるたんぱく質，トリアシルグリセロール当量(脂肪酸組成による脂質)，利用可能炭水化物(単糖当量)，その他(食物繊維，糖アルコール，酢酸を含む有機酸，アルコール)をもとに「組成成分ごとのエネルギー換算係数」を乗じることにより求められている．「組成成分ごとのエネルギー換算係数」は，アミノ酸組成によるたんぱく質，トリアシルグリセロール当量(脂肪酸組成による脂質)，利用可能炭水化物(単糖当量)に，それぞれ4.0，9.0，3.75 kcal/gが適用されている．

エネルギーの単位として，キロカロリー(kcal)単位に加えてキロジュール(kJ)単位が併記されており，その換算にはFAO/WHO合同特別専門委員会報告に従って，1 kcal = 4.184 kJが用いられている．

#### c) 水 分

水分量は，常圧加熱乾燥法，減圧加熱乾燥法，カールフィッシャー法または蒸留法により測定される．食品成分表上では，食品ごとにどの方法を採用したかは明記されず，分析マニュアルに記載されている．以降の食品成分項目についても同様であるが，成分の分析法は技術の進歩に伴い，**その時点で最適な分析方法が採用**されている．また，分析に用いた試料の違いもあるため，食品名が同一でも各版間での成分値が異なる可能性があることに注意が必要である．

水分測定に主として用いられるのは**常圧加熱乾燥法**であり，加熱温度は**105℃**を基本とする．糖分に富んだ食品の場合にはカラメル化防止のため，やや低い100℃で乾燥が行われ，みその場合にはさらに低い70℃の温度が適用されている．一方，でんぷんが水と強く結合している穀類では，熱に対して比較的安定なため，135℃の温度が適用されている．一方，比較的水分量の多い食品で加熱によって成分の変化が起こりやすい食品の場合，減圧加熱乾燥法が用いられ，加熱温度は98～100℃あるいは60～70℃の条件が食品によって使い分けられており，たとえば野菜・果実類では60～70℃の温度が採用されている．アルコール類は乾燥減量からアルコール分の重量を差し引いて求められ，食酢類では乾燥減量から酢酸の重量を差し引いて求められる．

### d）たんぱく質

たんぱく質は，アミノ酸の重合物であり，一般成分の中で唯一構成元素に**窒素**を含んでいる点が特徴である．この特徴を利用し，たんぱく質中の**窒素を改良ケルダール法によって定量**することによりたんぱく質の定量が行われる．ケルダール法は，食品中のたんぱく質を濃硫酸で加熱分解することにより窒素を硫酸アンモニウムに変える．この硫酸アンモニウムに過剰の水酸化ナトリウムを加え蒸留し留出した**アンモニア**をホウ酸溶液に吸収させた後，硫酸標準液で滴定して窒素量を算出する．得られた窒素量から「**窒素-たんぱく質換算係数**」(**表 6-7**)をもとに，各食品のたんぱく質量が算出される．窒素-たんぱく質換算係数として「6.25」が用いられるが，これはたんぱく質が平均して16%の窒素を含んでいるという考えのもと導き出された数値である．すなわち，ケルダール法により求められた窒素量に100/16(＝6.25)を乗じることによりたんぱく質の量が求められる．しかしながら，実際には各食品での構成たんぱく質は異なるため，一律に6.25の値を用いることは妥当ではない．そこで，主要な食品については正確な窒素含量が測定され，それに基づいて個別の換算係数が用いられている(**表 6-7**)．さらに，食品中には一般成分以外に窒素を含む成分が含まれている場合がある．そこで，茶

**表 6-7　窒素-たんぱく質換算係数**

| 食品群 | 食品名 | 換算係数 |
|---|---|---|
| 1 穀類 | アマランサス | 5.30 |
| | えん麦 | |
| | 　オートミール | 5.83 |
| | 大麦 | 5.83 |
| | 小麦 | |
| | 玄穀，全粒粉 | 5.83 |
| | 小麦粉，フランスパン，うどん・そうめん類，中華めん類，マカロニ・スパゲティ類，麩類，小麦たんぱく，ぎょうざの皮，しゅうまいの皮 | 5.70 |
| | 小麦胚芽 | 5.80 |
| | 米，米製品(赤飯を除く) | 5.95 |
| | ライ麦 | 5.83 |
| 4 豆類 | 大豆，大豆製品(豆腐竹輪を除く) | 5.71 |
| 5 種実類 | アーモンド | 5.18 |
| | ブラジルナッツ，落花生 | 5.46 |
| | その他のナッツ類 | 5.30 |
| | あさ，あまに，えごま，かぼちゃ，けし，ごま，すいか，はす，ひし，ひまわり | 5.30 |
| 6 野菜類 | 枝豆，大豆もやし | 5.71 |
| | 落花生(未熟豆) | 5.46 |
| 10 魚介類 | ふかひれ | 5.55 |
| 11 肉類 | ゼラチン，腱(うし)，豚足，軟骨(ぶた，にわとり) | 5.55 |
| 13 乳類 | 液状乳類，チーズを含む乳製品，その他(シャーベットを除く) | 6.38 |
| 14 油脂類 | バター類，マーガリン類 | 6.38 |
| 17 調味料及び香辛料類 | しょうゆ類，みそ類 | 5.71 |
| 上記以外の食品 | | 6.25 |

[文部科学省科学技術・学術審議会資源調査分科会：日本食品標準成分表 2020 年版(八訂)より引用]

類およびコーヒーでは**カフェイン**を，ココア類およびチョコレート類ではカフェインと**テオブロミン**を別途定量し，これら由来の窒素量を差し引いた後たんぱく質量を算出する．また，野菜類では別に定量された硝酸態窒素を差し引いて算出される．

成分表2010から**アミノ酸組成によるたんぱく質**の項目が追加された．FAOの技術ワークショップ報告書(以下，FAO報告書)による推奨に基づき，アミノ酸成分表2020(後述)の各アミノ酸量から，アミノ酸の脱水縮合物の量として各食品のたんぱく質の成分量を算出する方法が採用されている．アミノ酸組成により算出された値は，改良ケルダール法に基づく成分値と併記されているが，多くの食品で1～2割低い値となっている．また，アミノ酸組成により算出された値は，すべての食品について算出されているわけではなく記載数は少ないが，わが国で摂取されているたんぱく質の量を正確に把握するためにさらなる充実が望まれている．

#### e) 脂　質

脂質は，水に不溶で有機溶媒に可溶な有機化合物の総称である．この性質を利用して，有機溶媒によって食品中の脂質を抽出し，抽出物の溶媒を留去した後，残留物の重量を測定することにより脂質含量を求める方法が採用されている．しかし，有機溶媒抽出を用いて算出された成分値は，トリアシルグリセロールのほか，リン脂質，ろう，ステロイド，脂溶性ビタミン，脂溶性色素(クロロフィル，カロチノイドなど)，有機酸なども含む総重量であることに注意が必要である．

脂質の分析には，**ソックスレー抽出法**，クロロホルム–メタノール改良抽出法，レーゼ・ゴットリーブ法，酸分解法などが用いられる．ソックスレー抽出法は，もっとも一般的な抽出法である．この方法ではソックスレー抽出器という専用の抽出器具を用いて，試料中の脂質をジエチルエーテルにより繰り返し抽出し抽出物を集めた後，ジエチルエーテルを留去(除去)し，残った残渣の重量を測定する．ソックスレー抽出法は固体食品(種実類，魚介類，肉類，香辛料類，みそ類，菓子類など)だけでなく，果汁類などの多水分食品などにも幅広く適用可能で汎用性が高い方法であるが，穀類などのようにでんぷん質が多く脂質が組織に強く結合している食品や複合脂質を多く含む食品などには適用が難しい．クロロホルム–メタノール改良抽出法は，両有機溶媒の特性を利用することにより複合脂質の抽出性に優れ，卵類，大豆・大豆加工品のようにリン脂質の多い食品の抽出に適用される．レーゼ・ゴットリーブ法は，牛乳および乳製品に用いられる方法であり，脂肪球膜をアンモニアにより分散させた後，溶媒抽出するところに特徴がある．酸分解法は，脂質が組織に強く結合している食品の抽出に用いられ，酸分解により脂質を遊離させた後に溶媒抽出を行う方法である．

**トリアシルグリセロール当量**も成分表2010から採り入れられた項目である．FAO報告書で推奨され，われわれが摂取する量をより正確に表した数値と考えられている．トリアシルグリセロール当量は，日本食品標準成分表2020年版(八訂)脂肪酸成分表編(以下，脂肪酸成分表2020)に収められた各脂肪酸量からトリアシルグリセロール量に換算した量として算出されている．具体的には，各脂肪酸に対して，可食部100 g当たりの脂肪酸量に(脂肪酸の分子量＋12.6826/脂肪酸の分子量)の値を乗じた値を求め，得られた値を積算し総量を求める．ここで，「12.6826」は，脂肪酸をトリアシルグリセロールに換算する場合の脂肪酸当たりの式量の増加量であり，(グリセロールの分子量×1/3)の値からエステル結合時に失われる水の分子量を差し引いた値である．

### f)　炭水化物

炭水化物の成分値は，「**差し引き法による炭水化物**」の値である．すなわち，水分，たんぱく質，脂質，灰分の合計値(g)を100 gから差し引いた値である．炭水化物の値には食物繊維の成分値も含まれている．食物繊維の成分値は別途項目を分けて記載されている．硝酸イオン，アルコール分，酢酸，ポリフェノール(タンニン含む)，カフェイン，テオブロミンを多く含む食品については，これらも差し引いて炭水化物値を算出している．なお，**魚介類**，**肉類**，**卵類**では炭水化物量が微量のため，差し引き法での算出では，各成分値の誤差などの影響により値がマイナスになるなどの問題が生じるため，別途**全糖量をアンスロン硫酸法により直接測定**することにより求められている．

利用可能炭水化物(単糖当量)が，日本食品標準成分表2015年版(七訂)(以下，成分表2015)より収載されている．単糖当量は，日本食品標準成分表2020年版(八訂)炭水化物成分表編(以下，炭水化物成分表2020)に収められたでんぷん，ブドウ糖，果糖，ガラクトース，ショ糖，麦芽糖，乳糖，トレハロースなどの量を単糖に換算して合計した量として示されている．

成分表2020年版(八訂)では，利用可能炭水化物(質量計)として，でんぷん，ブドウ糖，果糖，ガラクトース，ショ糖，麦芽糖，乳糖，トレハロース，イソマルトース，80％エタノールに可溶性のマルトデキストリンおよびマルトトリオース等のオリゴ糖類などの質量の合計値が示されている．また，差引き法による利用可能炭水化物として，100 gから，水分，アミノ酸組成によるたんぱく質，脂肪酸のトリアシルグリセロール当量，食物繊維総量，有機酸，灰分，アルコール，硝酸イオン，ポリフェノール(タンニンを含む)，カフェイン，テオブロミン，加熱により発生する二酸化炭素等の合計(g)を差し引いた値も示されている．

食物繊維総量も炭水化物の項目に組み込まれている．食品成分表では，食物繊維を「ヒトの消化酵素で消化されない食品中の難消化性成分の総体」と定義している．成分値として，プロスキー変法による高分子量の「水溶性食物繊維」と「不溶性食物繊維」を合計した「食物繊維総量」，プロスキー法による「食物繊維総量」，あるいは，AOAC.2011.25法による「低分子量水溶性食物繊維」「高分子量水溶性食物繊維」および「不溶性食物繊維」を合計した「食物繊維総量」が示されている．新たに採用されたAOAC.2011.25法では，プロスキー変法で対応できない「低分子量水溶性食物繊維」も測定できる点が特徴となっている．

糖アルコールの成分値も新たに追加された項目である．糖アルコールは，成分表2015では炭水化物に含まれる成分であるが，別項目として取り扱われている．

g)　有機酸

成分表2020年版(八訂)では，既知の有機酸をエネルギー産生成分として取り扱っている．すなわち，酢酸以外の有機酸は，従来差引き法による炭水化物に含まれる形になっていたが，成分表2020年版(八訂)では，エネルギー産生成分として炭水化物とは別に成分値が収載されている．

h)　灰　分

灰分は食品中の無機質の総量を反映すると考えられているが実際には一致しない場合が多い．灰化時，有機物の炭素が炭酸塩の形で残存することなどがあるからである．そこで，灰分は「**550～600℃で試料を完全に灰化処理したときの残灰**」と定義され，食品を550～600℃で処理した後の残留物の総重量が記載されている．

i)　無機質(ミネラル)

無機質の成分項目は，各成分の栄養上の関連性に配慮し配列されている．「**ヨウ素**」「**セレン**」「**クロム**」「**モリブデン**」の4項目が成分表2010から新たに加えられたが，これら4成分は厚生労働省の日本人の食事摂取基準に基準値が存在することから収載された．無機質の分析には，主に原子吸光法が用いられてきたが，これら4成分(ヨウ素，セレン，クロム，モリブデン)は含有量がほかの成分と比較してさらに微量であるため，その分析には超高感度なICP質量分析法が適用されている．なお，ヨウ素，セレン，クロム，モリブデンの4成分は$\mu$g単位で記載されている(ほかの無機質はmg単位)．

j)　ビタミン

ビタミンは，**脂溶性ビタミン**と**水溶性ビタミン**に分けて配列されている．ビタミンAの成分項目は，レチノール，$\alpha$-カロテン，$\beta$-カロテン，$\beta$-クリプトキサンチン，$\beta$-カロテン当量，レチノール活性当量の6項目に，またビタミンEの項目は，$\alpha$-，$\beta$-，$\gamma$-および$\delta$-トコフェロールの4項目に細分化されている．ビタミン類の定量には高速液体クロマトグラフィーまたは微生物学的定量法が用いられている．なお，成分表追補2016年から，ナイアシン当量が収載されている．

①ビタミンA

ビタミンAは，五訂日本食品標準成分表(以下，五訂成分表)まではレチノール，カロテンおよびビタミンA効力(国際単位：IU)の3項目による表示が行われてきたが，成分表2020年版(八訂)では，**レチノール活性当量($\mu$gRAE)**で示されている．なお，成分表2010では「レチノール当量」と表記されていたが，日本人の食事摂取基準(2015年版)において「レチノール活性当量」と単位名称が変更されたことから，成分表2015から名称が変更されている．レチノール活性当量の算出には，以下の式が用いられている．

$$\text{レチノール活性当量}(\mu\text{gRAE}) = \text{レチノール}(\mu\text{g}) + 1/12\beta\text{-カロテン当量}(\mu\text{g})$$

この計算では，**β-カロテン当量(μg)の1/12**の値が用いられているが，これはβ-カロテンのビタミンAとしての利用効率に基づくものである．すなわち，β-カロテンの吸収率(1/6)にレチノールへの転換効率(1/2)を乗じた値が採用されている．また，レチノールの成分値は異性体分離を行わない全レチノール相当量を採用している．一方，β-カロテン当量(μg)は以下の式により算出される．

β-カロテン当量(μg)＝β-カロテン(μg)＋1/2α-カロテン(μg)
＋1/2β-クリプトキサンチン(μg)

ここで，**α-カロテンとβ-クリプトキサンチンは1/2量**として取り扱われている．これはβ-カロテン1分子の中央開裂では2分子のビタミンAが生成するのに対して，α-カロテン，β-クリプトキサンチン1分子からは1分子のビタミンAしか生成せず，プロビタミンA量がβ-カロテンの1/2とみなされるためである．なお，α-カロテン，β-カロテン，β-クリプトキサンチンの成分値は分別定量された測定値が採用されている．一部の食品では四訂日本食品標準成分表の成分値が用いられているが，これらについてはα-カロテン，β-カロテン，β-クリプトキサンチンが分別定量されていないため成分値が収載されていない．

**②ビタミンD**

ビタミンDも，五訂成分表まではビタミンD効力で表示が行われてきたが，成分表2010より**ビタミンD(μg)**で表示されている．

**③ビタミンE**

日本人の食事摂取基準(2005年版)において，α-トコフェロールを指標にビタミンEの摂取基準が策定されたことにより，食品成分表でも五訂増補日本食品標準成分表(以下，五訂増補成分表)からα-，β-，γ-およびδ-トコフェロールの成分値が収載されている．

**④ビタミンK**

ビタミンK量は，ビタミン$K_1$(フィロキノン)とビタミン$K_2$(メナキノン-4)の合計値で示されている．なお，糸引き納豆などの納豆類や一部のみそ(金山寺みそ，ひしおみそ)ではメナキノン-4ではなくメナキノン-7が多量に含まれるため，メナキノン-7量をメナキノン-4量に換算して計算されている．具体的には，メナキノン-7の成分値に分子量比である444.7/649.0を乗じることにより，ビタミン$K_2$量を算出し，ビタミン$K_1$量と合算してビタミンK量が求められている．

**⑤ビタミン$B_1$，ナイアシン，ナイアシン当量，ビタミン$B_6$，ビタミン$B_{12}$**

ビタミン$B_1$値は，チアミン塩酸塩相当量として示されている．ナイアシンは，ニコチン酸，ニコチン酸アミドなどの総称であり，ニコチン酸相当量として示されている．ナイアシン当量は成分表追補2016年より追加され，ナイアシンとトリプトファンから算出されている．ビタミン$B_6$は，ピリドキシン，ピリドキサール，ピリドキサミンなど10種類以上の化合物の総称であるが，成分値はピリドキシン相当量で示してある．ビタミン$B_{12}$は，シアノコバラミン，メチルコバラミン，アデノシルコバラミンなどの総称であるが，シアノコバラミン相当量として記載されている．

**⑥ビオチン**

ビタミン類では唯一，成分表2010から新たに収載された微量成分である．ビオチンは，生卵白を多量に摂取した場合に欠乏症がみられることで有名である．現時点では収載食品数は少ないが，今後増加の可能性もある．

**⑦ビタミンC**

ビタミンCは，還元型のL-アスコルビン酸と酸化型のL-デヒドロアスコルビン酸が存在するが，成分値は両者の合計値で示されている．本来酸化型は効力を発揮しないが，体内で還元型に変化すると考えられていることから効力は同等とされ，還元型・酸化型の成分値が合算されている．

### k)　食塩相当量

食塩相当量は，食品中の**ナトリウム量に 2.54 を乗じて算出**されている．この2.54という換算係数は，ナトリウム(Na)の原子量(23.0)と塩素(Cl)の原子量(35.5)を用いて以下のように算出されている．

$$\frac{\text{食塩(NaCl)の分子量}}{\text{Naの原子量}}=\frac{23.0+35.5}{23.0}\fallingdotseq 2.54$$

ナトリウム量には，食塩に由来するもののほか，グルタミン酸ナトリウム，アスコルビン酸ナトリウム，リン酸ナトリウムなどの各種ナトリウム塩に由来するナトリウム量も含まれている．

## 4)　食品の調理条件

調理条件は，**一般調理(小規模調理)を想定**して条件が定められている．成分表2020年版(八訂)の加熱調理は「炊き」「焼き」などを，非加熱調理として「おろし」などを収載している．なお，調理に用いる器具はガラス製などとし，調理器具から食品への無機質の移行がないように配慮されている．詳しい調理の条件は成分表2020年版(八訂)の第1章にまとめて示されている．

食品の調理に際する重量変化に関しては，その変化率が成分表2020年版(八訂)の第1章に示されており，また調理した食品の成分値は，調理前の成分値にこの重量変化率を乗じて算出されている．栄養計算の際の「調理された食品全重量に対する成分量」は「調理した食品の成分値」と「調理前の可食部重量」を用いて，以下の式から計算される．

$$\text{調理された食品全重量に対する成分量}$$
$$=\text{調理した食品の成分値}\times\frac{\text{調理前の可食部重量(g)}}{100\text{(g)}}\times\frac{\text{重量変化率(\%)}}{100}$$

## 5)　食品群別の留意点

食品群別の留意点に関しては，成分表2020年版(八訂)の第3章「資料」に詳しく記載されているが，本書ではその内容を抜粋して要点のみ簡潔に説明する．

### a) 穀　類

原則として，標準的な市販品が用いられているが，入手困難なものについては基本配合割合で調製したものを使用してある．「こむぎ」は普通小麦のみ収載．

### b) いもおよびでんぷん類

いも類は，塊茎，球茎および塊根を指すが，球茎のうち「くわい」や鱗茎（りん）（「ゆりね」など）は，野菜類に収載されている．

### c) 豆　類

「らっかせい」は脂質含量が高いため種実類に分類，また「さやいんげん」「さやえんどう」「ふじまめ」「アルファルファもやし」などは野菜類に分類されている．原料用の豆類は，品種，生産地域，生産年次などによる変動を，また加工品は加工に伴う成分変化を考慮し成分値を決定している．「だいず」では，成分表 2010 では「国産，乾」として黄大豆と黒大豆を含んだものを示していたが成分表 2015 から「国産，黄大豆，乾」「国産，黒大豆，乾」として細分化され成分表 2020 版（八訂）からはさらに「国産，青大豆，乾」およびそれぞれの「ゆで」が収載されている．そのほか「米国産，乾」「中国産，乾」「ブラジル産，乾」を収載．

### d) 野菜類

品種，作型，収穫時期，産地，固体間で成分値に差異があることを考慮して試料を入手．収穫後の日数も問題となるため，原則中央卸売市場で荷開きされた直後のものを用いてある．「ほうれんそう」では夏季と冬季でビタミン C 量が異なるため，成分表 2010 では備考欄に「夏採り」と「冬採り」の値が記載されていたが，成分表 2015 から「夏採り」「冬採り」と分けて示されている．消費量が大きい輸入野菜では輸入品も試料とされている．「かぶ」「だいこん」「にんじん」「きんとき」は皮を除去した試料も分析されている．備考欄に硝酸イオン量が示されている場合がある．

### e) 果実類

原則は，木本植物から収穫されるものとされているが，通常の食習慣で果物と考えられている草本植物の「いちご」「メロン」「すいか」なども果物類として収載されている．現時点で生産，出荷量の多い品種あるいは栽培型を対象として検討が進められている．生果は収穫後の経過日数により水分，ビタミン量に変化が大きいため，可能な限り新鮮なものが使用されている．加工食品（缶詰，ジャム類，果実飲料など）は，日本農林規格（JAS 規格）などの規程に合致するものを選定している．ジャムは，従来よりも糖濃度を下げたものが流通しているため，「あんず」「いちご」「オレンジ」では「高糖度」（約 65%）と「低糖度」（約 50%）の両者が収載されている．「ストレートジュース」と「濃縮還元ジュース」では成分値が異なることにも注意が必要である．

### f) 藻　類

大分類の名称は，原材料の科・属または種の和名を使用．原則食べる状態（塩抜き，水戻しなど）のものを使用しているが，「わかめ」などは原藻（生）と乾燥状態（素干し）の値も収載．水溶性食物繊維と不溶性食物繊維の分別は困難なため，一括定量した値に基づき示してある．

g) 乳　類

生乳，加工乳などの液状乳類では，利用上の便宜をはかり，備考欄に100 g に対応する mL 量および 100 mL に対応する g 量が示されている．「クリーム類」には，乳脂肪の一部あるいはすべてを植物性脂肪で置換した製品が存在する．これらは本来油脂類に分類すべきであるが便宜上クリーム類に分類され，備考欄には乳脂肪由来量と植物性脂肪由来量が記載されている．

h) し好飲料，調味料及び香辛料類

アルコール飲料類のエチルアルコール量は，成分表 2010 では備考欄に記載されていたが，成分表 2015 から本表中にアルコール成分値として示されている．またアルコール飲料類では，100 g に対応する mL 量および 100 mL に対応する g 量などが備考欄に示されている．茶，コーヒーおよびココアの備考欄には，カフェインおよびタンニン量が記載されている(ココアではテオブロミンも)．しょうゆ類の備考欄にも便宜上 100 g に対応する mL 量および 100 mL に対応する g 量が示されている．調味料類の備考欄には酢酸含量が記載されている．

i) 調理済み流通食品類

成分表 2020 年版(八訂)では，従来の「調理加工食品類」(冷凍食品など)を，チルドやレトルトも含む「調理済み流通食品類」として拡充した．なお，医療用の食品およびベビーフードは，使用目的の特殊性のために収載されていない．

## 3 日本食品標準成分表 2020 年版(八訂)アミノ酸成分表編の概要

アミノ酸成分表の最新版は日本食品標準成分表 2020 年版(八訂)アミノ酸成分表編である．先に述べたように，成分表 2010 から，たんぱく質の成分値として，アミノ酸成分表の各アミノ酸量に基づいて算出する方法が採用されている．本書ではアミノ酸成分表 2020 の内容を抜粋し，その構成内容の要点のみを述べる．

アミノ酸成分表は，以下の 4 種類の表から構成されている．

第 1 表：可食部 100 g 当たりのアミノ酸成分表

第 2 表：基準窒素 1 g 当たりのアミノ酸成分表

第 3 表：アミノ酸組成によるたんぱく質 1 g 当たりのアミノ酸成分表

第 4 表：(基準窒素による)たんぱく質 1 g 当たりのアミノ酸成分表

第 1 表での成分値は，第 2 表の成分量に基準窒素量を乗じて得られた値である．なお，基準窒素とは，全窒素量から硝酸態窒素量(野菜類)，硝酸態窒素量およびカフェイン由来窒素量(茶類)を，カフェイン由来窒素量(コーヒー)，カフェインおよびテオブロミン由来窒素量(ココアおよびチョコレート類)を，それぞれ差し引いて求めたものである．第 3 表は各アミノ酸量に基づいてアミノ酸の脱水縮合物(アミノ酸残基の総量)として算出されたものであり，アミノ酸成分表 2010 で「食品可食部のたんぱく質 1 g 当たりのアミノ酸組成表」として記載していたものである．第 4 表は，基準窒素量に「窒素-たんぱく質換算係数」を乗じて求められたものである．

アミノ酸成分表 2020 の収載食品数は 1,953 食品であり，アミノ酸成分表 2010 から大きく増加している．各食品について 18 種のアミノ酸の値が収載されている．アミノ酸成分表のすべての表には，各種アミノ酸の成分値のほか「アミノ酸合計」と「アンモニア」が含まれ，さらに第 1 表に「水分」「たんぱく質」「アミノ酸組成によるたんぱく質」が含まれる．また，第 2 表には「アミノ酸組成によるたんぱく質に対する窒素換算係数」が記載されている．各アミノ酸は，必須アミノ酸，非必須アミノ酸の順に配列され，それぞれ原則英名によるアルファベット順に記載されている．なお，魚介類・肉類・調味料および香辛料類ではヒドロキシプロリンを記載しているものがあり，またアスパラギン・グルタミンの成分値は分析の都合上，それぞれアスパラギン酸・グルタミン酸に含まれている．シスチンの成分値は，システインとシスチンの合計で 1/2 シスチン量として示されている．

### ④ 日本食品標準成分表 2020 年版（八訂）脂肪酸成分表編の概要

脂肪酸成分表の最新版は，日本食品標準成分表 2020 年版（八訂）脂肪酸成分表編である．収載食品数は合わせて 1,921 食品となっている．食品成分表のトリアシルグリセロール当量は，この脂肪酸成分表の値に基づき算出されている．脂肪酸成分表 2020 は，以下のとおり 3 表によって構成されている．本書では構成内容の要点のみを述べる．

第 1 表：可食部 100 g 当たりの脂肪酸成分表

水分，脂肪酸のトリアシルグリセロール当量で表した脂質，脂質脂肪酸総量，飽和脂肪酸，一価不飽和脂肪酸，多価不飽和脂肪酸，*n*-3 系多価不飽和脂肪酸，*n*-6 系多価不飽和脂肪酸および各脂肪酸

第 2 表：脂肪酸総量 100 g 当たりの脂肪酸成分表（脂肪酸組成表）

（脂肪酸総量 100 g 当たり）

脂肪酸総量，飽和脂肪酸，一価不飽和脂肪酸および多価不飽和脂肪酸および各脂肪酸

第 3 表：脂質 1 g 当たりの脂肪酸成分表

（脂質 1 g 当たり）

脂肪酸総量，飽和脂肪酸，一価不飽和脂肪酸および多価不飽和脂肪酸，*n*-3 系多価不飽和脂肪酸，*n*-6 系多価不飽和脂肪酸および各脂肪酸

脂肪酸の配列は，飽和，一価不飽和，多価不飽和脂肪酸ごとに炭素数の少ない順となっている．

## 5 日本食品標準成分表 2020 年版(八訂)炭水化物成分表編の概要

炭水化物成分表は，成分表 2015 に併せて公表されたものであり，最新版は日本食品標準成分表 2020 年版(八訂)炭水化物成分表編である．炭水化物成分表 2020 は，以下のように本表と別表から構成されている．本書では内容を抜粋し，構成内容の要点のみを述べる．

本表：可食部 100 g 当たりの利用可能炭水化物(でんぷん，単糖類，二糖類など)，糖アルコール

別表 1：可食部 100 g 当たりの食物繊維(プロスキー変法およびプロスキー法によるもの，AOAC 2011.25 法によるもの)

別表 2：可食部 100 g 当たりの有機酸

炭水化物成分表 2020 には，食品中の利用可能炭水化物，糖アルコールおよび有機酸の組成が収載されており，食品数は本表(炭水化物成分表)で 1,075 食品，別表 1(食物繊維成分表)で 1,416 食品，別表 2(有機酸成分表)で 409 食品となっている．利用可能炭水化物としては，でんぷん，ブドウ糖，果糖，ガラクトース，ショ糖，麦芽糖，乳糖およびトレハロースが，糖アルコールは，ソルビトールおよびマンニトールが収載されている．利用可能炭水化物(単糖当量)および利用可能炭水化物の合計量も併せて示されている．有機酸としては，22 種類が収載されている．

### コラム 食品成分表の歴史

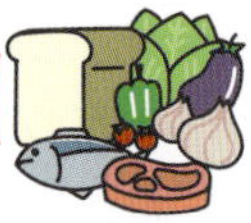

栄養学の創始者である佐伯矩(さいきただす)博士(1886 ～ 1959)は，人類の栄養問題解決に対する食品の成分分析の重要性を唱え，日本食品成分総覧を発表した．これが 1931(昭和 6)年のことであり，食品成分表の始まりといわれる．その後，分析値や文献値をもとに，各種食品の標準的な成分値を決定するという困難かつ膨大な作業の積み重ねによって，1950(昭和 25)年わが国ではじめて日本食品標準成分表(国民食糧及栄養対策審議会編)が公表された．食品成分表は初版以来 7 回の改訂がなされているが，2000(平成 12)年以降は 5 年ごとに改訂がなされてきた．最新版は，2020(令和 2)年に公表された成分表 2020 年版(八訂)である．改訂ごとに収載食品数は増加し，初版時に 538 品目だったものが 2,478 品目，成分項目数も 14 項目から 54 項目まで増えている．

# 練習問題

**以下の問題について，正しいものには○，誤っているものには×をつけなさい.**

1. 食事バランスガイドにおいて，主食のサービングの基準は主材料に由来する炭水化物として 80 g である.
2. 食事バランスガイドでは，主菜よりも副菜を多く摂ることを推奨している.
3. 6 つの基礎食品群のうち，第 1 群を主食として組み合わせて 1 日の食事を構成するのが望ましい.
4. 日本食品標準成分表 2020 年版（八訂）の収載食品数は，日本食品標準成分表 2015 年版（七訂）から増えていない.
5. 可食部 100 g 当たりの成分値は，すべて 1 食品 1 標準成分値で記載されている.
6. 魚類の可食部とは，頭部，内臓，骨，ひれ，皮を除いた身の部分を意味している.
7. 日本食品標準成分表 2020 年版（八訂）には Tr と（Tr）の表示があるが意味するところは同じである.
8. 日本食品標準成分表 2020 年版（八訂）のエネルギー値は，エネルギー換算係数が明らかでない食品のエネルギー値は「－」で記載されている.
9. 日本食品標準成分表 2020 年版（八訂）のたんぱく質の値は，すべて窒素-たんぱく質換算係数である 6.25 を用いて算出されている.
10. 「アミノ酸組成によるたんぱく質」は，日本食品標準成分表 2015 年版（七訂）で新たに追加された項目である.
11. 炭水化物の成分値は，すべての食品において可食部重量から水分，たんぱく質，脂質，灰分の合計値を差し引く「差し引き法」により求められている.
12. 日本食品標準成分表 2020 年版（八訂）では，無機質の項目にヨウ素，セレン，クロム，モリブデンが新たに追加された.
13. 日本食品標準成分表 2020 年版（八訂）では，ビタミン A の成分項目の 1 つとしてレチノール当量（$\mu$g）が記載されている.
14. ビタミン C の成分値は還元型ビタミン C の成分値が記載されている.
15. 「メロン」「すいか」は野菜類の項目に成分値が記載されている.
16. 医療用の食品は，日本食品標準成分表 2020 年版（八訂）には収載されていない.

# 7 植物性食品の分類と成分

**学習到達目標**

1. 植物性食品の分類や，それらを原料とした加工品について説明できる．
2. 各食品の栄養成分の種類と含有率について説明できる．
3. 特徴的な成分やその機能性・役割について説明できる．

## A 穀　類

### 1 穀類の特徴

**穀類は主食であり，エネルギーとたんぱく質の主な供給源である**

#### a 種類と生産

日本食品標準成分表に収載されている穀類は，**図 7-1** に示したようにタデ科のそばとヒユ科のアマランサスを除いて，すべてイネ科に属している．イネ科の穀類としては，あわ，えん麦，大麦，きび，小麦，米，とうもろこし，はと麦，ひえ，もろこし，ライ麦がある．世界における穀類は，米(7 億 5,500 万 t)，小麦(7 億 6,577 万 t)，とうもろこし(11 億 4,849 万 t)が大量に生産されており，世界三大穀物といわれている．これらの統計は，国際連合食糧農業機関(FAO)* により調査されている．

*FAO　国際連合食糧農業機関(Food and Agriculture Organization of the United Nations, FAO)は，人々が健全で活発な生活を送るために十分な量・質の食料への定期的アクセスを確保し，すべての人々の食料安全保障を達成することを目的としている．なお，FAOSTATは，世界の食料・農林水産業に関するFAOのオンライン統計データベースのことである．(FAOホームページより抜粋)

#### b 栄　養

わが国の国民 1 人 1 日当たりの供給熱量は，2,426 kcal であり，そのうち穀類は 858 kcal で 35% を占めている．また，穀類は食品全体の中でたんぱく質供給源として約 24%，脂質供給源として約 4% を占めている．このように穀類は，主食として毎日食べることで，摂取量が多くなるため，エネルギーとたんぱく質の主な供給源である．

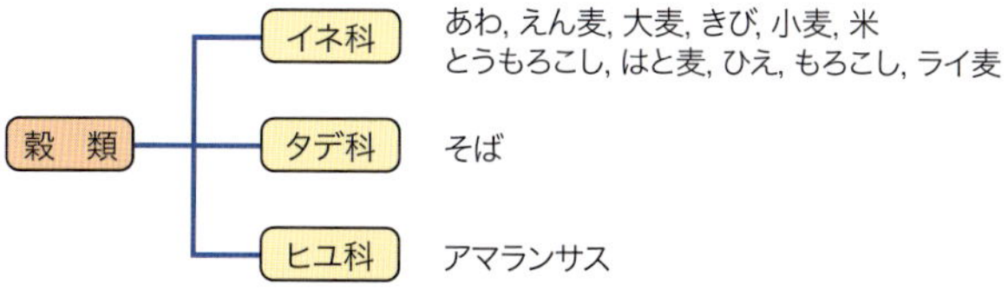


**図 7-1　穀類の分類**

## 2 米 (rice)

### 食品から得られるエネルギー全体の約21%を占める

#### a 分類と特徴

**イネ**は，イネ科の植物であり，イネの実である籾（もみ）の食用部位が米である．

イネは，系統，でんぷんの組成，栽培する場所，品種などにより分類される．イネの主な系統には，**ジャポニカ**種と**インディカ**種がある．ジャポニカ種の米粒は，粒幅が広く，長さが短いもの(**短粒**種)で，日本，朝鮮半島，中国北部，米国などでつくられており，炊いたり蒸すことで粘り気とつやが出る．一方，インディカ種の米粒は，粒幅が狭く，長さが長いもの(**長粒**種)で，インド，東南アジアや中国南部などでつくられており，粘り気が少なくパサパサしていることから，カレーライスやピラフなどに使われる．

でんぷんの組成による分類では，**うるち米**(粳米)と**もち米**(糯米)に分けられる．ジャポニカ種のうるち米のでんぷん組成は，**アミロース**が約20%で，残りの80%程度が**アミロペクチン**であるのに対し，もち米はほとんどアミロペクチンである．

栽培する場所での分類では，水田で栽培される**水稲**と畑で栽培される**陸稲**に分けられる．わが国では水稲がほとんどを占めており，陸稲はイネ全体の作付面積の0.1%とわずかではあるが，主に関東で栽培されている．陸稲があまり栽培されない理由として，水稲に比べて収量が低いこと，たんぱく質含量が高く炭水化物含量が低いため吸水性が低くなり，糊化・膨化が抑制されることで食味が劣ることがあげられる．

品種による分類では，コシヒカリ，ササニシキ，ヒノヒカリ，キヌヒカリ，ひとめぼれなどがある．米の国内生産量は約776万tで，新潟県，北海道，秋田県，山形県，宮城県などが主な生産地である．

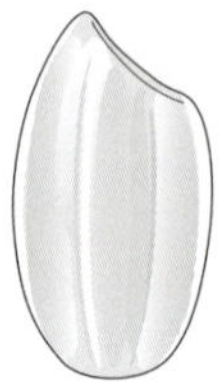
ジャポニカ種

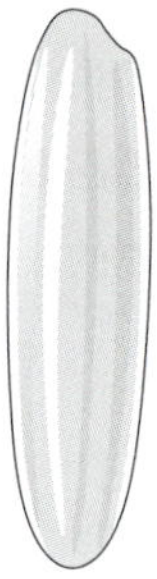
インディカ種

#### b 米の精米

イネの実である籾(もみ)からもみ殻を外したものが**玄米**である．玄米は，**図7-2**に示したように**糠(ぬか)層**，**胚芽**，**胚乳**からなり，ぬか層はビタミンと食物繊維，胚芽はビタミンと脂質が多く，胚乳はでんぷんが多い．玄米は，胚乳が92%，ぬか層が5%，胚芽が3%を占めており，胚乳が固く，ぬか層が柔らかいので精米に適している．玄米からぬか層と胚芽を取り除いて精白米をつくる精米工程で，半搗き米と七分搗き米がつくられる．これら3種類の米の精米率*は，半搗き米が95～96%，七分搗き米が92～94%，精白米が90～91%である．精米工程でぬか層と胚芽が取り除かれるため，精白米は玄米に比べて脂質，ビタミン，食物繊維などの成分が減少する．

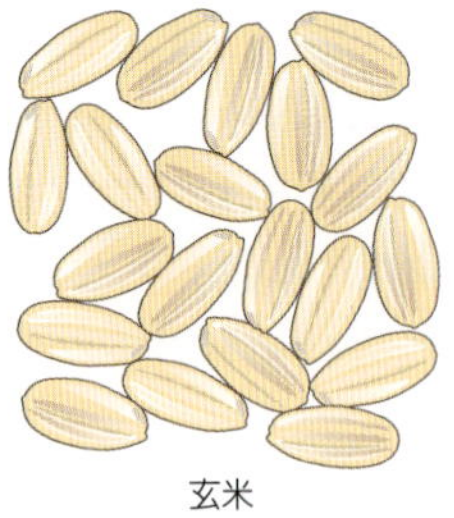
玄米

*精米率　玄米から表面のぬか層や胚芽などを取り除くことを精米といい，精米率が低いほど玄米表面をより多く取り除くことになるため，炭水化物含量が高くなり，脂質やビタミン含量は減少する．

#### c 栄　養

##### 1) エネルギー

米は，食品から得られるエネルギー全体の約21%を占め，主食として毎

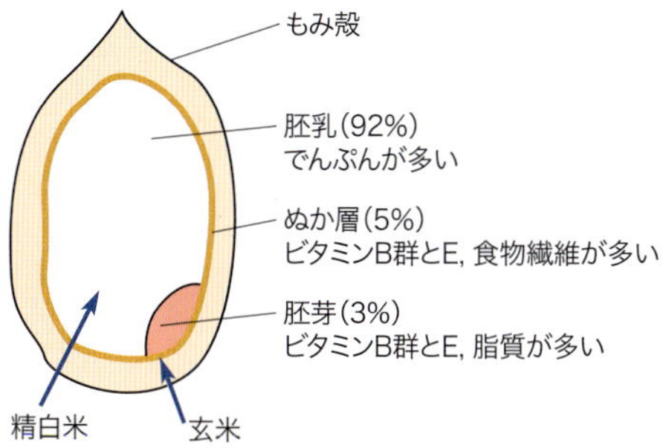


**図 7-2　米の構造と成分**

**表 7-1　でんぷんと米の種類と性質**

| でんぷんの種類 | アミロース | アミロペクチン |
|---|---|---|
| 構成単位 | D-グルコース | D-グルコース |
| 結合の種類 | α-1, 4 結合 | α-1, 4 結合：直線部位<br>α-1, 6 結合：枝分かれ部位 |
| 形 | 直鎖構造 | 房状構造 |
| 分子量 | 数十万 | 数百万～数千万 |
| 性質 | 粘り気が弱い | 粘り気が強い |
| 米の種類 | | |
| 構成でんぷんの割合 | アミロース<br>100% | アミロペクチン含有率(%)<br>70　80　100% |
| | インディカ米 | うるち米　もち米 |
| 性質 | パサパサしてる ⟷ | 粘り気がある |

日食べることで，重要なエネルギー供給源となっている．

**2)　炭水化物**

米の 70 ～ 80%が**炭水化物**であり，そのほとんどが**でんぷん**である．でんぷんは，化学構造の違いから 2 種類に分けられ，**表 7-1** に示すように，直鎖構造の**アミロース**と房状構造の**アミロペクチン**がある．アミロペクチンは枝分かれが多い構造であり，アミラーゼにより分解されやすく互いの分子がよく絡み合うため，アミロースと比べて消化しやすく粘性が強いのが特徴である．うるち米が主食として食べられている一方，もち米のでんぷんはほとんどがアミロペクチンであるため粘り気が強く，もちや赤飯として食べられている(☞ p.53)．

**3)　たんぱく質**

米のたんぱく質含量は精白米で約 6%であり，たんぱく質の消化率が約 90%と高い．米の主なたんぱく質は，グルテリン*系の**オリゼニン**であり，アミノ酸組成では必須アミノ酸のリシンが少なく，アミノ酸スコアは玄米が 68，精白米が 65 である．米の摂取によるリシン不足は，リシンが豊富な大豆を豆腐，みそ汁，納豆などで摂取することにより改善される．

***グルテリン**　単純たんぱく質の一種で，水，アルコール，塩類溶液には溶けず，希酸，希アルカリ溶液には溶けるたんぱく質の総称．穀類に多く，米のオリゼニンや小麦のグルテニンなどがある．

**4)　脂　質**

脂質は，胚芽とぬか層に多く含まれており，玄米の脂質の構成脂肪酸はリノール酸(37.0%)とオレイン酸(34.3%)が多く，次いでパルミチン酸(22.2%)である．リノール酸などの不飽和脂肪酸は，**リポキシゲナーゼ**により酸化されやすいため，長く保存された古米では不快なにおい(古米臭)の原因である**ヘキセナール**などのアルデヒドが生じる．

**5)　ビタミン**

ビタミン E とビタミン B 群は，ぬか層と胚芽に多く含まれているため，精米による損失が著しく，精白米にはほとんど含まれない．

## d　加工食品

うるち米を原料としてアルファ化米，栄養強化米，上新粉，ビーフン，米

**表 7-2　米加工食品の種類と特徴**

| 種　類 | 特　徴 |
|---|---|
| アルファ化米 | 炊いた米を急速に乾燥したものをアルファ化米といい，水や湯を加えるだけで食べることができるので，保存食として使われる． |
| 栄養強化米 | 米に不足している栄養素を補った米のことで，リシン強化米やビタミン強化米などがある． |
| 上新粉 | うるち米からつくられる米粉で，かしわもちやみたらし団子などの原料として使われる． |
| ビーフン | うるち米の米粉を蒸して糊化させたものを，押出し機でところてん状にし，一定の長さで切って乾燥させたものである． |
| 米こうじ | うるち米を蒸して，コウジカビを繁殖させたもので，みそ，しょうゆ，清酒，焼酎，塩こうじ*など発酵食品の原料として使われる． |
| 白玉粉 | もち米からつくられる白玉粉は寒ざらし粉とも呼ばれ，白玉団子や求肥（ぎゅうひ）の原料として使われる． |
| 道明寺粉 | 道明寺粉は，もち米を蒸して乾燥させてから粉にしたもので，桜もちやおはぎの原料として使われる． |

*こうじに塩と水を加えて発酵させた調味料であり，肉や魚料理に使われる．

こうじなどがつくられる．一方，もち米からは，白玉粉，道明寺粉などがつくられる（**表 7-2**）．また，米を原料として，米油や微生物利用食品のみそ，しょうゆ，みりん，清酒，焼酎，米酢などがつくられる．

## 3 小麦 (common wheat)

**食品から得られるエネルギー全体の約13%を占める**

### a 分類と特徴

小麦粒は，外皮，胚芽，胚乳からなり，外皮はミネラルと食物繊維，胚芽は脂質とビタミン，胚乳は炭水化物が多い．小麦粒は，外皮が硬く，胚乳は柔らかいので，製粉に適している．

小麦の国内生産量は約 95 万 t であり，全体の約 6 割が北海道で生産され，ほかには福岡県，佐賀県，愛知県，三重県が主な生産地である．

小麦は，用途，栽培時期，粒の硬さなどで分類される．用途による分類では，パン，めん類，菓子の原料となる普通小麦が食用小麦の大半を占めており，このほかにはパスタの原料となるデュラム*小麦などがある．栽培する時期では，秋に種をまき夏に収穫する**冬小麦**と春に種をまき秋に収穫する**春小麦**に分けられる．世界で生産される大部分の小麦は冬小麦であり，春小麦は米国北部，カナダ，ヨーロッパ北部などで栽培されている．粒の硬さによる分類では，粒の硬い小麦を**硬質小麦**，粒の柔らかい小麦を**軟質小麦**，両者の中間の硬さの小麦を**中間質小麦**と呼んでいる．粒の硬さはたんぱく質含量に比例するため，たんぱく質含量の多い硬質小麦はパンやめん類，たんぱく質含量が少ない軟質小麦は菓子類，中間質小麦はうどんなどに使われる．

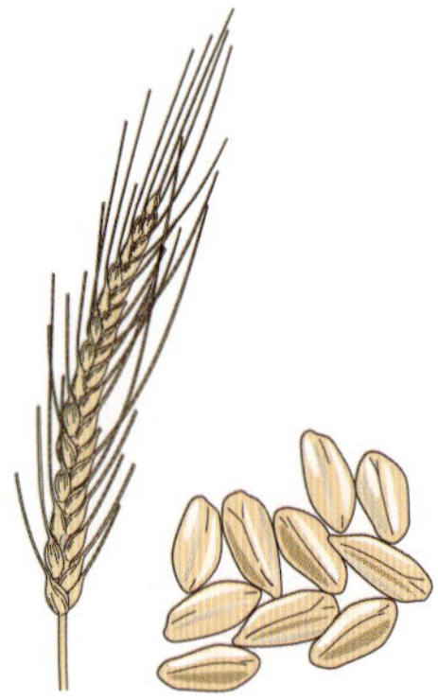

小麦

***デュラムセモリナ**　デュラム小麦を粗挽きした小麦粉であり，たんぱく質含量が11～14%と多く，マカロニやスパゲティなどパスタの原料として使われる．

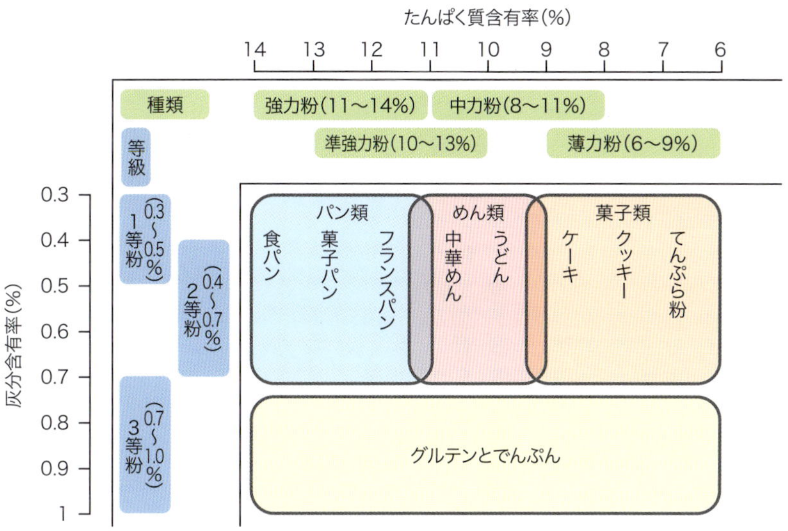


**図 7-3**　小麦粉の分類と用途

## b 小麦粉の分類と用途

小麦粉は，**図 7-3** に示すように種類と等級の組合せで分類される．種類は，たんぱく質含量の多い順に，**強力粉**，**準強力粉**，**中力粉**，**薄力粉**の 4 種類に分けられ，強力粉と準強力粉は硬質小麦，中力粉は中間質小麦と軟質小麦，薄力粉は軟質小麦を原料として使っている．強力粉はパン，準強力粉は中華めん，中力粉はうどん，薄力粉は菓子類で主に使われる．一方，等級は製造工程によるもので，小麦粒は外側が硬く中心に向かうほど軟らかいため，押しつぶしながら中心部分から外側に向けて製粉する順に 1 等粉，2 等粉，3 等粉に分けており，中心部分にあたる上級粉ほど灰分が少なく色が白い小麦粉が得られる．

## c 栄　養

### 1) エネルギー

小麦粉は，食品から得られるエネルギー全体の 13%を占めており，パンやめん類として常食されているため，主なエネルギー供給源となっている．

### 2) 炭水化物

小麦粉は炭水化物が 70 ～ 75%であり，大部分をでんぷんが占め，その組成はアミロースが約 25%，アミロペクチンが約 75%である．でんぷん以外では，グルコース，フルクトース，マルトース，スクロースもわずかに含まれる．

### 3) たんぱく質

小麦粉のアミノ酸スコアは 44(薄力粉)であり，主なたんぱく質はグリアジンとグルテニンである．**図 7-4** に示すように，吸水するとプロラミン* 系の**グリアジン**は粘着性を示し，グルテリン系の**グルテニン**は弾力性を示す．小麦粉に水を加えて練ると，グリアジンとグルテニンが混ざり合い**グルテン**

***プロラミン**　単純たんぱく質の一種で，アルコールに溶けるたんぱく質の総称．穀類に多く，小麦のグリアジン，大麦のホルデイン，とうもろこしのゼインなどがある．

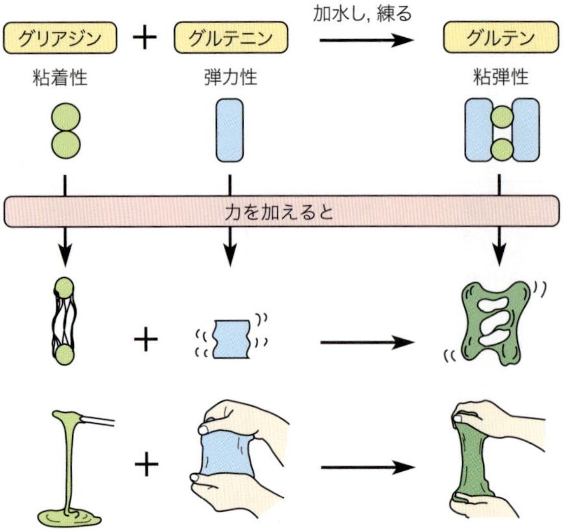


図 7-4　小麦粉たんぱく質の種類と性質

表 7-3　小麦加工食品の種類と特徴

| 種　類 | 特　徴 |
|---|---|
| パン | 小麦粉，水，食塩，酵母を基本とし，これらに砂糖や油脂(ショートニング*[1])を混ぜ，発酵させることによりパン生地を膨らませて焼いたものである． |
| めん類 | 小麦粉，水，食塩を混ぜ，線状に伸ばしたものがうどんであり，水の代わりにかん水*[2]と呼ばれるアルカリ性水溶液を加えてつくったものが中華めんである． |
| プレミックス | 砂糖，油脂，卵などを用途に応じて配合した小麦粉で，ホットケーキミックスやてんぷら粉などがある． |
| 麩 | 小麦粉に食塩水を加え撹拌することでグルテンを形成させ，水を加えてでんぷんを取り除き，得られたグルテンに小麦粉を加え成形し焼いたものが焼麩で，グルテンをゆでたものが生麩である． |

*[1] マーガリンと同様に動植物油脂を水素添加することでつくられる油脂食品であるが，マーガリンとは異なり水分を含まない．パンやビスケットなどの原料として使われる．
*[2] 炭酸カリウムを主成分とするアルカリ性水溶液である．小麦粉にかん水を加えて練ることでジスルフィド結合の形成および交換反応が促進され，グルテンの粘弾性が増すので，中華めん特有のコシの強さに寄与している．また，アルカリ性のため，小麦粉に含まれるフラボノイド系色素が濃い黄色に変色する．

を生じる．グルテンの形成には，**ジスルフィド結合***が関与し，これにより強い粘弾性を示す．

**4）脂　質**

小麦粉には，脂質が約 2% 含まれており，脂質の構成脂肪酸は，リノール酸(58.3 %)がもっとも多く，次いでパルミチン酸(26.1 %)，オレイン酸(10.4%)の順である．

**5）ビタミン**

小麦粉には，ビタミン E とビタミン $B_1$，$B_2$，ナイアシンなどのビタミン B 群が含まれている．

**＊ジスルフィド結合**　システイン残基が酸化されてつくられる結合(S-S結合ともいう)として分子内S-S結合と分子間S-S結合があり，たんぱく質の立体構造の形成と粘弾性などの性質に関与している．

## d　加工食品

小麦粉を使用する加工食品には，パン，めん類(うどん，そうめん，そば，ラーメン，パスタなど)，菓子類(ケーキ，カステラ，ビスケット，和菓子など)，プレミックス，パン粉，麩などがある(**表 7-3**).

## 4 大麦 (barley)

大麦は，**二条大麦**と**六条大麦**があり，さらに皮麦とはだか麦に分けられる．二条大麦は，ビール，ウイスキー，麦焼酎などの原料，六条大麦は，麦飯に入れる**押麦***，麦茶，麦みそなどの原料として使われる．大麦の成分は，食物繊維が押麦で 12.2 g/100 g と多く，水溶性食物繊維の割合が約 63％と高いのが特徴である．大麦の主なたんぱく質はプロラミン系の**ホルデイン**であり，小麦グルテンのような粘弾性を示さないので，小麦粉を加えて，大麦めんがつくられている．また，大麦を焙煎して粉にしたはったい粉は，和菓子の原料として用いられている．大麦の国内生産量は，二条大麦が約 14 万 t，六条大麦が約 6 万 t であり，二条大麦は佐賀県，栃木県，福岡県，六条大麦は福井県，富山県，滋賀県が主な生産地である．

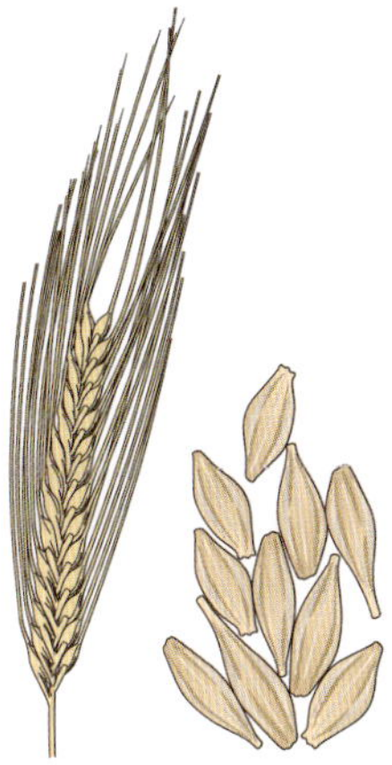
大麦

＊**押麦**　大麦の外皮を剥いて，蒸気で加熱しながら2本のローラーで押しつぶしたもの．



## 5 とうもろこし (corn)

**必須アミノ酸のうちリシンとトリプトファンの含有量が少ない**

### a 種類と用途

とうもろこしの種類には，デント種，スイート種，ポップ種，フリント種，ソフト種，ワキシー種などがあり，デント種はコーンスターチや**コーングリッツ**の原料，スイート種は**未熟**種子を**スイートコーン**やコーンスープ，ポップ種はポップコーンの原料として使われる．コーンスターチは，めん類，菓子類，ビールなどの原料として使われる．コーングリッツは，胚乳部をひき割りにしてつくられ，コーンスナック，シリアル，ビールなどの原料として使われる．

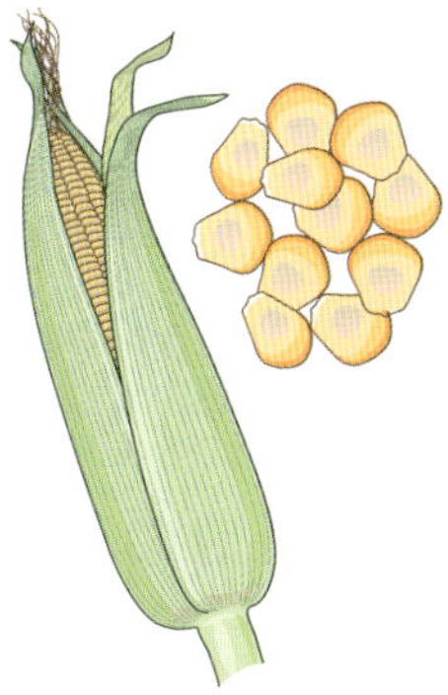
とうもろこし

### b 栄　養

#### 1) たんぱく質

とうもろこしのたんぱく質含量は約 8％であり，アミノ酸スコアは 31 である．主なたんぱく質は，プロラミン系の**ゼイン**(ツェイン)である．ゼインは構成アミノ酸のリシンとトリプトファンが少ないため，とうもろこしを常食にしている地域では，トリプトファンからつくられるナイアシンの欠乏症である**ペラグラ***にかかることがある．

＊**ペラグラ**　ナイアシン不足により皮膚炎，下痢，神経障害などの症状を示す．

#### 2) 脂　質

脂質は，大部分が胚に含まれており，とうもろこし油の原料として使われる．とうもろこし油の脂質の構成脂肪酸は，リノール酸(54.9％)がもっとも多く，次いでオレイン酸(29.8％)，パルミチン酸(11.3％)，ステアリン酸(2.0％)，α-リノレン酸(0.8％)の順である．

### 3) その他の成分

食物繊維は，コーングリッツで 2.4 g/100 g，ポップコーンで 9.3 g/100 g 含まれ，不溶性食物繊維が大部分を占めている．とうもろこしの色素は，カロテノイド系色素の**ルテイン**や**β-クリプトキサンチン**などである．

## 6 そば (buckwheat)

**アミノ酸スコアが高く，良質なたんぱく質供給源である**

### a 種類と生産

そばは，**タデ科**の植物であり，普通種の普通そばが世界中で栽培されている．ほかには，中国やネパールなどで栽培されているダッタン種の**ダッタンそば**がある．普通そばの国内生産量は約 4 万 t であり，消費量の約 3 割が生産されている．主な生産地は，北海道，長野県，栃木県，茨城県，山形県である．

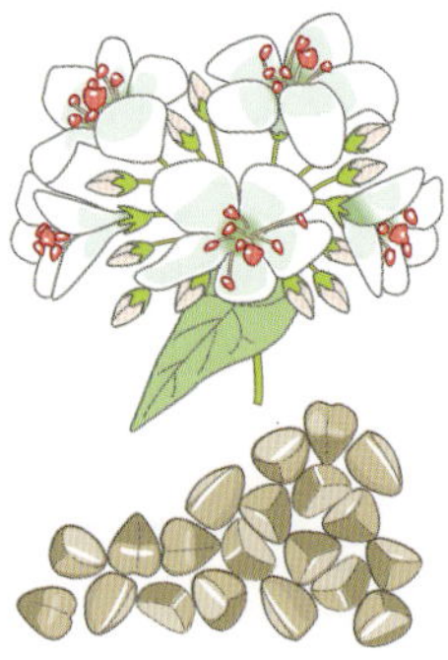

そば

### b 栄　養

そばは，たんぱく質含量が 12％(全層粉)と精白米と比べて多く，アミノ酸スコアは 100(全層粉)であり，構成アミノ酸のリシンが多いため，良質なたんぱく質供給源である．また，カリウム，マグネシウム，リンなどのミネラルやビタミン E，$B_1$，$B_2$ も比較的多い(全層粉)．そのほかに，フラボノイド系色素である**ルチン***が普通そばで 11 mg/100 g，ダッタンそばで 480 mg/100 g 程度含まれている(静岡県環境衛生研究所の調査結果)．

*ルチン　そばや柑橘類に多く含まれる抗酸化物であり，皮膚の老化防止，毛細血管の強化などに効果があるとされている．

### c 加工食品

そばの加工食品を**表 7-4** に示す．

## 7 その他の穀類

その他の穀類を**表 7-5** に示す．

**表 7-4 そば加工食品の種類と特徴**

| 種　類 | 特　徴 |
|---|---|
| そば粉 | 玄そばから殻を除き，石臼または 2 本のロールで粉にしてふるいにかけてつくられる．ロール製粉において，最初のロールで粉になったものが内層粉，これで粉にならなかった部分を次のロールで粉にしたものが中層粉，まだ残っている部分をさらにロールで粉にしたものが表層粉である．そのほかに，玄そばから殻を除かず，粉にした後，ふるいにかけたものを全層粉という．そばの内層粉に比べて表層粉は，香りが強く，たんぱく質，脂質，ミネラル，ビタミン含量が高い．一方，内層粉は色が白くでんぷん含量が高いため，用途に応じてそれぞれの粉を配合し製品にしている． |
| そば(そば切り) | そば粉はグルテンをつくらないので，そのままではめんにすることが難しい．そのため，つなぎとして小麦粉，やまのいも，卵などを利用する． |

**表 7-5　その他の穀類の種類と特徴**

| 種　類 | 特　徴 |
|---|---|
| アマランサス | ヒユ科の植物であり，玄穀が米に混ぜて使われる．成分ではたんぱく質が多く，カリウム，カルシウム，リン，葉酸などもほかの穀物に比べて多い． |
| あわ | 精白粒が米と混ぜて使われる．もち米と混ぜたあわもちやあわまんじゅうとして使われる．カリウムやリンが多い． |
| えん麦 | えん麦は世界で，約 2,300 万 t 生産されており，穀類の中で生産量が 6 番目に多い．えん麦はオート麦とも呼ばれ，オートミール*1，オートブラン*2，ビール，ウイスキーなどの原料として使われる． |
| きび | 精白粒は粉にして，もち米とあわせてきび団子に使われる． |
| はと麦 | 精白粒は粉にしてパンの原料や，はと麦茶として使われる． |
| ひえ | 精白粒が米と混ぜて使われる．カリウムとリンが多い． |
| もろこし | 精白粒が米と混ぜて使われる．カリウムとリンが多い． |
| ライ麦 | グルテンを形成しないので，ライ麦パンをつくるためには，ライ麦と水に乳酸菌を加えて発酵させ，パンをつくる．そのため，ライ麦パンは酸味を感じる．また，ライウイスキーやウォッカの原料となる． |

*1 もみ殻を取り除いたえん麦を調理しやすくするために押しつぶすなど加工したもの．
*2 もみ殻を取り除いたえん麦の外皮を集めたもので，食物繊維が多い．

# B　い も 類

多年性の植物の地下茎または根が，翌年の生育のために，でんぷん，その他を貯蔵して肥大したものを「**いも**」という．地下茎が肥大して球状になり，増殖の役目をするじゃがいもやきくいもは**塊茎**といい，茎の木部が肥大したものは**球茎**という場合がある．さといもやこんにゃくいもは球茎である．根が肥大したものは**塊根**といい，さつまいも，キャッサバ，ながいも，やまのいもが相当する．ながいもややまのいもは地下茎と根の中間的な性質をもち，**担根体**ともいう．

## 1　生産と消費

### いも類は面積当たりの生産量が多く，日本人に欠かせない食品である

わが国で食材として利用しているいも類の中で，もっとも一般的なものがじゃがいもで，さつまいも，さといも，やまのいも，こんにゃくいもなどがこれに次ぐ．世界的には，これにキャッサバが加わる．世界のじゃがいもの半分はヨーロッパ，ロシアで生産されるが，国別でみると中国が最多生産国である．また世界のさつまいもの約 90%は中国で生産されている．キャッサバの総生産量はじゃがいもに次いで多く，年間 2 億 t 以上が生産されている．

2019（令和元）年におけるわが国のじゃがいもおよびさつまいもの 1 人当たりの年間消費量は，それぞれ 18.3 kg と 4.0 kg である．

## 2 栄養的・生理機能的特徴

### いも類はでんぷんや食物繊維などの多糖類を豊富に含む

主な一般成分は，水分含量が 60 ～ 80%ともっとも多く，次いで炭水化物が 10 ～ 30%と多い．また，ビタミンやミネラルなどほかの栄養成分も豊富に含んでいる．**表 7-6** にいも類の特徴をまとめた．

食物繊維は，「ヒトの消化酵素によって消化されない食物中の難消化成分の総称」と定義され，植物性食品由来難消化性多糖類や**リグニン**だけでなく，**キチン**，**キトサン**などの動物性食品由来の難消化性多糖類も含まれる．食物繊維は主としてセルロース，ヘミセルロースおよびリグニンなどの植物細胞壁に由来する「不溶性食物繊維」と細胞内の非構造性多糖類の**ペクチン**やガム類などの水に溶ける「水溶性食物繊維」に大別される．**表 7-7** にさつまいも，じゃがいも，さといも，ながいもの水溶性食物繊維および不溶性食物繊維，さらにその総量を示した．さつまいもおよびさといもの総食物繊維量はじゃがいもの約 1.8 倍で，その相違は，不溶性食物繊維の量による．

多くの食物繊維成分は，すべてあるいは部分的に腸内細菌により発酵され，腸の蠕動運動を促す効果が知られている．また，いも類の食物繊維の特徴は，加熱することによりその量が増えることである．生のいもに対し，9 ～ 41%も増加する．

**表 7-6　いも類の特徴**

| 部位 | 種　類 | 特　徴 | 加工・利用 |
|---|---|---|---|
| 塊根 | さつまいも | ・緩下作用のあるヤラピンを含む<br>・品種によりカロテノイド，ポリフェノール類，アントシアニン類を含有 | でんぷん，アルコール，菓子，干しいも |
| | キャッサバ | ・青酸配糖体(リナマリン)を含む | でんぷん，パン，菓子 |
| | やまのいも | ・シュウ酸カルシウムが含まれるため，皮膚につくとかゆくなる | 和菓子，練り製品 |
| | アメリカほどいも | ・たんぱく質・カルシウムが多く，ビタミン E を含む | 冷凍 |
| | ヤーコン | ・炭水化物は，糖類やフラクトオリゴ糖を含む | 乾燥粉末，茶 |
| 塊茎 | じゃがいも | ・弱毒アルカロイド(ソラニン，チャコニン)を含む<br>・$\gamma$ 線を照射して発芽を抑える貯蔵法 | はるさめ，でんぷん，菓子 |
| | きくいも | ・主成分はイヌリン | 漬物，乾物 |
| 球茎 | さといも | ・粘質物はガラクタン<br>・シュウ酸カルシウムが含まれるため，皮膚につくとかゆくなる | 冷凍 |
| | こんにゃくいも | ・貯蔵多糖類は難消化性のグルコマンナン | 板こんにゃく，しらたき，練り製品 |

**表 7-7　いも類の食物繊維量(可食部 100 g 当たり)**

| 食品名 | 水溶性(g) | 不溶性(g) | 総量(g) |
|---|---|---|---|
| さつまいも(塊根，皮なし，生) | 0.6 | 1.6 | 2.2 |
| じゃがいも(塊茎，皮なし，生) | 0.4 | 0.8 | 1.2 |
| さといも(球茎，生) | 0.8 | 1.5 | 2.3 |
| ながいも(塊根，生) | 0.2 | 0.8 | 1.0 |

［文部科学省科学技術・学術審議会資源調査分科会：日本食品標準成分表 2020 年版(八訂)より引用］

## ❸ 主ないも類の特徴

**いもは植物の根や茎が肥大化したものであり，それにより分類される**

### a じゃがいも(馬鈴薯，potato)(ナス科)

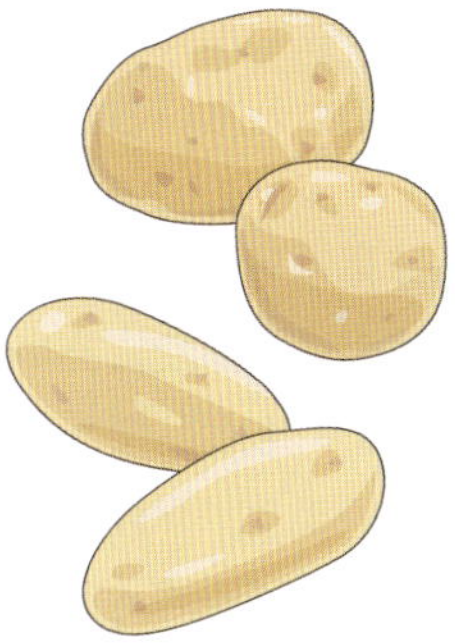
じゃがいも

#### 1) 特徴，生産と消費

じゃがいもは地下の塊茎が食用部であり，一定期間当たりのエネルギー生産量は食用作物中最大である．原産は中南米のアンデス高原で，わが国にはさつまいもより早く，オランダを経て16世紀末インドネシアから長崎に伝わったが，えぐみのもととなるグリコアルカロイドを含むため，嗜好性の点で普及せず，本格的栽培は明治時代に欧米から優良品種が導入されてからである．世界の生産量は約3.7億t(2018年)，わが国は239万t(2019年)であり，主産地は北海道で，長崎，鹿児島と続く．

いもの品種は非常に多いが，食用に男爵いも，メークイン，きたあかり，デジマなど，でんぷん原料用にコナフブキ，紅丸，フライドポテト加工用にほっかいこがね，ポテトチップス加工用に還元糖量の少ないとよしろ，食品・加工用に農林1号などがある．男爵いもの肉質は粉質で食味も良く，メークインは緻密な粘質で煮崩れしにくい．2014(平成26)年における国内の主要用途別消費量割合(%)は，でんぷん原料用34.6，生食用27.3，加工用21.8(ポテトチップス，フレンチフライ，コロッケ，サラダ類)，その他16.3であり，主に業務用に使われる．

#### 2) 栄　養

主成分は炭水化物(17.6%)で，このうち87%がでんぷんであるが，ほかのでんぷん(さつまいも，タピオカ，米，小麦，とうもろこし)に比べて**糊化温度**が低く，粘度が高いのが特徴である．エネルギーは，米飯，パンの約1/2である．糖類含量は，スクロース，グルコース，フルクトースを加えても1%以下で甘みが少ない．くせのない淡白な味をもつことから加工用途は広い．また，ビタミンC含量(35 mg/100 g)はいも類中でもっとも高く，ほうれんそうやみかんと同等である．加熱後も70～80%残存するためビタミンCの良い供給源となる．毒性グリコアルカロイド(**ソラニン**，**チャコニン**)を2～60 mg/100 g含んでおり，中心部には少ないが芽や緑色化した部分に多い．アルカロイドは光に当たると，芽や皮層部に生成されるため，通気性の良い場所で，光に当てないように保存することが重要である．

### b さつまいも(甘藷芋，sweet potato)(ヒルガオ科)

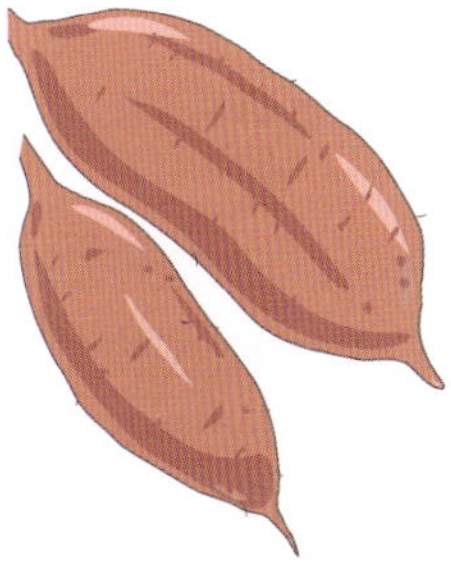
さつまいも

#### 1) 特徴，生産と消費

さつまいもは根が肥大した塊根である．原産地はメキシコからコロンビアにかけての中南米で，コロンブスにより発見された新大陸作物であることから，ヨーロッパ経由で世界に広まったというのが定説であった．しかし，現在では，海路でパプア・ニューギニアなどの太平洋諸島に伝わり，次第に広まったとする説が有力である．救荒作物としての栽培歴が長い．国内の生産量は約 74.9 万 t(2019 年)で，45%が食用，15%がでんぷんに，29%がアルコールの原料，11%が加工食品(いもようかん，いもかりんとう，いも納豆など)の材料に使用される．県別生産順位は，鹿児島，茨城，千葉，宮崎の順である．

さつまいもは地上部と地下部に分けられ，地下部の塊根は，「いも」として利用されている．地上部の茎葉は，わが国ではほとんど利用されていないが，アジアの国々では，葉菜として食されている．地上部はほうれんそうよりカルシウムやビタミン K 含量が高く，抗酸化成分であるポリフェノール類の含量も格段に高い．しかも，年数回収穫可能なことから，茎葉利用品種さつまいもとして「**すいおう**」が開発された．葉菜類が少ない夏場の野菜として，また，青汁の原料として利用されている．地下部のいもは生食用品種としてはベニアズマ，鳴門金時，安納いもがある．でんぷん原料用としてはシロユタカ，シロサツマ，アルコール用としてコガネセンガンなどの品種がある．

#### 2)　栄　養

主成分はでんぷんで，エネルギー効率は米麦などの 1/3 である．肉質が粉質のものは焼きいもとして，粘質のものは蒸しいもとして用いられる．食味が悪くてもでんぷん含量の高いいもはでんぷん工業用に，飼料用には茎葉が繁茂する品種が栽培される．またクロロゲン酸などのポリフェノール類が含まれており，酸化酵素により褐変する．さつまいもにはもち種はないが，**アミロペクチン**が多いものは粘りが強い．ほかのいも類とは異なり，スクロースとグルコース，フルクトースを 2 ～ 8%含み，甘みがある．いもの切り口から出る乳液は，**ヤラピン**(jalapin)といわれる樹脂配糖体の一種で，乾物中に 0.4%ほど含まれ，緩下作用がある．でんぷん分解酵素の**β-アミラーゼ活性**が強く，60℃付近まで緩やかに加熱すると，甘味が増加する．ビタミン C はじゃがいもに次いで多く含まれる(29 mg/100 g)．近年は，食物繊維，カリウムの多い健康食品として，さらには加熱調理にも強い性質をもつビタミン C やポリフェノールなどが多い機能性食品として注目されている．

さつまいも塊根の可食部は，黄色，橙，紫色素を有したものが存在する．黄色や橙色の成分は**カロテノイド**であるが，紫色素は**ラジカル消去作用**のある**アントシアニン**である．さつまいも中のアントシアニンは，野菜や果実中のアントシアニン色素より熱や光に安定であり，そのラジカル消去作用による発がん抑制効果や肝機能改善効果が認められている．

### C　さといも(里芋，taro)(サトイモ科)

#### 1)　特　徴

さといもの食用部は地下の球茎である．葉柄は赤紫色または緑色で，赤紫色のものはえぐ味が少なく「**ずいき**」として食する品種もある．原産地は熱帯アジアのインドやインドシナ半島といわれ，南方へは現在のタロイモとして伝わったが，耐寒性のものが縄文時代中期にわが国に伝わった．親芋の側芽が子芋になる．

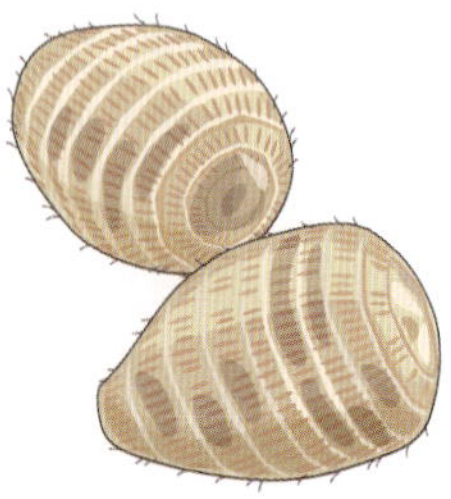
さといも

2) 栄 養

水分は 70 ～ 80%，でんぷんが主成分で，デキストリン，スクロース，ガラクタンなども含み，ビタミン類は少ない．粘質物は**ガラクタン**であり，皮膚がかゆくなるのはシュウ酸カルシウムによる．また，さといものえぐ味は，**ホモゲンチジン酸**と**シュウ酸カルシウム**による．冷凍以外は加工利用されることは少ない．

## d やまのいも(山芋，Japanese yam)(ヤマノイモ科)

1) 特 徴

ヤマノイモ科ヤマノイモ属の地下の塊根(担根体)を食用にする．原産地は中国で，熱帯と亜熱帯に自生している．わが国に産する種は 13 種類で，野生型と栽培種に分けられる．野生型には粘性の強いじねんじょがある．栽培種はその形から，長形のながいも群(水分が多く，粘性に乏しい)，扁平型のいちょういも群(粘性が強い)，塊形のつくねいも群(大和いも，塊状で水分が少なく，粘性は強い)に大別される．

2) 栄 養

主成分はでんぷんであるが，細胞壁の厚みが薄く，セルロース含量も少ないため**α-アミラーゼ**による消化を受けやすく生食できる．粘質物はグロブリン様たんぱく質にアセチルマンナンが弱く結合したもので，60℃以上に加熱すると粘性が失われる．皮膚につくと，**シュウ酸カルシウム**のためかゆくなる．とろろ，山かけ，酢の物，揚げ物などのほか，和菓子(かるかん，上用まんじゅう)，はんぺん，かまぼこ，お好み焼き，めん類などの加工食品にも利用される．

## e こんにゃくいも(蒟蒻芋，elephant foot)(サトイモ科)

1) 特 徴

こんにゃくいもの原産はインドネシア半島といわれる．わが国には 10 世紀ごろ伝わった．主産地は群馬，栃木，茨城県で，年間約 5.6 万 t(2018 年)生産される．食用部は地下の球茎(こんにゃくいも)で，主成分は炭水化物の難消化性の**グルコマンナン**(グルコース：マンノース＝1：2)である．グルコマンナンは水を吸収させると膨潤し，粘性の強いコロイドになる．さらに，アルカリ(水酸化カルシウム)を加え，加熱すると凝固する性質を利用したのがこんにゃくである．

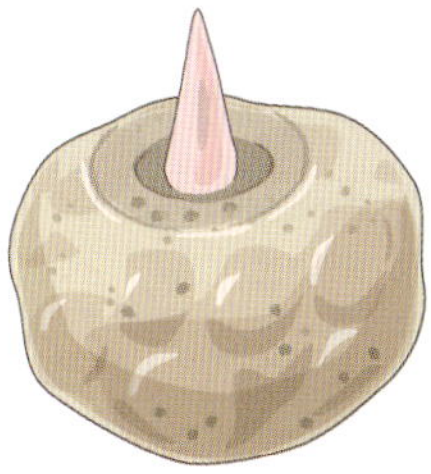

こんにゃくいも

2) 栄 養

精粉(せいこ)(乾燥・粉砕し，グルコマンナン粒子だけ分離したもの)の 80%が食物繊維であるため，ほとんどエネルギーがなく，糖質や脂質の消化・吸収を抑制する作用がある．腸のはたらきを活発にし，体内の老廃物の排出，血液や肝臓のコレステロールの低下効果が明らかにされ，機能性食品として注目されている．

### f キャッサバ(cassava，manioc)(トウダイグサ科)

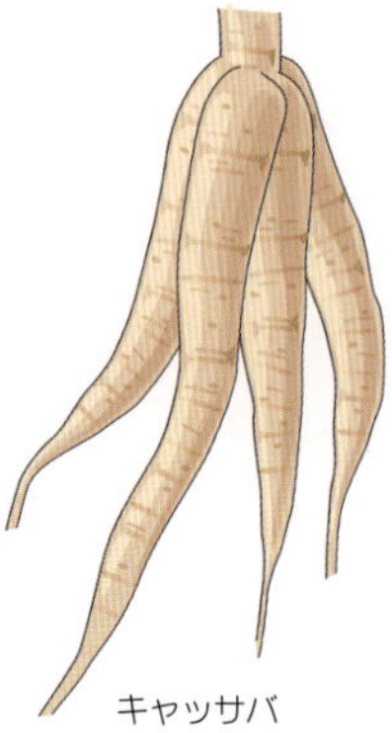


**1) 特　徴**

食用部は塊根で，原産地は南米北部(ブラジル)といわれ，熱帯地域で広く栽培されている．主成分はでんぷんで30～40％を含み，熱帯地域の重要なでんぷん作物である．

**2) 栄　養**

有毒の青酸配糖体(**リナマリン**)を含み，その量により苦味種と甘味種がある．リナマリン含量が多い苦味種は，主にでんぷんの原料(タピオカパール)になる．甘味種は外皮のみにリナマリンを含むので，外皮を除いて粉砕し，パン，菓子などに用いられる．

### g その他のいも類

きくいもは，多糖類としてフルクトースの重合体であるイヌリンを含む．成分表追補2016年でヤーコン，2019年におけるデータ更新でアメリカほどいもが新たに収載された．ヤーコンは，でんぷんをほとんど含まず，フラクトオリゴ糖が多いため，生食できる．アメリカほどいもは別名をアピオスといい，北米原産でわが国では青森県から広まっている．

# C 豆　　類

## 1 豆類の特徴

**大豆と大豆以外の豆類とで炭水化物，たんぱく質，脂質の含量が大きく異なる**

### a 分　類

日本食品標準成分表2020年版(八訂)に収載されている豆類には，**図7-5**に示すように，小豆，いんげん豆，えんどう，ささげ，そら豆，大豆，つる小豆，ひよこ豆，べにばないんげん，らい豆，緑豆，レンズ豆がある．なお，未熟種子を利用する，そら豆(未熟豆)，枝豆，グリーンピース，さやを利用する，さやえんどう，スナップえんどう，さやいんげん，大豆や緑豆からつくられるもやしは，いずれも日本食品標準成分表において**野菜類**として分類される．

### b 栄　養

大豆は，**図7-6**に示すように脂質とたんぱく質を主成分とし，大豆以外の豆類は，でんぷんとたんぱく質を主成分としているのが特徴である．これは，大豆がエネルギーを主に脂質として貯蔵しているのに対し，大豆以外の豆類はエネルギーを主にでんぷんとして貯蔵しているためである．そのため，大豆は搾油を目的とした油糧種子として豆類の中でもっとも生産量が多い．また，大豆はたんぱく質含量が高いため，豆乳，豆腐，みそ，しょうゆなどの原料として使われる．一方，大豆以外の豆類は炭水化物含量が約6割と高

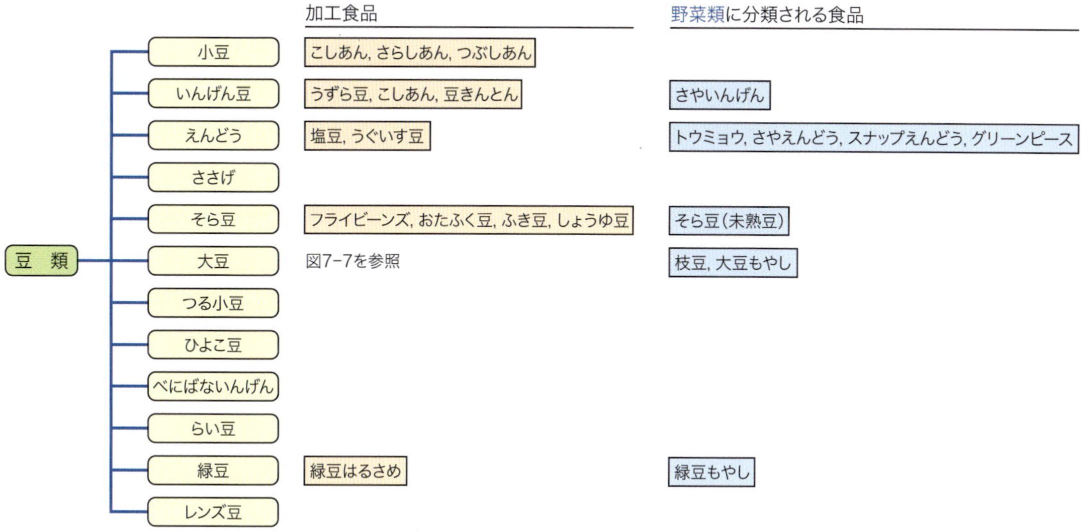


**図 7-5　豆類の分類**

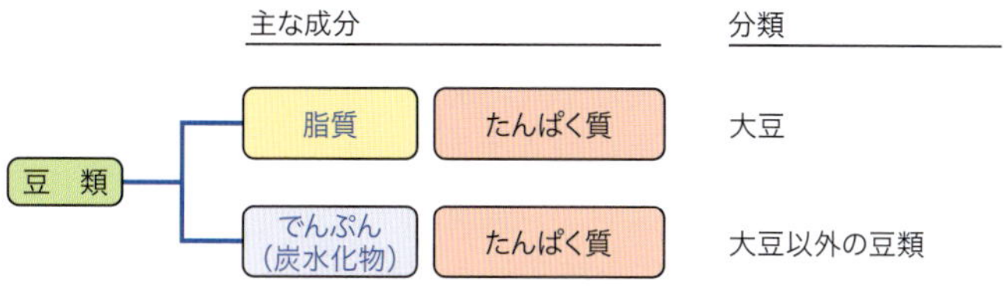


**図 7-6　成分による豆類の分類**

く，その多くがでんぷんであるため，水を加えて加熱調理すると「あん」がつくられ，和菓子などに使われる．このように種々の加工食品の原料として使われる豆類は，日本人が摂取している食品の中で，たんぱく質の9%，脂質の6%を占めている．

### c 毒成分

豆類の完熟種子はそのままでは固く，トリプシンインヒビター，レクチン，シアン化合物などの毒成分を含むため，生のままでは調理・加工に向かない．そのため，加熱，または水に漬けた後加熱することで，毒性をなくし加工しやすくしており，消化・吸収も向上する．

## 2 大豆 (soybean)

**ほかの豆類と比べて炭水化物が少なく脂質が豊富で，さまざまな加工食品に利用される**

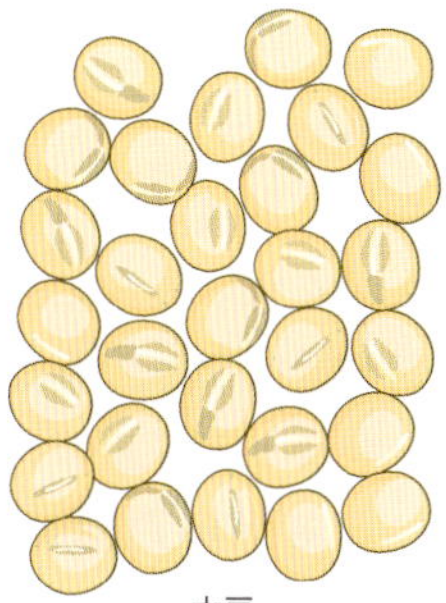

大豆

大豆の主な成分は，脂質とたんぱく質であり，でんぷんはほとんど含まれない(**図 7-6**)．種皮が硬く，毒成分が含まれているため，調理・加工する際は，そのまま加熱あるいは水に浸漬した後加熱する．大豆から得られる豆乳を利用した湯葉，豆腐，生揚げ，油揚げなどの食品と，発酵を利用した納豆，みそ，しょうゆなどの食品がある．また，大豆に含まれる脂質は，大豆油として利用されている．世界における大豆の生産量は約3.4億tであり，豆類の中でもっとも多い生産量であるが，そのうち約80%が搾油用として利用されている．大豆の国内生産量は約22万tで北海道，宮城県，福岡県，佐賀県，秋田県などが主な生産地である．

## a 栄 養

大豆は食品全体の中で，たんぱく質供給源としては約8%，脂質供給源としては約5%を占めている．

### 1) 炭水化物

大豆には炭水化物が30%含まれる．でんぷんはもやしと未熟種子(枝豆)には含まれているが完熟種子にはほとんど含まれておらず，スクロース，ラフィノース*，スタキオース*などのオリゴ糖とセルロース，ペクチン，アラビノガラクタンなどの難消化性多糖類が含まれている．

### 2) たんぱく質

大豆は，たんぱく質を34%含んでおり，主なたんぱく質は，グロブリン*系の**グリシニン**である．大豆たんぱく質のアミノ酸スコアは100であり，必須アミノ酸のリシンを豊富に含むため，穀類のリシン不足を補うことができる．一方，含硫アミノ酸のメチオニンやシステインは少ないが，大豆加工食品のたんぱく質の消化率は90～100%と高いため，良質な植物性たんぱく質である．

トリプシン阻害作用を示す大豆トリプシンインヒビターや赤血球凝集作用を示す**ヘマグルチニン**(**レクチン***の一種)が含まれるため，生食は避け，加熱調理をする必要がある．

### 3) 脂 質

大豆(全粒，国産，黄大豆，乾)は脂質を20%含み，大部分は中性脂肪(トリアシルグリセロール)であるが，リン脂質を1.5%含んでいる．この中性脂肪には不飽和脂肪酸としてリノール酸(49.7%)，オレイン酸(26.7%)，α-リノレン酸(8.7%)が，飽和脂肪酸としてパルミチン酸(10.7%)，ステアリン酸(2.9%)が含まれている．リン脂質は，リン酸エステル，ホスホン酸エステルを含む脂質で，ホスファチジルコリン，ホスファチジルセリン，ホスファチジルイノシトールなどがあり，**レシチン***と総称されている．大豆のレシチンは，リン酸エステルによる親水性と脂肪酸による親油性の両方の性質(両親媒性)を示すために，水と油の両方に馴染みやすく，アイスクリームや菓子などの**乳化剤**として使われている．

大豆を水に入れて放置すると不快なにおいがするが，これは含まれているリノール酸などの不飽和脂肪酸がリポキシゲナーゼにより酸化され，ヘキセナールなどのアルデヒドを生じるためである．

### 4) ミネラル(無機質)

大豆(全粒，国産，黄大豆，乾)は灰分を4.7%含み，カリウム(1,900 mg/100 g)，

*ラフィノース　ガラクトース，グルコース，フルクトースがこの順に結合した非還元性三糖類である．ラフィノースは，胃や小腸で消化されずに大腸に到達するため，低エネルギーで，ビフィズス菌増殖効果などがある．

*スタキオース　ラフィノースのガラクトースにもう1分子ガラクトースがα-1，6結合した非還元性四糖類であり，ラフィノースと同様に低エネルギーで，ビフィズス菌増殖効果などがある．

*グロブリン　単純たんぱく質の一種で，50%飽和硫酸アンモニウムで沈殿するたんぱく質であり，大豆のグリシニン，小豆といんげん豆のファゼオリン，そら豆のレグミンとビシリンなどがある．

*レクチン　糖に結合するたんぱく質であり，豆類に多く含まれている．レクチンの毒性を弱めるために，豆類は加熱調理が必要である．

*レシチン　レシチンは元来リン脂質のホスファチジルコリンの別名であるが，食品分野においてはリン脂質を含む脂質製品の総称としても用いられる．原料の違いによって，大豆レシチン，卵黄レシチンと呼ばれる．

カルシウム(180 mg/100 g)，リン(490 mg/100 g)，モリブデン(350 μg/100 g)が多く含まれる．

### 5) ビタミン

ビタミンEである4種のトコフェロール(α，β，γ，δ)の含量が，豆類ではもっとも高く，とくにγ-トコフェロール含量(13.0 mg/100 g)が高い．ビタミン$B_1$と$B_2$は，それぞれ0.71 mg/100 g，0.26 mg/100 g(全粒，国産，黄大豆，乾)と，穀類や野菜と比べても高く，重要な供給源である．また，ビタミンCは大豆には3 mg/100 g含まれており，もやしになると5 mg/100 g含まれる．

### 6) その他の成分

起泡性を示すステロイド配糖体の**サポニン***が含まれ，大豆をゆでると溶出する．**イソフラボン***としてゲニスチン，ダイジン，グリシチンなどが含まれており，特定保健用食品の「骨の健康が気になる方に適する食品」の保健機能成分として認可されている．また,黒大豆に多く含まれている色素は,アントシアニン*の**クリサンテミン**である．

*サポニン　ステロイド配糖体の一種で，便通を促進し，コレステロールや中性脂肪(トリアシルグリセロール)の増加を抑制する．

*大豆イソフラボン　女性ホルモンであるエストロゲンと化学構造が似ているため，女性ホルモン様作用を示すとされている．女性の更年期症状の改善が期待されるため，研究が進んでいる．

*アントシアニン　植物に含まれる赤色や紫色の色素の総称であり，豆類のクリサンテミン，なすのナスニン，しそのシソニン，ぶどうのエニンなどがある．



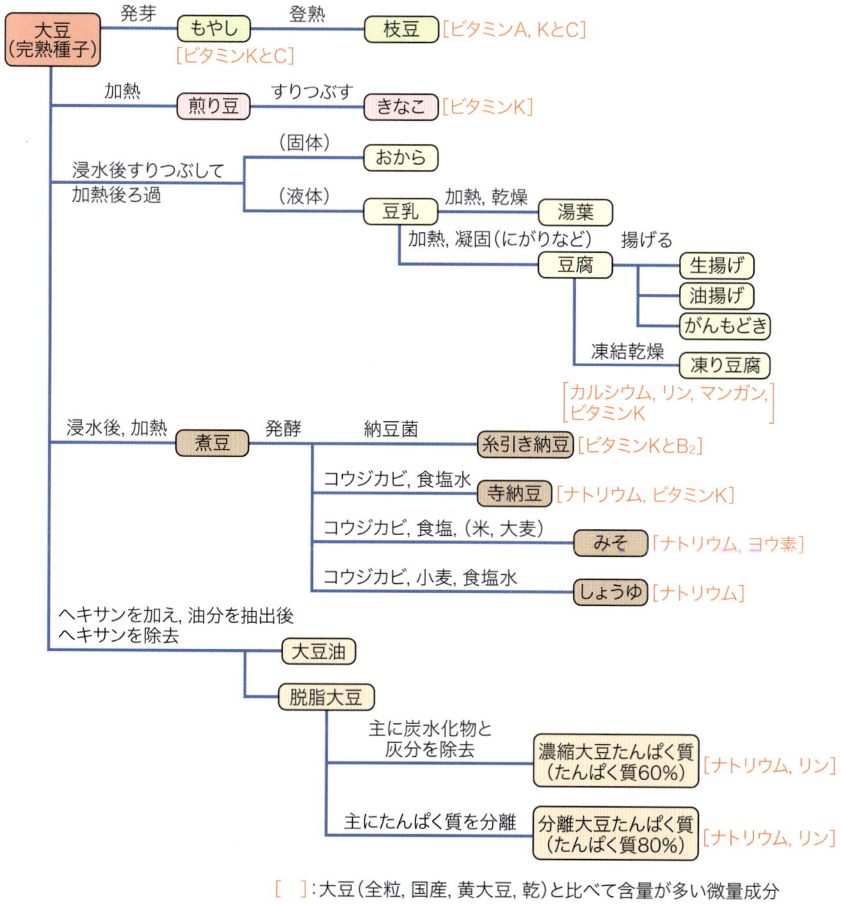


**図7-7　大豆を利用した加工食品と特徴的な微量成分**

**表 7-8　大豆加工食品の種類と特徴**

| 種　類 | 特　徴 |
|---|---|
| 煎り豆 | 大豆を加熱してつくられる煎り豆は，食用として，また節分の豆まきに使われる. |
| きなこ | 大豆を加熱し，粉にしたもので，きなこ飯やきなこもちなどに使われる. |
| 豆乳 | 大豆を水に浸漬し，すり潰したものを加熱後ろ過して得られた液体が豆乳で，ろ過により残った固体がおからである．豆乳は日本農林規格(JAS 規格)で豆乳(大豆固形分 8%以上)，調製豆乳(植物性油脂，糖類，食塩などで成分調製し，大豆固形分 6%以上のもの)，豆乳飲料(調製豆乳に果汁，コーヒー，麦芽などを加え，大豆固形分 4%以上のもの)の 3 種類に分類されている. |
| 湯葉 | 豆乳を加熱し，表面にできた皮膜をすくい取って乾燥させたものであり，たんぱく質と脂質に富む食品である. |
| 豆腐 | 豆乳に凝固剤を加えて固めたものが，絹ごし豆腐である．一方，固めたものを崩し，上澄みを除去して布を張った箱に入れ，圧搾し，成型したものが木綿豆腐である．凝固剤としては，塩化マグネシウム(にがり)，硫酸カルシウム(すまし粉)やグルコノ-δ-ラクトン*[1] などが使われる. |
| 生揚げ | 木綿豆腐を脱水し，油で揚げたもので厚揚げとも呼ばれ，おでんの材料などに使われる. |
| 油揚げ | 木綿豆腐を薄く切り脱水し，油で揚げたもので，いなり寿司やきつねうどんなどに使われる. |
| がんもどき | 木綿豆腐を崩して野菜，海藻，きのこなどを加え，丸めて油で揚げたもので，おでんや煮物に使われる. |
| 凍り豆腐 | 豆腐を凍結乾燥し，脱水したもので，高野豆腐としみ豆腐がある．たんぱく質，脂質，カルシウム，リン，マンガンおよびビタミン K が多い. |
| 煮豆 | 大豆を水に浸漬し，加熱したもので，調味料で味付けをし，海藻や野菜を加えることもある. |
| 納豆 | 煮豆に微生物を接種し発酵させたもので，納豆菌(細菌の一種)を使用する糸引き納豆とコウジカビを使用する寺納豆*[2] がある．糸引き納豆は，納豆菌による発酵により粘質物のポリグルタミン酸やフルクタンとビタミン K，ビタミン $B_2$ が増えるため，大豆の栄養価を高めた食品である．寺納豆は塩辛納豆や浜納豆とも呼ばれ，大徳寺納豆などが知られており，ナトリウムとビタミン K が多い. |
| みそ | みそはこうじの原料で分けられ，米みそは米にコウジカビを加えてつくった米こうじ，同様に麦みそは大麦を使った麦こうじ，豆みそは大豆を使った豆こうじ，それぞれのこうじと食塩，煮豆を混合し発酵させたものである. |
| しょうゆ | 煮豆に炒った小麦とコウジカビを加え，食塩水を混ぜてもろみをつくり，これを発酵させたものである. |
| 大豆油 | 大豆を押しつぶして，溶剤のヘキサンを加えて油分を抽出し，得られた液体からヘキサンを除去したものが大豆油である．大豆油は，サラダ油やてんぷら油の主原料として使われ，マーガリンやショートニング，マヨネーズやドレッシングの原料としても使われる. |
| 大豆たんぱく食品 | 大豆油をつくるために油分を抽出した後の脱脂大豆を用い，アルコールまたは酸で洗浄後，主に炭水化物と灰分を除去し，たんぱく質含量を 60%程度にしたものが濃縮大豆たんぱく質である．また，脱脂大豆を酸で処理し，たんぱく質を分離させて，たんぱく質含量を 80%程度にしたものが分離大豆たんぱく質である．大豆たんぱく食品は，ハム，ソーセージ，かまぼこ，ちくわなどの原料として使われる. |

*[1] グルコノデルタラクトンといい，グルコースの酸化物である．グルコノデルタラクトンは，水溶液中ではグルコン酸に変化し，豆乳の pH を酸性にすることでたんぱく質を凝固させて豆腐をつくる.
*[2] 塩納豆とも呼ばれ，コウジカビによる発酵，塩の添加と乾燥によって製造され，保存性が高い.

## b　加工食品

大豆の加工食品において，**図 7-7** に示したように種子を発芽させたもやしはビタミン K と C が多く，生育していく過程で完熟する前に収穫する枝豆はビタミン A，K と C が多い．一方，完熟種子は，加熱または水に浸漬した後加熱することで，加工しやすくなり，煎り豆，きなこ，豆乳，豆腐，湯葉，おから，煮豆，納豆，みそ，しょうゆなどがつくられる．また，油を搾り取った後の脱脂大豆から大豆たんぱく食品がつくられる．これらの加工食品は，たんぱく質と脂質の消化率が高いため，良好なたんぱく質と脂質の供給源である．大豆の加工食品を**表 7-8** に示す.

**表 7-9　小豆加工食品の種類と特徴**

| 種　類 | 特　徴 |
|---|---|
| ゆで小豆缶詰 | ゆで小豆，砂糖，でんぷん，食塩を主な原料として缶詰にしたものである．ぜんざいやしるこに使われる．(45%) |
| つぶあん | 小豆をつぶさないように煮てつくる．大福もち，最中，どら焼きやたい焼きなどに使われる． |
| つぶしあん | 小豆を煮てつぶしたもので，種皮を残している．あんパンやどら焼きなどに使われる．(39%) |
| こしあん | 小豆を煮てつぶし，布などでこして種皮を取り除いたものである．あんもちやたい焼きなどに使われる．(62%) |
| さらしあん | こしあんを乾燥して，粉末にしたものである．さらしあんに砂糖を加えて，和菓子の材料に使われる．(8%) |

(　　)内は水分．

## ❸ 小豆 (adzuki bean)

**エネルギーを主にでんぷんとして貯蔵しているため，和菓子のあんに利用される**

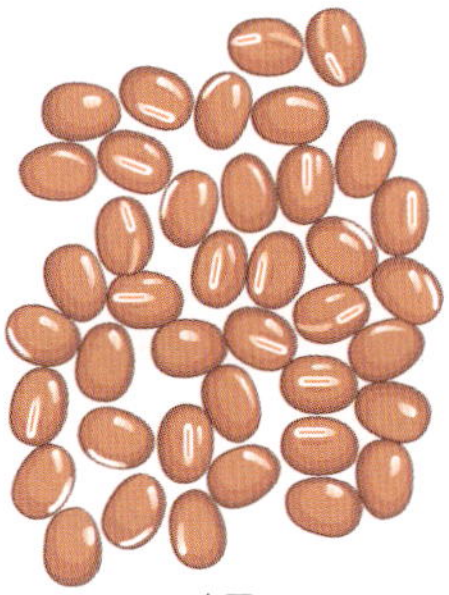

小豆

小豆は，粒の大きさから大きいものを大納言，小さいものを普通小豆，粒の色から赤小豆と白小豆などに分けられる．小豆の主な品種として，大納言には丹波大納言，アカネダイナゴン，普通小豆にはエリモショウズ，きたおとめ，白小豆には備中白小豆などがある．小豆の国内生産量は約 5 万 t で，大部分が北海道で生産されており，ほかには兵庫県，京都府などで生産されている．

小豆は炭水化物が 59%，たんぱく質が 20% と多く，脂質は 2% と少ない(全粒，乾)．炭水化物の 60% 以上がでんぷんであり，でんぷんの組成ではアミロペクチンが 78% と多いため，水を加えて煮るとほかの豆に比べて柔らかいあんができる．また，食物繊維が 24.8 g/100 g と多く，不溶性食物繊維が 90% を占めている．主なたんぱく質はグロブリン系の**ファゼオリン**である．ミネラルでは，カリウム，リン，モリブデンが多い．小豆の色素は，アントシアニン類の**クリサンテミン**などである．その他の成分として，トリプシンインヒビター，レクチンなど毒成分を含み，硬い種皮で覆われているため，水を加えて加熱調理をする必要がある．小豆の加工食品を**表 7-9** に示す．

## ❹ いんげん豆 (kidney bean)

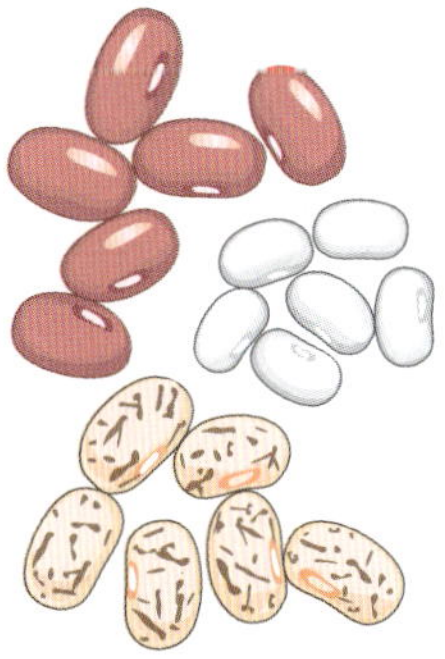

いんげん豆

いんげん豆は，さやいんげんが野菜類に分類されており，完熟種子は煮豆，甘納豆，豆きんとんや白あんなどの原料として使われる．いんげん豆の種類には，金時豆，手亡(てぼう)，とら豆，うずら豆，大福豆(おおふくまめ)などがある．いんげん豆の世界での生産量は約 3,000 万 t であり，大豆，落花生に次ぐ生産量である．国内生産量は約 5,000 t であり，大部分が北海道で生産されている．

いんげん豆は小豆と同様に，炭水化物が 56%，たんぱく質が 22% と多く，脂質は 2% と少ない(全粒，乾)．炭水化物の 60% 以上がでんぷんであり，食物繊維は 19.6 g/100 g と多く，不溶性食物繊維が約 80% を占めている．主なたんぱく質は，グロブリン系のファゼオリンである．脂質を構成する脂肪酸は，ほかの豆類とは異なり $\alpha$-リノレン酸がもっとも多く (41.8%)，リノー

7　植物性食品の分類と成分

ル酸(22.8%)，パルミチン酸(16.4%)の順である．ミネラルではカリウムとリンが多い．

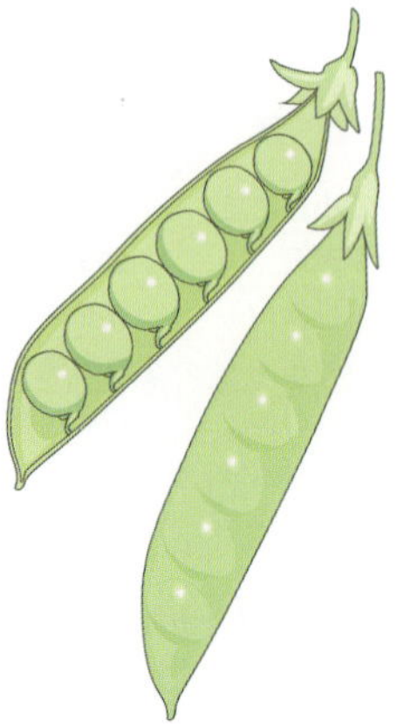
えんどう

## 5 えんどう (pea)

えんどうは，発芽した若芽のトウミョウ，さやえんどうとスナップえんどう，未熟種子の**グリーンピース**が野菜類に分類されており，完熟種子は煎り豆，煮豆，うぐいす豆，みつ豆，あんなどに使われる．

えんどうは小豆と同様，炭水化物が60%，たんぱく質が22%と多く，脂質は2%と少ない(全粒，青えんどう，乾)．炭水化物の60%以上がでんぷんであり，食物繊維は17.4 g/100 gと多く，中でも不溶性食物繊維が約90%を占めている．ミネラルでは，リン，モリブデン，ビタミンでは，β-カロテンが多い．

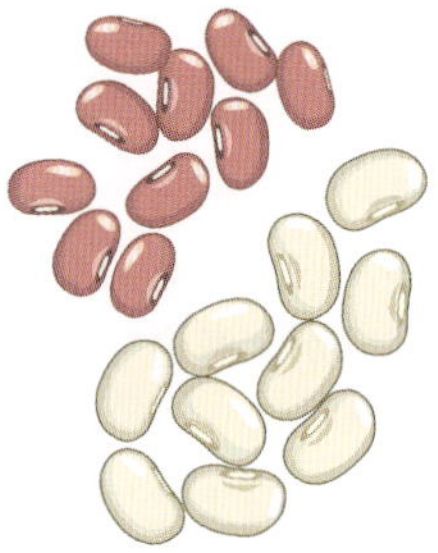
ささげ

## 6 ささげ (cowpea)

ささげの完熟種子は，甘納豆や赤飯をつくるときに小豆の代わりとして使われる．

ささげは小豆と同様に，炭水化物が55%，たんぱく質が24%と多く，脂質は2%と少ない(全粒，乾)．ミネラルでは，カリウム，リン，モリブデン，ビタミンでは，葉酸が多い．

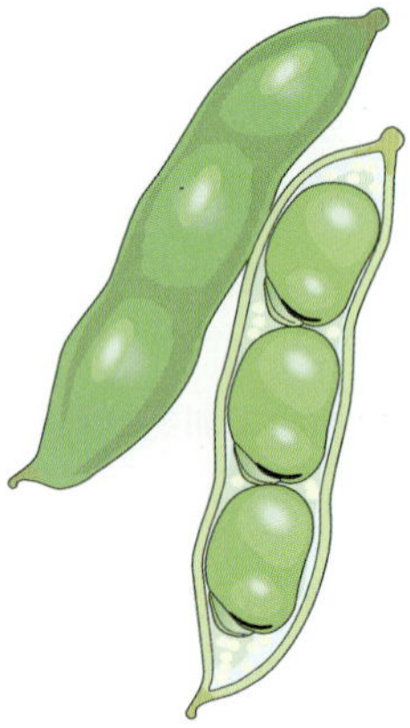
そら豆

## 7 そら豆 (broad bean)

そら豆は，未熟種子が野菜類に分類されており，完熟種子はおたふく豆やふき豆などの煮豆，甘納豆，豆板醤，揚げて塩を加えたフライビーンズ(別名：いかり豆)などの原料として使われる．煮豆をつくる際，ゆでるときに重曹(炭酸水素ナトリウム)を加えると，クロロフィルが安定し，濃緑色になる．

そら豆は小豆と同様に，炭水化物が56%，たんぱく質が26%と多く，脂質は2%と少ない(全粒，乾)．炭水化物の60%以上がでんぷんである．たんぱく質の約60%を占めるのはグロブリン系の**レグミン**と**ビシリン**である．ミネラルでは，カリウム，リン，モリブデンが多い．

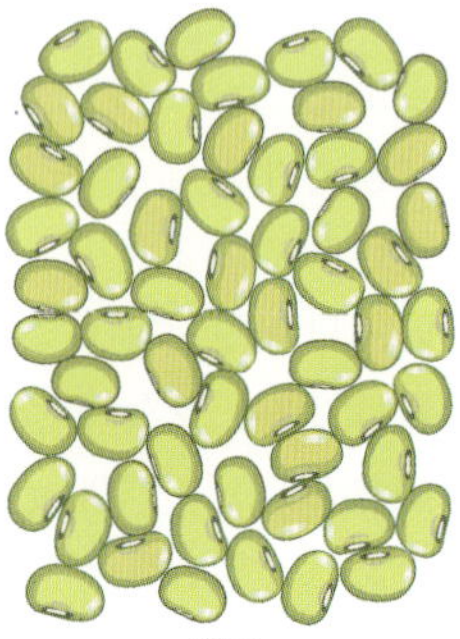
緑豆

## 8 緑豆 (mung bean)

緑豆は，緑豆もやし，緑豆はるさめの原料として使われる．

緑豆は小豆と同様に，炭水化物が59%，たんぱく質が25%と多く，脂質は2%と少ない(全粒，乾)．ミネラルでは，カリウム，リン，モリブデン，ビタミンでは，β-カロテンと葉酸が多い．ビタミンCは，緑豆自体にはほとんど含まれないが，もやしにすると8 mg/100 g含まれる．

表 7-10　その他の豆類の種類と特徴

| 種　類 | 特　徴 |
|---|---|
| つる小豆 | 小豆と同様あんの原料となり，カリウム，カルシウム，リン，鉄が多い(全粒，乾). |
| ひよこ豆 | 煮豆，揚げ豆に使われ，カリウム，リン，葉酸が多い(全粒，乾). |
| べにばないんげん | 煮豆，甘納豆に使われ，カリウムとリンが多い(全粒，乾). |
| らい豆 | 煮豆やあんの原料として使われ，カリウムとモリブデンが多い(全粒，乾). |
| レンズ豆 | 煮豆，スープなどに使われ，リンと鉄が多い(全粒，乾). |

### 9 その他の豆類

その他の豆類を**表 7-10** に示す.

## D 種 実 類

種実類(nuts and seeds)とは，植物の種子および堅果類の果実の総称であり，実際には種子の胚および胚乳を食用とする．通常は乾燥するか，堅い皮や殻の部分を取り除いた実の部分が食用とされる．塩や砂糖，油脂類で調味加工したり，酒の肴として食するほか，チョコレートやクッキーに入れたり，サラダとして食するなど，食生活の中で用途は幅広い.

### 1 分類・成分特徴

#### 水分・炭水化物が多いものと脂質・たんぱく質が多いものに大別できる

日本食品標準成分表 2020 年版(八訂)では種実類として大分類で 27 種類記載されており，種実類は，木本または草本類の堅い皮や殻に包まれた果実・種子の総称である．**堅果類**，**核果類**，**種子類**の 3 つに大別される．堅果類は，非常に堅い外皮で覆われた果実の部分を食用とする(くり，ヘーゼルナッツ，マカダミアナッツなど)．核果類は，果実の中に 1 つの大きな核があり，その中の種子を食用とする(アーモンド，ぎんなん，くるみなど)．種子類は，種子を食用とするものである(カシューナッツ，ひまわりの種，ごまなど)．また，落花生は豆類であるが殻が堅いこと，脂質含有量が高いことから，例外的に種実類として分類されている.

成分的には，水分および炭水化物が多いもの(くり，ぎんなんなど)，脂質およびたんぱく質を多く含むもの(ごま，アーモンド，カシューナッツ，落花生，くるみ，すいか，かぼちゃなど)，脂質を多く含むもの(マカダミアナッツ，ヘーゼルナッツなど)に大別できる．個々の成分比較および構成脂肪酸については，それぞれ**表 7-11**，**表 7-12** に示す.

表 7-11　種実類の成分比較(可食部 100 g 当たり)

| 種実類 | エネルギー | | 水　分 | たんぱく質 | 脂　質 | 炭水化物 | 灰　分 |
|---|---|---|---|---|---|---|---|
| | (kcal) | (kJ) | (g) | (g) | (g) | (g) | (g) |
| 日本ぐり(生) | 147 | 625 | 58.8 | 2.8 | 0.5 | 36.9 | 1.0 |
| ぎんなん(生) | 168 | 710 | 57.4 | 4.7 | 1.6 | 34.8 | 1.5 |
| アーモンド(乾) | 609 | 2,516 | 4.7 | 19.6 | 51.8 | 20.9 | 3.0 |
| 落花生(大粒種，乾) | 572 | 2,368 | 6.0 | 25.2 | 47.0 | 19.4 | 2.3 |
| くるみ(いり) | 713 | 2,940 | 3.1 | 14.6 | 68.8 | 11.7 | 1.8 |
| マカダミアナッツ(いり) | 751 | 3,093 | 1.3 | 8.3 | 76.7 | 12.2 | 1.5 |

[文部科学省科学技術・学術審議会資源調査分科会：日本食品標準成分表 2020 年版(八訂)より引用]

表 7-12　種実類の構成脂肪酸(脂肪酸 100 g 当たり)

| 種実類 | 脂肪酸 | | | |
|---|---|---|---|---|
| | オレイン酸＋シス－バクセン酸(g) | リノール酸(g) | α-リノレン酸(g) | パルミチン酸(g) |
| 日本ぐり(ゆで) | 10.5 | 52.5 | 12.4 | 21.1 |
| ぎんなん(生) | 34.2 | 45.1 | 2.9 | 9.7 |
| アーモンド(乾) | 66.9 | 24.4 | Tr | 6.4 |
| 落花生(乾) | 49.1 | 30.4 | 0.2 | 9.1 |
| くるみ(いり) | 14.9 | 61.3 | 13.3 | 7.0 |
| マカダミアナッツ(いり) | 57.5 | 2.0 | 0.1 | 9.1 |

[文部科学省科学技術・学術審議会資源調査分科会：日本食品標準成分表 2020 年版(八訂)より引用]

## 2 生産・消費動向

### 種実類は国内消費の多くが輸入品である

わが国における種実類の収穫時期は秋であるが，世界各地でたくさん生産されており，国内で消費される種実類の多くは輸入品である．もっとも生産量が多いのはアーモンドで，米国カリフォルニア州が主な産地である．

## 3 主な種実類の特徴

### ごまには抗酸化物（リグナン類など）が含まれている

種実類の成分は，一般に水分が少なく保存性に優れ，たんぱく質や脂質が多く栄養価が高い．ごまをはじめ多くのものは，炒る(ロースト)と香ばしい風味を生じるという調味特性がある．ただし，種実類は**不飽和脂肪酸**を多く含むため，ローストなどの加熱処理を行った後，**ラジカル反応**(☞ p.75)によって酸化が進行しやすく，そのため酸敗を起こし，臭気の発生や風味が劣化しやすいという問題がある．

### a 堅果類

#### 1) くり(chestnut)(ブナ科)

くりは落葉高木で，わが国と朝鮮半島南部が原産地である(日本ぐり)．この改良種が中国ぐり，西洋ぐり，アメリカぐりとして世界に分布している．

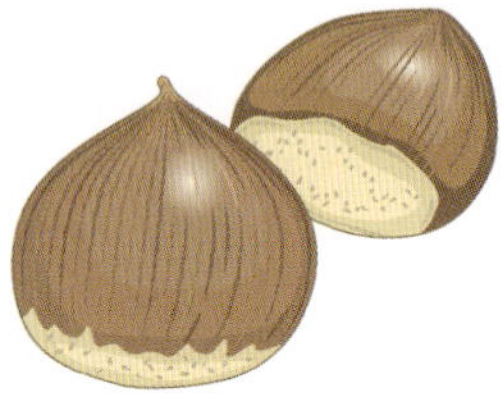
くり

中国ぐりは小粒で，天津甘栗としてわが国に輸入されている．くりの実は炭水化物含量が高く(36.9%)，その多くは**でんぷん**である．くりを40～60℃で加温すると，**アミラーゼ**が活性化されて糖度が高まる．くりを土鍋などでじっくり加熱すると甘味が増すのはこの作用による．

**2) マカダミアナッツ**(macadamia nut)(ヤマモガシ科)

マカダミアはオーストラリア原産の常緑樹で，その核果はマカダミアナッツと呼ばれる．生産量は増加傾向にあり，主産地はオーストラリア，南アフリカ，ハワイで，世界の約80%を占める．脂質含量がきわめて高いが(76.7%)，その80%以上は不飽和脂肪酸である．

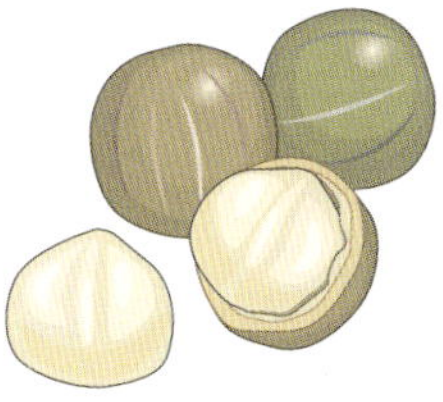
マカダミアナッツ

### b 核果類

**1) アーモンド**(almond)(バラ科)

アーモンドは落葉高木で桃や桜に似たピンクの花を咲かせる．4000年以上も前から食べられていたという記録があり，現在では世界の約80%が米国カリフォルニア州で生産されている．甘味種(スイートアーモンド)と苦味種(ビターアーモンド)があり，前者はカリフォルニア産をはじめ食用として流通している．後者は製油用であり，鎮咳(ちんがい)，鎮痙(ちんけい)などの薬用，着香料，オイルの原料として用いられている．アーモンドの和名はへんとう(扁桃)といい，扁桃腺はその形が似ていることから名付けられた．主成分は脂質(54.2%)で，構成脂肪酸はオレイン酸が多い．

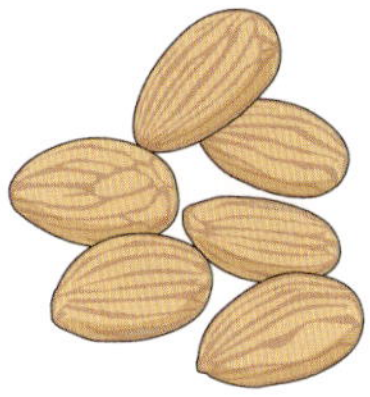
アーモンド

**2) ぎんなん**(ginkgo nut)(イチョウ科)

ぎんなんはイチョウの胚乳(種子)のことで，熟度が進むに伴い特有の臭気［酪酸(ブタン酸)などカルボン酸*類］を発する．イチョウは中国原産の落葉高木で，秋には黄色く黄葉する．和名の由来については，葉の形をあひるの足に見立てた中国語「鴨脚」(イアチァオ)の転訛であるとされている．主成分は炭水化物で，その多くは**でんぷん**である．ぎんなんにはアレルギー誘因物質である**ギンコール酸**が含まれ，かぶれなどの皮膚炎を引き起こすことがある．

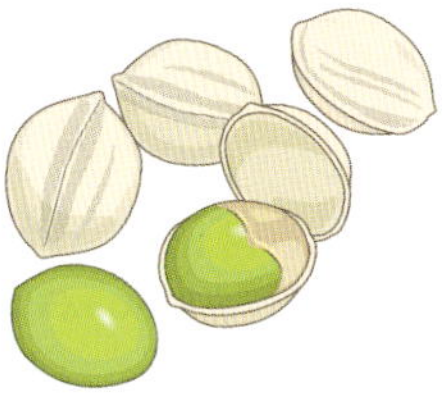
ぎんなん

*カルボン酸(carboxylic acid)
カルボキシ基(−COOH)を有する有機酸である．一般式はR−COOHと表すことができ，もっとも単純なカルボン酸はギ酸(HCOOH)である．カルボキシ基が2つあるものはジカルボン酸，3つあるものはトリカルボン酸という．

### コラム ぎんなん中毒

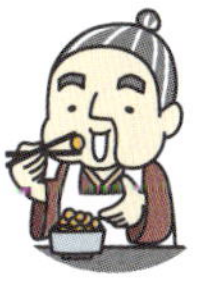

ぎんなんには4-*O*-メチルピリドキシン(4-*O*-methoxypyridoxine, MPN)という物質が含まれている．このMPNはビタミン$B_6$に構造が似ていて，ビタミン$B_6$に拮抗する．脳において興奮性の伝達物質であるグルタミン酸は，ビタミン$B_6$のはたらきの助けを借りて，抑制性の伝達物質であるGABAに変換されるが，これをMPNが阻害するので，結果として脳内にグルタミン酸が過剰になり，けいれんなどの脳の興奮症状を引き起こす．とくに10歳以下の子どもの発症例が多く，「ぎんなんは年の数以上食べてはいけない」という言い伝えもあるように，注意が必要である．

### 3)　くるみ(walnut)(クルミ科)

くるみは落葉高木で，北半球の温帯地域に広く分布している．米国と中国が主な産地で，わが国に自生しているオニグルミ(*juglans ailantifolia*)とヒメグルミ(*juglans ailantifolia* var. *cordiformis*)は食用として流通している．脂質含量が高く(68.8%)，不飽和脂肪酸が多くを占め，主な構成脂肪酸は**リノール酸**，**オレイン酸**である．核果が硬くて割れにくいので，専用のくるみ割り器(ナットクラッカー)がある．

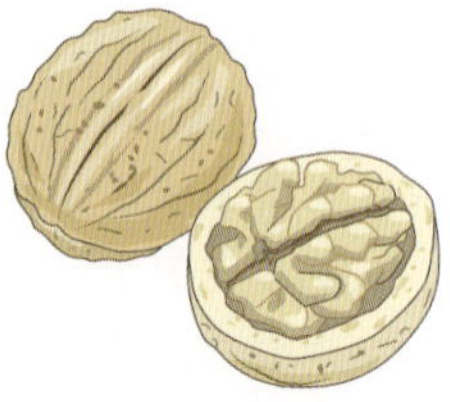
くるみ

## c　種 子 類

### 1)　カシューナッツ(cashew nut)(ウルシ科)

カシューナッツは常緑高木で，原産地のブラジルをはじめ，ベトナム，インドが主な生産地となっている．生果には，刺激性物質であるアナカルディウム酸，カルドールや**青酸配糖体**である**アミグダリン**などを含むため，食材として用いる場合には高温加熱処理が必要となる．アーモンドと同じように，主成分は脂質(47.6%)で，構成脂肪酸は**オレイン酸**が多い．

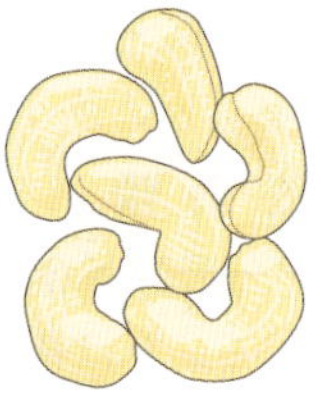
カシューナッツ

◉青酸配糖体

### 2)　ひまわりの種(sunflower seeds)(キク科)

ひまわりは一年生草本で，食用の種子は脂質(56.3%)とたんぱく質(20.1%)が多く含まれている．脂質の構成脂肪酸として多価不飽和脂肪酸の割合が高く，リノール酸が約60%を占める．また，ビタミンEも比較的多く含まれている($\alpha$-トコフェロール 12.0 mg/100 g)．

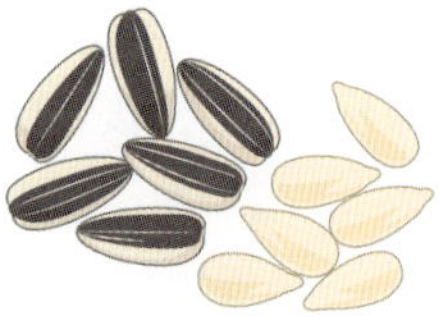
ひまわりの種

### 3)　ごま(sesame seeds)(ゴマ科)

ごまはアフリカ原産の一年生草本で，わが国にはシルクロードを経由して縄文時代に伝わった．種皮の色によって主に黒ごまと白ごまに分けられるが，欧米では白ごましか流通しておらず，アジア地域は両者が栽培されている．主成分は脂質(51.9%)で，主な構成脂肪酸は**リノール酸**(45.6%)と**オレイン酸**(38.4%)である．ごまには抗酸化物であるトコフェロールや**リグナン類**(**セサミン**，**セサモール**など)が含まれているため酸化されにくい．また，ごまから抽出されたペプチドに血圧を抑える効果があり，**特定保健用食品**「血圧が高めの方の食品」の関与成分として認められている．

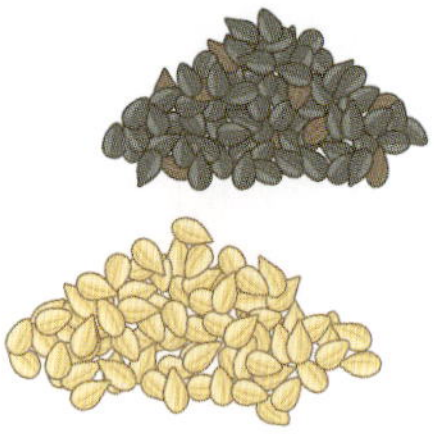
ごま

## d　その他の種実類

### 1)　落花生(peanut)(マメ科)

落花生(ピーナッツ)は南米原産の一年生草本で，受粉後，数日経つと子房柄(子房と花托との間の部分)が地中に伸びて，子房の部分が膨らんで結実する．地中で実をつくることから地豆とも呼ばれる．また，花が落ちたところにさやが生まれるという意味から「落花生」という．脂質(49.4%)およびたんぱく質(26.5%)が豊富に含まれるのが特徴である．落花生の薄皮には，抗酸化物**レスベラトロール**(ポリフェノールの一種)が含まれる．

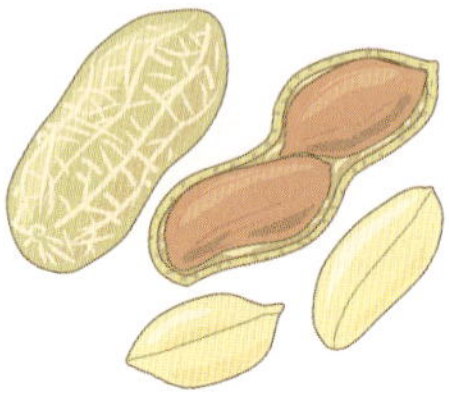
落花生

# E 野 菜 類

野菜類(vegetables)とは山野草を含めた野生植物を改良し，主に人間の副食物として栽培される草木作物の総称である．もともとは田畑で栽培される農作物を表す言葉を蔬菜(そさい)，その他の野生植物を野菜としていたが，現在ではこの両者はほとんど同じ意味に使われている．

現在，わが国で栽培されている野菜類の多くは海外が原産で，とくに中国や朝鮮を経由して導入されたものであり，わが国原産の野菜はほとんどが葉菜類である．果物には木本性の果樹に実るものと草本性のいちご(バラ科)，すいか・メロン(ウリ科)，トマト(ナス科)があり，草本性の果物は，栽培上は野菜として扱われる．ただし，現代では多様な植物が利用されるようになり，定義は曖昧である．一般に，野菜類は水分が90%以上あり，ビタミン，ミネラル，食物繊維，抗酸化物などの**ファイトケミカル***(phytochemical)が豊富で，がん予防を含めた生活習慣病の一次予防に役立っている．

*ファイトケミカル　一般的に「通常の身体機能維持には必要とされないが，健康に良い影響を与える可能性のある植物由来成分」を意味する用語として使用されている．ファイトケミカルの多くは野菜類，果実類の色素成分や辛味成分であり，ポリフェノール，カロテノイド，テルペノイド，含硫化合物などが知られている．

## 1 分類・成分特徴

### 野菜類にはビタミンA，ビタミンCとミネラルが多く含まれる

野菜は食用とする部位により，葉菜類，茎菜類，根菜類，果菜類，花菜類の5種類に分類され，それぞれ特徴がある．野菜類の代表的な成分であるカロテン含量を基準として，可食部100 g当たり600 μg以上含む野菜を栄養指導の観点から緑黄色野菜として分類している．ただし，**カロテン**600 μg以下であっても，日常の食生活上で摂取量の多いトマト，さやいんげん，青ピーマンなどは緑黄色野菜としている(**表7-13**，**表7-14**)．

一般に，野菜は水分含量(90%以上)が多く，たんぱく質(2%以下)と脂質(0.2%以下)は少なく，エネルギーは低い．ビタミンA，ビタミンCやカリウム，カルシウム，リン，鉄などのミネラルを多く含む．さらに，野菜には食物繊維や抗酸化物である**フラボノイド**が豊富に含まれ，その栄養的価値は高い．

## 2 生産・消費動向

### 健康日本21(第二次)の野菜摂取量の目標値は平均350 g/日である

2018(平成30)年のわが国の野菜産出額は約2.3兆円で，畜産産出額約3.2兆円に次ぐものであり，農業総産出額の約26%を占める．国民1人当たりの野菜消費量はわずかに減少傾向で推移しており，2018年は約90 kg/年となっている．また，野菜類の食品ロス率は約9%と食品別でもっとも高く，食料と環境問題を考えるうえでも留意すべき課題である．近年のライフスタイルの変化に伴って家庭での野菜の購入形態は，生鮮野菜からサラダにシフ

### 表 7-13　野菜類の分類

| | ナス科 | ウリ科 | アブラナ科 | ユリ科 | セリ科 | キク科 | その他 | | | | | |
|---|---|---|---|---|---|---|---|---|---|---|---|---|
| | | | | | | | イネ科 | アカザ科 | アオイ科 | ウコギ科 | ショウガ科 | シソ科 |
| ①葉菜類 | | | キャベツ<br>はくさい<br>こまつな<br>きょうな<br>（みずな）<br>チンゲンサイ | ねぎ<br>にら | パセリ | レタス<br>しゅんぎく | | ほうれんそう | | | | しそ（葉）<br>バジル |
| ②茎菜類 | | | | たまねぎ<br>アスパラガス<br>にんにく | セロリ | ふき | たけのこ | | | うど | | |
| ③根菜類 | じゃがいも | | だいこん<br>かぶ | | にんじん | ごぼう | | | | | | |
| ④果菜類 | トマト<br>なす<br>ししとうがらし<br>ピーマン | きゅうり<br>かぼちゃ<br>にがうり<br>ズッキーニ | | | | | | | オクラ | | | しそ（実） |
| ⑤花菜類 | | | ブロッコリー<br>カリフラワー | | | アーティチョーク<br>きく<br>ふきのとう | | | | | みょうが | |

①葉を食用とする．緑黄色野菜が多く，ビタミン類に富む．　②りん茎，球茎，茎，塊茎，地下茎などを食用とする．食物繊維が多い．　③根を食用とする．ビタミン類は少ない．　④果実を食用とする．ビタミン類は少ない．　⑤花らい，花を食用とする．ブロッコリーとカリフラワーはビタミンCがとくに多い．

### 表 7-14　緑黄色野菜一覧表

- あさつき
- あしたば
- アスパラガス
- いんげんまめ（さやいんげん）
- エンダイブ
- （えんどう類）
  - トウミョウ（茎葉，芽ばえ）
  - さやえんどう
- おおさかしろな
- おかひじき
- オクラ
- かぶ（葉）
- （かぼちゃ類）
  - 日本かぼちゃ
  - 西洋かぼちゃ
- からしな
- ぎょうじゃにんにく
- みずな
- キンサイ
- クレソン
- ケール
- こごみ
- こまつな
- さんとうさい
- ししとう
- しそ（葉，実）
- じゅうろくささげ
- しゅんぎく
- すぐきな（葉）
- せり
- タアサイ
- （だいこん類）
  - かいわれだいこん
  - 葉だいこん
  - だいこん（葉）
- （たいさい類）
  - つまみな
  - たいさい
- たかな
- たらのめ
- チンゲンサイ
- つくし
- つるな
- つるむらさき
- とうがらし（葉・果実）
- （トマト類）
  - トマト
  - ミニトマト
- とんぶり
- ながさきはくさい
- なずな
- （なばな類）
  - 和種なばな
  - 洋種なばな
- （にら類）
  - にら
  - 花にら
- （にんじん類）
  - 葉にんじん
  - にんじん
  - きんとき
  - ミニキャロット
- 茎にんにく
- （ねぎ類）
  - 葉ねぎ
  - こねぎ
- のざわな
- のびる
- パクチョイ
- バジル
- パセリ
- （ピーマン類）
  - 青ピーマン
  - 赤ピーマン
  - トマピー
- ひのな
- ひろしまな
- ふだんそう
- ブロッコリー（花序，芽ばえ）
- ほうれんそう
- みずかけな
- （みつば類）
  - 切りみつば
  - 根みつば
  - 糸みつば
- めキャベツ
- めたで
- モロヘイヤ
- ようさい
- よめな
- よもぎ
- （レタス類）
  - サラダな
  - リーフレタス
  - サニーレタス
  - レタス（水耕栽培）
  - サンチュ
- ルッコラ
- わけぎ
- （たまねぎ類）
  - 葉たまねぎ
- みぶな

注　食品群別順．従来「緑黄色野菜」として分類されているものに，「日本食品標準成分表 2015 年版（七訂）」において可食部 100 g 当たり $\beta$-カロテン当量 600 $\mu$g 以上のものを追加したもの．
［厚生労働省：「日本食品標準成分表 2015 年版（七訂）」の取扱いについて，2016 より引用］

トしており，野菜の生産，流通，消費施策を考えるうえで，野菜の加工，業務用需要への対応は重要な課題となっている．

**21 世紀における国民健康づくり運動［健康日本 21（第二次）］**では，野菜摂取量の目標を成人で 1 日当たり 350 g としている．平成 30 年国民健康・栄養調査（厚生労働省）によると，成人の平均では 281.4 g の摂取量で，とくに 20 ～ 40 歳代においては 250 g 前後に留まっている状況にあり，野菜の消費拡大に対するさらなる施策が必要であろう．

### コラム　F1 種（first filial generation）

一代雑種（一代交配種）といわれ，野菜の生育，収量，品質など，生産農家にとってメリットの多い性質をもつように，種苗会社がバイオテクノロジー技術で開発したものである．生産農家は毎回同じ種を購入しなくてはならないが，今や，スーパーマーケットで売られる野菜はほとんど「F1 種」である．これに対して，練馬だいこんや加茂なすなど，いわゆる伝統野菜は，その地域の気候風土に合った種として固定化したものであり，「固定種」といわれる．

## 3 主な野菜類の特徴

**だいこんの辛味の伴う香気はイソチオシアネート類である**

### a 葉菜類

**1）キャベツ**（cabbage）（アブラナ科）

中国語から甘藍（かんらん），あるいは結球する性質から玉菜（たまな）ともいう．わが国には江戸時代に渡来し，明治時代に栽培されるようになった．主に冬キャベツ（寒玉）と春キャベツ（春玉）がある．そのほか，最近はグリーンボール，レッドキャベツ，芽キャベツなども増えている．

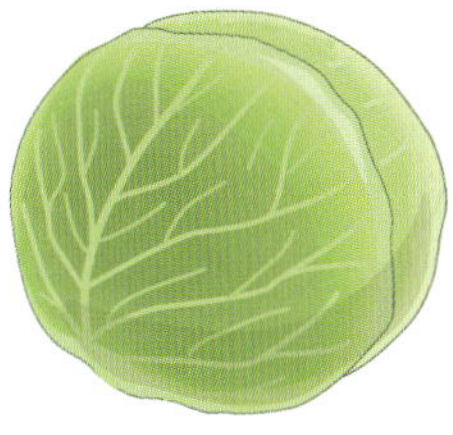
キャベツ

一般にビタミン C が多く（41 mg/100 g），とくに芽キャベツには 160 mg/100 g 含まれる．キャベツは，古代ギリシャ，古代ローマの時代から胃腸薬として食されており，抗潰瘍成分として ***S*-メチルメチオニン**（*S*-methylmethionine）が含まれる．また，甲状腺腫誘発因子である**ゴイトリン**を含むことが知られているが，その含有量はきわめて微量であり，日常の食生活において健康上の問題はない．ケールはキャベツの原種で，**β-カロテン当量** 2,900 μg/100 g，ビタミン C 81 mg/100 g など，緑黄色野菜の中でもビタミン含有量が多く，健康飲料（青汁）として栽培が増えている．

**2）はくさい**（Chinese cabbage）（アブラナ科）

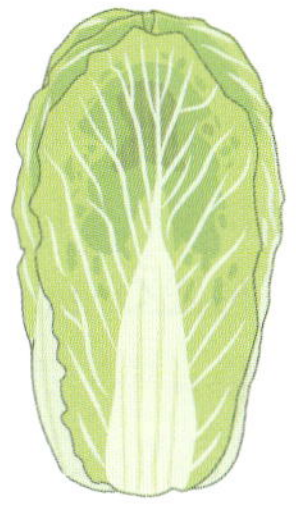
はくさい

原産地は中国で，主に中国，韓国，わが国で栽培されている．水分が多く（95.2％），ビタミン C（19 mg/100 g）と食物繊維（1.3％）以外の栄養素は少ない．くせのない淡白な味わいが煮物，鍋物に合うため重宝される一方，浅漬けやキムチのような漬物など，加工用としての需要も増加している．

**コラム　キムチ**

キムチという言葉の起源は，「野菜の塩漬け」を意味する「沈菜(チムチェ)」が長い年月が経つうちに，沈菜(チムチェ)→ヂムチェ→キムチェ→キムチの形に変わり，定着したといわれている．キムチは発酵食品であり，乳酸菌の作用によってビタミン($B_1$，$B_2$，ナイアシン，$B_{12}$など)が生成されるので栄養価値が高まる．国内で流通している浅漬けタイプのものは，一般にビタミン含量が低い．

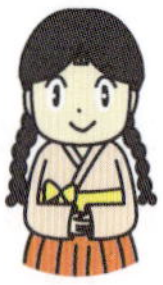

#### 3)　ほうれんそう(spinach)(アカザ科)

原産地は西アジア地域で，現在の市場は東洋種と西洋種の交配種が主流になっている．緑黄色野菜の中でも**β-カロテン当量**(4,200 μg/100 g)，ビタミンC(35 mg/100 g)，鉄(2.0 mg/100 g)が多く，栄養価は高い．一方で，ほうれんそうには**シュウ酸***が多く含まれており，カルシウム吸収率を低下させるが，あく抜きをすることによってシュウ酸濃度は減少する．

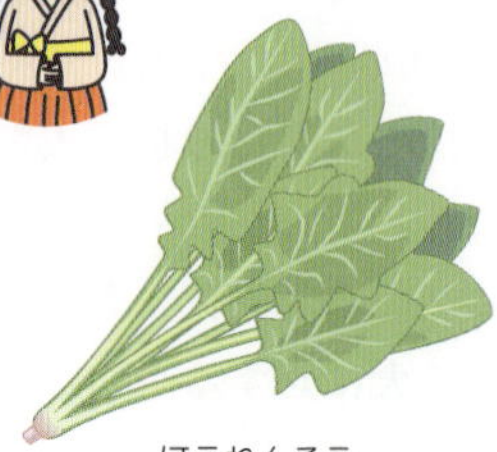

ほうれんそう

***シュウ酸(oxalic acid)**　構造式HOOC-COOHで表される単純なジカルボン酸で，分子量は90.03(無水物)および126.07(二水和物)である．植物のカタバミ(oxalis)からはじめて単離されたことから命名された．植物には水溶性シュウ酸塩(シュウ酸水素ナトリウムなど)が，さといもなどには不溶性シュウ酸塩(シュウ酸カルシウムなど)が含まれる．

### b　茎菜類

#### 1)　アスパラガス(asparagus)(ユリ科)

原産地は地中海地域で，栽培方法の違いによってグリーンアスパラガスとホワイトアスパラガスがある．前者はビタミンCとβ-カロテンがそれぞれ15 mg/100 g，370 μg/100 g含まれるが，後者はいずれも少ない．一般に，アスパラガスは**アスパラギン酸***と**アスパラギン***を多く含んでいる．

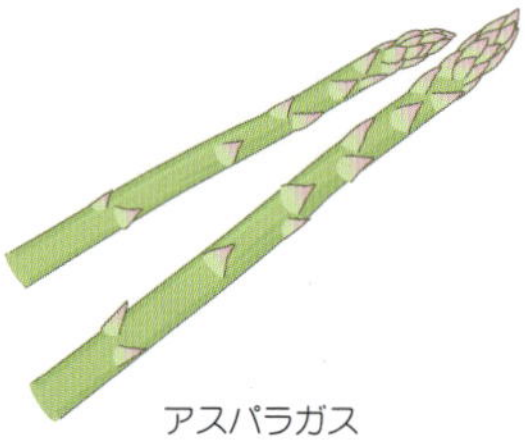

アスパラガス

***アスパラギン・アスパラギン酸**　日本食品標準成分表2020年版(八訂)アミノ酸成分表では，アスパラギンは分析操作過程で加水分解されたアスパラギン酸になるため，両者合わせてアスパラギン酸として記載されている．アスパラガス(若茎，生)のアスパラギン酸は440 mg/100 gである．

#### 2)　たけのこ(bamboo shoot)(イネ科)

原産地は中国で，わが国で流通しているモウソウチク(孟宗竹)は，18世紀に中国から導入された．**チロシン**，グルタミン酸，アスパラギン酸などのアミノ酸や食物繊維が多い．たけのこのあく(えぐ味)は，チロシンの酸化生成物である**ホモゲンチジン酸**および**シュウ酸**による．

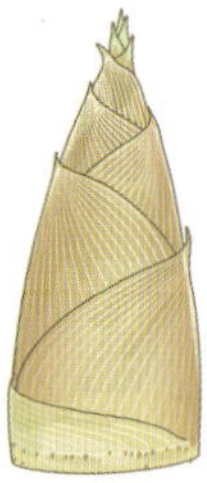

たけのこ

#### 3)　たまねぎ(onion)(ユリ科)

原産地は中央アジア地域で，わが国では19世紀後半から本格的な栽培が始まった．一般に，春まき栽培と秋まき栽培があり，多く流通しているのは黄たまねぎ(辛味種)である．炭水化物が多く(8.8%)，スクロース，グルコース，フルクトースなどが食した際の甘味になる．**含硫アミノ酸**を含んでおり，酵素**アリイナーゼ**の作用で辛味成分**ジプロピルジスルフィド**や催涙性成分**チオプロパナール-*S*-オキシド**などを生成する(☞ p.296，第9章D-④)．これらのスルフィド類は，抗血栓作用などの生理活性があり，高血圧，糖尿病，脳血栓，脳梗塞などの生活習慣病の予防に良いとされている．また，たまねぎには抗酸化作用を示すフラボノイド(**ケルセチン**)が含まれている．

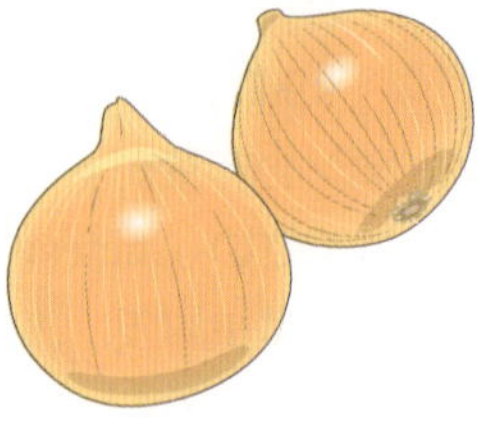

たまねぎ

#### 4)　にんにく(garlic)(ユリ科)

原産地は中央アジア地域で，わが国には中国を経て8世紀には伝わった．りん茎(生)の成分は，水分63.9%，たんぱく質6.4%，脂質0.9%，炭水化物27.5%で，炭水化物の多くはフルクタンである．にんにくに含まれるアリイン(無臭)は，酵素アリイナーゼの作用によって，「にんにく臭」の主成分である硫化アリル(アリシン)が生成する．**アリシン**は，ビタミン $B_1$ と結合して吸収性の高いアリチアミンを生成する．にんにくは，りん茎だけでなく葉や芽も流通しており，各種料理に香味野菜として利用されているほか，ガーリックパウダーとしても利用されている(☞ p.296，第 9 章 D-④)．

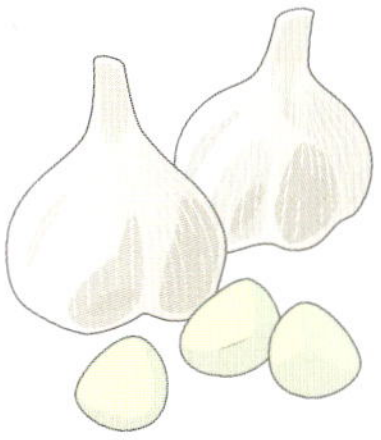
にんにく

## c 根菜類

### 1) だいこん(radish)(アブラナ科)

原産地は地中海地域で，根の長さや太さなどの形状が品種によって多様であり，皮の色も白以外に赤，緑，紫，黄，黒などがある．鍋料理やおでんなど，わが国の冬場の食卓には欠かすことのできない野菜となっている．アミラーゼを多く含むため，だいこんおろしは食べ物の消化を助ける効果が期待できる．だいこん特有の辛味と香気は**イソチオシアネート類**によるものである．だいこんをすりおろすことによって細胞組織が壊れ，**シニグリン**に**ミロシナーゼ**が作用して辛味が発現する．なお，葉には $\beta$-カロテン(3,900 μg/100 g)とビタミン C(53 mg/100 g)が多く含まれる．

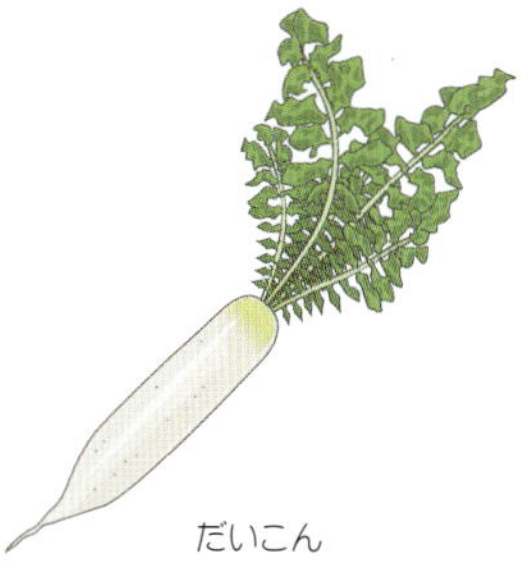
だいこん

### 2) にんじん(carrot)(セリ科)

原産地はアフガニスタンで，細長い東洋系品種と，太く短い西洋系品種の 2 種類に大別され，ともに古くから薬や食用として栽培されてきた．緑黄色野菜の中でも $\beta$-カロテンが多く含まれる(8,600 μg/100 g)．きんときにんじんの赤い色は**リコペン**(lycopene)によるもので，$\beta$-カロテン含量は 5,000 μg/100 g と比較的少ない．また，にんじんには**アスコルビン酸オキシダーゼ**が含まれるため，加工・調理時にアスコルビン酸を含む食品を使用するときは注意が必要である．

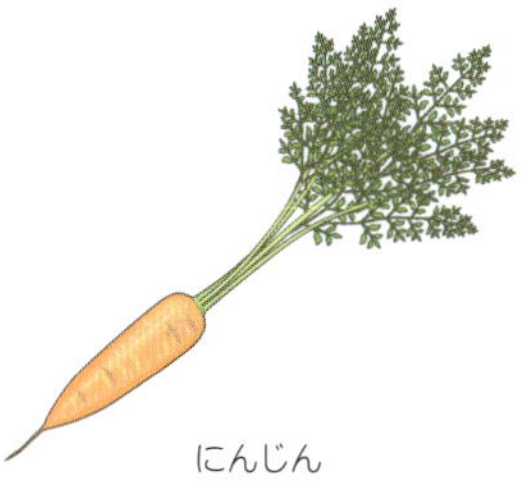
にんじん

### 3) ごぼう(burdock)(キク科)

中国東北部から北欧にかけての広い範囲が原産地であるが，現在，ごぼうを食用として利用しているのはわが国のほか一部のアジア地域だけで，欧米では根が薬用ハーブとして用いられている．ごぼうに含まれる炭水化物は 15.4％で，難消化性多糖類**イヌリン**(inulin)などの食物繊維が 5.7％と多いのが特徴である．

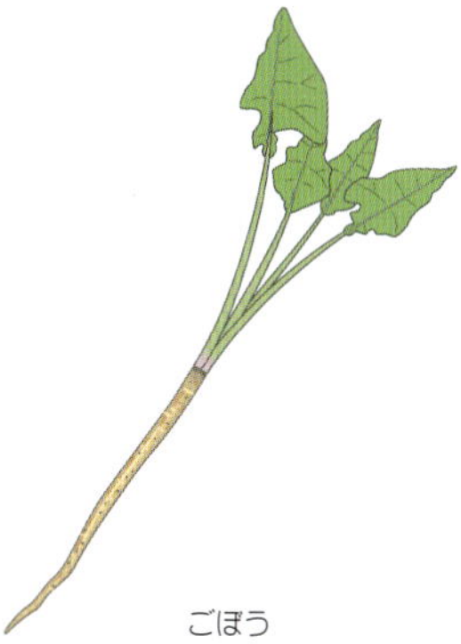
ごぼう

## d 果菜類

### 1) かぼちゃ(pumpkin)(ウリ科)

原産地はアメリカ大陸で，わが国には 17 世紀ごろにカンボジアから東洋かぼちゃ(日本かぼちゃ)が伝わった．明治時代になると西洋かぼちゃが導入され，広く栽培されるようになった．両品種の成分を比較すると，日本かぼちゃは，水分 86.7％，炭水化物 10.9％，$\beta$-カロテン 700 μg/100 g，ビタミン C 16 mg/100 g であるのに対し，西洋かぼちゃは，水分 76.2%，炭水化物 20.6％，$\beta$-カロテン 3,900 μg/100 g，ビタミン C 43 mg/100 g と，栄養成分は西洋かぼちゃのほうが多い．

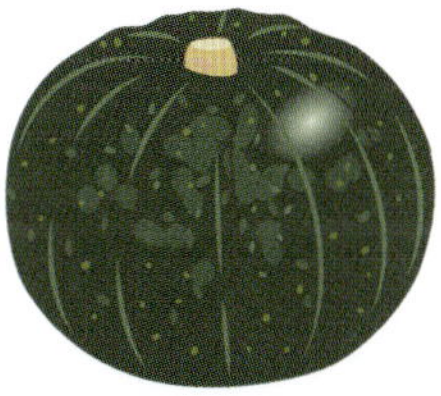
かぼちゃ

**2) きゅうり**(cucumber)(ウリ科)

原産地はインドのヒマラヤ地域で，わが国に古くから伝えられたが，苦味が強く，食用には適さなかった．本格的に栽培され始めたのは江戸時代で，明治時代以後，品種改良も進んで苦味の少ないものが主流となった．きゅうりやにがうり(別名：ゴーヤ，つるれいし)の苦味成分は，トリテルペノイドの**ククルビタシン**(cucurbitacin)であり，果柄部や果皮濃緑色の部位に多い．呼吸作用が大きく低温障害を受けやすいため，10℃前後で貯蔵するのがよい．

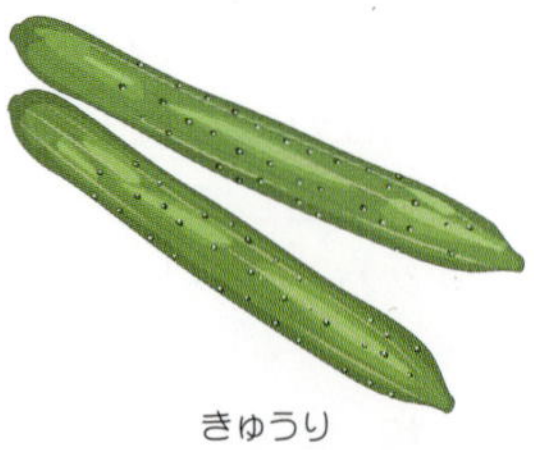

きゅうり

**3) トマト**(tomato)(ナス科)

原産地は南米のアンデス地域で，わが国には17世紀ごろ伝えられたが，食用として本格的に栽培され始めたのは昭和時代になってからである．桃色系，赤色系，緑色系があるほか，果実が細長いイタリアントマトや，果実の小さい(20～30 g)ミニトマトがある．トマトの赤色色素は**リコペン**で，β-カロテン含量は540 μg/100 gである．果実中の糖質はグルコースとフルクトースで，最近流通している完熟トマトの糖度は10%以上ある．うま味成分として**グルタミン酸**が多く含まれるのが特徴であり，各種料理のベースとして使用されている．

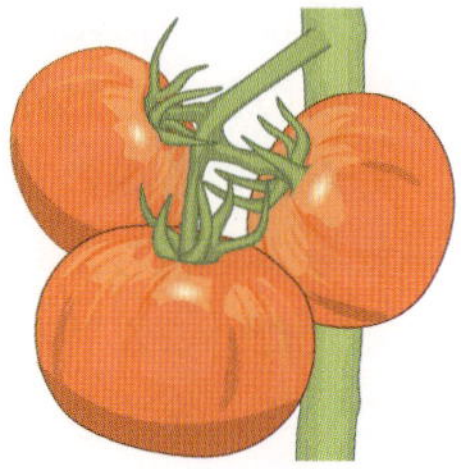

トマト

**4) なす**(eggplant)(ナス科)

原産地はインドで，わが国には奈良時代に「奈須比」として伝わった．現在は世界各地で独自の品種があり，京都上賀茂地域の賀茂なすや大阪泉州地域の水なすなど，特産化されている．果皮にはアントシアニンの**ナスニン**(紫色系)やヒアシン(褐色系)が含まれる．これらの色素は鉄やアルミニウムなど2価以上の金属イオンとキレート*を形成して安定な紫～青色となる．なすのぬか漬けに鉄くぎやミョウバンを入れるのはこの作用を利用したものである．

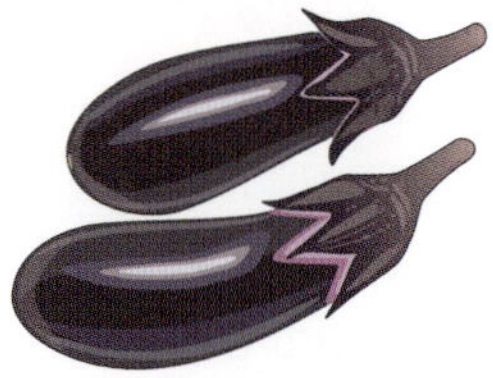

なす

***キレート結合(chelate)** キレートとは，複数の配位座をもつ配位子(多座配位子)による金属イオンへの結合(配位)を指し，その化合物を錯体あるいはキレート錯体という．原子の立体構造によって生じた隙間に金属を挟む姿から，ギリシャ語の「蟹のハサミ」(chele)に由来する．

## e 花菜類

**1) ブロッコリー**(broccoli)(アブラナ科)

原産地は地中海地域で，わが国にはカリフラワーと同時期に導入され，近年，消費が伸びている．ビタミンC含量が高く(140 mg/100 g)，β-カロテン(900 μg/100 g)および食物繊維(4.4%)も多く含まれている．ブロッコリーに含まれるビタミンCや緑色色素**クロロフィル**は，過度にゆでると損失が大きいため注意が必要である．

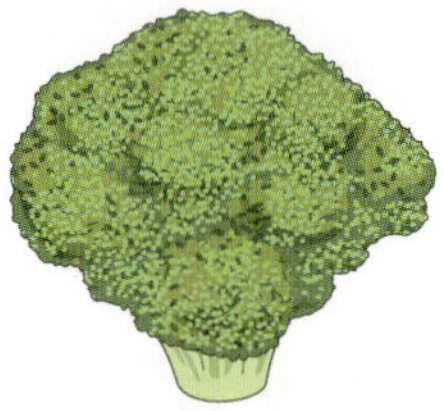

ブロッコリー

**2) カリフラワー**(cauliflower)(アブラナ科)

原産地は地中海地域で，わが国には明治時代に導入されたが，広く普及したのは1960年代以降である．ビタミンCを多く含み(81 mg/100 g)，花らいの独特の歯ざわりが特徴である．葉も食用となるが青っぽさと苦味が強い．ロマネスコはイタリア名Broccolo Romanesco(ブロッコロ・ロマネスコ)に由来するもので，カリフラワーの一種である．

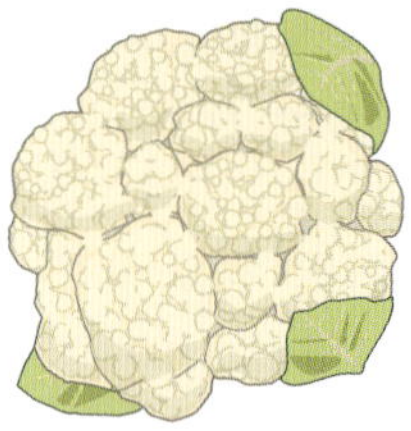

カリフラワー

# F 果 実 類

果実類(fruits)とは，木本性被子植物の花器である子房や果托などが肥大したものである．ただし，草本植物であるすいか，いちご，メロンなどは，含有成分や食べ方が果実類に類似しており，果実として分類されている．子房が肥大して果実となったものを真果(柑橘類，かき，もも，ぶどうなど)，子房とともに花托などが発達して果実となったものを偽果(りんご，なしなど)という．

## 1 分類・特徴

### 果実は仁果類，準仁果類，核果類，漿果類，堅果類に分類される

果実は可食部の形態から，仁果類(じんか)，準仁果類，核果類，漿果類，堅果類(種実類)に分類されている(**表 7-15**)．仁果類は子房，がく，花托の一部が果肉になった偽果で，準仁果類は子房が発達して果肉になった真果である．核果類の果肉は子房が発達したもので，木質化した硬い内果皮の中には種子がある．漿果類は果肉が柔らかく多汁質であり，一果が一子房からできている．

**表 7-15　主な果実類**

| 分　類 | 果　実 | |
|---|---|---|
| a. 仁果類 | 1)りんご(バラ科)*<br>2)なし(バラ科) | |
| b. 準仁果類 | 1)柑橘類(ミカン科) | a)うんしゅうみかん<br>b)なつみかん<br>c)バレンシアオレンジ，ネーブルオレンジ<br>d)グレープフルーツ<br>e)レモン |
| | 2)かき(カキ科) | |
| c. 核果類 | 1)もも(バラ科)*<br>2)うめ(バラ科)* | |
| d. 漿果類 | 1)ぶどう(ブドウ科)<br>2)いちじく(クワ科) | |
| e. 堅果類 | (☞第 7 章 D 種実類) | |
| f. 熱帯性果実類 | 1)アセロラ(キントラノオ科)<br>2)アボカド(クスノキ科)*<br>3)キウイフルーツ(マタタビ科)*<br>4)グアバ(フトモモ科)*<br>5)ドリアン(アオイ科)* | 6)パインアップル(パインアップル科)<br>7)バナナ(バショウ科)*<br>8)パパイア(パパイア科)*<br>9)マンゴー(ウルシ科)* |
| g. その他の果実 | 1)いちご(バラ科)<br>2)メロン(ウリ科)*<br>3)すいか(ウリ科) | |

*追熟型果実(☞ p.233，コラム)

## 2 生産・消費動向

### 果実の消費量は35～40 kg/年で推移している

2016(平成 28)年のわが国の果実産出額は約 8,300 億円であり，農業総産出額の約 9%である．果実栽培面積は 1974 年の約 44 万 ha をピークに減少が続き，現在は 20 万 ha を下回っている．この間，果実・果汁の完全自由化，生産者の高齢化，後継者不足，卸売価格の低迷など，果実産業は厳しい状況に直面している．果実の国内生産量は 1980 年代に比べると半減しており，2016(平成 28)年は約 290 万 t である．一方，国民 1 人当たりの果実消費量はおおよそ 35 ～ 40 kg/ 年で推移している．このような情勢の中で，最近では輸入果実や新品種の果実に対する需要が高まっている．

## 3 主な果実類の特徴(表 7-15)

### りんごの褐変はクロロゲン酸の酵素的酸化によって起こる

#### a 仁果類

**1)　りんご**(apple)(バラ科)

つがる，ふじ，紅玉，スターキング，デリシャス，ジョナゴールドなど，市場には生食用として 20 種類以上の品種がある．成分的には，主に水分(84.1%)と炭水化物(15.5%)が多く，後者のほとんどは糖質で，フルクトース，グルコースおよびスクロースである．酸味成分としては有機酸が 0.5%前後含まれ，そのほとんどはリンゴ酸とクエン酸である．また，**ペクチン**が比較的多く含まれているため，工業的にりんごから抽出，回収され，ジャムやゼリーの原料として用いられる．りんごの**褐変**はよく知られているが，これはポリフェノールの**クロロゲン酸**がポリフェノールオキシダーゼの作用で酸化され，**クロロゲン酸キノン**が生成されることによる．

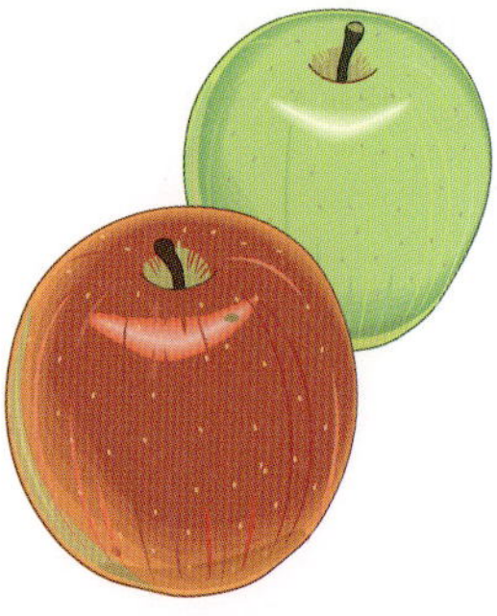
りんご

◉褐変

**2)　なし**(pear)(バラ科)

日本なし，西洋なし，および中国なしの 3 種類があり，日本なしには果皮の色調から赤なし(長十郎，新水，幸水，豊水など)と青なし(二十世紀，新世紀，菊水など)がある．日本なしの成分は，主に水分(88.0%)と炭水化物(11.3%)からなり，後者のほとんどは糖質で，スクロース，フルクトースおよびグルコースである．有機酸は少なく，0.1%前後である．日本なしは果肉がざらざらしているのが特徴である．これは，**石細胞**といわれるもので，ペントサン(多糖類)やリグニンで構成されている．

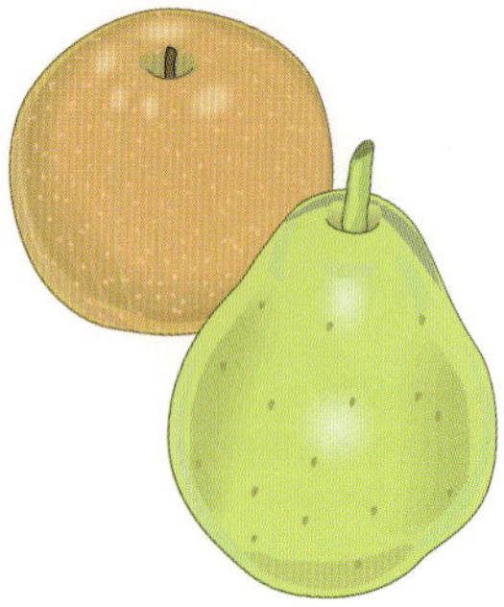
なし

#### b 準仁果類

**1)　柑橘類**(citrus)(ミカン科)

柑橘類はミカン科植物の総称であり，以下，市場に流通している主なものをあげる．

## コラム 柑橘類

「柑橘」という言葉は日用語であり，英語では**citrus**と訳される．ミカン科には**ミカン**属・**キンカン**属・**カラタチ**属があり，「柑」は完熟した甘味の果実を，「橘」は青い酸味の果実を意味する．マンダリン系(うんしゅうみかんなど)とオレンジ系(ネーブルオレンジ，バレンシアオレンジなど)に大別される．柑橘果実のような明るい色鮮やかな**色調**(明るい**黄色**，**緑色**，オレンジ色など)をビタミンカラーというが，**柑橘類**に**ビタミンC**が**豊富**なことに由来する．

### a) うんしゅうみかん(Satsuma mandarin)

国内でもっとも生産量が多い柑橘類で，その原産地(鹿児島県長島町)からSatsuma mandarinと呼ばれる．果皮が薄く手で剥くことができて食べやすい．収穫時期の早い(10～11月ごろ)早生温州とそれ以降の普通温州があり，成分的には，果実の熟度が進むほど糖度が高くなる．通常，普通温州の糖度は8～12%程度で，スクロース，フルクトースが主な糖質である．酸度は0.7～1.0%程度で，その90%前後はクエン酸である．ビタミンCは32 mg/100 g含まれ，かつてはビタミンP(ビタミン様物質)と呼ばれた**ヘスペリジン***も含まれる．果実の色調はカロテノイドによるもので，とくに**β-クリプトキサンチン**が多い．

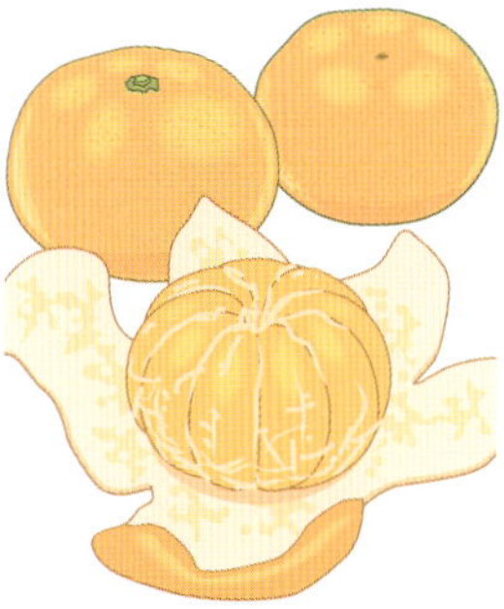

うんしゅうみかん

***ヘスペリジン** ヘスペレチンをアグリコンとするフラボノイド配糖体の一種であり，ルチンとそのアグリコンであるケルセチンなどとともに，毛細血管などの血管脆弱性防止効果など，さまざまな効能をもつとされている．

### b) なつみかん(natsudaidai)

なつみかんは夏柑，夏橙とも呼ばれ，生食で食される場合も多いが，マーマレードなどの材料としての用途も多い．苦味成分として**ナリンギン**が多く含まれている．原産地は山口県で，愛媛県，和歌山県でも栽培されているが，最近では苦味の少ないあまなつみかん(河野夏柑)が市場の主流になっている．

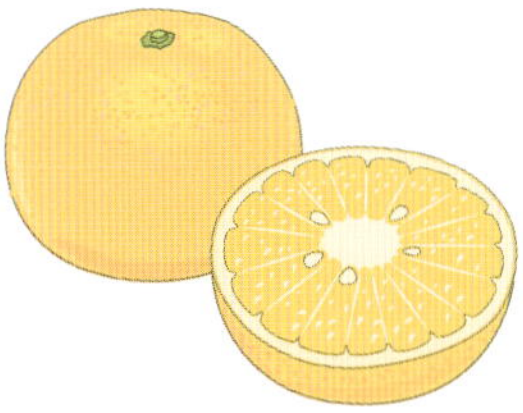

なつみかん

### c) バレンシアオレンジ(Valencia orange)，ネーブルオレンジ(navel orange)

バレンシアオレンジは世界でもっとも生産量が多く，ネーブルオレンジがそれに続く．両者ともにビタミンCが多いが(それぞれ40 mg/100 g，60 mg/100 g)，カロテノイドは少ない．糖度および酸度はうんしゅうみかんとほぼ同じであるが，果皮に含まれる精油成分が多く香りが強い．ネーブルオレンジには**リモノイド**が比較的多く含まれており，果実が樹上で凍結した場合は，リモノイドの苦味が発現するため注意が必要である．ネーブルオレンジの一部は，広島県，和歌山県で栽培されているが，バレンシアオレンジとともに多くは輸入品である．

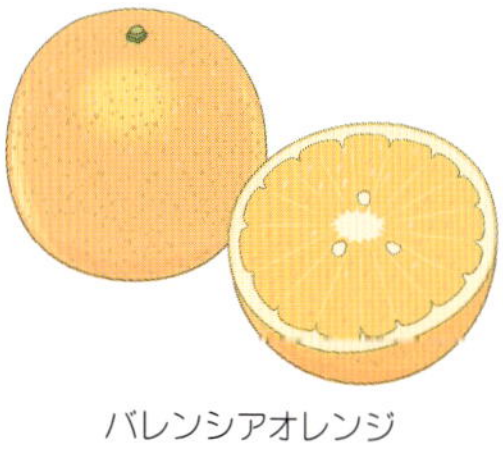

バレンシアオレンジ

### d) グレープフルーツ(grapefruit)

グレープフルーツという果実名は，樹上でぶどうの房と似ているところから名付けられた．糖度は6～9%，酸度は1.0～1.4%程度である．苦味成分**ナリンギン**を含み，特有の爽やかな苦味を有する．ビタミンCは36 mg/100 gである．グレープフルーツの特徴的な香気は**ヌートカトン**によるものである．また，グレープフルーツは，カルシウム拮抗薬(血圧降下薬)

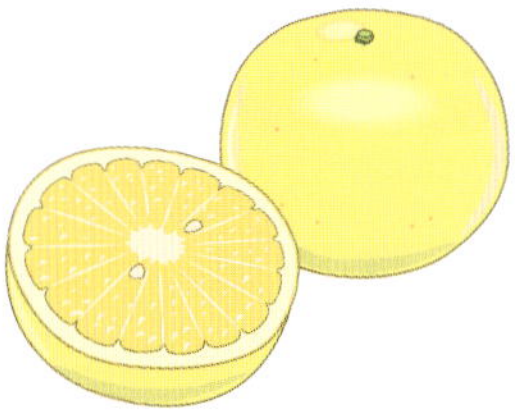

グレープフルーツ

の消化管における吸収や代謝に影響を及ぼし，効果を増強させるとされている．最近の研究から，この作用は**ベルガモチン**などのフラノクマリン類*が関与することが報告されている．国内で流通している果実は，ほとんど米国と南アフリカから輸入されている．

*フラノクマリン類(furanocoumarin)　フラノクマリンの化学構造は，フラン環とクマリンが縮環した構造をしている．フラン環がさまざまな方法で縮環することによって，いくつかの異性体が生成する．もっとも一般的な2つの母核構造はプソラレン(psoralen)およびアンゲリシン(angelicin)である．

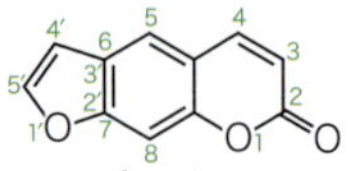

プソラレン

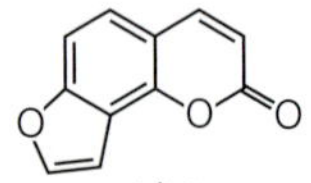

アンゲリシン

**e)　レモン**(lemon)

レモンは糖度が低く(2～4%)，一方で，酸度が高くクエン酸が4%以上含まれるのが特徴である．レモンの近縁種の1つであるシトロンの別名がクエンで，クエン酸の名はこれに由来する．ビタミンCは，果実で100 mg/100 g，果汁で50 mg/100 gであり，ともに高濃度である．国内では広島県が主産地で，愛媛県，和歌山県でも栽培されているが，多くは輸入品である．

**2)　かき**(persimmon)(カキ科)

かきの品種は多くあるが，食用の面から甘柿と渋柿に大別される．渋柿は，数%の**可溶性タンニン**を含有しているため，食すると渋味を感じる．この可溶性タンニンを**不溶性タンニン**に変換すると渋味として感じなくなるが，そのプロセスを**脱渋**という．主な脱渋法としてアルコール脱渋などがある．かきの水分は83.1%で，糖度は15° BX前後(主な糖質はスクロース)と高く，酸度は低い．ビタミンAおよびCは，それぞれ420 $\mu$g/100 g($\beta$-カロテン当量)，70 mg/100 gと高濃度で存在している．かきの主産地は，和歌山県，奈良県，福岡県である．

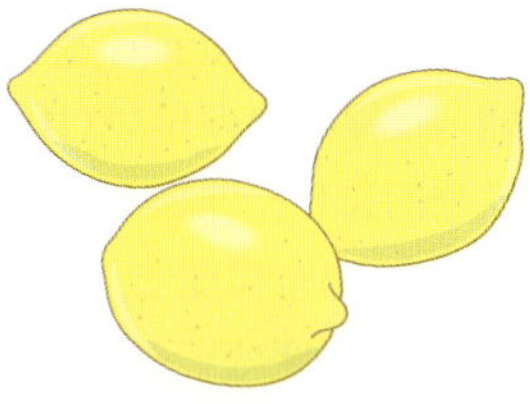

レモン

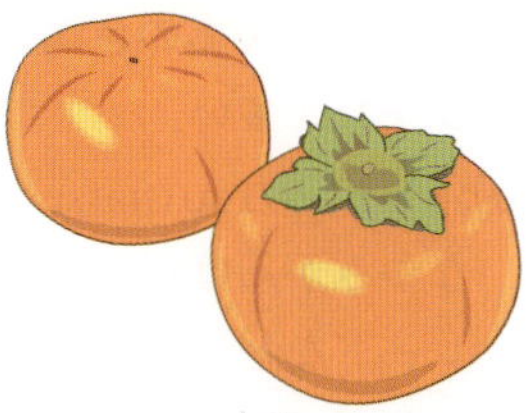

かき

## c　核果類

うめ，もも，びわなど核果類の種子には青酸配糖体である**アミグダリン**が含まれており，果肉の成熟に伴って酵素(**エムルシン**)の作用で**ベンズアルデヒド**と青酸に加水分解される．ベンズアルデヒドはうめなど，核果類に特有の香気成分である．

**1)　もも**(peach)(バラ科)

主に生食用の白桃系，白鳳系と加工用の黄桃系がある．また，果皮が薄くて毛がほとんどないネクタリンという品種もある．炭水化物は10.2%で，糖質としては成熟した果肉ではスクロースが多い．酸度は0.2～0.5%程度で，完熟果の甘い香気はウンデカラクトンなどの**ラクトン類**によるものである．

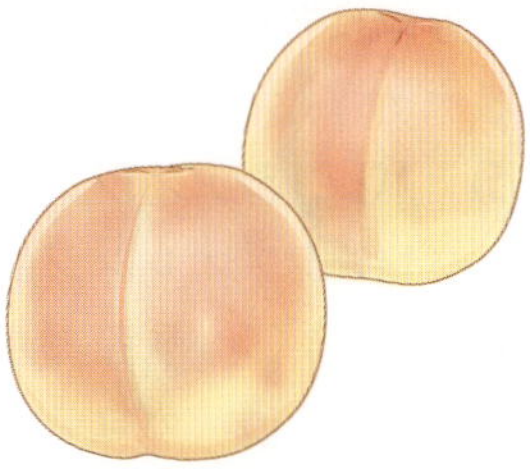

もも

**2)　うめ**(Japanese apricot)(バラ科)

国内で栽培されている品種は100種前後あるが，一般によく知られているのは「豊後」「白加賀」「南高」「古城」など限定的である．未熟果(青梅)は，梅干し，梅酒など，加工用として広く流通している．果肉には有機酸が多く，主にクエン酸が5～6%含まれる．

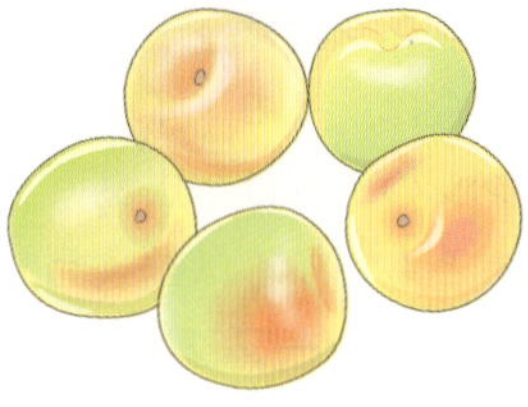

うめ

## d　漿果類

**1)　ぶどう**(grape)(ブドウ科)

ぶどうは生食用のほかに，ワインや干しぶどう(レーズン)用など，多くの品種があり，世界的に生産量の多い果実である．国内では生食用が多く，巨

### コラム　レスベラトロール

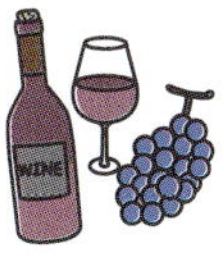


レスベラトロールは**赤ワイン**に含まれることから，**フレンチパラドックス**との関連が指摘されており，心血管関連疾患の予防効果が期待されている．レスベラトロールは**寿命**延長作用の研究が，**酵母**，**線虫**，**ハエ**，**魚類**で報告され，2006年には**哺乳類**である**マウス**の寿命を延長させるとの成果が発表され，種を超えた寿命延長物質として注目を集めている．

峰，デラウエア，ピオーネ，キャンベルアーリー，ナイアガラ，マスカットベリーなどがある．炭水化物は15.7％と高く，主な糖質はグルコースとフルクトースである．酸度は，品種間の差異が大きいが1％以内であり，主な有機酸は**酒石酸**である．果皮にはポリフェノールの一種で抗酸化作用をもつ**アントシアニン**や**レスベラトロール**が含まれており，赤ワインの重要な成分となっている．

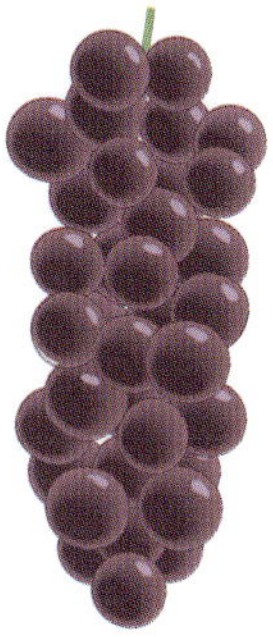
ぶどう

**2)　いちじく**(fig)(クワ科)

「無花果」の字は，花を咲かせずに実をつけるようにみえることに由来する．生食用のほかに，乾燥品，ジャムとして流通している．炭水化物は14.3％あり，主な糖質はグルコースとフルクトースである．有機酸は少なく，酸度は0.2～0.3％である．果実にはたんぱく質分解酵素である**フィシン**が含まれており，パインアップルやキウイフルーツと同様，高たんぱく質食品と組み合わされることがある．

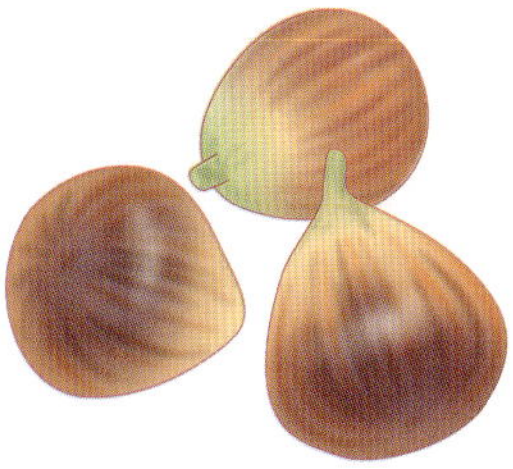
いちじく

## e　堅 果 類

p.217，第7章D種実類参照.

## f　熱帯性果実類

**1)　アセロラ**(acerola)(キントラノオ科)

鮮やかな赤色の果皮のさくらんぼに似た果実を食用とする．果実はビタミンCをとくに高濃度で含み(1,700 mg/100 g)，清涼飲料水，ジャム，ゼリーなどに加工される．酸度は0.7～0.8％で，主な有機酸はクエン酸である．

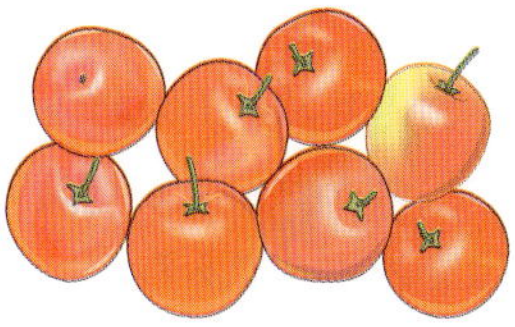
アセロラ

**2)　アボカド**(avocado)(クスノキ科)

クスノキ科ワニナシ属の常緑高木である．成分的には多くの果実とは異なり，水分71.3％，たんぱく質2.5％，脂質18.7％である．とくに脂質含量が高く，また酸味も少ないことから「森のバター」ともいわれ，サラダや寿司のネタとしても用いられる．

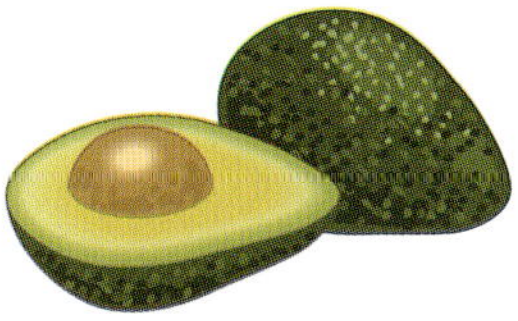
アボカド

**3)　キウイフルーツ**(kiwifruit)(マタタビ科)

キウイフルーツの原産地は中国であるが，20世紀に入ってニュージーランドに移入されて，広く栽培されるようになった．産地は温帯から亜熱帯であり，熱帯果実ではない．炭水化物は13.5％で，主な糖質はグルコースとフ

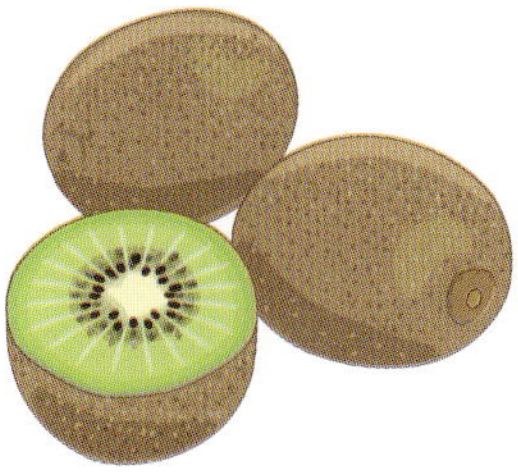
キウイフルーツ

ルクトースである．主な有機酸はクエン酸で，酸度は未熟果では1%前後あるが，**追熟**させると減少する．果肉にはたんぱく質分解酵素である**アクチニジン**が含まれている．

**4) グアバ**(guava)(フトモモ科)

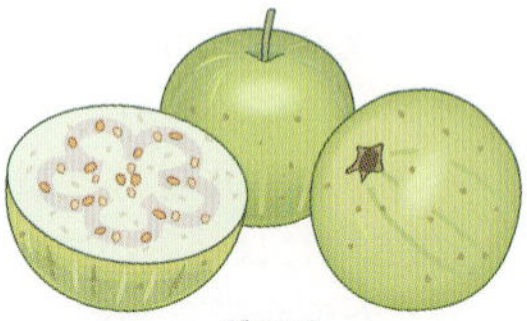

グアバ

フトモモ科バンジロウ属の常緑小高木で，和名はバンジロウという．強い特徴的な香りをもち，白あるいは橙色の果肉中に多くの小さい種子がある．ビタミンCが多く(220 mg/100 g)，健康飲料としても人気がある．

**5) ドリアン**(durian)(アオイ科)

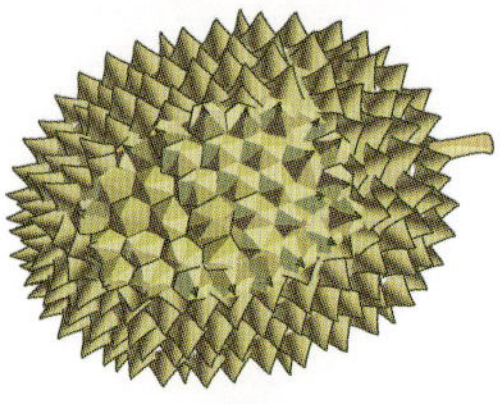

ドリアン

原産は東南アジアのマレー半島で，マレー語で「duri」とは刺をもつものという意味である．成分的には，水分66.4%，たんぱく質2.3%，脂質3.3%，炭水化物27.1%であり，炭水化物が多いのが特徴である．また，ドリアンの果実は強烈な臭いを有する．

**6) パインアップル**(pineapple)(パインアップル科)

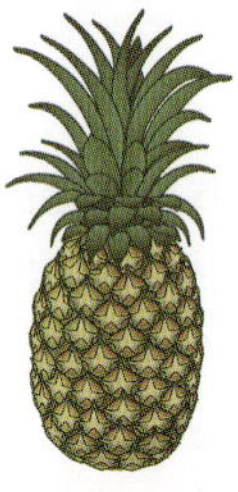

パインアップル

原産はブラジルで，フィリピンやブラジルなど熱帯地域で広く栽培されている．果実は多汁で特有の芳香(ヘキサン酸エチルなど)がある．炭水化物は13.4%で，スクロースが糖質の50%以上含まれている．主な有機酸はクエン酸とリンゴ酸で，酸度は概ね0.6～1.5%である．また，パインアップルにはたんぱく質分解酵素**ブロメライン**が含まれ，肉類など高たんぱく質食品の消化を助ける．未熟果には**シュウ酸カルシウム**が多く含まれるため，口内で収斂性(しゅうれんせい)を感じることがある．

**7) バナナ**(banana)(バショウ科)

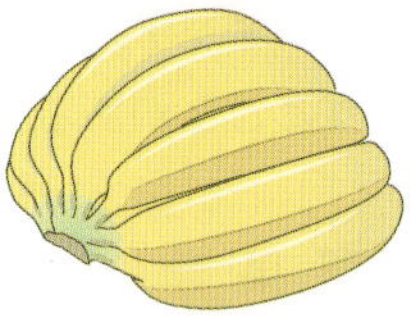

バナナ

原産は東南アジアで，インド，フィリピン，中国など広い範囲で栽培されている．わが国ではチチュウカイミバエなどの害虫の侵入を防ぐため，熟した状態では輸入できない(植物防疫法)．このため，未熟果を収穫して定温輸送船などでわが国に運ばれ，輸入通関後に，**エチレン*ガス**と温度，湿度調整によりバナナの熟成を促す(**追熟**)．炭水化物が22.5%と高いのが特徴であり，スクロースが糖質の60%以上を占める．未熟果の炭水化物のほとんどはでんぷんであるが，完熟果では1～2%程度まで減少する．

**＊エチレン(ethylene，$H_2C=CH_2$)** 二重結合で結ばれた炭素2個をもつ炭化水素で，もっとも単純なアルケンである．植物ホルモンの一種で，セルロース分解酵素(セルラーゼ)を活性化して植物細胞壁を分解する作用をもつ．

**8) パパイア**(papaya)(パパイア科)

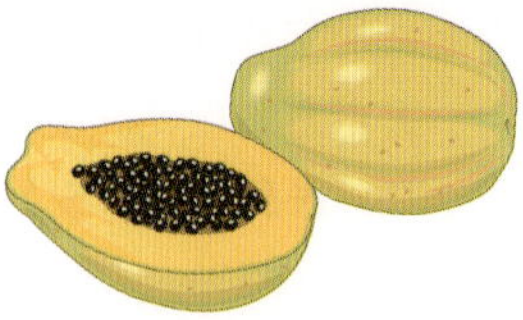

パパイア

原産はメキシコで，主産地はインドである．国内で流通しているのはフィリピンや米国からの輸入品が多い．炭水化物は9.5%で，糖質の50%前後はスクロースである．未熟果に多く含まれるたんぱく質分解酵素**パパイン**は，食肉軟化剤や消化促進剤として広く用いられている．なお，未熟果は炒め物に使用するなど，野菜として調理されている．

**9) マンゴー**(mango)(ウルシ科)

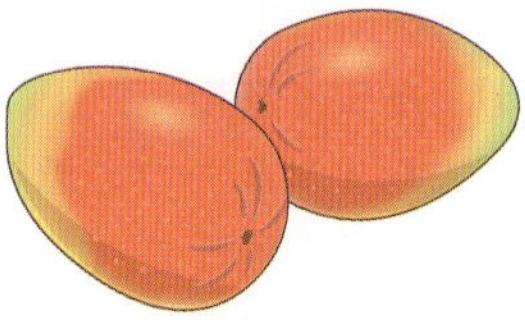

マンゴー

原産はインド周辺で，生産量もインドが世界の40%前後を占めている．国内では沖縄県と宮崎県で多く栽培されている．炭水化物(16.9%)と$\beta$-カロテン(610 $\mu$g/100 g)が多く含まれる．主な糖質であるスクロース含量は果実の成熟に伴い増加する．

## コラム　クライマクテリック・ライズ(climacteric rise)

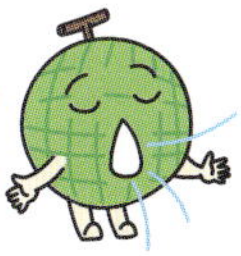

果実の中には，ある程度まで生育していれば，未熟なうちに収穫しても，その後適当な条件下では成熟が進み，一時期に呼吸量が増加して酵素作用が活発になるものがある．短期間で色調の変化，果肉の軟化，芳香の発現などが起こり，食べごろになる．この呼吸のピークはクライマクテリック・ライズと呼ばれ，この一連の現象を追熟という．果実には，追熟型(バナナ，アボカド，キウイフルーツ，メロン，マンゴーなど)と非追熟型(柑橘類，ぶどう，いちじく，すいかなど)がある．また，かきやももは中間型であり，収穫後しばらくは呼吸の急増は認められないが，完熟後に呼吸が増加し始めるため，賞味期限は比較的短い．

### g　その他の果実類

**1)　いちご**(strawberry)(バラ科)

バラ科多年性草本植物で，一般に可食部は花托が発達したものであり，果肉表面にある一粒一粒が果実である．炭水化物は8.5％で，主な糖質はスクロース，グルコース，フルクトースである．豊富に含まれるビタミンC(62 mg/100 mg)，アントシアニンである**カリステフィン**の赤い色および酢酸エチルなど**エステル***類の芳香が特徴である．

**2)　メロン**(melon)(ウリ科)

ウリ科一年生草本植物で，一般に果実に分類されるが，園芸分野では果菜(野菜)と位置づけることがある．マスクメロンは国内で高級フルーツとして定着しており，熟した果実は糖度が高い．多くの品種があり，果肉の色は，主に赤肉種・青肉種・白肉種に分類される．

**3)　すいか**(watermelon)(ウリ科)

ウリ科一年生草本植物で，一般に果実に分類されるが，園芸分野では果菜(野菜)と位置づけることがある．果肉は主に赤色であり，リコペンや$\beta$-カロテンが多く含まれている．水分89.6％，炭水化物9.5％であり，夏場の水分補給としても優れている．さらに，体内の尿素回路に関与する**シトルリン**というアミノ酸を含んでおり，利尿作用にも優れている．また，すいかの種は種子類に分類され，脂質(46.4％)とたんぱく質(29.6％)に富む．

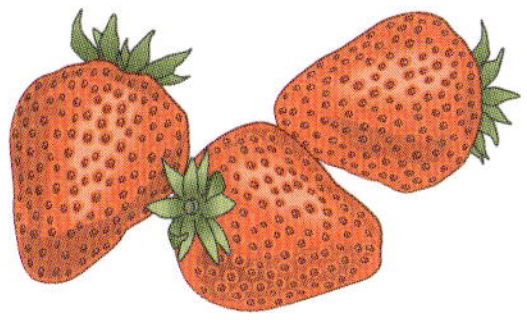
いちご

*エステル(ester)　カルボン酸とアルコールを反応させると脱水反応が起こり，エステル結合をもつ化合物が生成する．この反応をエステル化という．エステルは果物に似た芳香をもつため，香料に使用されるものもある．

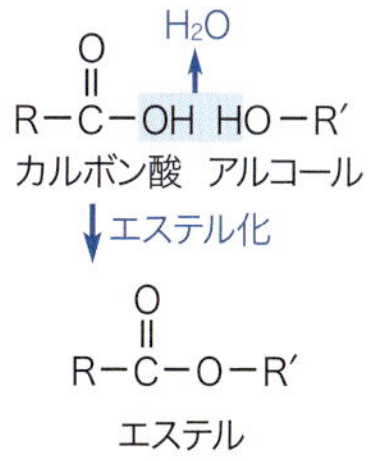


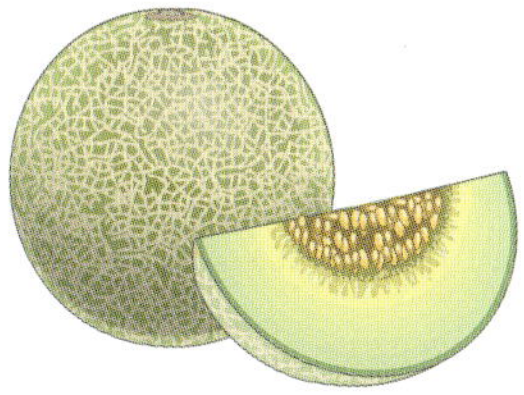
メロン

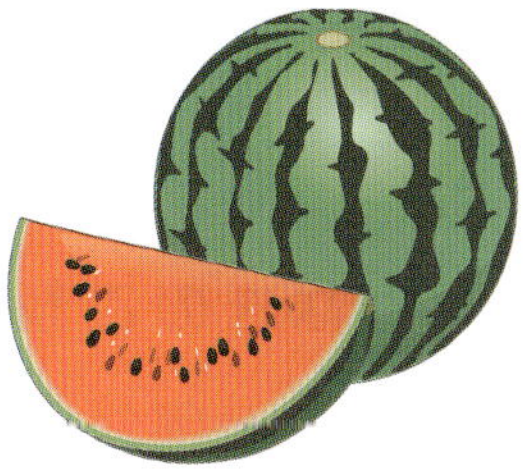
すいか



## G　きのこ類

きのこの由来は，その名のとおり倒木や切り株などに発生することとされ，われわれが食しているのは，菌類(担子菌と子嚢菌)が胞子を生産するために形成する菌糸の集合体である子実体が，とくに大きく成長した部分である．分類学上はカビに近い仲間であり，胞子で繁殖する．きのこ類には植物がもつ葉緑体のような日光から栄養分を産生する器官がないため，菌糸を張りめぐらせることにより樹木や落ち葉などから栄養分を得ている．特有の食感や独特の香りをもつものもあり，季節を表す食材として利用される．また，古来より漢方などとして利用されてきたこともあり，きのこに含まれる成分がもつ薬理効果や機能性に関する研究も近年盛んに行われている．

## 1 生産と消費

わが国ではマッシュルームの通称で知られるつくりたけ(和名)の生産量，消費量がともに世界的に高い．わが国におけるきのこの品目別生産量は，えのきたけ 133,297 t，ぶなしめじ 116,271 t，生しいたけ 69,100 t，まいたけ 48,523 t，えりんぎ 40,475 t，なめこ 22,935 t，乾しいたけ 2,734 t，ひらたけ 3,449 t となっている［2016(平成 28)年］．きのこ類全体でみると消費量は増加傾向にあるが，乾しいたけの消費量は減少傾向にある．

## 2 栄養的・生理機能的特徴

生のきのこの水分含量は 90%以上あり，主要成分は食物繊維でほとんどがセルロースなどの不溶性食物繊維であることから，栄養的には低エネルギー食品である．ほかの植物性食品とは異なり，不溶性食物繊維である**キチン**を多く含むことから血圧や血中コレステロール値の調整，整腸作用が期待される．そのほか，糖としてトレハロースと少量のグルコース，糖アルコールとしてマンニトールなどが含まれ，きのこ類の甘味に寄与している．ミネラルはカリウムを多く含むが，カルシウムは少ない．ビタミンは，野菜類に多いカロテンやビタミン C はほとんど含まれていないが，ナイアシン，ビタミン $B_1$，$B_2$，パントテン酸が多い．きのこ類の特徴として，**プロビタミン D**(エルゴステロール)を多く含むものが多い．プロビタミン D は，紫外線照射により**ビタミン $D_2$**(エルゴカルシフェロール)に変化することから，紫外線照射によりビタミン D 含量が増加する(**表 7-16**)．うま味成分としては，遊離アミノ酸の**グルタミン酸**や核酸の **5′-グアニル酸**(GMP)を多く含むものが多い．

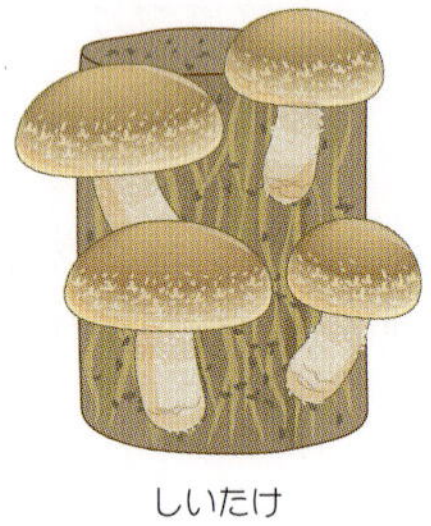
しいたけ

## 3 主なきのこ類の特徴

### a **しいたけ**(椎茸，shiitake mushroom)(キシメジ科)

わが国特産のきのこで市販品の多くは榾木(ほたぎ)に種菌を打ち込み栽培

**表 7-16　きのこ類のビタミン D 含量(可食部 100 g 当たり)**

| 食品名 | ビタミン D 含量 (μg) | 食品名 | ビタミン D 含量 (μg) |
|---|---|---|---|
| しいたけ(原木栽培，生) | 0.4 | しいたけ(乾) | 17.0 |
| まいたけ(生) | 4.9 | まいたけ(乾) | 20.0 |
| きくらげ(ゆで) | 8.8 | きくらげ(乾) | 85.0 |

［文部科学省科学技術・学術審議会資源調査分科会：日本食品標準成分表 2020 年版(八訂)より引用］

する原木栽培か，おがくずなどを混合して調製した培地で栽培する菌床栽培による栽培品である．

しいたけには，核酸系のうま味成分である**5′-グアニル酸**(GMP)と遊離アミノ酸(グルタミン酸，アラニン，アスパラギン酸)が含まれており，これらの相乗効果によりうま味を強く感じるので，乾しいたけはだしの材料として，広く利用される．乾しいたけは，菌傘の開傘度合いで**冬菇**(**どんこ**)，**香信**(**こうしん**)に分けられ，晩秋から春先にゆっくり成長した肉厚で6割程度開傘したものを冬菇，高温高湿期に一気に成長し開傘度が9割以上で肉厚がやや薄いものを香信と分類する．冬菇はうま味や香りが強く，香信は肉厚が薄く歯ごたえがある．冬菇と香信の中間のものを香菇(こうこ)という．乾しいたけは，乾燥過程で酵素や熱のはたらきによりしいたけの香気成分である**レンチオニン**やテトラチアン，うま味成分である5′-グアニル酸が増加する．しいたけに含まれる機能性成分である**エリタデニン**は，血中コレステロール低下作用を示し，血流をスムーズにして血圧を低下させる効果が期待される．また，**β-グルカン**の一種である**レンチナン**は抗腫瘍作用があり，医薬品としても認可されている．

主な乾しいたけの生産地は，大分県，宮崎県，熊本県などで原木栽培による生産が主である．一方，生しいたけは，乾しいたけと同様に原木栽培が主流であったが，近年，菌床栽培が急速に普及している．主な生産地は，原木栽培では静岡県，鹿児島県，群馬県など，菌床栽培では徳島県，北海道，岩手県などである．



### コラム　β-グルカンとは

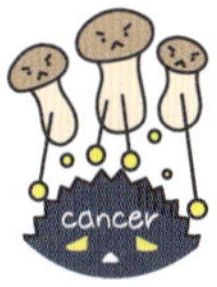


多数のグルコースが化学的に結合して長く連なった多糖をグルカンと称し，グルコース間のグリコシド結合がβ型のものを，とくにβ-グルカンと称する．特定の多糖類を指すのではなく，一群の多糖類を指しており，その中には化学構造の異なる多糖類も含まれる．ヒトの消化酵素は，グルコース間の結合がα型であるα-グルカンを分解できるが，β-グルカンを分解することができないため，グルコースの供給源としては利用できない．とくにβ-1,3-グルカンはアガリクスやメシマコブなどに多く含まれ，強い免疫活性化，制がん効果が報告され，近年注目されている．

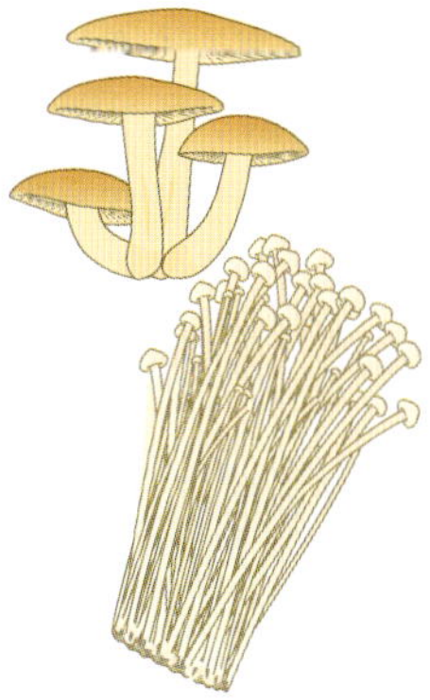
えのきたけ

### b　えのきたけ(榎茸，winter mushroom)(タマバリタケ科)

エノキやコナラなどの広葉樹の根元に群生する．おがくずと米ぬかなどの菌床で栽培する白色もやし状の栽培種が一般的に生産されている．従来，遮光栽培することで白色にしていたが，現在は白い品種が主に栽培されている．天然のものはなめこのような，茶色いきのこである．溶血作用があるフラムトキシンを含むため，加熱してから食する．栄養成分としては，ビタミン$B_1$，ナイアシンを比較的多く含み，血圧降下作用や精神安定作用が期待される**γ-アミノ酪酸**(GABA)を多く含む．きのこ類の中で生産量がもっとも多く，主に鍋料理に利用される．主な生産地は，長野県，新潟県，福岡県などである．

**c　ぶなしめじ**(橅しめじ，beech mushroom)(シメジ科)

野生種は秋にぶなの枯木や倒木から発生する．食感が良く，香りや味にくせがないので調理に使いやすく，近年，もっとも生産量が伸びているきのこである．肝機能の改善に有効とされる**オルニチン**をシジミより多く含んでいる．主な生産地は，長野県，新潟県，福岡県などである．古くから「香り松茸，味しめじ」といわれるものは，ぶなしめじではなく，本しめじを指す．近年，本しめじも人工栽培が可能になり，栽培品が流通している．

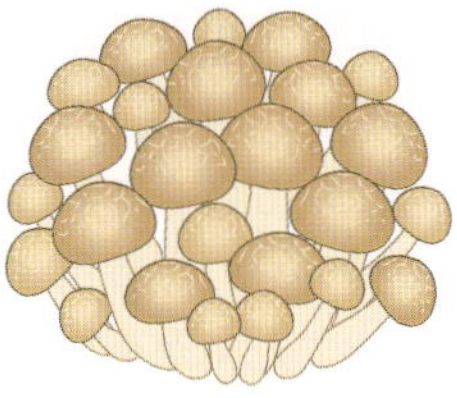
ぶなしめじ

**d　まいたけ**(舞茸，maitake mushroom)(トンビマイタケ科)

近年，菌床による栽培法が確立されてから，生産量が伸びているきのこである．とくにビタミンDの前駆体であるプロビタミンD(エルゴステロール)が多く含まれる．プロテアーゼ(たんぱく質分解酵素)の活性が高いので，茶わん蒸しなどたんぱく質の凝固性を利用した調理では，あらかじめ加熱処理などにより酵素を失活させてから使用すると良い．主な生産地は，新潟県，静岡県，福岡県などで，とくに新潟県は生産量の約60％を占める．

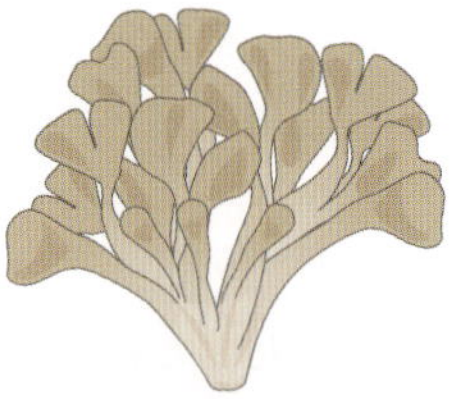
まいたけ

**e　きくらげ**(木耳，Jew's ear)(キクラゲ科)

カルシウム，鉄，ビタミンDがほかのきのこ類より非常に多く含まれ，中華料理の炒め物などに広く利用される．クラゲのような独特の歯ごたえのある食感が特徴で，大部分は中国や台湾からの輸入品である．くろきくらげ，しろきくらげ，あらげきくらげなどがあり，一般にきくらげと称されるのは，くろきくらげのことを指す．輸入されるものは乾燥品がほとんどで，天日乾燥したものではビタミンD含量が非常に高い．

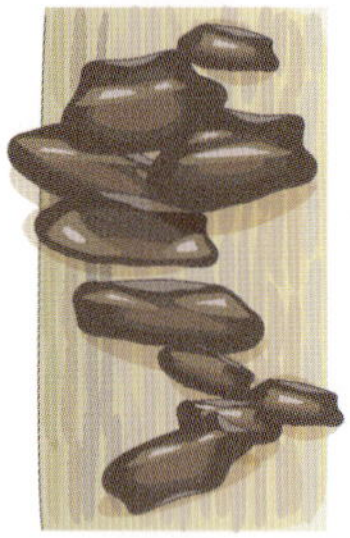
きくらげ

**f　まつたけ**(松茸，matsutake mushroom)(キシメジ科)

秋に赤松，黒松，栂(つが)などの根と共生関係を保ちながら生育する菌類(菌根菌)である．枯れ木には生育しないので現在のところ実用的な人工栽培が難しく，自然発生したものが流通している．そのため，国内産は非常に高価である．中国，米国からの輸入品が多く，国内消費量の約9割は輸入品が占めており，その大半は中国からの輸入品である．まつたけ特有の香りは，香気成分である**桂皮酸メチル**，**1-オクテン-3-オール**(マツタケオール)による．主な生産地は，長野県，岩手県，岡山県である．

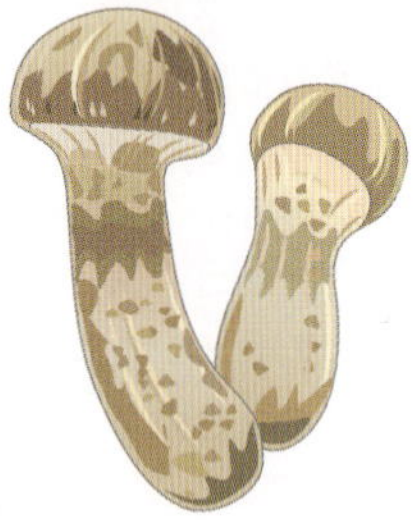
まつたけ

**g　ひらたけ**(平茸，oyster mushroom)(ヒラタケ科)

ひらたけは，しいたけやなめこと同じく古くから栽培されており，以前は「しめじ」として流通していた．近年，傷みやすいなどの理由により，生産量は減少している．主な生産地は，新潟県，長野県，茨城県などである．

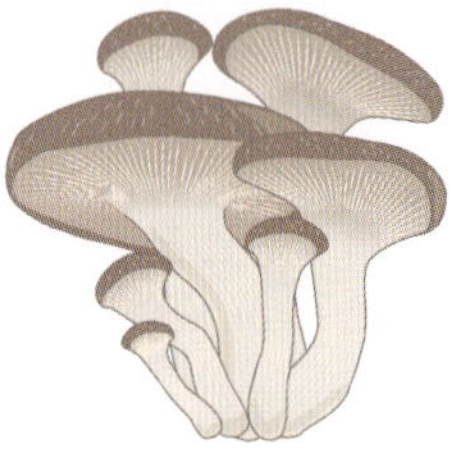
ひらたけ

**h** **なめこ**(滑子，nameko mushroom)(モエギタケ科)

なめこは，古くから森林内で原木による栽培が行われてきたが，現在は菌床栽培がほとんどを占めている．表面が粘質物で覆われており，独特の食感がある．主な生産地は，新潟県，山形県，長野県などである．

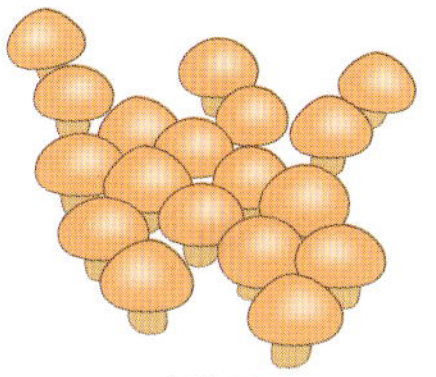

なめこ

**i** **エリンギ**(king oyster mushroom)(ヒラタケ科)

地中海沿岸を原産とするきのこで，古くからイタリア料理，フランス料理に利用されているきのこである．くせがなく，独特の歯ごたえ，調理しても型くずれしないなどの理由から，現在は和洋中さまざまな料理に用いられている．わが国には，自生しておらず菌床栽培による生産が主で，ラッパ型の形をしているのが特徴である．近年，生産量が伸びているきのこである．主な生産地は，長野県，新潟県，広島県などである．

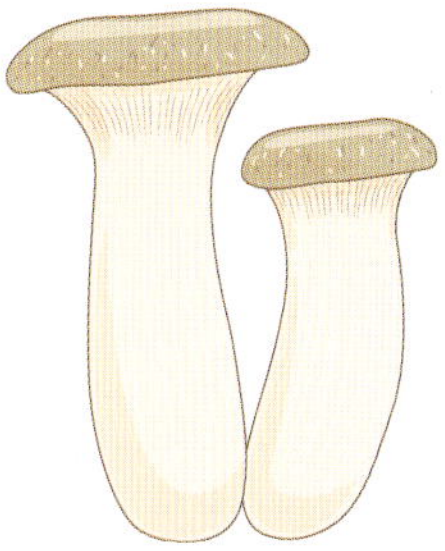

エリンギ

**j** **つくりたけ**(作り茸，common mushroom)(ハラタケ科)

通称はマッシュルームといわれ世界でもっとも消費量，生産量が高い栽培きのこである．秋に赤松，黒松，栂(つが)などの森林に自生し，傘の色により，ホワイト，クリーム，ブラウン種の3種に分類される．ブラウン種の味がもっとも濃いとされる．ポリフェノールオキシダーゼ(チロシナーゼなど)のはたらきが強く，加工品などで褐変が問題となる場合には，**ブランチング処理**(☞p.109)が施される．

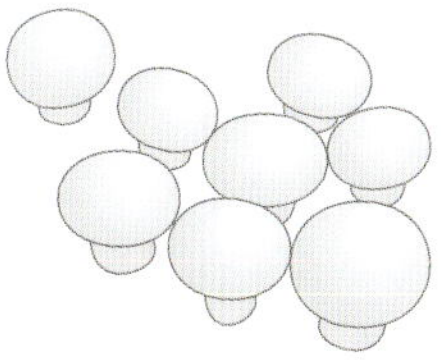

つくりたけ

7 植物性食品の分類と成分

## H 藻　類

藻類は，生息する環境により海に生息する海藻類と淡水に生息する淡水藻類に大きく分類される．さらに海藻類は，その色調の違いにより細かく分類されている．生息場所の深さが色調に影響しており，浅瀬に緑藻類，より深い所に褐藻類，さらに深い所に紅藻類が生息している．こんぶなどの褐藻類はわが国の北方海域に，あおさ，あおのりなどの緑藻類はわが国の南方海域に生息している．海藻類から生じる香気成分**ジメチルスルフィド**が，磯の香りの原因物質として知られている．

### 1 生産と消費

現在，日本人の藻類の摂取量は成人1人1日当たり10.4 g前後であり，主に食用とされる藻類は，のり，こんぶ，わかめの3種類である［2017(平成29)年］．海藻類の国内生産量は，約41.2万tでそのうち養殖が約34.5万tとなっており，のり類の養殖がもっとも多い［2019(令和1)年］．世界的には，中国の生産量が近年大幅に伸びており，わが国の主な輸入先となっている．

## 2 栄養的・生理機能的特徴

### 食物繊維を豊富に含むため，加工食品に利用される

藻類は，水分が約 85%と多く，傷みやすいため，そのほとんどが乾燥品として流通している．栄養的特徴としては，炭水化物が乾燥重量の約 40～65%を占めており，そのほとんどは，食物繊維である．含まれる食物繊維は藻類の種類によって異なり，褐藻類には**アルギン酸**，**フコイダン**，ラミナラン，紅藻類には**カラギーナン**，アガロース，アガロペクチンなどが主に含まれ，これらの食物繊維には整腸作用や血圧抑制作用などが期待されている．また，これらの食物繊維は，加工食品へも利用されておりアルギン酸やカラギーナンなどは，常温で粘稠な溶液やゼリー状になるため，アイスクリームなどの加工食品の増粘剤，安定剤，乳化剤などとして利用されている．人工イクラなどのコピー食品の製造では，アルギン酸ナトリウムとカルシウムイオンのイオン架橋反応によるゲル化が利用されている．また，藻類には水中のミネラル分を吸収し，濃縮する性質があることからミネラルも多く含まれており，ナトリウム，マグネシウム，鉄，カルシウム，リンなどのミネラルが多く含まれ，とくにほかの食材には少ない**ヨウ素**が多く含まれており，貴重な供給源となる．主要な色素成分として，緑藻類はクロロフィル a，b とカロテノイド色素の$\beta$-カロテン，ルテイン，ゼアキサンチン，褐藻類はクロロフィル a，c，$\beta$-カロテンやフコキサンチン，紅藻類は$\beta$-カロテン，ルテインに加え，色素たんぱく質の**フィコエリスリン**(赤色)，藍藻類は$\beta$-カロテンと色素たんぱく質の**フィコシアニン**(青色)をそれぞれ有しており，これらの色素の含有量が藻類の色調に大きく関与している(**表 7-17**)．

## 3 主な藻類の特徴

### a 紅 藻 類

#### 1) あまのり(甘海苔)(ウシケノリ科)

日本近海でとれるあまのりには，すさびのり，あさくさのりなど約 20 種類あり「干しのり」「味付けのり」の原料となっている．干しのり(あまのり)には，カロテノイド系色素である$\beta$-カロテンが 38 mg/100 g と非常に多く

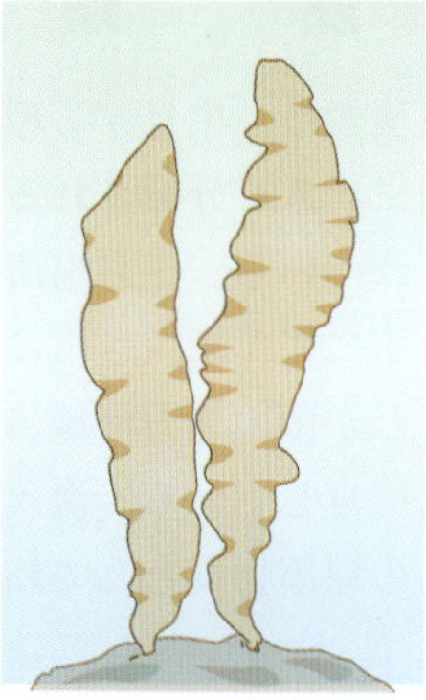
あまのり

**表 7-17 藻類の分類と主な含有色素**

| | 種 類 | 色素名 |
|---|---|---|
| a. 紅藻類 | あさくさのり，てんぐさ(まくさ，おばくさ，ひらくさ)，とさかのり，ふのり，おごのり | クロロフィル(a)，$\beta$-カロテン，ルテイン，フィコビリン(フィコエリスリン，フィコシアニン)など |
| b. 褐藻類 | こんぶ，わかめ，ひじき，もずく，あらめ，まつも，ほんだわらなど | クロロフィル(a, c)，フコキサンチン，$\beta$-カロテンなど |
| c. 緑藻類 | あおさ，あおのり，かわのり，ひとえぐさ，クロレラなど | クロロフィル(a, b)，$\beta$-カロテン，ルテイン，ゼアキサンチンなど |
| d. らん藻類 | すいぜんじのり，スピルリナなど | クロロフィル(a)，$\beta$-カロテン，フィコシアニンなど |

含まれている．カロテノイド系色素は光や空気中の酸素に対して不安定なため，干しのりを長期間保存すると退色して赤紫色になる．また，干しのりを火に通すと，フィコエリスリン(赤色)が熱で分解され，熱に安定なクロロフィル(緑色)やカロテノイド，フィコシアニン(青色)の色が現れるため，青緑色の焼き色になる．

**2)　てんぐさ**(天草)(テングサ科)

まくさ，ゆいきり，ひらくさ，おばくさなどの種類がある．一般にてんぐさはまくさのことを指し，ところてん(心太)や寒天の原料となる．てんぐさは赤紫色をしているが，水さらしと天日乾燥を繰り返して退色させたものが原料として利用される．テングサ科やオゴノリ科の海藻を煮熟して得られた抽出液を冷却し，凝固(ゲル化)させたものをところてんという．ところてんには，ゲル化力の強い**アガロース**とゲル化力の弱い**アガロペクチン**の2種類の多糖類が主な成分として含まれる．ところてんを凍結乾燥して水分を除去したものが寒天である．寒天は，ゲル化剤として和菓子やゼリーなどの食品だけでなく，細菌培養用培地などさまざまな分野でも利用されている．

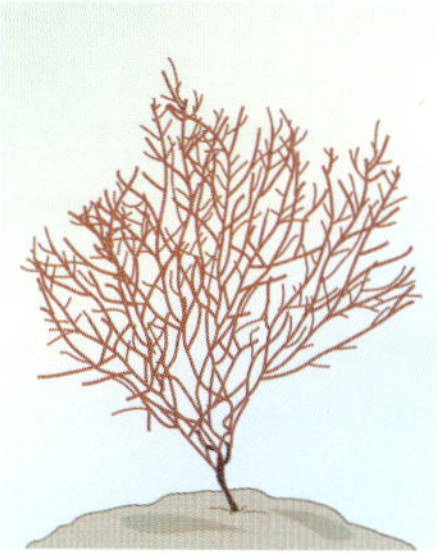

てんぐさ



## b 褐藻類

**1)　こんぶ**(昆布)(コンブ科)

国内で食用となっているこんぶ類は，まこんぶ(真昆布)，りしりこんぶ(利尻昆布)，ひだかこんぶ(日高昆布)，らうすこんぶ(羅臼昆布)，ながこんぶ(長昆布)，がごめこんぶなど約10種類ほどある．こんぶは，主に寒流系の海藻であることから北海道が主産地である．夏から秋(7～9月)にかけて主に採取され，日干し乾燥される．品種による特徴からまこんぶ，らうすこんぶ，りしりこんぶはだし用として，ひだかこんぶ，ながこんぶは，こんぶ巻き，おでん，佃煮に主に用いられる．

こんぶのうま味には，グルタミン酸をはじめアスパラギン酸などの遊離アミノ酸や**マンニトール**(干しこんぶ表面の白い粉)が呈味成分として関与している．とろろ昆布(加工品)は，干しこんぶを酢に浸けて，ねかせて軟らかくしたものを何枚も重ねて圧縮し，その表面を細く糸状に削ったものであり，薄く帯状に削ったものをおぼろ昆布という．

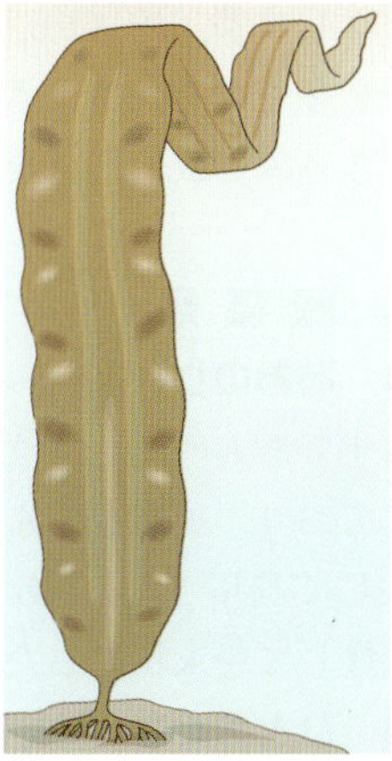

こんぶ

こんぶを煮たときなどに出てくる独特のぬめり成分は，**アルギン酸**や**フコイダン**など海藻類に多く含まれる特有の水溶性食物繊維で，糖質や脂質の吸収の抑制，整腸作用およびコレステロール低下作用といった機能性が期待される．また，こんぶにとくに多く含まれる$\beta$-グルカン(☞ p.235，コラム)である**ラミナラン**は，ヒトに対し抗がん作用，抗血栓作用，高血圧抑制作用などを示すことが報告されている．

**2)　わかめ**(若布)(チゴイソ科)

わが国におけるわかめの生産はほとんどが養殖で，消費量の約8割は，中国や韓国からの輸入品が占めており，乾燥品や生タイプの塩蔵わかめなどに加工されて使用されることが多い．鳴門わかめとしても有名な灰干しわかめは草木灰をまぶした後，乾燥させたもので，灰のアルカリ性がクロロフィル

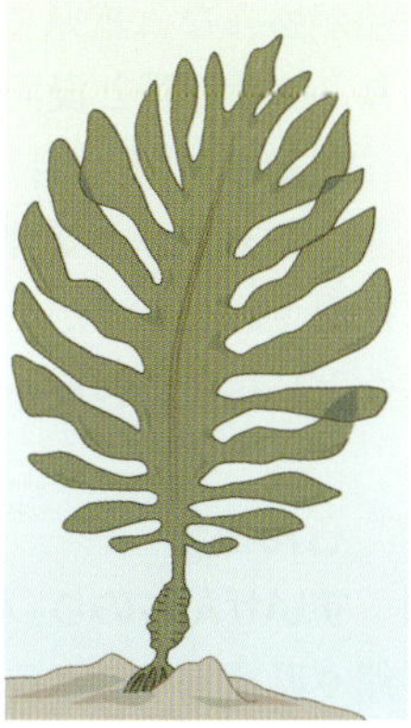

わかめ

## コラム　わかめの緑色

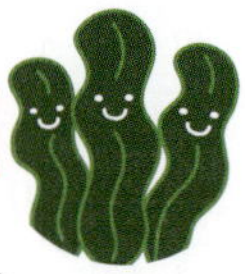

わかめには，色素成分として**フコキサンチン**（黄色）とクロロフィル（緑色）が含まれている．わかめが生の状態では，フコキサンチンはたんぱく質と結合しているので赤色で存在しており，クロロフィルの緑色と合わさって褐色にみえる．わかめに熱を加えると，フコキサンチンはたんぱく質との結合が外れ，赤から本来の黄色が現れる．すると，熱に強いクロロフィルの緑色とフコキサンチンの黄色が合わさり，鮮やかな緑色にみえるようになる．

の分解を防止することにより，長期間鮮やかな緑色を保つことができる．酢の物，汁物の具材として，広く利用されている．その他に，葉の基部の生殖細胞が集まったひだ状の分厚い部分は，「めかぶ」として食されている．

**3)　ひじき**（鹿尾菜）（ホンダワラ科）

わが国では古くから食されている褐藻類で，釜で煮て渋味を抜いた乾燥品が主に流通している．小枝のみを集めたものを芽ひじき，茎上の長い部分が入ったものを長ひじきという．鉄分を多く含む食材とされていたが，日本食品標準成分表2020年版（八訂）では以前の約1/9の表示になり，干しひじき（ステンレス釜，乾）は6.2 mg/100 gとなっている．カルシウムをはじめミネラルを多く含み，味，香りが淡泊で調理しやすいことから，和食の煮物料理，炊き込みご飯の具材などに広く利用されている．

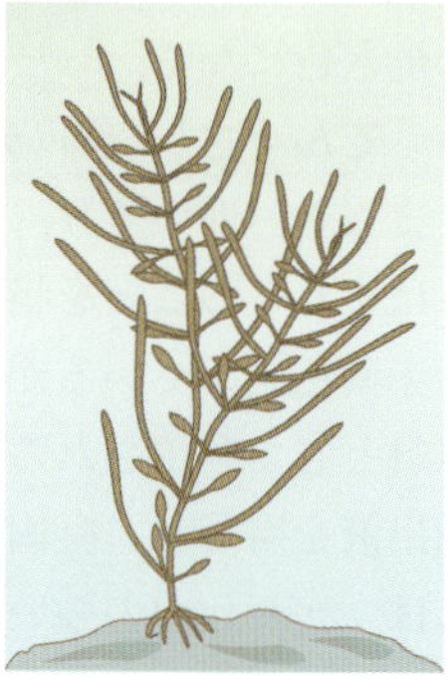

ひじき

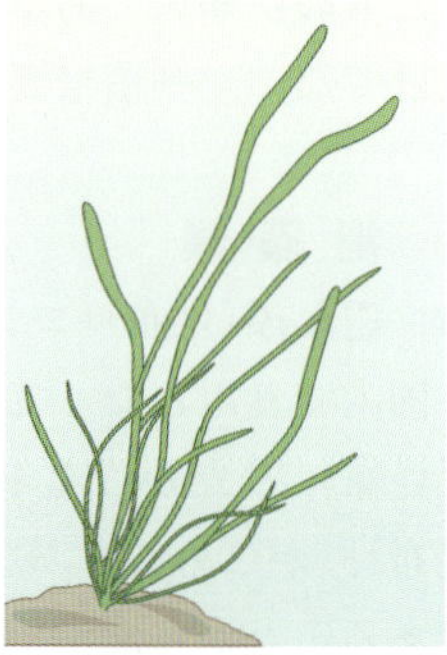

あおのり

### c　緑 藻 類

**1)　あおのり**（青海苔）（アオサ科）

すじあおのり，ぼうあおのり，うすばあおのりなど日本各地の沿岸に分布しており，養殖も盛んに行われている．乾燥したものが「青のり」の原材料として利用され，「あおさ（アオサ科）」に比べ，風味が良く，高価である．乾燥して粉末状にしたものがふりかけなどに用いられる．

**2)　ひとえぐさ**（一重草）（ヒトエグサ科）

磯の香りが高く，軟らかいので，主に海苔の佃煮の原料として利用される．養殖が盛んな三重県では，ヒトエグサを「あおさ」「あおさのり」と呼んでおり，アオサ科と混同されることがある．

**3)　あおさ**（アオサ科）

あなあおさが主で日本各地に自生しており，浅い海に浮遊している．天然に採取されたものが多く，乾燥して粉末状にしたものがたこ焼きやお好み焼きなどに用いられる．

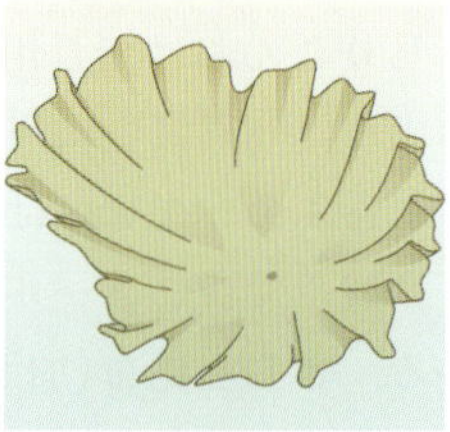

ひとえぐさ

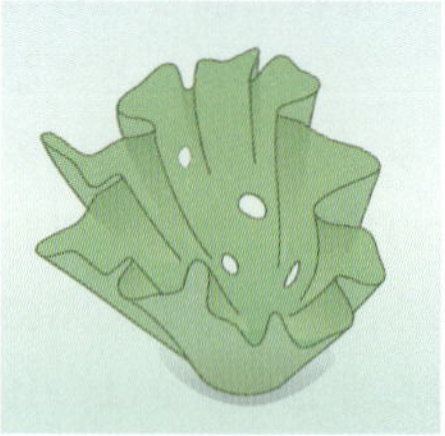

あおさ

### d　らん藻類

**1)　すいぜんじのり**（水前寺海苔）（クロオコックス科）

熊本県熊本市の水前寺周辺の名産とされる淡水藍藻類．刺身のつま，佃煮，吸い物などに用いられるが生産量は少ない．

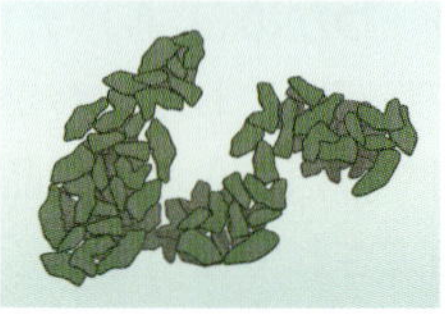

すいぜんじのり

# 練習問題

**以下の問題について，正しいものには○，誤っているものには×をつけなさい．**

1. ジャポニカ米は長粒種であり，インディカ米は短粒種である．
2. もち米はアミロースを約 20%含むが，うるち米はほとんどアミロペクチンである．
3. 小麦粉は，たんぱく質含量の多い順に強力粉，準強力粉，中力粉，薄力粉の 4 種類に分けられる．
4. 小麦粉の主なたんぱく質成分であるグリシンとグルテニンからグルテンが形成される．
5. ビール，麦焼酎の原料には六条大麦，麦みそ，押麦の原料には二条大麦が使われる．
6. ライ麦パンに使うライ麦粉は，そのままでは膨らみにくいので，乳酸発酵させる．
7. 缶詰スイートコーンには，とうもろこしの完熟種子が使われる．
8. とうもろこしの主要たんぱく質であるグリシニンは，トリプトファンが少ないためペラグラに罹ることがある．
9. 強力粉は軟質小麦，薄力粉は硬質小麦からつくられる．
10. うるち米の加工食品には，上新粉と道明寺粉があり，もち米の加工食品には白玉粉とビーフンがある．
11. 精白米のアミノ酸価は，そば粉(全層粉)よりも高い．
12. 古米臭は，脂質の酸化により生じたアルデヒド類のヘキセナールが原因である．
13. 米，大麦，とうもろこしは世界中で大量に生産されているために，世界三大穀物といわれる．
14. 米，とうもろこしでは，胚乳部分から食用油がつくられる．
15. 上新粉やビーフンは，アミロペクチンをほぼ 100%含んでいる．
16. 小麦粉の等級は，1 等粉，2 等粉，3 等粉に分けられており，上級粉ほど灰分が多く色がきれいである．
17. 中華めんが黄色味を帯びているのは，製麺時にかん水を加えるため，小麦粉中のフラボノイドが酸性で黄色を呈するからである．
18. あわ，アマランサス，そば，とうもろこしはイネ科である．
19. グルテンを形成するグリアジンは弾力性，グルテニンは粘着性を示す．
20. とうもろこし色素は，カロテノイド系色素のルチンやクリプトキサンチンなどである．
21. 小麦の主な構成でんぷんはアミロースである．
22. 大麦の主な構成たんぱく質はグルテニン，とうもろこしの主な構成たんぱく質はオリゼニンである．
23. そばのルチン含量は，ダッタンそばに比べて普通そばのほうが多い．
24. 玄米の精米工程で得られる七分つき米は，半つき米と比べて精米率が高い．
25. 精白米(うるち米)は，脂質やビタミン $B_1$ 含量が玄米に比べて増える．
26. じゃがいものでんぷんは，ほかのでんぷんに比べて糊化温度が高い．
27. 生のさといもの皮を剥ぐときに生じるかゆみは，ホモゲンチジン酸による．
28. さつまいもの切り口から出る粘性の乳液は，グルコマンナンである．
29. 豆腐，湯葉，みそ，納豆などの大豆加工食品は，大豆に含まれるたんぱく質などの消化性を高めたものである．
30. 大豆油製造では，油分の抽出にヘキサンが用いられる．
31. 大豆油にはオレイン酸がもっとも多く含まれている．
32. 大豆の主な炭水化物はでんぷんであり，消化できないラフィノースも含まれる．
33. 大豆たんぱく質の主成分はグリアジンである．
34. 豆腐の凝固剤として「にがり」を用いるとカルシウム含量の高い豆腐ができる．
35. はるさめの原料はそら豆である．
36. 大豆と小豆では，大豆のほうがでんぷん含量は多い．
37. 湯葉は豆乳を加熱し，表面にできた皮膜をすくい取って乾燥させたもので，炭水化物とたんぱく質に富む．
38. 納豆の粘質物はアルギン酸である．
39. 蒸した大豆に納豆菌を加えてつくったものが浜納豆である．

40. 豆乳は日本農林規格(JAS規格)で3種類に分類されており，大豆固形分がもっとも多いのは豆乳飲料である.
41. レクチンは，界面活性を示すので乳化剤として利用される.
42. 豆類の中で，世界での生産量が大豆，ピーナッツに次いで多いのはえんどうである.
43. 枝豆とさやいんげんは，日本食品標準成分表の豆類に収載されている.
44. えんどうの完熟種子はグリーンピースとして利用される.
45. おたふく豆，ふき豆，いかり豆の原料はいんげん豆である.
46. 小豆の色素には，カロテノイド系色素のクリサンテミンがある.
47. トウミョウはそら豆の発芽した若芽のことである.
48. くりの主成分はたんぱく質で，加温すると甘味が増す.
49. ぎんなんの主成分は炭水化物で，多量に摂取すると皮膚炎や麻痺を引き起こす.
50. 落花生に含まれる抗酸化物レスベラトロールは，さやの部分に多い.
51. ごまには抗酸化物であるポリフェノールが豊富に含まれる.
52. 一般に，種実類はエステル反応によって酸化の進行が早いのが特徴である.
53. たまねぎのにおい成分はアリルイソチオシアネートである.
54. カリフラワーは茎菜類である.
55. みつばはキャベツの変種である.
56. 西洋かぼちゃ(生)の炭水化物含量は約50%である.
57. キュウリアルコールはきゅうりの香気成分である.
58. 日本なしの特有な食感は，石細胞による.
59. レモンの酸味の主成分は，酒石酸である.
60. キウイフルーツの果肉には，ブロメラインが含まれる.
61. うんしゅうみかんの果肉色は，アスタキサンチンによる.
62. 渋柿の渋味は，不溶性のポリフェノール化合物による.
63. しいたけのうま味成分でもあるグルタミン酸ナトリウムは核酸系のうま味成分である.
64. きのこに含まれるエルゴステロールは，紫外線照射によりビタミン $D_2$ に変化する.
65. 干しこんぶの表面にみられる白い粉は，フルクトースである.

# 8 動物性食品の分類と成分

## 学習到達目標

1. 動物性食品の分類や，それらを原料とした加工品について説明できる．
2. 各食品の栄養成分の種類と含有率について説明できる．
3. 特徴的な成分やその機能性・役割について説明できる．

## A 肉　　類

肉類は乳・乳製品，卵類および魚介類と並び，ヒトの栄養上非常に重要なたんぱく質供給源である．また食肉の種類によっては脂質を多く含むものもあり，たんぱく質および脂質の供給源となる．わが国では戦後(昭和 30 年代以降)食の多様化により動物性食品の摂取量が増加し，従来小さかった日本人の体格が良くなった要因の 1 つと考えられている．しかし，動物性食品の過剰摂取により生活習慣病が増加する可能性があると問題視されていることから，摂取する動物性食品のバランスや量を考慮しなければならない．

国内の肉類総供給量(輸入含)は約 655 万 t(2019 年時点)であり，これらの大部分は食肉として流通し，約 10%が加工食品の原料として利用されているが，その原材料となるものの代表が豚肉である．

### 1 食肉の構造

**筋束の太さや蓄積脂質の量によって「きめ」や「霜降り」の度合いが決まる**

食肉となる筋肉の基本的な構造は，家畜および家禽の種類にかかわらず共通である．動物の筋肉は**横紋筋**と**平滑筋**に大別される．横紋筋はさらに**骨格筋**と**心筋**に分類され，食肉として利用されるのは主に骨格筋である．骨格筋および筋原線維の構造を**図 8-1** に示す．

骨格筋の基本構造は，**筋原線維(myofibril)**であり，家畜の種類や筋肉の部位によって太さは0.2～2.0 μm と異なる．筋原線維は筋肉の収縮に関与し，偏光顕微鏡でみた際に明るくみえる帯(A 帯)と暗くみえる帯(I 帯)があり，規則的に縞模様にみえるため，横紋筋と呼ばれる．さらに A 帯の中央付近に明るい H 帯があり，I 帯の中央付近に線状にみえる Z 線がある．この Z 線と Z 線との間が筋節(サルコメア)と呼ばれ，筋原線維の長さの最小単位である．この筋節は太いフィラメントである**ミオシン**(myosin)と細いフィラメントである**アクチン**(actin)が主なものであり，アクチンがミオシンの

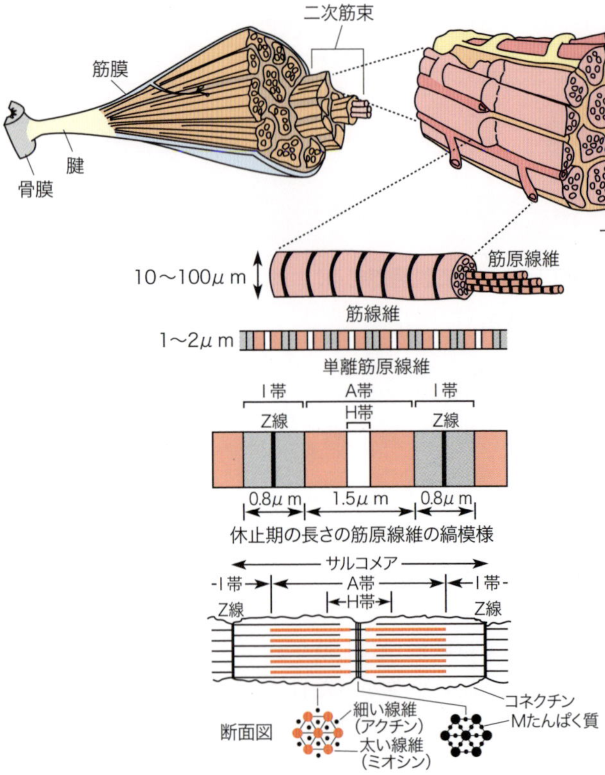


**図 8-1　食肉の筋肉の基本的構造**

間に入り込み，筋肉が収縮する．

これら筋原線維が多数集まって筋線維(muscle fiber)となり，その太さは10〜100 μmとなる．筋線維は薄い筋内膜に覆われ，この筋線維が集まって筋周膜で覆われた一次筋束となる．一次筋束の間に蓄積脂質がきめ細かく分散した状態が「霜降り」である．さらに一次筋束が集まり結合組織に覆われた二次筋束を形成するが，食肉の断面にみられるこの筋束の太さにより，食肉の「きめ」を確認でき，食感や歯ごたえに影響する．

## 2 食肉の化学成分

### 主成分はたんぱく質と脂質で，脂肪酸組成は食肉の種類によって大きく異なる

食肉中の化学成分の含有割合は家畜および家禽の種類，品種，性別，月齢，食肉となる部位，さらには飼育状態での飼料の栄養状態などによって大きく変動し，とくに脂質含量と水分含量は大きく変動する．食肉中の主成分はたんぱく質と脂質であり，筋肉中にグリコーゲンとして蓄積されている炭水化物は非常に少ない．食肉の一般成分を**表 8-1** に示す．

表 8-1　各種食肉類の一般成分組成(可食部 100 g 当たり)

| 食品名 | エネルギー (kcal) | 水分 (g) | たんぱく質 (g) | 脂質 (g) | 炭水化物 (g) | 灰分 (g) |
|---|---|---|---|---|---|---|
| うし(和牛肉，サーロイン，脂身つき，生) | 460 | 40.0 | 11.7 | 47.5 | 0.3 | 0.5 |
| うし(輸入牛肉，サーロイン，脂身つき，生) | 273 | 57.7 | 17.4 | 23.7 | 0.4 | 0.8 |
| ぶた(大型種肉，ロース，脂身つき，生) | 248 | 60.4 | 19.3 | 19.2 | 0.2 | 0.9 |
| にわとり(若どり，もも，皮つき，生) | 190 | 68.5 | 16.6 | 14.2 | 0 | 0.9 |

[文部科学省科学技術・学術審議会資源調査分科会：日本食品成分表 2020 年版(八訂)より引用]

### a　たんぱく質

食肉のたんぱく質は，組織での所在および水や塩に対する溶解性の相違により，**筋漿(筋形質)たんぱく質**(sarcoplasmic protein)，**筋原線維たんぱく質**(myofibrillar protein)，**肉基質たんぱく質**(stroma protein)の 3 つに分類される．

**筋漿(筋形質)たんぱく質**は食肉中たんぱく質の約 30%を占め，筋漿(筋原線維の間にある細胞質)に溶解しているたんぱく質であり，ミオゲン，ヘモグロビン，ミオグロビンなどがある．

**筋原線維たんぱく質**は約 60%を占め，筋収縮に関与するたんぱく質であり，筋原線維そのものであるアクチンやミオシンあるいはそれらを調節するトロポニン，トロポミオシンなどがある

**肉基質たんぱく質**は約 10%を占め，硬たんぱく質である血管壁，筋内膜，筋周膜，筋上膜および腱などの各種結合組織を構成するたんぱく質であり，**コラーゲン**，**エラスチン**，レチキュリンなどがある．コラーゲンを水とともに加熱変性させると**ゼラチン**となり，各種料理やゼリーなどの菓子材料として用いられる．

食肉のアミノ酸組成は非常に優れており，ゼラチンなどの一部を除く食肉類のアミノ酸スコアは 100 で非常に優れたたんぱく質の供給源である．

### b　脂　質

食肉中の脂質は，**組織脂肪**(tissue fat)と**蓄積脂肪**(depot fat)に大別され，その質と量は家畜の種類や品種，月齢によって異なる．

組織脂肪は細胞を構成する成分で，大部分がリン脂質をはじめとする複合脂質で，組織の細胞膜などに存在している．組織脂肪は栄養状態などの外的要因に影響されにくいため変動は少ない．

蓄積脂肪の大部分が中性脂肪(トリアシルグリセロール)であり，脂肪組織を構成する脂肪細胞中に蓄積され，皮下，胃，腸，腎臓などの腹腔内，筋肉間などに存在する．蓄積脂肪の量や質は，食肉の種類や品種，月齢によって異なり，変動が大きいため，脂質は食肉中の一般成分中で変動がもっとも大きい．霜降り肉は，和牛を肥育し骨格筋中に蓄積脂肪が細かく分散し蓄積したものであり，肉質は軟らかく口当たりが良い．

食肉中の脂質を構成する脂肪酸は，一価不飽和脂肪酸であるオレイン酸が多く，飽和脂肪酸のパルミチン酸，ステアリン酸が続く．必須脂肪酸である

**表 8-2　各種食肉類の脂肪酸組成(g/100 g 総脂肪酸)**

| 食品名 | 飽和脂肪酸 | | | | | 一価不飽和脂肪酸 | | | | 多価不飽和脂肪酸 | | | 総飽和脂肪酸 | 総一価不飽和脂肪酸 | 総多価不飽和脂肪酸 |
|---|---|---|---|---|---|---|---|---|---|---|---|---|---|---|---|
| | 12:0 ラウリン酸 | 14:0 ミリスチン酸 | 16:0 パルミチン酸 | 18:0 ステアリン酸 | 20:0 アラキジン酸 | 14:1 ミリストレイン酸 | 16:1 パルミトレイン酸 | 18:1 オレイン酸 シス-バクセン酸 | 20:1 イコセン酸 | 18:2 リノール酸 | 18:3 α-リノレン酸 | 20:4 アラキドン酸 | | | |
| うし(和牛肉，サーロイン，赤肉，生) | 0.1 | 2.8 | 25.5 | 10.1 | 0.1 | 1.2 | 4.8 | 50.5 | 0.4 | 2.4 | 0.1 | 0.1 | 39.7 | 57.7 | 2.7 |
| うし(輸入牛肉，サーロイン，赤肉，生) | 0.1 | 2.6 | 27.5 | 13.6 | 0.1 | 0.7 | 3.8 | 45.3 | 0.3 | 1.7 | 0.7 | 0.4 | 45.3 | 51.0 | 3.7 |
| ぶた(大型種肉，ロース，脂身つき，生) | 0.1 | 1.6 | 25.6 | 16.2 | 0.2 | 0 | 1.9 | 40.3 | 0.8 | 10.8 | 0.5 | 0.3 | 44.2 | 43.3 | 12.5 |
| にわとり(若どり，もも，皮つき，生) | 0 | 0.9 | 25.9 | 6.7 | 0.1 | 0.2 | 6.5 | 44.6 | 0.5 | 12.5 | 0.6 | 0.6 | 33.8 | 51.9 | 14.3 |

[文部科学省科学技術・学術審議会資源調査分科会：日本食品成分表 2020 年版(八訂)より引用]

リノール酸は，豚肉と鶏肉にある程度含まれるが，反すう動物由来の食肉(牛肉，山羊肉，羊肉など)ではきわめて少ない．飽和脂肪酸は融点が高く，逆に不飽和脂肪酸は融点が低いという性質を示す．主な食肉中の脂肪酸組成を**表 8-2** に示す．

食肉の種類によって脂肪酸組成が大きく異なることから，食肉中の脂質の融点は異なり，牛脂は 40 ～ 50℃，ラードは 33 ～ 46℃，羊脂は 45 ～ 55℃，鶏脂は 30℃以下であり，口当たりや舌ざわりに関与する．

### c 炭水化物

食肉中に 0.5 ～ 1.5％程度の炭水化物が含まれているがその量は少なく，ほとんどが体内のエネルギー貯蔵物質である**グリコーゲン**である．グリコーゲンの大部分は，食肉に処理された場合，経時的に分解されて乳酸に変わるため，食肉中にはほとんど残っていない．グリコーゲン以外の炭水化物には，結合組織に関連するグルコサミン，コンドロイチン硫酸，ヒアルロン酸，核酸の構成成分であるリボースなどがある．なお，肝臓はグリコーゲンの主な貯蔵器官であるため，食肉に比較してグリコーゲン含量が多い．

### d ミネラル(無機質)

食肉は約 1％のミネラルを含む．とくに多く含まれるカリウムやナトリウムは浸透圧調節に関与している．マグネシウムやカルシウムは筋肉の収縮に関与している．リンは臓器中に筋脂質として存在している．鉄は筋肉や臓器のミオグロビン，ヘモグロビン中に存在しており(ヘム鉄)，植物性食品中の鉄(非ヘム鉄)に比べて吸収が良い．亜鉛は日本人の食事の中でも不足しがちなミネラルで，不足した場合，皮膚炎や味覚障害などを引き起こすが，食肉の中でも牛肉に多く含まれるため重要な供給源となる．

### e ビタミン

食肉にはビタミン A，C，D はほとんど含まれず，ビタミン B 群は比較的多く含まれる．とくに豚肉のビタミン $B_1$ 含量はほかの食肉よりも多いのが特徴である．**肝臓（レバー）**は，ビタミン B 群以外に食肉に含まれないビタミン A 含量が多く，ビタミン C もある程度含まれていることから，ビタミン供給源として優れている．抗酸化作用を有する脂溶性ビタミンであるビタミン E は，家畜の飼料から食肉に移行するため，ビタミン E 含量の高い飼料を与え家畜を飼育することにより，ビタミン E の豊富な栄養価の高い食肉および乳が得られる．

## 3 主な肉類の特徴

**食肉には骨格筋以外にも内臓やその他の可食部も含まれる**

食肉の定義は，食用として飼育される家畜（うし，ぶた，ひつじ，やぎなど）や家禽（にわとり，あひる，七面鳥など）を屠畜し，骨格筋（筋肉）を食用に加工したものである．内臓（心臓，肝臓，胃，腸）や舌，皮，尾，軟骨などの可食部も食肉に含まれ，食用とされている．各種食肉の部位別名称を**図 8-2** に示す．肉類の色調，硬さ，風味などは食肉の種類や品種，月齢によって異なる．

### a う　し

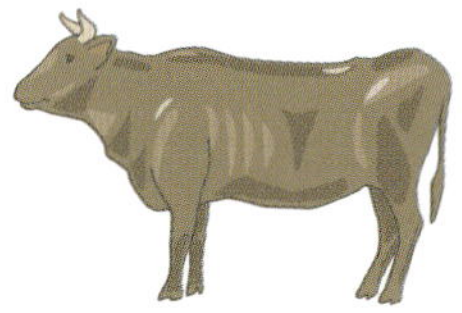

黒毛和牛

食用牛の世界三大品種としては，アバディーンアンガス，ショートホーン，ヘレフォードが知られている．牛肉は産地により分け，輸入牛肉と国産牛肉の 2 つに大別される．国産牛肉の中でも和牛肉と呼ばれるのは，明治時代以降わが国の在来種と外来種を交配して作られた黒毛和種，褐毛和種，日本短

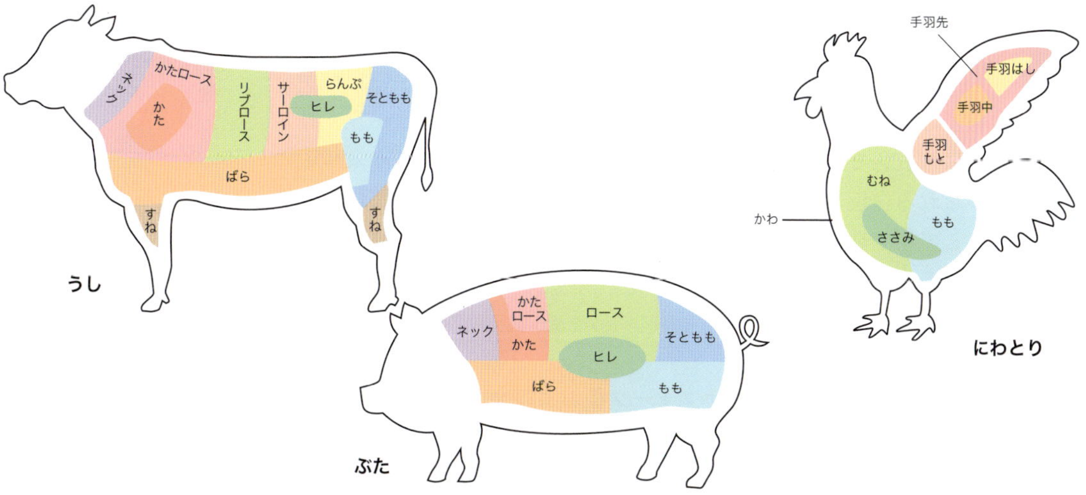


**図 8-2** 各種食肉の部位別名称

角種，無角種の 4 品種から得られた食肉であり，国内での産地名によって名付けられる場合が多い．和牛肉は，肉色が赤褐色で，その中にきめ細かい脂肪交雑のあるもの(霜降り肉)が高価なステーキ用などとして好まれる場合が多い．和牛肉以外の国産牛肉として，子牛を輸入し 3 ヵ月以上肥育したものや，ホルスタインの雄を去勢し肥育したもの，さらにホルスタインのメスに黒毛和種を交配し産まれたうしを肥育したもの(交雑種)などがある．和牛肉に比較して脂肪交雑は比較的少ないが，価格は比較的安価であることから，最近では好まれる場合もある．さらに月齢によって生後 6 ヵ月未満(veal)，6 ～ 9 ヵ月未満(calf beef)の牛肉も食用とされるものもある．

### b ぶ　た

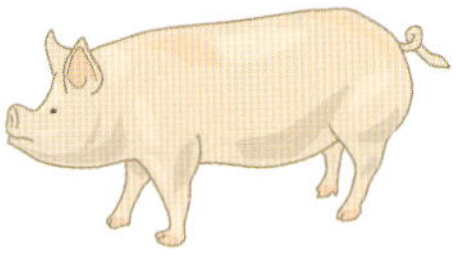

ヨークシャー種

豚肉は食用とされる用途に応じて分け，生鮮食用と加工用の 2 つに大別される．ヨークシャー種やバークシャー種に代表されるものは生鮮食用であり，ランドレース種やデュロック種に代表されるものは加工用として用いられ，いずれも海外からの品種である．わが国国内では成長の早さや大きさ，おいしさなどを勘案しながら，これらの品種の純粋種をもととして交配した交雑種(主として三元交雑種)をつくり，嗜好に合った豚肉生産がなされている．

出産時に帝王切開により無菌状態で取り出し，特定の病原菌および寄生虫に感染していない状態で飼育して，生産した豚肉が **SPF(specific pathogen free)豚肉**として販売されている．この SPF 豚肉は飼育時に抗生物質の投与量が少ないという観点から安全・安心な食肉として，さらに飼育環境が良いことから臭みの少ない肉質として好まれている．

### c にわとり

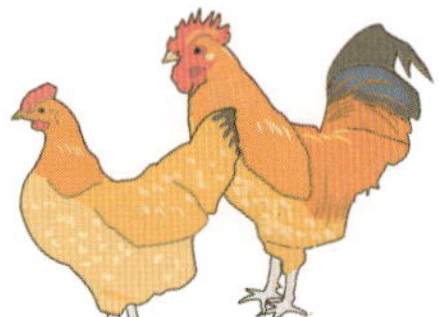

コーチン種

にわとりの種類には肉用種，卵用種および卵肉兼用種がある．近年の肉用種には 2 ヵ月弱で生体重約 3 kg 程度まで成長する成長の早い食用若鶏(ブロイラー)が用いられ，これらには海外からの品種であるコーニッシュ種，コブ種，チャンキー種，ニューハンプシャー種，プリマスロック種などの純粋種および交雑種が用いられる．ブロイラーの肉質の特徴として，肉色は鮮黄色で軟らかく，味が淡白であるためどのような料理にも利用しやすい．わが国在来の品種にはコーチン種，シャモ種などがあり，飼育期間が 3 ～ 5 ヵ月と長く，肉色は鮮紅色で歯ごたえがあり硬く，独特の風味をもつ．本来卵用鶏として用いられる白色レグホーン種で産卵しなくなった廃鶏と呼ばれる親鶏が肉用鶏として用いられる場合もあり，肉質は硬いため加工用の原料として用いられている．

### d ひ つ じ

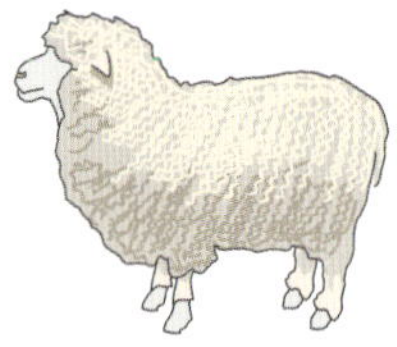

コリデール種

羊肉の品種には，コリデール種，サフォーク種およびサウスダウン種があり，飼育期間の長さにより**ラム**(生後 1 年以下)と**マトン**(生後 1 年以上)に大別される．ラムの肉質はきめ細かく軟らかいためステーキや煮物に，マトンは羊肉独特のにおいが強い傾向にあるため焼肉(ジンギスカン)に用いられる．羊肉は一般的に飽和脂肪酸が多く，ほかの食肉に比較して脂肪融点が高いことが特徴であるため，加熱し温かい肉料理として食される．

### e その他の肉類

あひる，七面鳥，兎肉，馬肉なども食肉として用いられる．

## 4 食肉の熟成と成分の変化

**死後硬直・解硬を経て熟成が進み，風味や色調が変化する**

### a 死後硬直

屠畜された直後の筋肉は，呼吸が停止し体内の筋肉への酸素の供給が止まるため，嫌気的な代謝のみが進行する．生体の筋肉中 pH は 7.0 付近のほぼ中性であるが，筋肉内に蓄積されたグリコーゲンが嫌気的に分解され，その代謝産物である乳酸が生成し蓄積するため，pH は 5.0 ～ 5.5 程度まで低下する．同時に筋肉内のエネルギー蓄積物である ATP も分解され，屠畜後の含量は著しく低下する．このような pH の低下と ATP の減少によって，アクチンとミオシンが結合し，**アクトミオシン**となり収縮した状態に固定される**死後硬直**を起こす．死後硬直を起こした食肉は水分の保持にかかわる保水性，加熱によるまとまりにかかわる結着性が低いため，食用にも加工用にも不適である．

死後硬直が最大となるまでの時間は，温度や家畜の種類によって異なる．一般的に冷蔵（0 ～ 4℃）した場合，鶏肉で約 3 時間，豚肉で約 12 時間，牛肉で約 24 時間と，屠体の大きさに伴って長くなる．食肉の pH，ATP および硬さ（剪断値）の変化について，図 8-3 に示す．

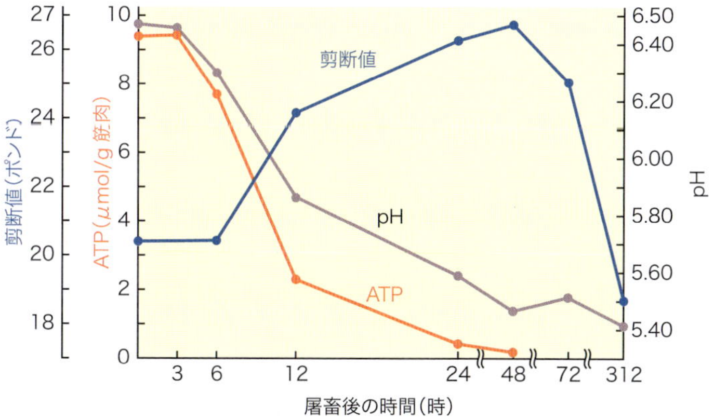


**図 8-3 食肉の pH，ATP および硬さの変化**

注　剪（せん）断値とは，切断に要する力．

［川岸舜朗，中村　良（編）：新しい食品化学，p.163，三共出版，2000 より引用］

### b 解硬

屠畜後の食肉を冷蔵状態で保存することにより，この死後硬直が解除された解硬状態となり**軟化**する．このときpHは上昇し，保水性，結着性が向上し食用に適した状態となる．解硬までの時間は，温度や家畜の種類によって異なるが，一般的に冷蔵した場合(4℃)，鶏肉で約0.5～1日，豚肉で約3～5日，牛肉で約5～10日を要し，死後硬直と同様に屠体の大きさに伴って長くなる．

### c 熟成

解硬と同時に筋肉内のたんぱく質分解酵素の作用(**自己消化**)によりたんぱく質からペプチドや遊離アミノ酸が生成する．それと同時に，ATPの分解もさらに進行し，うま味成分である**イノシン酸**(**IMP**)が増大する．これを食肉の**熟成**と呼ぶ．熟成肉は軟らかく，保水性，結着性に優れ，加熱調理時のエキス分の流出も少ないことから風味やテクスチャーに優れたものとなる(☞ p.260，本章B-4)．牛肉や豚肉では，衛生的な条件でこの熟成を進めることにより風味が向上し熟成効果が認められるが，鶏肉の場合，熟成の効果はあまり認められない．鶏肉の場合は，熟成が進みすぎる，あるいは微生物の増殖により腐敗が進行することによって風味が劣化し，食中毒を引き起こす原因となるため注意が必要である．

### d 風味の変化

食肉の風味は熟成に伴い改善される．これは各種成分の総合的変化によるものであり，とくにイノシン酸や遊離アミノ酸の変化が大きく影響する．また，加熱による食肉の風味の変化には，各食肉の有する独特の香りや各食肉中の脂質，アミノ酸，ペプチド，糖類といったエキス成分などの要因がある．加熱によって脂溶性成分は酸化あるいは分解して揮発性成分が生じるが，これらは，遊離脂肪酸，アルデヒド類，アルコール類，エステル類，ケトン類などである．さらに脂溶性成分とアミノ酸，ペプチド，糖類などが，加熱中に**アミノ-カルボニル反応**(☞ p.123，第3章D-3)を起こして生じる香気もあり，これらが総合して，食肉の風味が決定される．

### e 色調の変化(図8-4)

食肉の色調は，主に**ミオグロビン**が関与する．食肉のミオグロビン含量は一般的に牛肉で0.5～1.0%，豚肉で0.05～0.3%，鶏肉で0.01～0.15%，羊肉で0.25%前後であり，ミオグロビン含量の高い牛肉は豚肉，羊肉，鶏肉に比べて食肉の色調は濃くなる．ミオグロビン含量は家畜の月齢，品種，筋肉の部位，運動量などによっても異なり，30ヵ月を超えるような月齢の高い和牛肉は濃い色調を呈し，鶏肉においても運動性の高いモモ肉はムネ肉に比較して濃い色調を示す傾向にある．

ミオグロビンは筋肉中では空気に触れないため，還元型のミオグロビンの状態で存在し，暗赤色を呈する．食肉は切り出され，空気に触れることによっ

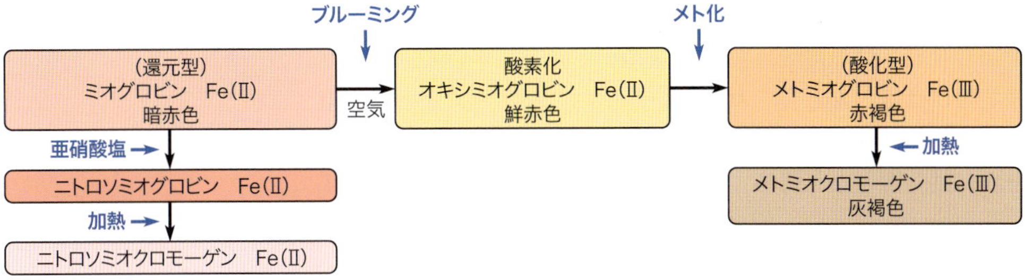


図 8-4　ミオグロビンによる食肉の色調の変化

て酸素と結合し，オキシミオグロビンとなり鮮赤色となる．この現象を**ブルーミング**(blooming)と呼ぶ．さらに放置するとヘム中の鉄イオンは2価の状態から，酸化されて3価になり，赤褐色を呈するメトミオグロビンとなる．この現象を**メト化**という．食肉を加熱した際に灰褐色に変化するのは，グロビンたんぱく質の加熱変性によりメトミオクロモーゲンとなることによる．

発色剤である亜硝酸塩を添加した場合，生ハムに代表される鮮やかな赤色のニトロソミオグロビンの色調となり，加熱するとニトロソミオクロモーゲンとなって，ハム，ソーセージ，ベーコンなどの桃赤色の色調を呈する．



## 5 食肉中の機能性成分

**機能性成分としてカルニチン，タウリン，共役リノール酸などが含まれる**

肉類は乳・乳製品，卵類および魚介類と並び，ヒトの栄養上非常に重要なたんぱく質供給源であり，アミノ酸組成にも優れている．さらにはさまざまな生体調節にかかわる機能性成分が含まれている．

### a カルニチン

**カルニチン**はアミノ酸の誘導体であり，生体肉では脂質代謝に関与している．長鎖脂肪酸はミトコンドリア内で$\beta$酸化によりエネルギー源として利用される．L-カルニチンは長鎖脂肪酸と結合した状態でミトコンドリア内膜を通過し，長鎖脂肪酸をミトコンドリア内に運搬する役割を果たす．そのため，不足するとエネルギー源としての脂質の代謝が妨げられる．L-カルニチンは約20 mgが体内で合成されるが，その合成速度は遅く，とくに小児での合成速度は遅い．したがって食事から摂取する必要があり，食肉類などの動物性食品から摂取する必要がある．

また，L-カルニチン摂取によって血中コレステロールおよび中性脂肪(トリアシルグリセロール)が低下したり，運動を併せて行うことで蓄積脂肪が減少し，さらには運動持久力の向上につながることが知られている．

### b タウリン

**タウリン**はヒトの心臓，脳，網膜などの器官に豊富に存在しており，分子内に硫黄を含むアミノ酸(2-アミノエタンスルホン酸)であり，生体内においてはシステインから合成されるため，動物組織に広く分布している．タウリンは乳，卵，野菜類にはほとんど含まれず，いかやたこなどの魚介類に豊富に含まれていることが知られ，魚介類が主要な供給源であるが，食肉にも含まれていることから供給源となり得る．

### c 共役リノール酸

動物性食品の中でもとくにうし，ひつじ，やぎなどの反すう動物由来の食肉・肉製品ならびに乳・乳製品にはリノール酸のトランス型異性体である**共役リノール酸**(conjugated linoleic acid，CLA)が存在する．食事由来のトランス脂肪酸は，心疾患などとの関連から摂取を控えなければならないが，共役リノール酸はヒトの健康に負の影響を与えず，抗動脈硬化，体脂肪減少，筋肉増強などの作用が報告され，正の影響を与えるため注目されている．

## 6 加工食肉製品

**精肉以外にもさまざまな加工食品に利用される**

食肉の大部分は，部位別に分けられ精肉として流通されるが，一部の国産食肉あるいは輸入食肉は加工食肉製品の原料として利用される．加工食肉製品は日本農林規格(JAS規格，Japanese Agricultural Standard)により定められており，ハム類，ベーコン類，ソーセージ類，プレスハム類，ハンバーガーパティ類などに分類される．

### a ハム類

豚もも肉を塩漬，充填，乾燥，燻煙または加熱処理して保存性を高めた各種食肉製品をハム類と総称し，ショルダーハム，ベリーハム，骨付きハム，ボンレスハム，ラックスハム(生ハム)，ロースハムなどがある．骨付きハムとラックスハムは加熱をせず，燻煙処理を行う．

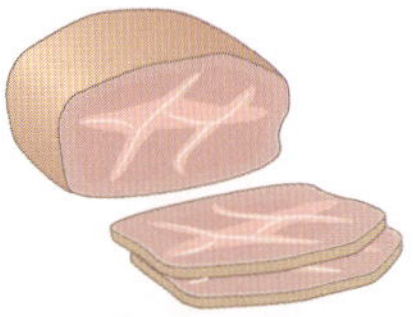

ショルダーハム

### b ベーコン類

豚バラ肉を塩漬，燻煙したものがベーコンであり，その部位によってサイドベーコン，ショルダーベーコン，ミドルベーコン，ロースベーコンなどに分類される．

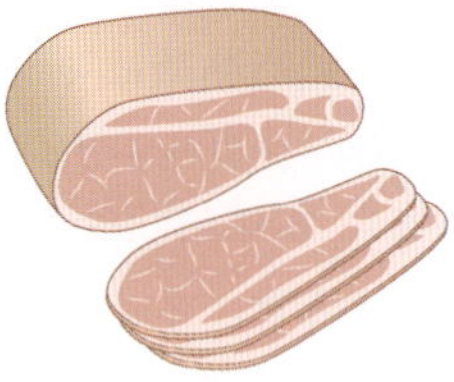

ロースベーコン

### c ソーセージ類

家畜や家禽の食肉を原料とし，塩漬肉を挽き肉にし，調味料，香辛料，氷水，結着材などを加え十分練り合わせ，羊腸，豚腸，牛腸あるいは人工ケーシングに充填後，結紮したものを乾燥，燻煙，加熱したものがソーセージ類であり，ウインナーソーセージ，フランクフルトソーセージ，ボロニアソーセージ，サラミソーセージなどがある．

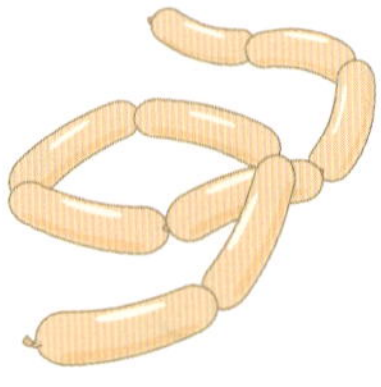

ウインナーソーセージ

### d プレスハム類

プレスハムはわが国で開発された独特の食肉加工製品であり，断面が大きな肉塊部分がハムのようにみえ，またつなぎ材を添加し充填するという製造方法から寄せハムと呼ばれる場合もある．

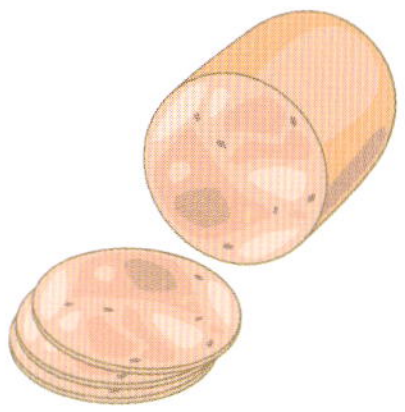

プレスハム

### e ハンバーガーパティ類

JAS 規格では，粗挽きの畜肉に，必要に応じて植物性たんぱく質，調味料，香辛料，たまねぎ，つなぎ材などの副原料を加え練り合わせ，円板状に成型し急速冷凍したものがハンバーガーパティ類であり，加熱処理してハンバーガーに使用される．

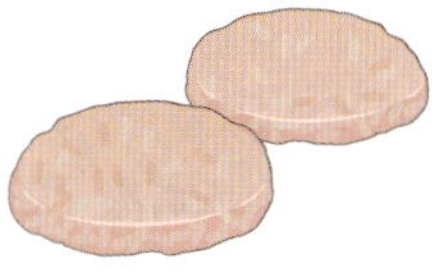

ハンバーガーパティ

### f 缶　詰

食肉を利用した缶詰には，豚肉を用いたポークランチョンミート，牛肉を蒸煮してほぐしたものに調味料，香辛料などを加え缶詰にしたコンビーフ，牛肉を砂糖，しょうゆ，みりん，しょうがなどで大和煮とし，缶詰にした牛肉の大和煮などがある．

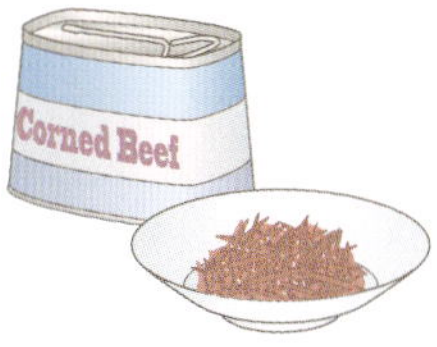


コンビーフ

### g 乾燥食肉

乾燥食肉には原料肉を塩漬して調味料，香辛料などで味付けしたものを薄く圧延し乾燥させ保存性を高めたビーフジャーキーや，小肉片を凍結乾燥させた復元性の良い乾燥食肉などがある．後者はインスタント麺類の具材として利用されている．

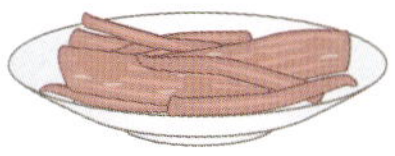

ビーフジャーキー



## B 魚　介　類

わが国は海に囲まれた島国であり，昔から多くの魚介類を消費してきた．現在でも，魚介類は和食のメニューには欠かせない食材となっているが，魚介類の摂取量は年々減少している．国民健康・栄養調査では，1955 年度には肉類の 6 倍以上の魚介類を摂取していたが，2006 年度にはじめて肉類の摂取量が魚介類を上回り，その差は徐々に大きくなってきている．この背景としては，食生活の多様化が影響していると考えられる．また，わが国の食用魚介類の生産量は，1990 年度以降は減少傾向で，逆に輸入量が増大している．食用魚介類の自給率は，1964 年度が 113％とピークであったが，その後年々減少し，近年は約 60％と下げ止まり，約 40％を輸入に頼っている．これは，国連海洋法条約で排他的経済水域(200 海里水域)が定められたことによる遠洋漁業の減少，特定品種の魚介類の乱獲，原油価格の高騰による操業コストの増加，漁業従事者の減少などさまざまな要因が考えられる．

### 1 分　　類

魚介類とは水産動物の総称で，脊椎動物である魚類と無脊椎動物である貝類，軟体動物，節足動物，棘皮動物などを示す(**表 8-3**)．魚介類として日本食品標準成分表 2020 年版(八訂)に収載されている食品数は 453 で，食品群の中でもっとも多く，全体の約 2 割を占める．

## 2 魚肉の構造

食用とされる部分は，筋肉(骨格筋)であり，血合筋(血合肉)と普通筋(普通肉)からなる(**図 8-5**)．魚肉は畜肉と構造的に大きな違いはなく，筋節が多数集まって筋肉を形成しており，筋節同士は筋隔膜によって接合されている．筋隔膜は加熱によりゲル化しやすく，筋節は剥がれやすい．**血合筋(血合肉)**は，まぐろやかつおなどの赤身魚に多く含まれ，側線の直下付近にある濃

**表 8-3　魚介類の分類と特徴**

| 分類 | | 種類 | 特徴 |
|---|---|---|---|
| 魚類 | 遠洋回遊魚類 | かじき，かつお，さめ，まぐろ | 陸から遠い海域を泳ぎ回る大型魚．筋肉量が多く，身の色が赤い． |
| | 近海回遊魚類 | あじ，いわし，かんぱち，さば，さわら，さんま，にしん，ぶり | 陸に近い海域を泳ぎ回る魚．赤身魚が多い． |
| | 沿岸魚類 | いさき，かます，きす，しらうお，すずき，たい，ふぐ，はたはた | 日本沿岸に生息する魚．ほとんどが白身魚で淡泊な味が特徴． |
| | 底生魚類 | あなご，あんこう，かれい，たちうお，たら，ひらめ，ほっけ，メルルーサ | 海の底に生育する魚．ほとんどが白身魚で，脂質が少なく，淡泊な味． |
| | 遡河回遊魚類 | さけ，ししゃも，ます | 川を産卵場，海を生育場として利用する回遊魚． |
| | 降河回遊魚類 | うなぎ | 海を産卵場，川を生育場として利用する回遊魚． |
| | 淡水魚類 | あゆ，こい，どじょう，にじます，ふな，やまめ，わかさぎ | 川や池などの淡水に生育する魚． |
| 節足動物(甲殻類) | | えび，かに，しゃこ | 堅い殻に覆われているが，肉質は柔らかく，淡泊な味． |
| 軟体動物 | 斧足類 | あさり，かき，はまぐり，ほたてがい | 二枚貝ともいわれ，左右対称の貝殻をもつ． |
| | 腹足類 | あわび，さざえ | らせん状の殻をもつ巻貝． |
| | 頭足類 | まだこ，するめいか，ほたるいか | 体は胴・頭・足に分かれていて，吸盤のついた 8 または 10 本の足をもつ． |
| 棘皮動物 | | うに，なまこ | 体は五放射相称で，石灰質の骨板やとげなどの内骨格が皮下にある． |
| 腔腸動物 | | くらげ | 体内に大きな腔腸をもつ．一般に刺胞を有している． |
| 原索動物 | | ほや | 原始的な脊索動物．球形または卵形で，硬い被嚢で覆われている． |

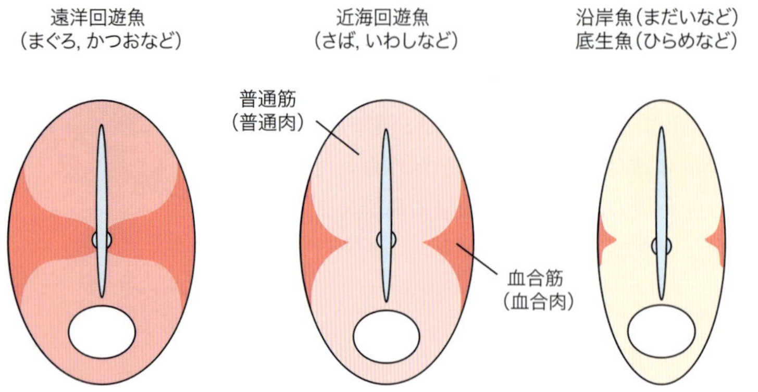


**図 8-5　魚類の筋肉の構造**

赤色筋肉である．**普通筋**（**普通肉**）は，ひらめやかれいなどの白身魚に多く含まれ，魚肉の筋肉中の血合筋以外の部位である．血合筋は，普通筋に比べて，脂質，色素成分，結合組織，ミネラル，ビタミンに富む．血合筋は，ミオグロビンを多く含み，長時間泳ぎ続けるために必要な酸素を運搬するはたらきを担う．一方，普通筋は，獲物を捕まえるときなど瞬時に動く際に使われる．

## 3 成　分

### 肉類よりもIPAやDHAが豊富に含まれる

#### a 一般成分

魚介類に含まれる栄養成分は，魚種，漁場，生育状況，部位，採取時期，採取後の保存状況などにより大きく異なる．主要な魚介類の成分表を**表 8-4**に示す．魚介類は肉類に比べてたんぱく質の割合が多く，脂質が少ない．

**1）水　分**

魚介類に含まれる水分の含量は，種類にもよるが，一般に60～80％で肉類よりも多い．軟体動物はとくに多く含まれている．また，魚介類に含まれる水分量は，脂質と拮抗している．たとえば，まだいは天然のものの水分量が養殖のものより多いが，脂質は養殖のもののほうが多い（**表 8-4**）．

**2）たんぱく質**

魚類のたんぱく質含量は約20 g/100 gであるが，軟体動物ではやや少なく，その中でも貝類はとくに少ない．たとえば，あさりのたんぱく質量は



**表 8-4 魚介類の成分表**

| 食品名 | エネルギー (kcal/100 g) | 含有量(g/100 g) | | | | | 脂肪酸(g/100 g) | | | | | コレステロール (mg/100 g) |
|---|---|---|---|---|---|---|---|---|---|---|---|---|
| | | 水分 | たんぱく質 | 脂質 | 炭水化物 | 灰分 | 飽和 | 一価 | 多価 | IPA | DHA | |
| くろまぐろ（天然，赤身，生） | 115 | 70.4 | 26.4 | 1.4 | 0.1 | 1.7 | 0.25 | 0.29 | 0.19 | 0.03 | 0.12 | 50 |
| くろまぐろ（天然，脂身，生） | 308 | 51.4 | 20.1 | 27.5 | 0.1 | 0.9 | 5.91 | 10.20 | 6.41 | 1.40 | 3.20 | 55 |
| まあじ（皮つき，生） | 112 | 75.1 | 19.7 | 4.5 | 0.1 | 1.3 | 1.10 | 1.05 | 1.22 | 0.30 | 0.57 | 68 |
| まだい（天然，生） | 129 | 72.2 | 20.6 | 5.8 | 0.1 | 1.3 | 1.47 | 1.59 | 1.38 | 0.30 | 0.61 | 65 |
| まだい（養殖，皮つき，生） | 160 | 68.5 | 20.9 | 9.4 | 0.1 | 1.3 | 2.26 | 2.72 | 2.44 | 0.52 | 0.78 | 69 |
| まがれい（生） | 89 | 77.8 | 19.6 | 1.3 | 0.1 | 1.2 | 0.23 | 0.29 | 0.43 | 0.18 | 0.10 | 71 |
| うなぎ（養殖，生） | 228 | 62.1 | 17.1 | 19.3 | 0.3 | 1.2 | 4.12 | 8.44 | 2.89 | 0.58 | 1.10 | 230 |
| べにざけ（生） | 127 | 71.4 | 22.5 | 4.5 | 0.1 | 1.5 | 0.81 | 1.75 | 1.03 | 0.27 | 0.48 | 51 |
| あゆ（天然，生） | 93 | 77.7 | 18.3 | 2.4 | 0.1 | 1.5 | 0.65 | 0.61 | 0.54 | 0.09 | 0.06 | 83 |
| くるまえび（養殖，生） | 90 | 76.1 | 21.6 | 0.6 | Tr | 1.7 | 0.08 | 0.05 | 0.12 | 0.04 | 0.04 | 170 |
| あさり（生） | 27 | 90.3 | 6.0 | 0.3 | 0.4 | 3.0 | 0.02 | 0.01 | 0.04 | 0.01 | 0.02 | 40 |
| するめいか（生） | 76 | 80.2 | 17.9 | 0.8 | 0.1 | 1.3 | 0.11 | 0.03 | 0.19 | 0.04 | 0.13 | 250 |
| [参考] うし（和牛肉，かた，脂身つき，生） | 258 | 58.8 | 17.7 | 22.3 | 0.3 | 0.9 | 7.12 | 11.93 | 0.66 | 0.00 | 0.00 | 72 |
| [参考] ぶた（大型種肉，かた，脂身つき，生） | 201 | 65.7 | 18.5 | 14.6 | 0.2 | 1.0 | 5.25 | 6.50 | 1.65 | 0.00 | 0.01 | 65 |
| [参考] にわとり（若どり，もも，皮つき，生） | 216 | 68.5 | 16.6 | 14.2 | 0.0 | 0.9 | 4.37 | 6.71 | 1.85 | 0.00 | 0.01 | 89 |

［文部科学省科学技術・学術審議会資源調査分科会：日本食品標準成分表 2020 年版（八訂）より引用］

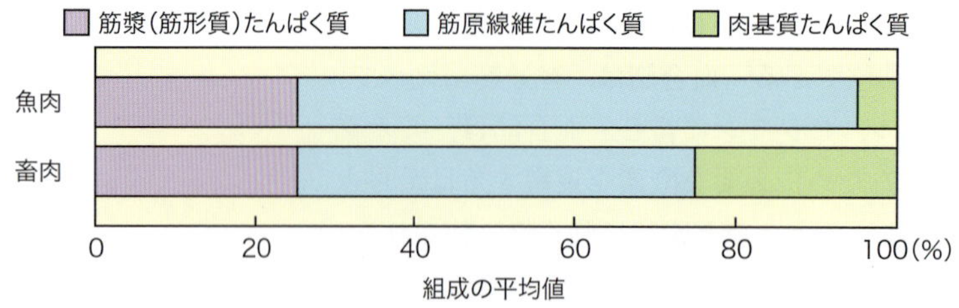


**図 8-6　魚肉，畜肉に含まれるたんぱく質の組成**

6.0 g/100 g である．たんぱく質は，**筋漿(筋形質)たんぱく質**(ミオグロビン，ヘモグロビン)，**筋原線維たんぱく質**(ミオシン，アクチン)，**肉基質たんぱく質**(コラーゲン，エラスチン)から構成されているが，魚肉では畜肉よりも筋原線維たんぱく質が多く，肉基質たんぱく質が少ないのが特徴である(**図 8-6**)．加熱した魚肉がポロポロとほぐれやすいのはこのためである．また，回遊魚の赤身の魚は，遠くまで泳がなくてはならないため，酸素を血液に運搬するためのヘモグロビンや筋肉に運搬するためのミオグロビンなどの筋漿たんぱく質が白身魚よりも多く含まれている．

### 3)　脂　質

水分の項目で述べたように，水分と脂質の含量は拮抗している．天然魚よりも養殖魚の脂質含量が多いが，これは成長を早めるために飼料へ脂質の添加がなされ，また生け簀などで飼育されるため運動量が低下し，養殖魚の体脂肪が天然魚に比べて高くなるためである．部位によっても大きく異なる．たとえば，くろまぐろ(天然，生)は，赤身の脂質含量が 1.4 g/100 g であるのに対し，脂身は 27.5 g/100 g と非常に多い．さらに，季節による変動も非常に大きい．旬の魚は産卵のためのエネルギー源として脂肪を蓄積しているために，脂質の含量が増える．

また，魚類に含まれる脂質の種類については，肉類よりも多価不飽和脂肪酸が多く，とくに**イコサペンタエン酸**(icosapentaenoic acid，IPA)や**ドコサヘキサエン酸**(docosahexaenoic acid，DHA)が多く含まれているのが特徴である．コレステロールは，うなぎやえび，いかなどの軟体動物に多く含まれる(**表 8-4**)．

### 4)　ビタミン

魚介類に多く含まれるビタミンは，ビタミン A，$D_3$，$B_1$，$B_2$，$B_{12}$ である．とくに，ビタミン A は，やつめうなぎ(生)，うなぎ(養殖，生)にそれぞれ 8,200 μg/100 g，2,400 μg/100 g と，うし肝臓(1,100 μg/100 g)よりも多く含まれている．魚介類の内臓にも多く含まれ，昔は魚の肝臓からつくられた「肝油」がビタミン A の補給を目的に小学生に投与されていた．また，ビタミン $D_3$ は，うなぎやいわし，さばなどの赤身魚に多く含まれる．ビタミン $B_1$ や $B_2$ については，やつめうなぎ，うなぎ，貝類に多く含まれている．ビタミン $B_{12}$ は，魚介類の肝臓や貝類に多く，肉類の肝臓に匹敵するほどである．

### 5)　ミネラル

ヒトに必須のミネラルのうち，魚介類に多く含まれるのは，カルシウム，鉄，銅，亜鉛，ヨウ素，セレンである．骨ごと食べる小魚には，カルシウムが豊富に含まれるが，吸収率は牛乳の 50 ～ 60％に対して，小魚は 30 ～ 40％しかない．鉄は，ミオグロビンやヘモグロビンが豊富な赤身魚に多く含まれる．また，いかやたこなどの軟体動物，貝類は銅を豊富に含んでいる．これらは，ヘモグロビン（ヘム鉄）の代わりに，ヘモシアニン（ヘム銅）を含んでいるためである．亜鉛は，酵素の補欠分子族であり，味覚にも影響する元素といわれ，かきなどの貝類や魚卵などに多く含まれている．ヨウ素は，甲状腺機能に影響する元素であり，海藻を含めた海産物に豊富に含まれている．セレンは，抗酸化作用に寄与する元素で，あんこうの肝，たらこ，かれい，まぐろなどに多く含まれている．

## b 色素成分

### 1) ミオグロビン

赤身の魚肉に含まれる赤色色素は，ヘモグロビンとミオグロビンであるが，ほとんどの魚は漁獲後すぐに脱血処理をされるので，肉色を決めるのは**ミオグロビン**である．ミオグロビンは，鉄を含んだヘム色素とグロビンたんぱく質が 1：1 で結合したものである．ヘモグロビンから血中へ送り込まれた酸素を筋肉中へ輸送・貯蔵する役目を果たしている．ミオグロビンは酸化されやすく，**メトミオグロビン**となり赤褐色に変化する（メト化）（☞**図 8-4**）．魚肉は畜肉に比べてミオグロビンのメト化が進みやすい．ミオグロビンの色の保持は刺身で食べるまぐろやかつおなどの赤身魚の商品価値を決める重要な要素となっている．近年では，超低温コールドチェーンが開発され，長期間での色の保持が可能となった．

### 2) ヘモシアニン

**ヘモシアニン**は，いか，たこ，えびなどに含まれる色素である．魚類や肉類ではヘモグロビンに相当する色素で，ヘモグロビンは鉄をキレートしているが，ヘモシアニンは銅をキレートしている．軟体動物の血液が青いのは，ヘモシアニンが酸素と結合しているためで，酸素と結合していない場合は無色である．

### 3) アスタキサンチン

えび，かに，さけ，ますの赤色はカロテノイド系の脂溶性の色素である**アスタキサンチン**（**図 8-7a**）による．生きているえびやかにが黒っぽい色であるのは，アスタキサンチンとたんぱく質とが結合してカロテノプロテインとして存在しているためで，加熱するとカロテノプロテインのたんぱく質部位が変性し，アスタキサンチンが分離して本来の鮮やかな赤色を呈する．このときアスタキサンチンは酸化され，**アスタシン**（赤色，**図 8-7b**）に変化する．アスタキサンチンは，抗酸化作用を示すことから，健康食品や化粧品に利用されている．

### 4) グアニン

さけ，たちうお，さんまなどの表皮部分のキラキラと輝く銀白色の主成分は，核酸を構成する塩基である**グアニン**によるものである．海の中では，保

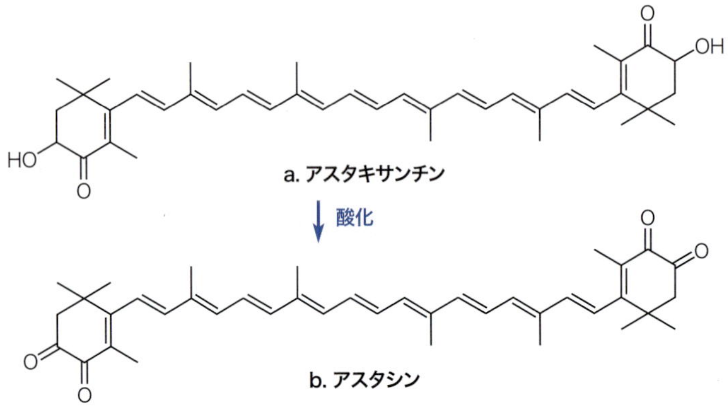


図 8-7 アスタキサンチンの酸化

護色の役割を果たしているといわれ，かつては模造真珠の原料にもなっていた．

## c におい成分

### 1) トリメチルアミン

トリメチルアミン-*N*-オキシド(TMAO)は，海水魚の組織内に含まれる浸透圧調整物質である．海水魚の死後，微生物内の TMAO 還元酵素によって，**トリメチルアミン**(TMA)が生じ，魚の生臭さの原因となっている．

### 2) ピペリジン

淡水魚の生臭さは，**ピペリジン**によるものである．ピペリジンは，リシンの分解物であり，シクロヘキサンの１つの炭素原子をイミノ基(=N−H)で置換した構造をもつ．

## d うま味成分

### 1) イノシン酸

煮干しやかつお節からとっただしには，核酸系の物質である **5′-イノシン酸**(**IMP**)が含まれる．IMP は，生物のエネルギー源である ATP が，生物の死後，酵素により分解されてできる物質であり，うま味を呈する．

### 2) タウリン

**タウリン**は，うま味を示す含硫アミノ酸とされる(**図 8-8**)．タウリンはカルボキシ基をもたないため，正確にはアミノ酸ではない．いかやたこの神経組織に含まれる遊離アミノ酸の半数以上がタウリンであるといわれ，するめの表面の白い粉はタウリンの凝縮物である．タウリンには，血圧の正常化，血中脂質の改善，肝機能を高め解毒作用を促進するはたらきを示すことから，健康食品や栄養ドリンクに用いられている．

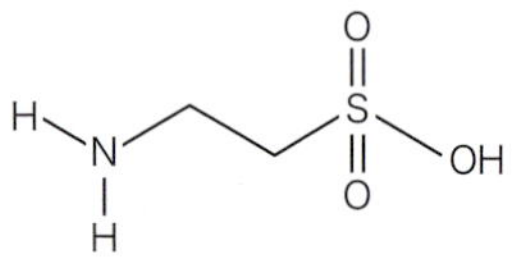


図 8-8 タウリンの構造

### 3) ベタイン

**ベタイン**は，陽イオンと陰イオンを同一分子内の隣りあわない位置にもち，陽イオンには解離できる水素イオンをもたず，分子全体としては電荷をもたない物質(分子内塩)の総称である．元来はトリメチルグリシンのことであったため，トリメチルグリシンを単にベタインとも呼ぶ．たこ，えび，かに，貝類などの軟体動物に多く含まれており，甘味に加えうま味を示す．甘えびの味はベタインによるものである．

#### 4）コハク酸

**コハク酸**は，貝類のうま味の主成分である有機酸で，日本酒にも含まれている．コハクの乾留により発見されたため，コハク酸と名付けられた．

### e 機能性成分

#### 1）キチン，キトサン

**キチン**はかにやえびの殻の強度を保っている固い物質の成分で，***N*-アセチル-D-グルコサミン**が$\beta$-1,4結合で直鎖状に連なった多糖類である．キチンをアルカリで処理すると，*N*-アセチル-D-グルコサミンからアセチル基が外れて，**キトサン**が得られる．ただし，キトサンを精製するときに，アセチル基が一部残るため，キチン・キトサンと呼ばれることが多い．キトサンは水に溶けやすく，抗菌性，コレステロール低下作用など機能性があることから，食品，化粧品，医療の分野などで広く利用されている．

#### 2）イコサペンタエン酸（IPA），ドコサヘキサエン酸（DHA）

**IPA**や**DHA**を豊富に含む魚やアザラシを常食しているイヌイットに，血栓症や心疾患が非常に少ないことから注目された多価不飽和脂肪酸である．IPAおよびDHAの融点は，それぞれ−54℃，−44℃と非常に低い．IPAやDHAは，まぐろの脂身，さんま，いわしなど青魚の背の部分や，目の裏の脂身（眼窩脂肪）にとくに多く存在する．これらの脂肪酸は，血栓を防いで血液の流れをスムーズにするといわれ，心筋梗塞，狭心症冠状動脈疾患に対して有効性が示唆されている．また，「中性脂肪が気になる方の食品」という表示で，DHAを関与成分とした特定保健用食品が許可されている．

#### 3）魚肉由来オリゴペプチド

オリゴペプチドとは，アミノ酸が2～10個程度つながったペプチドである．**かつお節オリゴペプチド**，**サーディンペプチド（イワシペプチド）**などの魚肉由来ペプチドが，血圧上昇にかかわるアンギオテンシン変換酵素（ACE）の阻害活性を示し，ヒトにおける試験においても血圧上昇抑制に効果的であったという報告がなされている．これらのオリゴペプチドを関与成分として，「血圧が高めの方に適する食品」との表示が許可された特定保健用食品がある．

### f 有害成分

#### 1）テトロドトキシン

**テトロドトキシン**は，一般にふぐ毒として知られ，一部の真正細菌によって生産されるアルカロイドである．ふぐの肝臓に含まれ，酸や熱にも安定で，死にいたる猛毒性を示す．

#### 2）貝類の有毒成分

ほたてがい，かき，あさり，むらさきいがいなどの二枚貝類が原因として起こる貝毒は，麻痺性貝毒と下痢性貝毒の2種が知られている．麻痺性貝毒の原因物質は，サキシトキシン，ゴニオトキシン群などであり，下痢性貝毒の原因物質はオカダ酸やジノフィシストキシン類などである．いずれも，海水性プランクトンの渦鞭毛藻が産生するこれらの有毒物質が貝の中腸腺に蓄積して食中毒を起こすといわれている．

**3) ヒスタミン**

鮮度の落ちた魚を食べると，食べた直後から数時間後に，じんましん，顔の腫れ，発汗，頭痛，吐き気などのアレルギー様症状が起こる場合がある．これは,魚に含まれるヒスチジンが,魚に付着した微生物によってアレルギーの症状を起こす物質**ヒスタミン**に変わるためである．ヒスチジンを多く含む魚は，さば，さんま，かつお，いわし，まぐろなどの赤身の魚である．ヒスタミンは加熱しても安定であるため，調理済み食品でも注意が必要である．

## 4 魚の死後の変化と鮮度保持

**鮮度の良い状態を保つためには捕獲後に即殺死をする必要がある**

魚肉中には，筋肉の収縮や発熱に大きな役割を果たすATPが含まれている．生きている間は筋肉の収縮を繰り返しても，常にATPが補給され，また元の状態に戻る．しかし，死後，ATPの供給が低下し，ATPが枯渇すると筋肉を構成するたんぱく質のアクチンとミオシンが結合した状態から弛緩することができなくなる．これにより死後硬直が始まる．

ATPの分解は以下のように進行する．

$$\mathrm{ATP} \rightarrow \mathrm{ADP} \rightarrow \mathrm{AMP} \rightarrow \mathbf{IMP} \rightarrow \mathrm{HxR} \rightarrow \mathrm{Hx}^{*}$$

＊ATP：アデノシン三リン酸，ADP：アデノシン二リン酸，AMP：アデノシン一リン酸，IMP：5'-イノシン酸(うま味成分)，HxR：イノシン，Hx：ヒポキサンチン

魚肉は死後硬直の後，酵素がはたらいて，うま味成分のイノシン酸(IMP)が増加する．この期間を「**熟成**」と呼んでいる．硬直が解けてからは，消化器の中に存在していた細菌や，外部から付着した細菌のもつ酵素によって分解が進む．これが，「**腐敗**」である．魚が苦悶死(暴れて死ぬこと)をすると，ATPを急激に消費するため，すぐに死後硬直が始まる．その結果，自己消化が早くなり，腐敗も早く進行する．これを防ぐには，魚を捕獲後に即殺死をすることで，死後硬直が始まるまでの時間を延ばすことができる．肉類に比べて魚介類，とくに赤身魚は，死後硬直そして腐敗するまでの時間が短いため，取り扱いには注意が必要である．鮮度の良い状態を長持ちさせるために，「活け締め」や「神経抜き」が行われている．また，鮮魚の輸送方法に関する研究も進んできており，低温輸送はもちろんのこと，冬眠や仮死状態にして生きたまま輸送する方法も開発されている．

魚の鮮度の指標として，ATPの分解反応を利用した**K値**がよく用いられている．K値は，以下の式により求められる．

$$\text{K値}(\%) = \frac{\mathrm{HxR} + \mathrm{Hx}}{\mathrm{ATP} + \mathrm{ADP} + \mathrm{AMP} + \mathrm{IMP} + \mathrm{HxR} + \mathrm{Hx}} \times 100$$

K 値が低いほど ATP の分解が進んでいないことを示し，鮮度が良いことを表す．K 値が約 20% までは刺身として適当とされ，60 ～ 80% に達するものは腐敗が始まっていると判定される．K 値を簡単に測定する装置も開発されている．

## 5 主な魚介類の特徴

**魚類，甲殻類，軟体動物，棘皮動物，腔腸動物，原索動物などがある**

### a 魚　類

一般に，回遊魚は赤身魚が多く，沿岸魚および底生魚は白身魚が多い．回遊魚は，絶えず泳いで長距離を移動するため，筋肉中に酸素を運ぶ赤色色素ミオグロビンを多く含んでいる．一方，白身魚はあまり運動しないため，ミオグロビンを多く必要としない．なお，100 g 当たりのヘモグロビンとミオグロビンの含有量が 10 mg 未満のものが白身魚，10 mg 以上のものが赤身魚と定義されている．ぶりやかんぱちは，赤身魚と白身魚の両方の性質をもつことから，「中間魚」といわれている．

#### 1) かつお

遠洋回遊魚のかつおは，初夏に多く出回るが，産卵の時期は秋から冬で，旬は一番脂がのった秋である．かつおはエサを求めて広く海を移動する遠洋回遊魚のため，秋から冬にかけて生まれ，黒潮にのって北上する．その際，わが国の沿岸を通るときに捕獲されたものが初夏に出回る「**初がつお(春獲り)**」である．脂肪の量は，秋に南に戻るときの「**戻りがつお(秋獲り)**」のほうが多い．最近では，養殖ものや輸入ものが市場に出回り，一年中購入できるようになった．

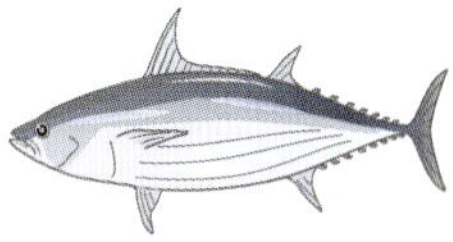
かつお

#### 2) まぐろ

国内の食用まぐろは，めばちまぐろ，きはだまぐろ，びんながまぐろ，くろまぐろ(本まぐろ)，みなみまぐろ，こしながまぐろの 6 種類である．めばちまぐろがもっとも庶民的なまぐろで，きはだまぐろとびんながまぐろはツナ缶や寿司の「びんとろ」によく使われている．まぐろは，養殖が難しい魚といわれてきたが，最近，完全養殖に成功した．

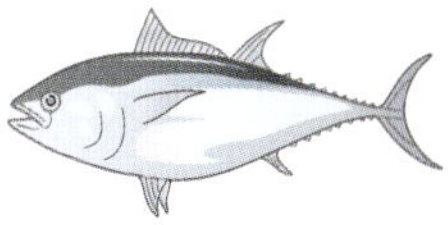
まぐろ

#### 3) あ　じ

あじは，一年を通して大量に漁獲される重要な近海回遊魚で，漁獲許容量が定められている．「味」の良さから「あじ」という名前になったといわれている．まあじが一般的であるが，まるあじ，にしまあじも安価で干物やフライでよく食べられている．大分県佐賀関の「関あじ」，宮崎県延岡市の「灘あじ」，島根県浜田市の「どんちっちあじ」は，ブランド魚として高値で取引される．伊豆諸島の特産品として知られる「くさや」は，くさや液と呼ばれる発酵汁にあじを漬け込み，天日で干したものである．

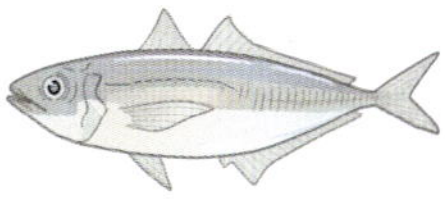
あじ

#### 4) さんま

さんまは，北太平洋を群れとなって回遊する魚である．日本沿岸には，産

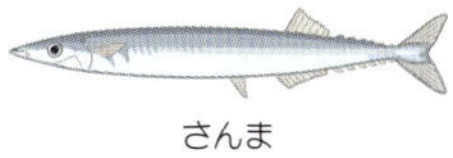
さんま

卵のために初夏から秋に太平洋側を南下するものと，冬から春に日本海側を南下するものとがある．前者は「下りさんま」ともいわれる．秋が旬で銀色に光る刀のような魚という意味から，「秋刀魚」とも表記される．鉄，ビタミン $B_{12}$，IPA や DHA を豊富に含んでいる．

**5)　ぶ　り**

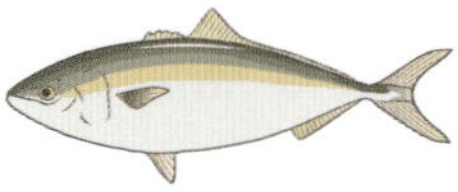
ぶり

ぶりは出世魚ともいわれ，稚魚から成魚になるにつれて呼び名が変わる．体長 40 cm くらいのものを「いなだ」や「わかし」，60 cm くらいのものを「はまち」，90 cm 以上のものを「ぶり」という．ぶりは養殖が盛んで，約 60 cm で出荷されるため，養殖ぶりははまちとして出回っている．産卵前の冬の時期が旬であることから，この時期のぶりは「寒ぶり」と呼ばれる．

**6)　た　い**

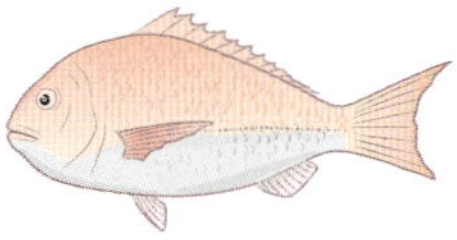
たい

古来よりおめでたい魚として珍重されてきた人気の高い沿岸魚である．種類も多く，まだい，ちだい，くろだい，へだい，きだい，きびれがよく食べられている．旬は春といわれ，この時期に獲れるまだいは「桜鯛」とも呼ばれている．

**7)　かれい**

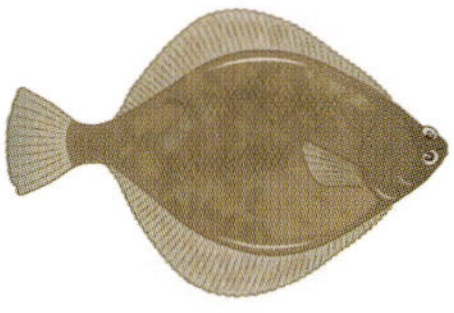
かれい

底生魚の 1 つで，ひらめと見分けがつきにくいが，「左ひらめに右かれい」といわれるように，腹を手前に置いて左に顔があるのがひらめ，右にあるのがかれいである．わが国近海で獲れるかれいは 40 種類もあり，旬は夏だが，冬には子持ちかれいも出回る．

**8)　ひらめ**

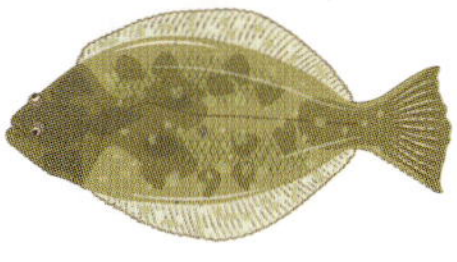
ひらめ

ひらめは，左右の眼が体の左側についている．白身魚の中ではとくに淡白で繊細な味わいで，高級魚とされている．ひれのつけ根にある「縁側（えんがわ）」と呼ばれる部分は，歯ごたえが良く，美味で珍重される．刺身のほか，フランス料理のムニエルなどに調理される．

**9)　さけ・ます**

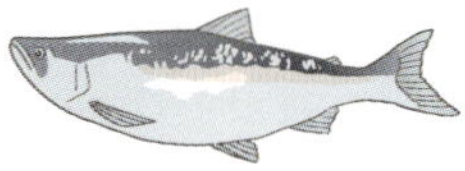
さけ

さけは白身魚であるが，**アスタキサンチン**が多く含まれるため，ピンク色をしている．河川に上って産卵した稚魚は川を下り海に出て，広く回遊して成長する．産卵にはまた母川に戻る（遡河回遊魚）．卵は，すじこやいくらとして食用にされる．さけは，アニサキスなどの寄生虫が多いため生食は厳禁である．ますは，同じくサケ目サケ科に分類され，陸封型および降海する前のものを指すことが多い．サケ目サケ科にはいわな，やまめ，あまご，にじますなどが属している．トラウトサーモンはにじますを海で養殖したもので，生食が可能である．

**10)　うなぎ**

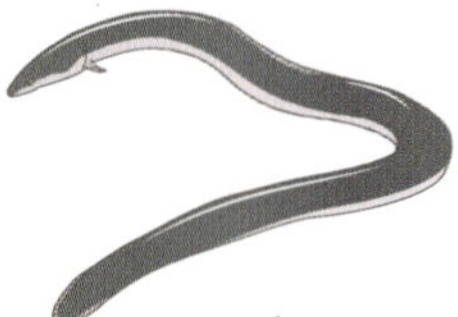
うなぎ

一般的に淡水魚として知られているが，海で産卵・孵化を行い，淡水にさかのぼってくる降河回遊魚である．うなぎには多くのビタミン類が高濃度で含まれている．土用の丑の日にうなぎを食べて夏バテ予防をはかるのは，理にかなった風習といえる．国産うなぎの捕獲量が少なく，輸入に頼っている．

**11)　あ　ゆ**

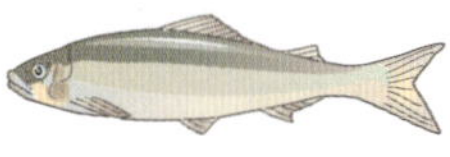
あゆ

あゆは，清流に生息している代表的な淡水魚である．あゆの成魚は川で生活し，産卵するが，仔稚魚期には海で生活することから，両側回遊魚と呼ばれる．天然のあゆは川苔を食べ，きゅうりのような香り［(*E*, *Z*)-2, 6-ノナジエナール］を呈することから「香魚」ともいわれるが，養殖のあゆはすいかのような香り［(*Z*, *Z*)-3, 6-ノナジエノール］を呈する．

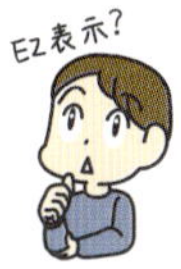


### コラム　EZ表示

IUPACでは，シス-トランス異性体において，EZ表示が推奨される．二重結合で結合している原子の置換基について，順位法則で優先順位が高い置換基が二重結合の同じ側にある場合は*Z*を，異なる側にある場合は*E*を用いて表す．*Z*はドイツ語のzusammen（ともに），*E*はentgegen（逆に）に由来する．なお，*E*, *Z*は大文字イタリック体で表す．

## b 節足動物（甲殻類）

### 1) え　び

日本人はえびをよく好むため，その多くをアジア各国から輸入している．えびは種類が多く，いせえび，ブラックタイガー，くるまえび，あまえび，さくらえびがよく知られている．生のえびが黒いのは，チロシンの酸化によりメラニンを形成するためである．えびを加熱すると，アスタキサンチンが熱によりたんぱく質と分離して赤色を呈する．アスタキサンチンは抗酸化性が高いことから，機能性食品や化粧品の素材として利用されている．

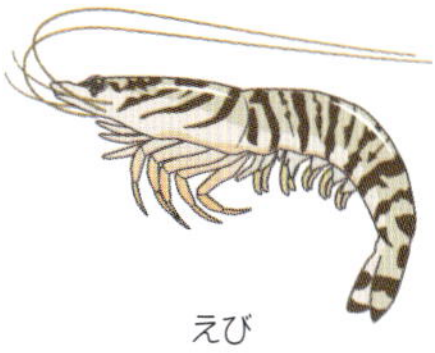
えび

### 2) か　に

主な食用のかには，ずわいがに，たらばがに，けがに，がざみ（わたりがに）などが有名である．甲羅部分は，硬いキチン質でできている．えびと同様，かににもアスタキサンチンが含まれるため，ゆでるときれいな赤い色となる．かにの流通形態としては，冷凍品，缶詰などがある．

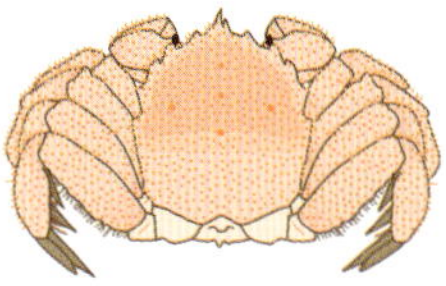
かに

## c 軟体動物

### 1) あさり

日本人にとってもっともなじみが深い貝であるが，近年，国内での漁獲量が激減し，中国や韓国からの輸入に頼っている．うま味成分のコハク酸やグリコーゲンを多く含む．産卵期の春にはこれらの成分がさらに増えうま味が増す．酒蒸し，佃煮，クラムチャウダーなどさまざまな料理に用いられる．

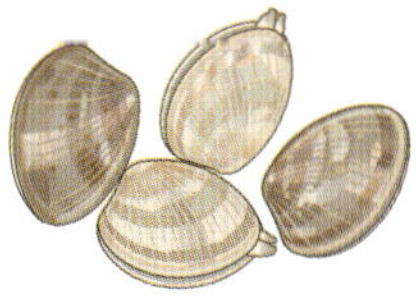
あさり

### 2) か　き

わが国で食べられている主なかきは，まがきといわがきで，流通しているものの大半は養殖ものである．「生食用」は，海から揚げて，一定期間紫外線殺菌した海水で殺菌したもので，「加熱用」は殺菌せず，水揚げしてすぐに出荷したものである．「海のミルク」といわれるかきは，グリコーゲン，タウリン，コハク酸などのうま味成分，鉄，カルシウム，銅，亜鉛などのミ

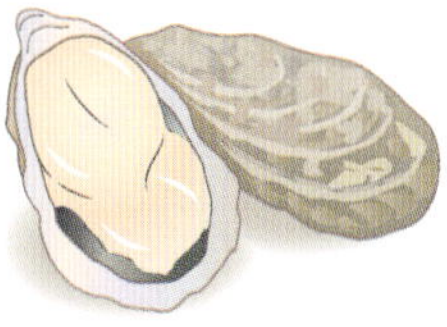
かき

ネラル，ビタミン A，$B_1$，$B_2$，$B_{12}$ などのビタミンを豊富に含んでいる．

#### 3）あわび

コリコリとした食感が特徴の高級食材である．わが国で食用にされるのは，くろあわび，えぞあわび，めがいあわび，まだかあわびの4種である．「干しあわび」は，生のあわびをゆでた後に天日で乾燥させたもので，中国ではつばめの巣，フカヒレと並ぶ三大高級食材の1つとなっている．山梨県の名産品の「あわびの煮貝」は，あわびを丸のまま，醤油ベースの煮汁で煮た加工食品である．

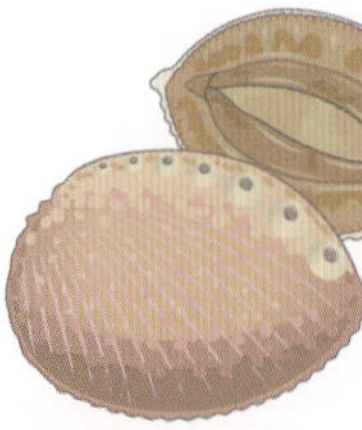
あわび

#### 4）いか

こういかなどの甲いか類と，やりいか・するめいかなどの筒いか類に分けられる．コレステロール，タウリンが豊富に含まれる．いかを加熱すると，丸まるが，これはいかの表皮に含まれるコラーゲンが加熱によって収縮するためである．

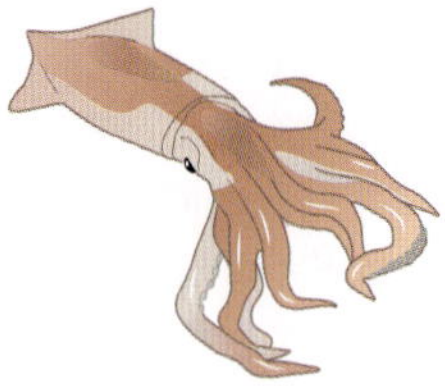
いか

#### 5）たこ

日本人は，世界でもっともたこを多く食べているといわれている．わが国で食されるたこは，主にまだこ，みずだこ，いいだこである．たこは，脂質が少なく，たんぱく質が豊富な食材である．いかと同様，タウリンを多く含む．

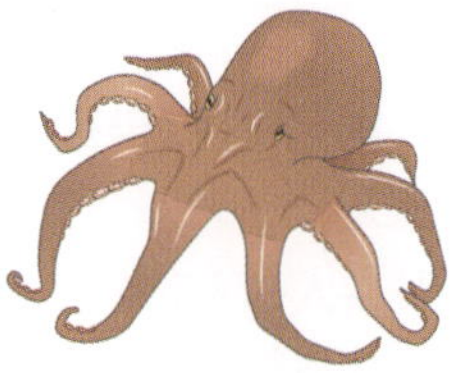
たこ

### d 棘皮動物

#### 1）うに

日本三大珍味の1つである．食用とされる部分は成熟する前の生殖巣(精巣と卵巣)である．コレステロールが，290 mg/100 g と比較的高い．塩漬けや練りうに，粒うになどの加工品も多く流通している．うにの加工品には組織を引き締めて身崩れを防ぐためにミョウバンが添加されるが，過度の添加は渋味や苦味を呈する．

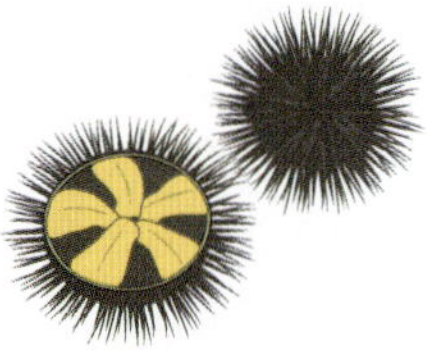
うに

#### 2）なまこ

なまこを生で食べるのは日本人独特の食習慣である．コリコリとした食感はコラーゲン繊維によるものである．なまこの内臓を塩辛に加工したものを「このわた」といい，日本三大珍味の1つとなっている．なまこの天日乾燥品である干しなまこは，中華料理ではあわび，フカヒレ，魚の浮き袋とならび四大海味(シーダーハイワェイ)の1つである．

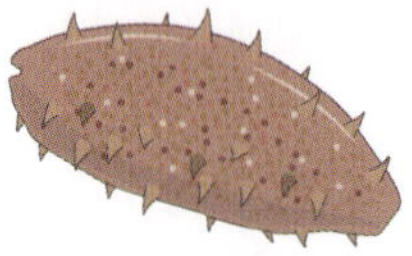
なまこ

### e 腔腸動物

#### 1）くらげ

食用とされるくらげは，主にびぜんくらげ，えちぜんくらげ，ひぜんくらげである．クラゲ独特の食感はコラーゲンによるものである．くらげを塩蔵し，乾燥させたものを「干しくらげ」といい，中華料理の前菜やスープとして用いられる．

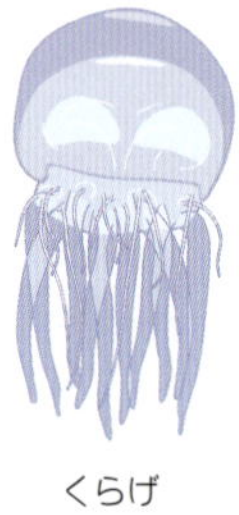
くらげ

### f 原索動物

#### 1) ほ　や

食用とされるのは，わが国ではまぼやとあかほやの2種類である．外側の殻が赤黄色で丸く，でこぼこの突起があることから「海のパイナップル」とも呼ばれている．ほやの主な産地は三陸沿岸部で，旬の時期は5～8月である．東北の珍味といわれ，鮮度の高いものほどくさみがなく，美味である．

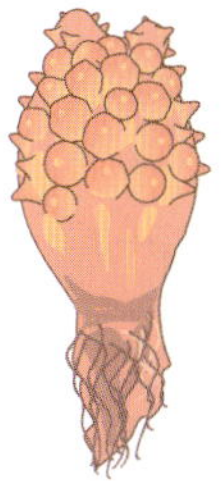

ほや

## C 乳　類

乳は哺乳動物の乳腺分泌物（乳汁）であり，幼動物の発育を目的として与えられる．出産直後の乳汁は初乳と呼ばれ，通常の乳汁である常乳とは成分組成が著しく異なり，牛乳では分娩5日以内の初乳は市販することができない．乳は分娩直後の幼哺乳動物の生育に不可欠であることから，必要なすべての栄養素をバランス良く含んでおり，とくに良質のたんぱく質，脂質，乳糖，カルシウム，リン，ビタミンなどの供給源である．さらに乳中には食品の三次機能（生体調節機能）をもついくつかの成分が見出されており，健康維持・回復などにも重要な役割を果たしている．食用とされる乳類には，牛乳，山羊乳，羊乳，馬乳などがあるが，わが国で通常飲用されているのは牛乳である．**乳等省令**（乳及び乳製品の成分規格等に関する省令，厚生労働省）では牛乳以外に飲用乳として殺菌山羊乳の市販が認められている．

### 1 乳牛の品種

**わが国ではホルスタイン種がほとんどである**

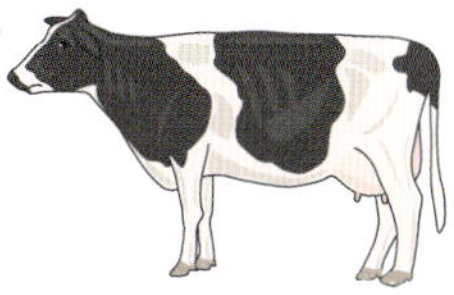

ホルスタイン

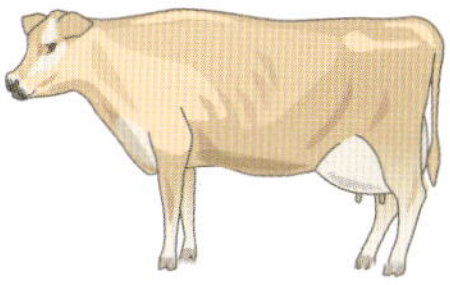

ジャージー

乳用種として，ホルスタイン種，ジャージー種，エアシャー種およびガンジー種などがあるが，わが国では白黒斑の**ホルスタイン種**がほとんどである（98.7％）．乳脂肪率は3.7％と比較的低いが，1年間の泌乳量は約9,600 kgと多い．**ジャージー種**（英国原産の小型乳牛）の泌乳量は少ないが（約6,500 kg），脂肪率は5.2％と高く，脂肪球がホルスタイン種と比べて大きいのが特徴である．

### 2 牛乳の成分

**牛乳は各種栄養素がバランス良く含まれた準完全栄養食品である**

図8-9に牛乳の成分を示す．牛乳には主要な栄養素がバランス良く含まれているため，人乳（母乳）の代用または乳加工製品の原料として広く利用されているが，牛乳のほうが人乳よりカゼイン，ミネラル（無機質）が多く，アルブミン，乳糖が少ない．そのため，調製粉乳はこのような点を考慮して人乳に近づけて製造されている．牛乳を乳児に与える際には注意が必要である．

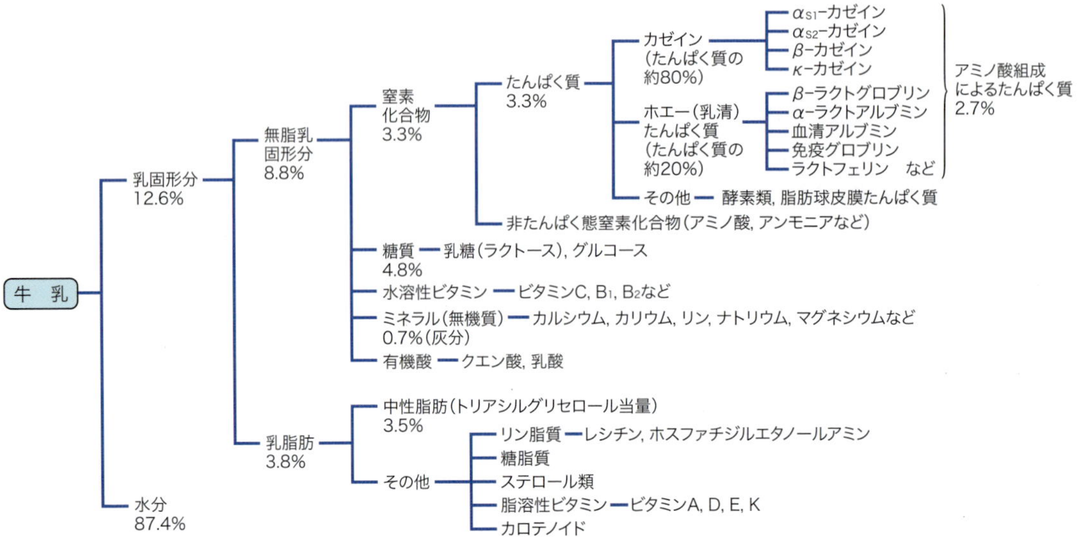


**図 8-9 牛乳の成分**

## a たんぱく質

牛乳には約3.3%のたんぱく質が含まれる．牛乳たんぱく質は，脱脂乳のpHを4.6以下にすると，沈殿する部分と上清部分［これを**ホエー**(whey，乳清)という］に分かれる．沈殿部分の主成分はカゼインであり，全牛乳たんぱく質の約80%を占め，ホエー(乳清)部分にはホエーたんぱく質(全牛乳たんぱく質の約20%)が溶解している．

### 1) カゼイン

牛乳たんぱく質の約80%を占める**カゼイン**は単一たんぱく質ではなく，主に$\alpha_{S1}$-カゼイン，$\alpha_{S2}$-カゼイン，$\beta$-カゼイン，$\kappa$-カゼインの4種類のたんぱく質から構成されている．これらのカゼインはリン酸が結合したリンたんぱく質で会合しやすく，会合体(サブミセル)を形成する．また，カルシウムとリン酸がコロイド性リン酸カルシウム［$Ca_9(PO_4)_6$］の形でカゼインのホスホセリン残基に結合し，直径約100～200 nmと大きな**カゼインミセル**を形成する(**図 8-10**)．とくに，親水性の高い$\kappa$-カゼインがカゼインミセルの表面に位置し，疎水性アミノ酸を多く含みカルシウムの存在により沈殿しやすい$\alpha_{S1}$-カゼイン，$\alpha_{S2}$-カゼイン，$\beta$-カゼインを取り囲んでいる．そのため，カゼインミセルは，牛乳中で安定なコロイド粒子として存在する．牛乳が白く濁っているのはこのカゼイン粒子が牛乳中に分散し，光を散乱させるからである．

牛乳に凝乳酵素**キモシン**(**レンニン**)を添加すると，牛乳は凝固してカードを生成する．これは，カゼインミセル中の$\kappa$-カゼインが，親水性のペプチドと疎水性の高いパラ-$\kappa$-カゼインに分解されて，カゼインミセルが不安定になり凝固するためである．この牛乳の凝固の性質を利用して，カードからチーズが製造される．

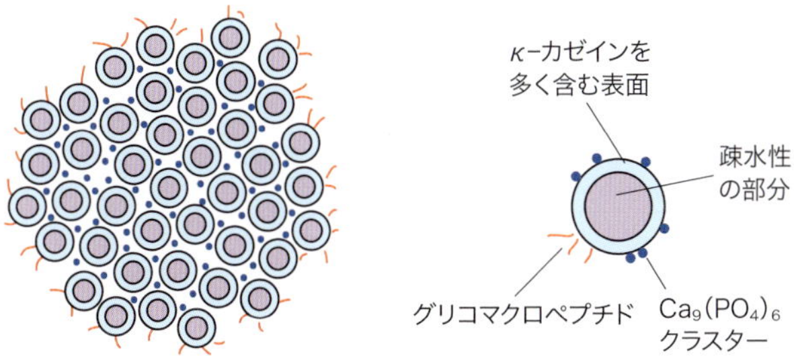


**図 8-10 カゼインミセル模式図**
［Goff HD, Hill AR：Principle and Properties, Dairy Sci and Tech. Handbook-1, VCH Publishers Inc.,1993 より引用］

### 2) ホエー(乳清)たんぱく質

ホエーたんぱく質は牛乳たんぱく質の約 20%（人乳では約 70%）を占め，β-ラクトグロブリン，α-ラクトアルブミン，血清アルブミン，免疫グロブリン，ラクトフェリンなどからなる（**図 8-9**）．**β-ラクトグロブリン**は，ホエーたんぱく質の約 50%を占め，レチノールと強く結合するため小腸におけるビタミン A の吸収に関与すると考えられている．また，このたんぱく質は人乳中には存在しないため，牛乳アレルギーを発症する代表的な原因物質（アレルゲン）である．α-ラクトアルブミンは，ホエーたんぱく質の約 20%を占め，ラクトース合成に必須な酵素である．免疫グロブリンは，初乳中に多く含まれ新生児の感染防御を担う免疫抗体である．**ラクトフェリン**は，鉄と結合する糖たんぱく質であり，増殖に鉄を要求する細菌の生育に対して静菌作用を示す．

## b 脂　質

牛乳の脂質は，中性脂肪（トリアシルグリセロール）が約 98%を占め，さらに，リン脂質，糖脂質，ステロールおよびビタミンを含んでいる．この脂質の約 95%は，直径 0.1 ～ 17 μm（平均 3.4 μm）の脂肪球からなり．脂肪球膜たんぱく質やリン脂質などから構成される皮膜で包まれ，水中油滴型（O/W）エマルションとして牛乳中で安定している．

牛乳（ジャージー種とホルスタイン種）と人乳の乳脂肪分のうちの脂肪酸 100 g 当たりの脂肪酸組成を**表 8-5** に示す．牛乳の主要構成脂肪酸は，飽和脂肪酸のミリスチン酸，パルミチン酸，ステアリン酸と不飽和脂肪酸のオレイン酸である．牛乳の脂肪酸組成の特徴は，酪酸やヘキサン酸などの低級脂肪酸が比較的多く，これらの脂肪酸は揮発性があり，酸化されやすいため，牛乳や乳製品の風味に関与する．牛乳の脂肪酸組成は一定ではなく，品種，個体，飼料，季節などの影響を受ける．また，牛乳中には 1%のリン脂質（レシチン，ホスファチジルエタノールアミンなど）が含まれ，その多くは脂肪球膜に存在している．

**表 8-5　脂肪酸 100 g 当たりの脂肪酸成分含量（g）**

| 食品名 | 飽和脂肪酸 | 一価不飽和脂肪酸 | 多価不飽和脂肪酸 | $n$-3系多価不飽和脂肪酸 | $n$-6系多価不飽和脂肪酸 | 4:0 酪酸 | 6:0 ヘキサン酸 | 8:0 オクタン酸 | 10:0 デカン酸 | 12:0 ラウリン酸 | 14:0 ミリスチン酸 | 16:0 パルミチン酸 | 18:0 ステアリン酸 | 10:1 デセン酸 | 14:1 ミリストレイン酸 | 16:1 パルミトレイン酸 | $n$-7 $n$-9 18:1 シス-バクセン酸 オレイン酸 | $n$-6 18:2 リノール酸 | $n$-3 18:3 α-リノレン酸 | $n$-6 18:3 γ-リノレン酸 | $n$-6 20:4 アラキドン酸 | $n$-3 22:6 ドコサヘキサエン酸 |
|---|---|---|---|---|---|---|---|---|---|---|---|---|---|---|---|---|---|---|---|---|---|---|
| 生乳（ジャージー種） | 72.8 | 23.3 | 3.9 | 0.4 | 3.4 | 3.6 | 2.3 | 1.4 | 3.2 | 3.5 | 10.9 | 30.7 | 15.3 | 0.2 | 0.6 | 1.1 | 21.4 | 3.4 | 0.4 | 0 | 0 | 0 |
| 生乳（ホルスタイン種） | 66.1 | 29.7 | 4.2 | 0.5 | 3.7 | 2 | 1.3 | 0.8 | 1.7 | 2.1 | 9.1 | 32.6 | 13.2 | 0.2 | 0.7 | 1.6 | 26.7 | 3.2 | 0.4 | 0.1 | 0.2 | 0 |
| 人乳 | 38.2 | 44.1 | 17.8 | 2.7 | 15.1 | 0 | 0 | 0.1 | 1.1 | 4.8 | 5.2 | 21.2 | 5.4 | 0 | 0.1 | 2.3 | 40.9 | 14.1 | 1.4 | 0.1 | 0.4 | 0.9 |

［文部科学省科学技術・学術審議会資源調査分科会：日本食品標準成分表 2020 年版（八訂）より引用］

### c　糖　　質

牛乳に含まれる糖質は 4.8％であり，その 99％は**ラクトース**（乳糖）である．そのほかに微量のグルコースおよびガラクトースが含まれる．ラクトースは，D-グルコースと D-ガラクトースが$\beta$-1, 4 結合した二糖類であり，ラクターゼ（$\beta$-ガラクトシダーゼ）によって加水分解されて単糖として吸収される．ラクターゼ活性は乳幼児では高いが，成人になると低下する．ラクターゼ活性の低い人はラクトースが消化管下部に溜まり，腹痛や下痢などを起こす．これを**乳糖不耐症**（低ラクターゼ症）という．日本人の成人の 20 ～ 25％は乳糖不耐症である．

ラクトースは，乳児の重要なエネルギー源であると同時に腸内細菌（有用菌）であるビフィズス菌や乳酸菌の増殖を促進する．その結果，腸内環境の悪化をもたらす有害菌の増殖を抑制したり，大腸におけるカルシウム，マグネシウムおよび鉄の吸収を促進するなどのはたらきを有する．

### d　ミネラル（無機質）

牛乳には 0.7％のミネラル（灰分として測定）が含まれる．カルシウム，リン，カリウム，ナトリウム，マグネシウム，塩素などで，とくに，カルシウムとリン含量が高く，骨格成分の重要な供給源である．牛乳カルシウムの約 1/3 が可溶性で，2/3 がカゼインと結合したり，リン酸塩などの形でコロイド状になったりして，消化・吸収されやすい形になって存在している．また，カルシウムは生乳 100 g 中に 110 mg 含まれ，骨や歯の形成と維持のためには，カルシウムとリンの比率が 1：1 ～ 2 で摂取することが望ましいとされているが，牛乳の比率はほぼ 1：1 の割合であり，理想的な構成比である．

### e　ビタミン

牛乳中の脂肪球には脂溶性ビタミン，ホエー中には水溶性ビタミンが存在する．とくに，ビタミン A，$B_2$ が多く含まれる．ビタミン $B_1$，$B_6$，$B_{12}$，葉酸およびビタミン C は，牛乳の加熱殺菌で分解されやすく，加熱処理が強い場合には減少する．また，牛乳はプロビタミン A として$\beta$-カロテンを含み，これが牛乳の色(黄色)に関係する.

## 3 主な牛乳・乳製品の特徴

**乳等省令によって，種類，成分，製造法，保存法などが定められている**

牛乳・乳製品は，食品衛生法による「乳及び乳製品の成分規格等に関する省令(乳等省令)」によって，その種類，成分，製造法および保存法などの基準が定められている．牛乳および乳製品の成分規格をそれぞれ**表8-6**に示す．

### a 飲用乳

飲用乳として，牛乳，特別牛乳，成分調整牛乳，低脂肪牛乳，無脂肪牛乳，加工乳，および乳飲料の7種類がある．

#### 1） 牛　乳

牛乳は成分無調整で，生乳のみを均質化(ホモジナイズ)して脂肪球を直径1 $\mu$m以下に調製し，殺菌，容器充填したものである．生乳中の乳脂肪は脂肪球の大きさにばらつきがあり(直径0.1 ～ 17 $\mu$m)，放置によるクリーム層の分離を防ぐためにホモジナイズ(均質化)処理を行う．乳脂肪分3.0%以上，無脂乳固形分8.0%以上，大腸菌群陰性などの成分規格がある．牛乳は微生物が繁殖しやすく腐敗しやすいため加熱殺菌工程が必須であり，乳等省令では，「保持式により63℃，30分間加熱殺菌するか，またはこれと同等以上の殺菌効果を有する方法で加熱殺菌すること」と定められている．殺菌方法には，**低温長時間殺菌法**(**低温殺菌法**，**LTLT法**，63 ～ 65℃，30分)，**高温短時間殺菌法**(**HTST法**，72℃以上，15秒以上)，**超高温殺菌法**(**UHT法**，120

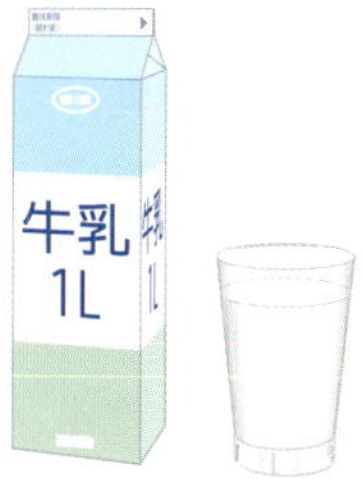

牛乳



**表8-6 牛乳および乳製品の成分規格**

| | 乳脂肪分 | 無脂乳固形分 | 比重(15℃) | 酸度(乳酸として) | 細菌数 | 大腸菌群 |
|---|---|---|---|---|---|---|
| 牛乳*[1] | 3.0%以上 | 8.0%以上 | 1.028以上 | 0.18%以下[a)]<br>0.20%以下[b)] | 5万以下/mL | 陰性 |
| 特別牛乳 | 3.3%以上 | 8.5%以上 | 1.028以上 | 0.17%以下[a)]<br>0.19%以下[b)] | 3万以下/mL | 陰性 |
| 成分調整牛乳*[2] | — | 8.0%以上 | — | 0.21%以下 | 5万以下/mL | 陰性 |
| 低脂肪牛乳*[3] | 0.5%以上<br>1.5%以下 | 8.0%以上 | 1.030以上 | 0.21%以下 | 5万以下/mL | 陰性 |
| 無脂肪牛乳*[4] | 0.5%未満 | 8.0%以上 | 1.032以上 | 0.21%以下 | 5万以下/mL | 陰性 |
| 加工乳*[5] | — | 8.0%以上 | — | 0.18%以下 | 5万以下/mL | 陰性 |
| 乳飲料*[6] | — | — | — | — | 3万以下/mL | 陰性 |

*[1] 生乳100%を原料にする．63℃30分保持式殺菌(バッチ式)と同等以上の殺菌を要する．牛乳の表示が認められる．従来は62～65℃30分の殺菌またはこれと同等以上の殺菌．
*[2] 乳脂肪などの成分のみを除去したもの．
*[3] 以前の部分脱脂乳に相当する．
*[4] 以前の脱脂乳に相当する．生乳のみから製造したもの．
*[5] 生乳に乳成分に含まれる以外の成分を添加してはいけない．牛乳の表示はできない．
*[6] 乳成分以外にコーヒー，ココアなどを加えたもの．牛乳の表示はできない．
a)ジャージー種の牛の乳のみを原料とするもの以外のもの
b)ジャージー種の牛の乳のみを原料とするもの
[厚生労働省：乳等省令より引用]

～150℃，1～4秒）がある．わが国ではほとんどがUHT法で殺菌されている．また，長期保存牛乳（**LL牛乳**，long life牛乳の略）は，80～85℃の予備加熱をした後，超高温殺菌を行い，アルミニウム箔とポリエチレンでラミネートした多層滅菌容器に無菌的に充填したものである．LL牛乳は常温で約2ヵ月の長期保存が可能である．

#### 2）特別牛乳

特別牛乳の搾乳処理の許可を受けた施設で得られた生乳（未殺菌）を処理したもの，あるいは加熱殺菌処理したもので，無脂乳固形分8.5％以上，乳脂肪分3.3％以上含む．

#### 3）成分調整牛乳

生乳から乳成分の一部を除き殺菌したものである．

#### 4）低脂肪牛乳

生乳から，規格に合うように乳脂肪分の一部を除き殺菌したもので，無脂乳固形分8.0％以上，乳脂肪分0.5％以上1.5％以下のものである．

#### 5）無脂肪牛乳

生乳から，規格に合うように乳脂肪分をほとんど除き殺菌したもので，無脂乳固形分8.0％以上，乳脂肪分0.5％未満のものである．

#### 6）加工乳

生乳に脱脂粉乳，クリーム，バターなどを加えて乳成分の一部を調整したもので，無脂乳固形分は8.0％以上含み，牛乳の使用割合を表示しなければいけない．なお，ビタミン，カルシウム，鉄などの栄養素を加えることはできない．

#### 7）乳飲料

生乳，牛乳，特別牛乳，およびこれらを原料として製造された乳製品を主原料として，ビタミン，カルシウム，鉄などの栄養素やコーヒー，果汁などを加えることができる．

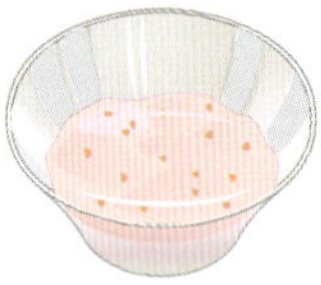
イチゴミルク

特殊なものとして，乳糖不耐症者用に開発された**乳糖分解乳**（低乳糖牛乳）がある．これは牛乳中の乳糖（ラクトース）をあらかじめラクターゼ処理して分解したものである．

### b 発酵乳・乳酸菌飲料

発酵乳および乳酸菌飲料は，乳等省令では乳製品に分類される．

発酵乳（代表的なものがヨーグルト）は，乳またはこれと同等以上の無脂乳固形分（8.0％以上）を含む乳などを乳酸菌または酵母（1,000万個/mL以上）で発酵させ，糊状または液状にしたもの，またはこれらを凍結したものである（大腸菌群陰性）．日本食品標準成分表2020年版（八訂）には，砂糖などの糖類を加えず脂肪含量の異なる乳脂肪が3.0％の全脂，1.0％の低脂肪，0.5％未満の無脂肪無糖ヨーグルト，砂糖や果汁などの糖類を添加した脱脂加糖ヨーグルト，凝固したヨーグルトを液状にして糖類を加えたドリンクヨーグルト（のむヨーグルト）が収載されている．

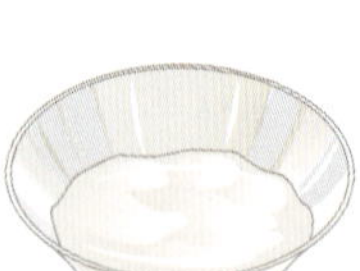
ヨーグルト

乳酸菌飲料は，乳などを乳酸菌または酵母で発酵させたものを加工し，または主要原料とした飲料(発酵乳を除く)のことである．無脂乳固形分が3.0%以上，乳酸菌または酵母数が1,000万個/mL以上，大腸菌群陰性とする規格の**乳製品乳酸菌飲料**がある．乳製品乳酸菌飲料には，殺菌して生きた乳酸菌や酵母を含まないものもある(殺菌乳製品)．また，無脂乳固形分が3.0%未満，乳酸菌または酵母数が100万個/mL以上，大腸菌群陰性の**乳酸菌飲料**(**乳主源**)がある(非乳製品)．なお，乳酸菌飲料であっても，無脂乳固形分が8.0%以上のものは発酵乳となる．

最近，腸内細菌の中で有用細菌として注目されている乳酸桿菌(*Lactobacillus casei* や *L. acidophilus* など)，あるいはビフィズス菌を種菌(スターター)として発酵させたヨーグルトなどがある．これらの有用細菌は，整腸作用，免疫賦活作用，がん予防効果，コレステロール低下作用などのはたらきがあり注目されている．

### c 練　乳

練乳は牛乳を濃縮したものであり，牛乳を約1/2.5に減圧濃縮した**無糖練乳**(**エバミルク**)と砂糖を添加して約1/3に減圧濃縮した**加糖練乳**(**コンデンスミルク**)がある．



### d 粉　乳

原料乳を殺菌，予備濃縮後，噴霧乾燥したもので，全粉乳，**脱脂粉乳**(**スキムミルク**)，加糖粉乳，調製粉乳，特殊調製粉乳などがある．調製粉乳は乳幼児に必要な栄養素を加えて乾燥させたもので，特殊調製粉乳は必要な栄養素を加えて育児用として母乳の組成に類似させたものである．

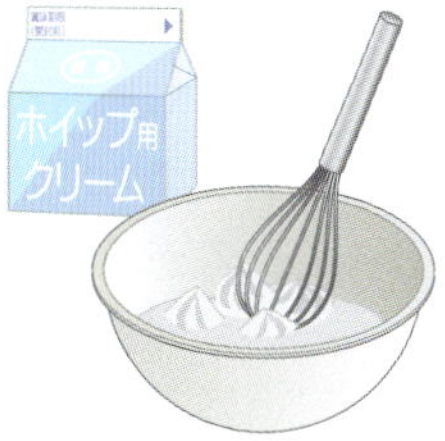

ホイップ用クリーム

### e クリーム

牛乳を遠心分離機(セパレーター)で分離して得られる乳脂肪を**クリーム**という．脂肪率18%以上，酸度0.2%以下と定められている．

### f バター

バターは牛乳から脂肪率35%前後のクリームを分離し，激しく攪拌(チャーニング)することによって粒状になった脂肪分を塊状に集合させ，これを練り上げて(ワーキング)成型したものである．チャーニングにより，水中油滴型(O/W)エマルションから油中水滴型(W/O)エマルションに相転換する．また，バターは，食塩添加の有無によって加塩バターと無塩バターに，乳酸発酵の有無によって発酵バターと非発酵バターに分類される．

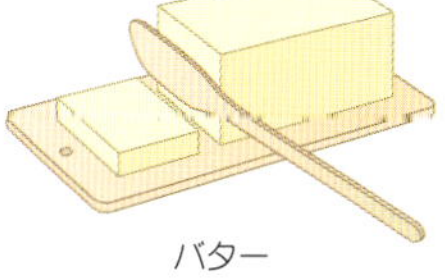
バター

### g アイスクリーム

アイスクリームは，牛乳，練乳，クリームなどの乳製品にスクロース，安定剤，乳化剤，香料などを加え，加熱殺菌後，攪拌しながら凍結させたものである．乳固形分および乳脂肪分の含有量からアイスクリーム，アイスミルク，ラクトアイスの3種類がある(**表8-7**)．なお，乳等省令で定義されてい

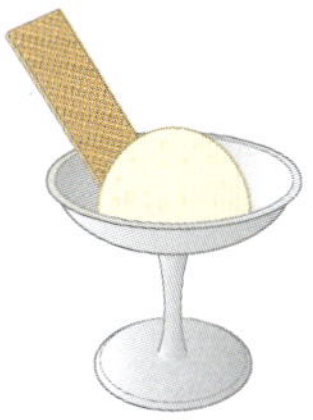
アイスクリーム

表 8-7 アイスクリーム類の成分規格

| | アイスクリーム | アイスミルク | ラクトアイス |
|---|---|---|---|
| 乳固形分(%) | 15.0 以上 | 10.0 以上 | 3.0 以上 |
| 乳脂肪分(%) | 8.0 以上 | 3.0 以上 | |
| 細菌数(1 g 当たり) | 10 万以下 | 5 万以下 | 5 万以下 |
| 大腸菌群 | 陰性 | 陰性 | 陰性 |

るもの以外は，**氷菓**として一般食品の分類となる．

### h チーズ

チーズはナチュラルチーズとプロセスチーズに分けられる．

ナチュラルチーズは，加熱殺菌した原料乳に乳酸菌と凝乳酵素**レンネット**［**キモシン**(レンニンともいう)を主成分としてペプシンを少量含むもの］を添加してカードを生成させ，これをさらに熟成させて製造したものである．とくにチーズ中のカゼインは熟成過程で低分子化され，消化・吸収しやすい形になっており，たんぱく質，脂質およびカルシウムの供給源として優れた食品である．また，ナチュラルチーズは，乳酸菌の種類，発酵形式および硬さと熟成度合いなどにより特徴があり，水分含量で分けると，超硬質チーズ(30 ～ 35%，パルメザンチーズなど)，硬質チーズ(35 ～ 40%，エダムチーズ，チェダーチーズなど)，半硬質チーズ(40 ～ 45%，ロックフォールチーズ，ゴーダチーズなど)，軟質チーズ(50%以上，カマンベールチーズなど)となり，熟成を行わないフレッシュチーズ(40 ～ 60%，モッツァレラチーズ)もある．

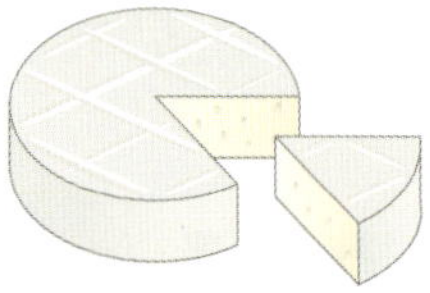
カマンベールチーズ

プロセスチーズは，1 種類または 2 種類以上のナチュラルチーズを粉砕し，乳化剤を加えて加熱溶融した後，調味料，香料，保存料などを加えて殺菌し，成型したものである．プロセスチーズは，ナチュラルチーズ特有の風味・芳香は失われるが，殺菌されているため保存性が良い．

## 4 牛乳・乳製品の三次機能

### 牛乳たんぱく質およびその消化物はさまざまな生体調節機能を有する

牛乳中には多数の生理活性のたんぱく質やペプチドが含まれている．たとえば，カゼイン消化(分解)物中の**オピオイドペプチド**は鎮静作用を示す．また，アンギオテンシンⅠ変換酵素(アンギオテンシンⅠを変換して血圧を上昇させるアンギオテンシンⅡを生成する酵素)を阻害することによって血圧上昇を抑制するペプチドがカゼイン分解物中に確認されている．さらに，カゼイン分解物から得られる**カゼインホスホペプチド(CPP)**はカルシウムの吸収を助ける機能があり，これを添加した食品が製造されている．また，ラクトフェリンの分解物(**ラクトフェリシン**)はラクトフェリンの数十～数百倍の抗菌性が認められている．CPP によるカルシウム吸収促進作用，ラクトトリペプチドによる血圧降下作用，乳酸菌やビフィズス菌による腸内環境改善作用などが，特定保健用食品に表示できる保健の用途として認められている．その他，ホエーたんぱく質に含まれる**乳塩基性たんぱく質**(MBP)が骨芽細胞の増殖を促進すると同時に，破骨細胞のはたらきを抑制することで，骨形成を促進することが知られている．

# D 卵　類

## 1 卵の種類と構造

卵白，卵黄を食料とする目的で家禽から採取した卵を食用卵という．食用卵には，鶏卵，うずら卵，あひる卵，烏骨鶏卵などがあるが，鶏卵の生産量，消費量がもっとも多い．また，食用卵として有精卵と無精卵があるが両者には栄養的な差はなく，一般に市販されているのは無精卵である．

卵の構造は，**図 8-11** に示すように，卵殻部，卵白部，卵黄部(重量比で 1：6：3)からなっている．

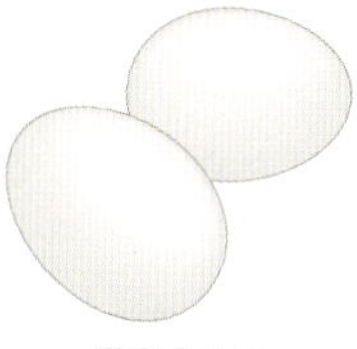

鶏卵（白玉）

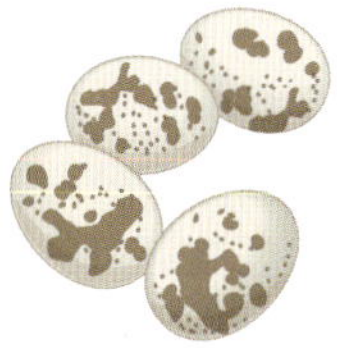

うずら卵



### a 卵殻部

卵殻部は，クチクラ，卵殻，外卵殻膜，内卵殻膜で構成される．卵殻の外側はクチクラ，内側は卵殻膜で覆われている．クチクラは，産卵時に輸卵管より分泌された粘質物が卵殻表面で乾燥したものである．産卵時にクチクラにより卵殻の気孔が閉じるため，微生物などの侵入を阻止することができるが，洗浄すると容易に剝離される．卵殻は，炭酸カルシウムを主成分とした硬い殻で，表面に存在する無数の気孔が胚の呼吸に必要な酸素を取り入れ，二酸化炭素を放出し，また，水分の調整も行っている．

卵殻膜は，たんぱく質を主成分とした，外卵殻膜と内卵殻膜の 2 層から構

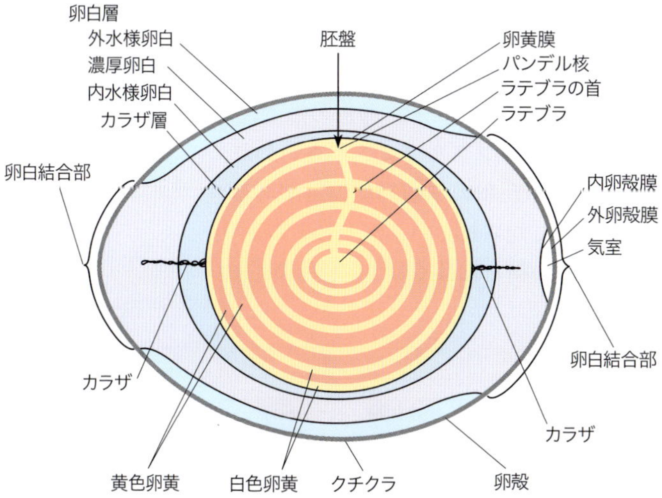


**図 8-11 卵の構造**

［Romanoff AL et al：The Avian Egg, p.11, John Wiley & Sons, 1963 をもとに作成］

成され，クチクラとともに微生物などの侵入を阻止するはたらきがある．ともに卵殻に密着しているが，鈍端部で 2 つに分かれ，気室と呼ばれる空間をつくっている．気室は産卵直後ではほとんどみられないが，放卵後の冷却により内容物が収縮し，気孔から空気が入り込むことで形成される．

### b 卵白部

卵白部は，**外水様卵白**，**内水様卵白**，**濃厚卵白**，**カラザ**（カラザ層とカラザ）で構成される．濃厚卵白は水様卵白に比べて粘性が高いが，その違いは構成たんぱく質であるオボムチンの含有量の違いによるものである．卵黄膜の表面はたんぱく質からなるカラザ層で覆われており，その両端部から卵殻膜の方向へひも状のカラザを形成している．カラザは，卵黄を卵の中心部に固定するはたらきをしている．

### c 卵黄部

卵黄部は，卵黄膜，胚盤，卵黄で構成される．卵黄膜は主成分がたんぱく質で，内層と外層，その間の連続層からなる．卵黄膜は，卵黄と卵白の大きな浸透圧差に耐え，一定の強度を有しており，両者を分離している．黄色卵黄と白色卵黄が交互に同心円状の層となり卵黄を形成している．卵黄膜の内側には胚盤が存在し，胚盤は卵黄の中心部にあるラテブラに連結している．

## 2 卵の一般成分

卵の一般成分は卵白と卵黄で異なるが，主な成分は水分で，たんぱく質，脂質，少量の糖質（炭水化物），ミネラル（灰分として測定）を含む（**表 8-8**）．ただし，卵白に脂質はほとんど含まれていない．

### a たんぱく質

全卵たんぱく質の栄養価は，化学的評価法であるアミノ酸スコア（2007 年改良版）が **100** で良質なたんぱく質の供給源である．

卵白たんぱく質の主要なたんぱく質は**オボアルブミン**で，卵白の熱変性・凝固に関与している．**オボトランスフェリン**はコンアルブミンともいわれ，鉄との結合能が強く，増殖に鉄を必要とする微生物の増殖抑制作用がある．**オボムコイド**はトリプシンインヒビターとして知られているが，ヒトのトリプシン活性は阻害しない．**オボムチン**は巨大な糖たんぱく質で，濃厚卵白の

◉オボアルブミン

**表 8-8 鶏卵の成分**

| 食品名 | 水分 (g) | たんぱく質 (g) | 脂質 (g) | 炭水化物 (g) | 灰分 (g) |
|---|---|---|---|---|---|
| 鶏卵（卵黄，生） | 49.6 | 16.5 | 34.3 | 0.2 | 1.7 |
| 鶏卵（卵白，生） | 88.3 | 10.1 | Tr | 0.5 | 0.7 |

Tr：微量
［文部科学省科学技術・学術振興会資源調査分科会：日本食品成分表 2020 年版（八訂）より引用］

構造形成に関与している．**リゾチーム**は一部のグラム陽性菌の細胞壁を加水分解し溶菌作用を示す．**アビジン**は糖たんぱく質で，ビオチンとの結合能がある．

◉アビジン

卵黄たんぱく質の主要なたんぱく質は**低密度リポたんぱく質**(low density lipoprotein, LDL)で，その脂質含量は85〜89%であり，卵黄の乳化性に寄与している．**高密度リポたんぱく質**(high density lipoprotein, HDL)の脂質含量は21〜25%とLDLに比べて低く，リンたんぱく質である**リポビテリン**で構成される．**ホスビチン**はリンを含む水溶性たんぱく質で，構成アミノ酸の多くがセリン残基である．**リベチン**は水溶性たんぱく質で，産卵鶏の血清たんぱく質が卵黄に移行したものと考えられており，$\alpha$，$\beta$，$\gamma$の3種類が存在する．

**コラム　卵アレルギーがない鶏卵の開発へ**

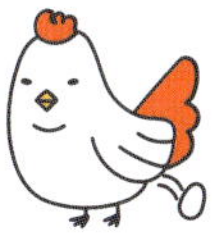

「ゲノム編集」技術を開発した仏米の研究者2名が2020年のノーベル化学賞を受賞した．ゲノム編集とは，細胞のDNA塩基配列の目的箇所を自在に変化させる技術で，農林水産や畜産分野での利用が期待されている．

卵アレルゲンの1つに卵白たんぱく質のオボムコイドがある．わが国の研究チームによって，ゲノム編集技術を用いてオボムコイドの遺伝子を欠損させてつくらないようにさせたニワトリが誕生した(2016年発表)．近い将来，卵アレルギーがない鶏卵が市場にでまわる日が来るかもしれない．

### b 脂　質

卵黄に存在し，トリアシルグリセロールが主成分で，リン脂質と少量のコレステロール，カロテノイドが含まれる．リン脂質の主要構成成分は，**ホスファチジルコリン(レシチン)**，ホスファチジルエタノールアミンである．脂肪酸は，オレイン酸，パルミチン酸，リノール酸の順に多く含まれている．

◉ホスファチジルコリン(レシチン)

### c 糖　質

卵白には遊離の糖質が約0.5%程度含まれており，そのほとんどが**グルコース**である．

### d ミネラル(無機質)

卵白に比べて卵黄でミネラルの含量が多く，とくに，リン，カルシウム含有量が多い．

### e ビタミン

卵黄は，**ビタミンC**以外のビタミンを含む．とくにビタミンA(レチノール)，ビタミンE($\alpha$-トコフェロールと$\gamma$-トコフェロール)，葉酸およびビオチンを多く含む．卵白は，水溶性ビタミンのビタミン$B_2$，ナイアシンなどを含む．卵白，卵黄ともにビタミンCは含まれていない．

### f 色　素

卵黄の色素は，カロテノイドのルテイン，ゼアキサンチン，β-クリプトキサンチンなどであり，これらは飼料に由来するものである．

## 3 卵の鮮度評価

卵は産卵直後に室温に放置すると，卵殻中の二酸化炭素が気孔を通じて外に放出されるため，**卵白の pH が上昇**する．卵白の pH が上昇すると，濃厚卵白を構成するたんぱく質に変化が生じ，**卵白の水様化**が起こる．また，卵殻内部より気孔を通じて水分が放出されるため，卵殻膜に存在する気室の体積が増大し，卵重量や比重が減少する．そのほか，卵白水分の卵黄への移行や卵黄膜の脆弱化などが起こる．

このように卵は産卵直後から品質が低下するため，さまざまな方法で卵の鮮度評価を行う（**表 8-9**）．

## 4 卵の加工特性

### a 起泡性

卵白のたんぱく質が関与している．卵白を激しく撹拌することで，気泡が分散し，気泡にたんぱく質分子が吸着することによって安定な泡を形成する．

### b 凝固性

卵白は 60℃前後の加熱でゲル化が始まり，80℃以上で完全に凝固する．卵黄は 65℃前後の加熱でゲル化が始まり，70℃以上で完全に凝固する．また，卵白はアルカリ性条件下（pH 12 以上）で変性し，ゲル化する．

### c 乳化性

卵白，卵黄ともに乳化性があるが，卵黄の乳化性が高い．卵黄の低密度リポたんぱく質（LDL）と LDL に含まれるホスファチジルコリン（レシチン）が乳化性に関与している．

**表 8-9 卵の鮮度評価**

| | | |
|---|---|---|
| 外観検査 | 目視検査により，卵の重さ，形，卵殻の亀裂の有無，光沢などを検査する． | |
| 透過検査 | 卵の一方向から光を当て，気室の体積や卵黄の位置，血斑，肉斑の有無などを検査する． | |
| 比重検査 | 比重既知の食塩水に卵を入れて浮き沈みを検査する．卵の鮮度低下とともに比重は低下する． | |
| 割卵検査 | 卵黄係数 | 割卵した卵の卵黄の高さ（mm）を卵白の直径（mm）で除した値．卵の鮮度低下とともに値は減少する． |
| | ハウユニット（HU） | 殻付き卵の重量（W g）と割卵した卵白の高さ（H mm）で次式によって算出した値．<br>$HU = 100 \log(H - 1.7 W^{0.37} + 7.6)$<br>卵の鮮度低下とともに値は減少する． |

## 5 卵の加工品

卵の加工品には，液卵，凍結卵，乾燥卵などの一次加工品と，卵の加工特性を利用した温泉卵，ピータン，マヨネーズなどの二次加工品がある．

### a 一次加工品

#### 1） 液　卵

割卵し卵殻を除いた，全卵液，卵黄液，卵白液の 3 種類とそれらに食塩や糖を加えたものがあり，低温保持殺菌後，8℃以下で保存して利用する．主に製菓，製パン，卵惣菜，水産加工品，めん類などの原料に利用されている．

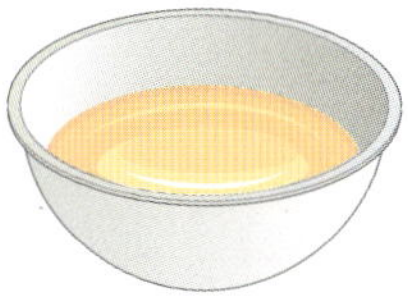
液卵

#### 2） 凍結液卵

液卵を急速凍結させ，−15℃以下で保存して利用する．凍結により卵黄リポたんぱく質が変性し，解凍後に溶解性や乳化性が低下するのを防止するため，砂糖や食塩を添加して液卵を凍結させる．マヨネーズ，ドレッシング，アイスクリームなどの原料に利用されている．

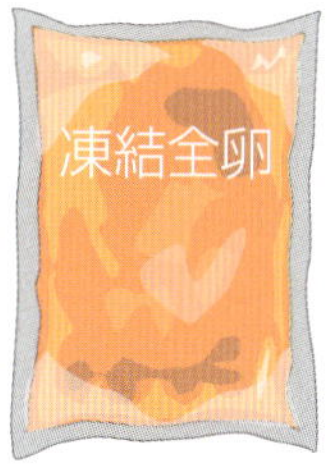

凍結液卵

#### 3） 乾燥液卵

液卵を噴霧乾燥し粉末状にしたもので，長期保存が可能である．乾燥全卵，乾燥卵黄，乾燥卵白がある．卵白粉末の製造の際，卵白中の遊離グルコースによるアミノ-カルボニル反応により褐変が生じるために，卵白にグルコースオキシダーゼを加えて脱糖処理を行う．

製菓，製パン，畜肉加工品，水産加工品などの原料に利用されている．

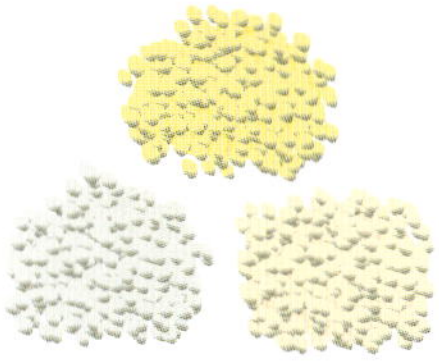
乾燥液卵

### b 二次加工品

#### 1） 温泉卵

卵黄と卵白の**熱凝固する際の温度差**を利用したものである．卵白のほうが卵黄より熱凝固温度が高いことを利用するもので，卵白は 58℃で凝固が始まり，62 ～ 65℃で流動性を失い，80℃で完全凝固する．一方，卵黄は 65℃で凝固が始まり 70℃で完全凝固する．このことから 65 ～ 70℃で 15 ～ 20 分間加温することで卵黄が半熟，卵白は半凝固状態のゆで卵ができる．

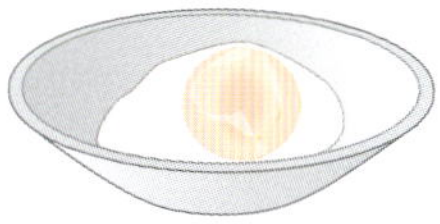
温泉卵

#### 2） ピータン

あひるの卵を草木灰からなるペースト状のもので覆い，数ヵ月熟成させ卵たんぱく質を**アルカリ変性**させたものである．卵白は茶褐色の半透明状ゲル，卵黄は暗緑色のゼリー状となる．鶏卵でつくる場合もある．中華料理に利用されている．

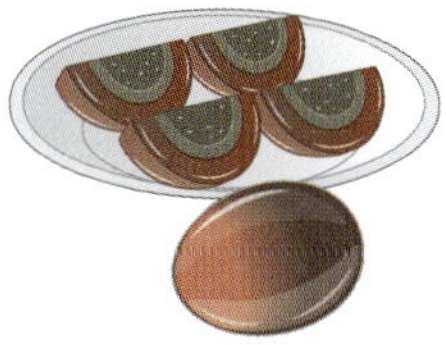
ピータン

#### 3） マヨネーズ

鶏卵の全卵または卵黄に植物油，食酢，食塩を加えて撹拌し，卵黄中の**レシチン**による乳化作用により**水中油滴型（O/W）エマルション**を形成させたものである．マヨネーズの製造工程では容器に充填後加熱殺菌を行わないが，食酢を加えるため pH が低く，保存性が良い．

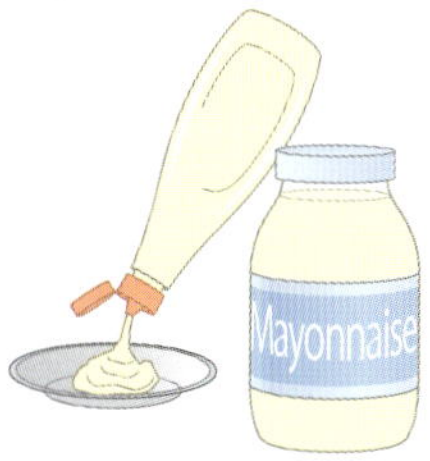

マヨネーズ

## 6 卵の三次機能

卵は食品の中でもきわめて高い栄養価をもつ食品であり，さらに，生体調節機能を有する成分もいくつか存在する．卵白たんぱく質であるリゾチームは，一部のグラム陽性細菌に対して溶菌作用がある．オボトランスフェリンは鉄結合能があり微生物増殖抑制作用がある．そのほか，オボアルブミンの酵素分解物には抗酸化作用があること，オボアルブミンのトリプシン分解物にはアンギオテンシン変換酵素阻害作用や動脈弛緩作用があることが報告されている．

# 練習問題

**以下の問題について，正しいものには○，誤っているものには×をつけなさい．**

1. 食肉類は家畜，家禽類の筋肉部位のみを食用とする．
2. 食肉類は屠畜してすぐ，新しいほうがうま味成分の含量が高くおいしい．
3. 食肉中の主なうま味成分は，ATP 分解物であるイノシン酸とアミノ酸のグルタミン酸である．
4. 家畜，家禽類の血統は純粋種であり，かつ長く飼育するほうがおいしくてよい食肉が得られる．
5. 馬肉は炭水化物であるグリコーゲン含量が高いため，甘みがありおいしい．
6. 食肉は陸上の動物であるため，魚類に比較してコラーゲンなどの結合組織が多い．
7. コラーゲンは加熱するとゼラチンに変わるが冷やすともとのコラーゲンに戻り，固まる．
8. 骨格筋の組織は主に，同等の太さであるアクチンとミオシンが滑り込み，筋肉の収縮をする．
9. 骨格筋内に脂肪が多く蓄積したいわゆる「霜降り肉」は，脂肪が多いため舌ざわりが悪く，おいしいものではない．
10. 家畜の筋肉は死後硬直後，卵類と同様 pH は上昇する．
11. 食肉類は筋肉を食することから，たんぱく質のみの供給源である．
12. 食肉由来食品のすべてのアミノ酸スコアは非常に高く 100 である．
13. 塩溶性を示す筋原線維たんぱく質は食肉中たんぱく質の約 6 割を占め，ソーセージなどの弾力にかかわる．
14. 食肉中の脂質は組織脂肪と蓄積脂肪とに分けられ，食肉中に同程度ずつ存在する．
15. 牛肉や羊肉はどちらも反すう動物由来の食肉であるため，脂肪酸組成も同等で，口当たりにかかわる脂肪の融点も同等である．
16. 食肉の鉄分は高く，植物性のものに比較して吸収率が良いので，鉄分の供給源となる．
17. 豚肉と鶏肉は亜鉛の供給源となる．
18. 豚肉ではビタミン $B_{12}$ 含量が高く，供給源となる．
19. 食肉中の色素ミオグロビンは空気に触れると酸化され，オキシミオグロビンとなり，栄養価が低下する．
20. 食肉中の機能性成分として，カルニチン，ベタイン，共役リノール酸などがある．
21. 食肉製品の成分規格は日本農林規格(JIS 規格)によって規定されている．
22. すべての食肉製品は加熱処理を行うように規定されている．
23. ソーセージの分類は，主に乾燥度合による水分含量や充填するケーシングによって分類される．
24. 食肉製品の発色剤には亜硫酸塩が使用され，ミオグロビンがニトロミオグロビンとなる．
25. プレスハムは古来よりヨーロッパにて製造され，安価でおいしいハム類の 1 つである．
26. 魚肉は血合筋よりも普通筋のほうがビタミン，ミネラルが多く含まれる．
27. 肉基質たんぱく質は，魚肉よりも畜肉に多い．
28. 脂質は，天然魚よりも養殖魚のほうが少ない．
29. ヘモシアニンにはヘム鉄が含まれている．
30. えび，かに，さけの赤色色素は，ミオグロビンである．
31. 海水魚の生臭いにおいは，ピペリジンである．
32. するめの表面についている白い粉のような物質は，ベタインである．
33. 貝類の主なうま味成分は，クエン酸である．
34. キチンの構成糖は，*N*-アセチル-D-グルコサミンである．
35. DHA や IPA などの多価不飽和脂肪酸は，飽和脂肪酸に比べて融点が低い．
36. ヒスタミンによるアレルギーを示しやすいのは，赤身魚よりも白身魚である．
37. K 値が高いほど，魚の鮮度が高いことを示す．
38. 牛乳の低温殺菌法(パスツーリゼーション)は，63 ～ 65°C程度の比較的低い温度で数回加熱を繰り返すことにより，主に細菌の胞子を殺す方法である．

39. ホエー(乳清)のラクトフェリンは，鉄を含まない.
40. 牛乳脂肪を構成する脂肪酸には，短鎖脂肪酸が含まれる.
41. 牛乳の均質化処理では，クリーム層が分離する.
42. 牛乳に含まれる炭水化物は，マルトースである.
43. 牛乳は人乳よりも，たんぱく質含量が少ない.
44. LL 牛乳は，低温殺菌法で製造される.
45. 酸の添加によって，カゼインが凝固する.
46. 乳清たんぱく質の約半分は，ラクトフェリンである.
47. 低乳糖乳の製造は，マルターゼを作用させてつくられる.
48. UHT 殺菌とは，超高温短時間殺菌のことである.
49. カゼインホスホペプチド(CPP)は，カルシウムの吸収を助ける.
50. 卵黄，卵白中にはビタミン C が多く含まれている.
51. 卵白には遊離の糖質はまったく含まれていない.
52. オボトランスフェリンは，鉄結合性の卵黄たんぱく質である.
53. ホスビチンはリンを含む卵黄たんぱく質で，構成アミノ酸の多くがセリン残基である.
54. 卵黄にはカロテノイド系色素が含まれ，それらは飼料中の成分に由来する.
55. 卵は産卵直後に室温に放置すると，卵白の pH は低下する.
56. 卵の鮮度低下とともに，卵黄係数は増加する.
57. ピータンは，卵たんぱく質をアルカリ変性させたものである.
58. マヨネーズは，水中油滴型(O/W 型)のエマルションである.

# 9 油脂，調味料，香辛料，嗜好飲料の分類と成分

## 学習到達目標

1. 油脂の構造を理解したうえで，分類や性質について説明できる．
2. 甘味料の種類とその基本的性質について説明できる．また，各甘味料の化学的特性を理解し，その利用法について説明できる．
3. 調味料の種類と利用方法について説明できる．
4. 香辛料の種類とその基本的性質について説明できる．また，各香辛料の化学的特性を理解し，その利用法について説明できる．
5. 主な嗜好飲料の種類と特徴について説明できる．

## A 油 脂 類

油脂は，グリセロール 1 分子に 3 分子の脂肪酸がエステル結合した**トリグリセリド**（**トリアシルグリセロール**）を主成分とする脂質である．主な食用油脂の脂肪酸組成を**表 9-1** に示す．油脂の化学的な性質は，構成する脂肪酸の種類とその含有量によって異なる．

栄養学的に，油脂は，炭水化物，たんぱく質に比べてエネルギーが高い（9 kcal/g）．また，脂溶性ビタミンの吸収を高める効果がある．

**表 9-1 食用油脂の主要脂肪酸組成（%）**

| 油 脂 | | ラウリン酸 12：0 | パルミチン酸 16：0 | ステアリン酸 18：0 | 18：1* | リノール酸 18：2 *n*–6 | α–リノレン酸 18：3 *n*–3 |
|---|---|---|---|---|---|---|---|
| 植物油 | 大豆油 | 0 | 10.6 | 4.3 | 23.5 | 53.5 | 6.6 |
| | なたね油 | 0.1 | 4.3 | 2.0 | 62.7 | 19.9 | 8.1 |
| | とうもろこし油 | 0 | 11.3 | 2.0 | 29.8 | 54.9 | 0.8 |
| | ごま油 | 0 | 9.4 | 5.8 | 39.8 | 43.6 | 0.3 |
| | オリーブ油 | 0 | 10.4 | 3.1 | 77.3 | 7.0 | 0.6 |
| | 綿実油 | 0 | 19.2 | 2.4 | 18.2 | 57.9 | 0.4 |
| | サフラワー油（ハイオレイック） | 0 | 4.7 | 2.0 | 77.1 | 14.2 | 0.2 |
| | サフラワー油（ハイリノール） | 0 | 6.8 | 2.4 | 13.5 | 75.7 | 0.2 |
| 植物脂 | パーム油 | 0.5 | 44.0 | 4.4 | 39.2 | 9.7 | 0.2 |
| | パーム核油 | 48.0 | 8.2 | 2.4 | 15.3 | 2.6 | 0 |
| | やし油 | 46.8 | 9.3 | 2.9 | 7.1 | 1.7 | 0 |
| 動物脂 | ラード | 0.2 | 25.1 | 14.4 | 43.2 | 9.6 | 0.5 |
| | 牛脂 | 0.1 | 26.1 | 15.7 | 45.5 | 3.7 | 0.2 |
| 加工油脂 | マーガリン（家庭用，有塩） | 4.8 | 15.1 | 6.4 | 51.6 | 15.7 | 1.6 |
| | ショートニング（家庭用） | 3.7 | 32.8 | 8.8 | 37.6 | 11.3 | 1.1 |

* *n*-9（オレイン酸）と *n*-7（シス–バクセン酸）の合計を表示．
［文部科学省科学技術・学術審議会資源調査分科会：日本食品標準成分表 2020 年版（八訂）脂肪酸成分表編より引用］

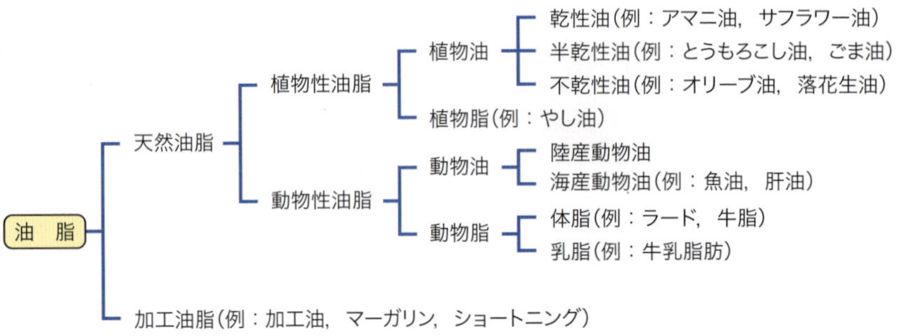


**図 9-1　食用油脂の種類**

## 1 食用油脂の分類(図 9-1)

### 食用油脂は使用用途や融点などで分類できる

食用油脂は，原料や使用用途により**天然油脂**(**植物性油脂**，**動物性油脂**)と，加工処理してつくられる**加工油脂**(マーガリン，バターなど)に分類される．

また，融点によって分けられる場合もある．常温で固体のものを**脂**(fat)，液体のものを**油**(oil)という．飽和脂肪酸の割合が高くなると固体状になり，不飽和脂肪酸の割合が高くなると液体状になる．一般的に，植物性油脂の多くは常温で液体である．動物性油脂のうち，魚油は常温で液体であるが，牛や豚などの油脂は固体である．

植物性油脂のうち，液体の植物油は，**ヨウ素価**＊に基づいて，**乾性油**，**半乾性油**，**不乾性油**に分類することができる．

＊**ヨウ素価**　油脂100 gに付加されるヨウ素のg数で表した値である．油脂中の構成脂肪酸の不飽和度を示す．ヨウ素価が高いほど，二重結合が多く，酸化されやすくなる(☞p.72)．

a)　乾性油(ヨウ素価 130 以上)

一価不飽和脂肪酸であるオレイン酸が少なく，多価不飽和脂肪酸であるリノール酸，リノレン酸が多い．大気中の酸素を吸収し，固化する．アマニ油，サフラワー油などがある．

b)　半乾性油(ヨウ素価 100 ～ 130)

オレイン酸，リノール酸が主成分で，乾性油と不乾性油の中間の性質をもつ．とうもろこし油，ごま油，なたね油などがある．加工油脂のサラダ油，てんぷら油，マーガリンなどの原料となる．

c)　不乾性油(ヨウ素価 100 以下)

オレイン酸や飽和脂肪酸が主成分で，オリーブ油，落花生油，パーム油などがある．大気中で固化しないので，医薬品や化粧品に用いられる．

## 2 主な植物性油脂

### 植物性油脂は採油後精製され，さまざまな油脂が利用されている

植物性油脂の採油法として，圧搾法や抽出法などがある．圧搾法は，原料の含油量が高い場合に用いられ，加圧・圧搾により油脂を搾り取る方法であ

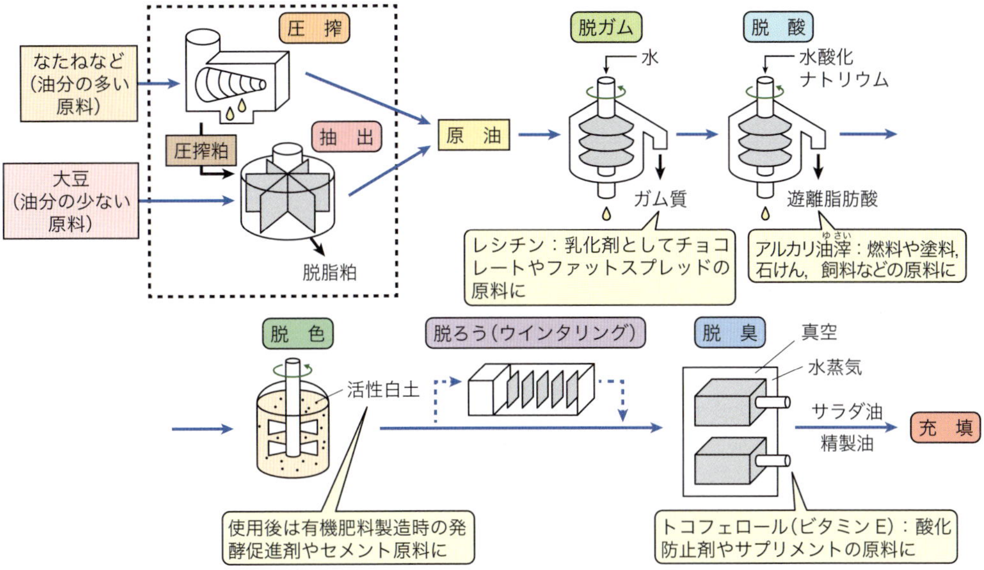


**図 9-2　植物性油脂の製造**



る．抽出法は，含油量の低い場合に用いられ，有機溶媒(ヘキサンなど)で抽出する方法である．採油した油脂を原油という．原油は不純物を含むため，色が濃く不快臭がある．このため，食用とするためには精製が必要である．精製は次のような工程で行われる(**図 9-2**)．

①脱ガム：リン脂質を主成分とするガム質の除去

②脱酸：遊離脂肪酸の除去

③脱色：色素の除去

④脱臭：有臭成分の除去

さらに，サラダ油では**ウインタリング**(脱ろう)を行う．この操作は，油脂を低温で保持し，析出させた成分(ろう分)をろ過によって除去する．

◉ウインタリング

## a 大 豆 油

大豆(油分 16 ～ 22%)から採油され，世界の食用油脂の中でもっとも多く生産されている．サラダ油，てんぷら油などの調合油の原料として利用される．また，マーガリン，ショートニングなどの原料としても用いられる．リノール酸含量が高く(50%以上)，ほかの植物油と比較してリノレン酸が多い(約 7%)．不飽和脂肪酸が多いため，酸化を受けやすく，戻り臭*が生じやすい．

原油には**レシチン**を含むが，精製操作により除かれる．分離されたレシチンは，乳化剤，湿潤剤などとして広く利用される．

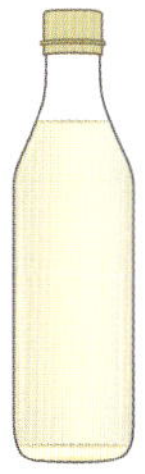

大豆油

＊**戻り臭**　大豆油では，初期には豆のような臭い，次いで草のような臭い，そして生臭くなるとされる．戻り臭は，自動酸化のごく初期に生成し，過酸化物の蓄積がほとんどみられない段階で生じる点で，酸敗臭とは異なる．

## b なたね油

なたねの種子(油分 22 ～ 50%)から採油される．わが国でもっとも多く消費される油であり，あっさりとした風味で，熱安定性が高い．オレイン酸含量がもっとも多く，リノール酸やリノレン酸も豊富である．在来種からのなたね油には，弱い毒性のあるエルシン酸(エルカ酸)が多く含まれるため，健康障害をもたらす危険性があった．現在用いられているなたねの種子は，品種改良がなされ, エルシン酸をほとんど含まない品種(キャノーラ種)であり, キャノーラ油として市場に出ている．

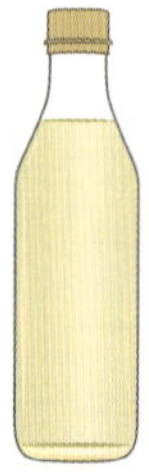
なたね油

### c とうもろこし油(コーンオイル)

とうもろこし種子の胚芽部分(油分 33 ～ 40%)から採油される．胚芽は, とうもろこしでんぷんを生産する際の副産物として得られる．オレイン酸, リノール酸(50%以上)が多い．トコフェロールを多く含むため，酸化安定性は良い．サラダ油，てんぷら油，マヨネーズに用いられ，硬化してマーガリンの原料とされる．

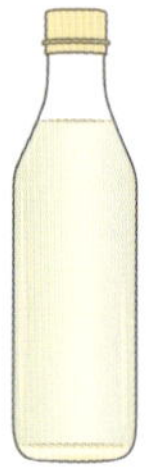
とうもろこし油 (コーンオイル)

### d ご ま 油

ごま種子(油分 35 ～ 56%)から採油される．ごま独特の香ばしい風味をつけるためごまを炒ってから搾油する方法(焙煎ごま油)と，生の種子から搾油する方法(ごまサラダ油)がある．焙煎ごま油の製造では，不純物を除去する程度で，精製はとくに行わない．ごま油は，トコフェロールや，ごま特有の抗酸化物であるセサミノール，セサモールなどを含むため，ほかの油と比較して酸化安定性が良い．

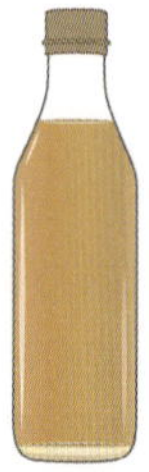
ごま油

### e オリーブ油

オリーブの果実(油分 18 ～ 25%)から採油する．オレイン酸を多く含む(70%以上)．独特の香りとうま味を有し, イタリア料理に欠かせない．オリーブの果実を搾って得られるバージンオイルと，その残渣から圧搾，溶剤抽出により得られる精製オリーブ油がある．通常，両者を混合して使用する．

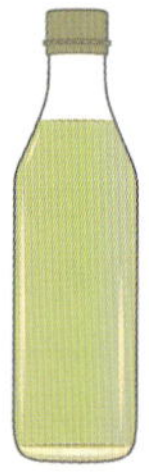
オリーブ油

### f パーム油・パーム核油

パーム油は，オイルパーム(アブラヤシ)の果実の果肉(油分 20 ～ 65%)から採油する．パルミチン酸とオレイン酸をそれぞれ 40%程度含み，室温で固体の植物脂である．酸化安定性に優れていることから，保存性が望まれる食品のフライ油などに使用される．また，マーガリンやショートニングなどの原料に用いられる．

パーム核油は，オイルパームの果実の核(種子)から採油する．ラウリン酸を 50%程度含み，中鎖脂肪酸の含量が高い特徴を有する．また，ミリスチン酸，オレイン酸などを比較的多く含む．食用加工脂として用いられる．

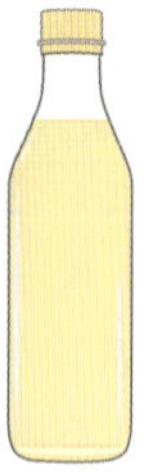
パーム油

### g その他の植物性油脂

綿実油，サフラワー油(べにばな油)，米油，落花生油，えごま油(しそ油)などがある．サフラワー油は, サフラワー(ベニバナ)の種子から採油するが, リノール酸含量が高いハイリノール種と，オレイン酸含量が高いハイオレイック種がある．えごま油は，α-リノレン酸含量が高い．

## 3 主な動物性油脂

**陸産動物を原料とする油脂と海産動物を原料とする油脂がある**

### a 豚脂(とんし)(ラード)

豚の脂肪を加熱溶解して精製したもので，白色の固体脂である．牛脂に比べて融点が低い．オレイン酸，パルミチン酸，ステアリン酸の含量が高い．抗酸化成分を含まないため，抗酸化剤を添加して酸化を防止する．フライ油に用いられるほか，**ショートニング性**(クッキーなどの砕けやすさ)があるため，製菓にも用いられる．

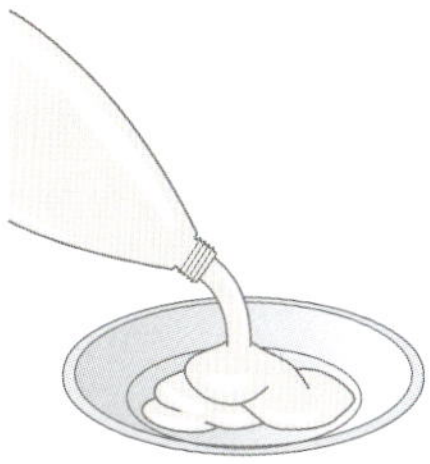
豚脂（ラード）

### b 牛脂(ヘット)

牛の脂肪を加熱溶解して精製したもの．ラードよりも飽和脂肪酸を多く含む．牛脂は融点が高く，口中の温度では融けにくいため，舌ざわりが悪い．カレールウなどの原料に用いられるほか，ほかの油脂との配合後，マーガリンやショートニングに加工して用いられる．

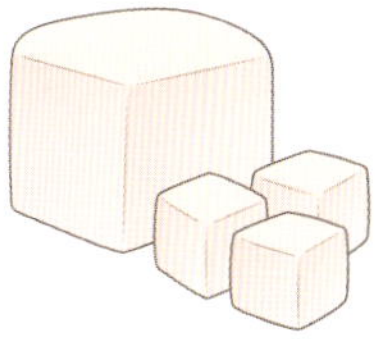
牛脂（ヘット）

### c 魚　油

いわし，さばなどの多脂質魚を原料として製造される．*n*-3 系多価不飽和脂肪酸の**イコサペンタエン酸**(**IPA**)，**ドコサヘキサエン酸**(**DHA**)に富んでおり，きわめて酸化されやすい．近年，IPA や DHA の生理作用*は生活習慣病予防の観点から注目されている．

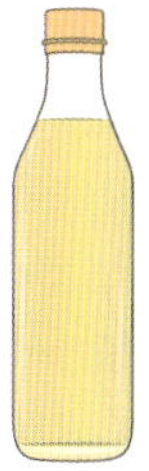
魚油

*IPAやDHAの生理作用　肝臓での中性脂肪とリポたんぱく質の合成・分泌を抑制し，血液中の中性脂肪濃度を低下させる作用を有する．この作用を利用した特定保健用食品(トクホ)が許可・販売されている．また，血小板凝集抑制作用により，血栓の生成に抑制的にはたらく(ただし，出血しやすくなる面もあるため多量摂取には注意が必要である)．

## 4 主な加工油脂

**食用加工油脂は，さまざまな加工特性を有する**

### a 硬 化 油

植物油や魚油に，ニッケルや銅の触媒を加えて加熱し，水素を添加すると，不飽和脂肪酸の二重結合に水素が付加して飽和脂肪酸になる．この方法により加工された油を**硬化油**という．硬化油では，原料の油よりも融点が高くなり，固体状になるため，マーガリンやショートニングの原料として用いられる．天然油脂中の不飽和脂肪酸の二重結合はすべてシス型(☞ p.64)であるが，部分的に硬化した油脂ではトランス型(**トランス脂肪酸**)が生じる．トランス脂肪酸の過剰摂取は心疾患などのリスクを高めると指摘されている．

### b マーガリン

精製した動植物性油脂や硬化油，もしくはこれらの混合油脂に，水，食塩などを加え，乳化，冷却して製造する**油中水滴型**(**W/O**)**エマルション**である．

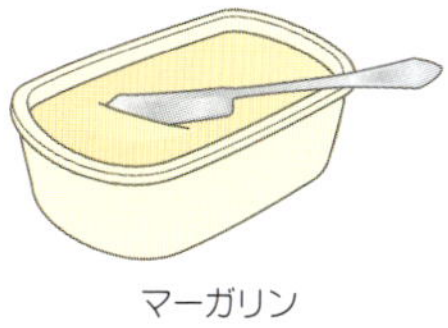
マーガリン

日本農林規格（JAS 規格）では，油脂含有率が 80％以上とされている．スプレッド性を良好にするため，低融点の原材料で調製したソフトマーガリンが家庭用によく用いられている．

### c ショートニング

精製した動植物性油脂や硬化油に，ガス（窒素ガスなど）を吹き込み，練り合わせながら，急冷してつくられる．ショートニングはマーガリンと異なり，水分を含まず，ほぼ油脂 100％からなる．ショートニング性（製品にもろく，砕けやすい性質を与える），クリーミング性（空気を抱き込む性質）をもち，製菓や製パンに広く用いられる．

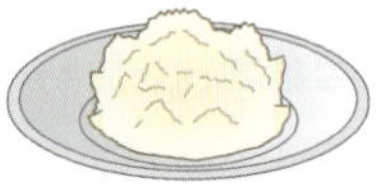

ショートニング

## B 甘 味 料

### 1 甘味料の特性

**甘味料の基本特性として，甘味度とエネルギー量は重要である**

甘味料は天然甘味料と人工甘味料に大別される．天然甘味料は，単糖類，二糖類をはじめとするオリゴ糖類，糖アルコール，アミノ酸，たんぱく質，配糖体* に分類できる．人工甘味料は，複素環式化合物*，合成ペプチド，カルコン類，スクロース誘導体に分類できる（**表 9-2**）．

糖質の**甘味度**は，その立体構造により変わる．糖質の水溶液では，$\alpha$型（アノマー）と$\beta$型の存在比が温度によって変化するため，$\alpha$と$\beta$のアノマーが存在する糖類（☞ p.47，**図 2-20**）は，温度によって甘味度が変化する（温度が低くなると，$\beta$型が増加する）．たとえば，$\alpha$-D-グルコースは$\beta$-D-グルコースより 1.5 倍甘いので，温度が高くなると甘くなる．フルクトースは，$\alpha$型に比べて$\beta$型の甘味度が 3 倍高いので，温度が低くなると甘味度が増加する．したがって，フルクトースを多く含む果物は冷やして食べると甘さを強く感じる．マンノースは，$\alpha$型は甘いが$\beta$型は苦い．スクロース（ショ糖）は，非還元糖であるため，甘味度は温度によりほとんど変化しないので，甘味の基準となっている（甘味料の甘味度は，スクロースの甘味度を 1.00 として相対値で表す）．

単糖類，オリゴ糖など消化される糖質の**エネルギー換算係数**は，4 kcal/g であるが，ラフィノースやスタキオースなどの難消化性オリゴ糖は，2 kcal/g とされている*．

配糖体や人工甘味料は，高甘味度の化合物が多く，これらはエネルギー換算係数（4 kcal/g）が示されているものであっても，少量の使用で満足感が得られるため，低カロリーの甘味料として利用されることが多く，糖尿病患者や肥満の人だけでなく，一般の食品での利用も広がっている．また，一部の人工甘味料はう蝕原因菌（ミュータンスレンサ球菌，*Mutans streptococci* など）に資化されないので，**非う蝕性**（虫歯を誘発させない性質）である．

＊**配糖体** 糖のヘミアセタール性水酸基が非糖質化合物（アグリコン）と結合した化合物．

＊**複素環式化合物** 2種以上の元素により構成される環式化合物．アミノ酸のヒスチジンを構成するイミダゾール，トリプトファンを構成するインドール，核酸を構成するプリン，ヘム鉄やクロロフィルやビタミン$B_{12}$を構成するポルフィリンなどがある．

＊**難消化性糖質のエネルギー換算係数** 消費者庁の「難消化性糖質及び食物繊維のエネルギー換算係数の見直し等に関する調査・検証事業報告書」［2020（令和2）年4月］に示されている．

表 9-2　甘味料の分類

| | 分　類 | 名　称 | 甘味度 | エネルギー (kcal/g) | 所在 / 特徴 |
|---|---|---|---|---|---|
| 天然甘味料 | 単糖類 | グルコース | 0.64 〜 0.74 | 4 | でんぷん |
| | | α-D- グルコース | 0.74 | | |
| | | β-D- グルコース | 0.48 | | |
| | | フルクトース | 1.15 〜 1.73 | | 果実，はちみつ |
| | | α-D- フルクトース | 0.60 | | |
| | | β-D- フルクトース | 1.80 | | |
| | | マンノース | | | |
| | | α-D- マンノース | 0.32 | | |
| | | β-D- マンノース | 0（苦味） | | |
| | | ガラクトース | 0.32 | | |
| | | キシロース | 0.40 | | 木材，藁（わら），とうもろこしの芯 |
| | 二糖類 | スクロース | 1.00 | 4 | さとうきび，甜菜 |
| | | ラクトース | 0.20 〜 0.40 | | 乳汁 |
| | | トレハロース | 0.45 | | きのこ類，酵母 |
| | | マルトース | 0.40 | | 水あめ |
| | オリゴ糖（二糖類を除く） | マルトトリオース（3 糖類） | 0.30 | 4 | 水あめ |
| | | マルトテトラオース（4 糖類） | 0.20 | 4 | 水あめ |
| | | ラフィノース（3 糖類） | 0.20 | 2 | 大豆 |
| | | スタキオース（4 糖類） | 0.30 | 2 | 大豆 |
| | 糖アルコール | エリスリトール | 0.75 | 0 | 果実，発酵食品 |
| | | キシリトール | 1.00 | 3 | キシロースを還元したもの |
| | | ソルビトール | 0.60 | 3 | 果実，海藻 / グルコースを還元したもの） |
| | | マルチトール | 0.75 | 2 | マルトースを還元したもの |
| | | マンニトール | 0.50 〜 0.70 | | こんぶ，きのこ類 / マンノースを還元したもの |
| | アミノ酸 | D- アラニン | 3.00 | | |
| | | D- トリプトファン | 35 | | |
| | | ベタイン（トリメチルグリシン） | 0.50 | | たこ，いか，貝，えび |
| | たんぱく質 | モネリン | 1,500 〜 2,500 | | アフリカ原産のツヅラフジ科植物 |
| | | ソーマチン | 2,500 〜 30,00 | | アフリカ原産のクズウコン科植物 |
| | 配糖体 | グリチルリチン | 150 | | 甘草 / 塩なれ効果 |
| | | ステビオシド | 200 〜 300 | 4 | ステビア（南米原産のキク科植物） |
| 人工甘味料 | 複素環式化合物 | サッカリン | 200 〜 700 | 0 | |
| | | アセスルファムカリウム | 200 | 0 | ジケテンとスルファミン酸から化学合成 |
| | 合成ペプチド | アスパルテーム | 180 〜 200 | 4 | Asp-Phe のメチルエステル |
| | カルコン類 | ネオヘスペリジンジヒドロカルコン | 2,000 | | ネオヘスペリジンをカルコン化 |
| | スクロース誘導体 | スクラロース | 600 | 0 | スクロースに 3 分子の塩素を化学的に結合 |

Asp：アスパラギン酸，Phe：フェニルアラニン



## コラム　甘味度

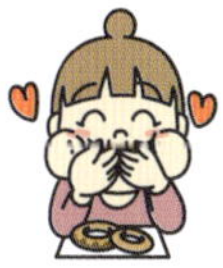

甘味料の甘味度は，スクロースのそれを 1.00 として相対値で表される．スクロースは，非還元糖であるため，その甘味度は温度によりほとんど変化しない．

甘味度の評価は，官能検査により実施される．甘味を感じる最低の濃度（閾値）の比較，または一定濃度のスクロース溶液（たとえば 10％溶液）と同じ甘味の強さを示す被験甘味料の濃度の比較で実施される．官能検査の条件の違い［官能検査するパネラー，検査室の環境（温度，湿度）など］により甘味度の値には幅が出てくるので，各種条件の設定には十分な注意が必要である．

## 2 天然甘味料

**天然甘味料は，糖類，糖アルコール，アミノ酸，たんぱく質，配糖体など多様である**

### a オリゴ糖(少糖類)

**オリゴ糖**(少糖類，oligosaccharide)は，単糖類がグリコシド結合によって2～10分子程度結合した化合物である．天然のオリゴ糖の多くは，スクロース，マルトース，ラクトース，トレハロースなどの二糖類である．三糖類ではマルトトリオース，ラフィノース(グルコース，フルクトース，ガラクトースからなる)，パノース，ゲンチアノースなど，四糖類ではスタキオース(グルコース，フルクトース，2分子のガラクトースからなる)などが知られている．

グルコースが数分子グリコシド結合で結合した**マルトオリゴ糖***では，分子量が大きくなるほど甘味度は低くなり，高分子量のでんぷんは無味になる．つまり，でんぷんを酸やアミラーゼなどの酵素により加水分解して低分子化すれば，甘味を引き出せるのである．

*マルトオリゴ糖　グルコースがα-1,4結合で結合したオリゴ糖．一般にはマルトトリオース，マルトテトラオース，マルトペンタオースなどをいう．

### b 糖アルコール

**糖アルコール**は，糖のカルボニル基が水酸基に還元された多価アルコールである．エリスリトール，キシリトール，ソルビトール，マンニトール，マルチトール，パラチニットなどがある．一般に糖アルコールはカルボニル基をもたないので，アミノ-カルボニル反応が起こりにくく，安定性が高い．甘味度はスクロースと比較してやや低く(**表 9-2**)，小腸から吸収されにくいため，低カロリーの甘味料として利用されている［エリスリトール(0 kcal/g)，キシリトールやソルビトール(ともに 3 kcal/g)を除けば，多くの糖アルコールのエネルギー換算係数は，2 kcal/g である］．また，非う蝕性である．一方で，これらは多量に摂取すると下痢を起こすことがある．

### c アミノ酸，たんぱく質

アミノ酸には味があることが知られており，一般に，L-アミノ酸の場合，アラニン，グルタミン酸，プロリンは甘味を呈するが，その他のアミノ酸は苦味を呈する．これに対して，D-アミノ酸では，アスパラギン酸，グルタミン酸，プロリンは無味あるいは苦味を呈するが，それ以外のアミノ酸は，総じて甘味を呈する．とくに，**D-トリプトファン**はスクロースの35倍の甘味をもつ．また，たこ，いか，はまぐり，えびなどの水産無脊椎動物や甜菜に含有されるベタイン(betaine，トリメチルグリシン)も甘味を呈する．

天然のたんぱく質にも甘味をもつものが存在する．**モネリン**(monellin)は西アフリカ原産のツヅラフジ科のつる植物である *Dioscoreophyllum volkensii* の果実から発見された分子量10,700のたんぱく質である．モネリンは親水性であるため，一部の食品や飲料の甘味料として有用である．しかし，高温で変性するため，加工食品への用途は限られる．**ソーマチン**

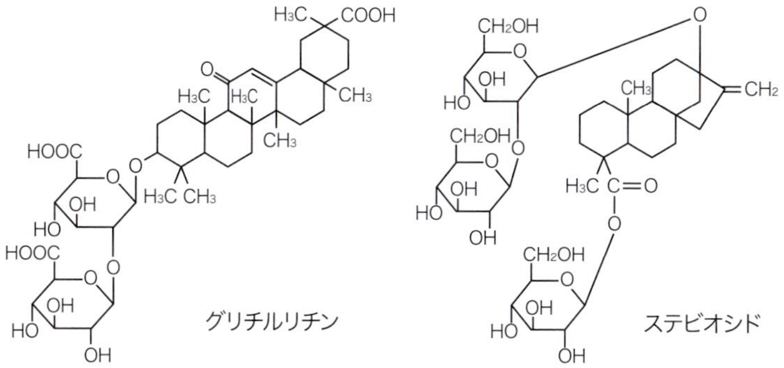


**図 9-3　主な天然高甘味度甘味料**

(thaumatin)は，西アフリカ原産のクズウコン科の植物 *Thaumatococcus daniellii* の種子に多く含有されるたんぱく質で，水によく溶けて，しかも苦味や不快味がない．また，食品の苦味や渋味，金属臭などをマスキングする機能やフレーバー増強作用をもっている．

### d　その他の天然甘味料(配糖体)

テルペノイド配糖体である**グリチルリチン**（グリチルリチン酸，glycyrrhizin）は甘草の根に含まれる(**図 9-3**)．グリチルリチンの甘味度は高いが，後口にやや苦味があるので，砂糖の代替とするには不向きである．塩なれ効果(塩味をまるくする効果)があるので，しょうゆやつくだ煮などの食品に利用されている．ステビア(*Stevia rebaudiana*)は，南米原産のキク科ステビア属の多年草で，甘味成分として，**ステビオシド**(**図 9-3**)やレバウディオサイド A などのテルペノイド配糖体を含んでいる．ステビオシドはやや苦味を伴うので，酵素処理(糖転移反応によりグルコースを付加)により味質を改善している．これらは，非う蝕性で，高甘味度であるため，低カロリー甘味料として菓子や冷菓に用いられている．

## 3 人工甘味料

**人工甘味料は，高甘味度で，低カロリー・非う蝕性などの特性をもつ**

主な人工甘味料の構造を**図 9-4** に示した．**サッカリン**(saccharin)は，スクロースの 200 倍以上の甘味をもつものとして開発されたが，現在のわが国の加工食品では，以下に述べる甘味料にほぼ取って代わられている．**アスパルテーム**(L-アスパルチル-L-フェニルアラニンメチルエステル，aspartame)は，アスパラギン酸とフェニルアラニンからなるジペプチドのメチルエステルである．主に低カロリー，ノンカロリーの飲料または食品に利用されている．アスパルテームとアセスルファムカリウムを 1：1 で併用すると甘味度が 40％強化され，甘味の立ち上がりがスクロースに近くなる．**アセスルファムカリウム**(acesulfame potassium，acesulfame K)は，甘味の

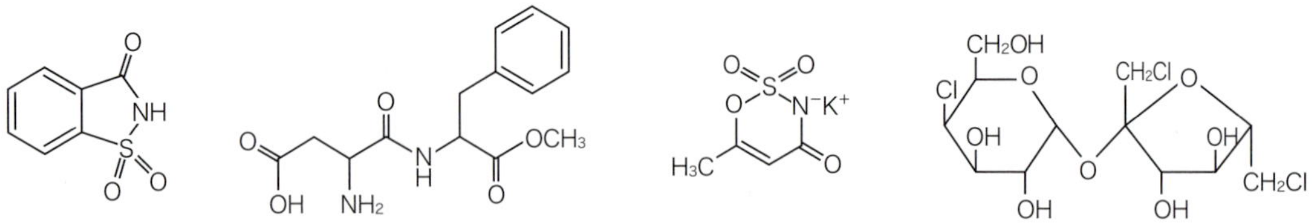

サッカリン　アスパルテーム　アセスルファムカリウム　スクラロース

**図 9-4　主な人工高甘味度甘味料**

立ち上がりが早いためすっきりとしており，後引きが少なくキレがいい．スクロースやアスパルテームなどの糖質甘味料との併用で甘味度が 15 ～ 30% 強化される．アスパルテームと異なり，熱や酸(pH3 ～ 7)に対し安定である．

**スクラロース** (sucralose) は，消化・吸収されないため，カロリーはゼロである．熱安定性が高く，水溶液中でも優れた耐酸性・耐熱性を示すので，食品加工に利用しやすい．

### コラム　カロリーゼロ，ノンカロリーおよび低カロリー，カロリーオフなどの表示

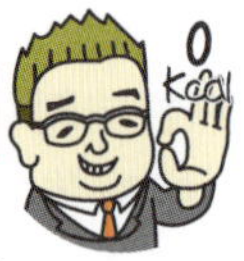


「栄養表示基準」は，健康増進法に基づき消費者庁が告示したもので，消費者が食品を選択するうえで適切な情報を提供することが目的である．

「カロリーゼロ」「ノンカロリー」：食品 100 g 当たり 5 kcal 未満(飲料や液状の食品の場合は 100 mL 当たり 5 kcal 未満)で表示が可能である．したがって，「カロリーゼロ」と表示していても完全に 0 kcal ではない．

「低カロリー」「カロリーオフ」：食品 100 g 当たり 40 kcal 未満(飲料や液状の食品の場合は 100 mL 当たり 20 kcal 未満)で表示が可能である．

カロリーゼロや低カロリーなどを表示する飲料や食品の多くには，低カロリー甘味料が使われている．配糖体や人工甘味料は，砂糖に比べて甘味度が非常に高く，少量で十分な甘味を得られるため，結果的に低カロリーとなること，また，糖アルコールは，甘味度はスクロースと同程度であるが，体内で消化・吸収されにくく，結果として吸収されるエネルギーが少ないことから，低カロリー甘味料として用いられる．

また，「砂糖不使用」とは，食品の加工段階で砂糖(スクロース)を使用していないということで，スクロースが含まれていないわけではない．

さらに，「甘さ控えめ」は，「甘さ」が味覚に関するものであるため，栄養表示とはみなされず，その程度を知るためには製品の栄養成分表示を確認する必要がある．

## C 調 味 料

### 1 食　　塩

**食塩は食品に塩味をつける，調味の基本である**

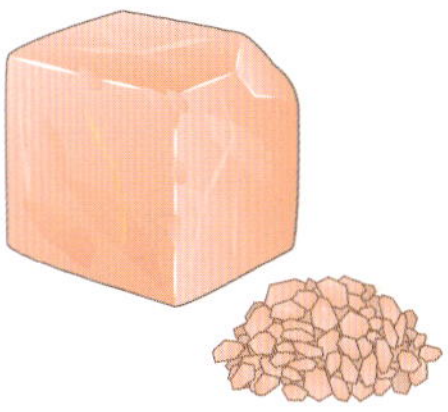
岩塩

食塩の主成分は**塩化ナトリウム**(NaCl)であり，食品に塩味を付与する調味料である．食塩の原料は，海水または岩塩である．わが国では古くから塩田法で製造されていたが，現在ではイオン交換膜法によって製造されている．食塩はNaCl 99%以上，並塩はNaCl 95%以上であり，不純物として塩化マグネシウム，塩化カリウム，硫酸マグネシウムなどが含まれている．純度や粒度によって種類がある．食塩は塩味を付与するだけでなく，食品の加工・保蔵にも重要である．

### 2 酸 味 料

**酸味料は食品に酸味を付与する調味料である**

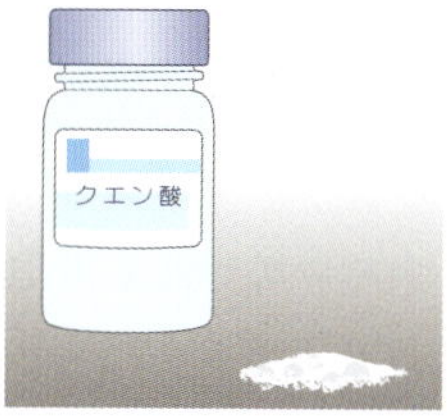

クエン酸

酸味料は，食品に酸味を付与し，味を調える目的で使用される．酸味料には，食酢をはじめとして，レモン，ゆず，すだちなどの天然果汁のほかに有機酸と無機酸がある．有機酸はクエン酸，リンゴ酸，乳酸などが利用されており，無機酸はリン酸が用いられている．

### 3 うま味調味料

**うま味調味料は化学的に製造した調味料であり，食品にうま味を付与する**

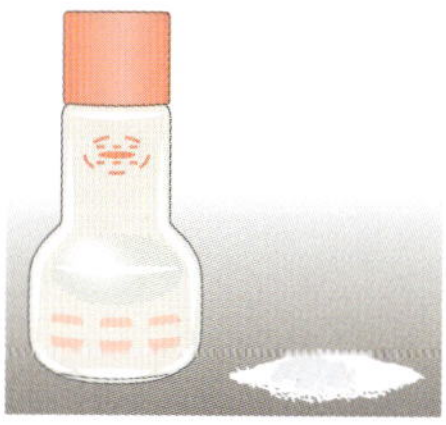
うま味調味料

うま味調味料とは，食品に含まれているうま味成分を化学的に製造した調味料のことで，食品にうま味を付与する目的で使用される．食品のうま味成分には，アミノ酸系と核酸系がある．

#### a アミノ酸系：L-グルタミン酸ナトリウム

1907年に池田菊苗が，こんぶのだし汁から**グルタミン酸ナトリウム**(MSG)を取り出し，このMSGがこんぶの主要な呈味成分であることを見出し，これをうま味と名付けた．現在は，さとうきびの糖蜜やとうもろこしなどのでんぷんから得られた糖を発酵させて製造されている．

#### b 核酸系：5′-イノシン酸ナトリウム，5′-グアニル酸ナトリウム

かつお節のうま味成分は**5′-イノシン酸ナトリウム**(5′-IMP)，きのこのうま味成分は**5′-グアニル酸ナトリウム**(5′-GMP)である．いずれも発酵法によって製造されており，ほのかなうま味を呈するが，単独で用いるよりも

アミノ酸系うま味調味料であるMSGと組み合わせて用いることでうま味が増強する．これを，うま味の**相乗効果**という．MSGと5′-IMPは，割合が1：1のときがもっともうま味の相乗効果が高い(**表9-3**)．100：1の割合のときにもMSGを単独で用いるときの2倍の効果が得られる．そのため，MSGと5′-IMPや5′-GMPを混合した複合うま味調味料が多く用いられている．こんぶとかつお節でとる合わせだしは，このうま味の相乗効果を利用したものである．

**表9-3　うま味の相乗効果**

| MSG：5′-IMP*1 | うま味強度*2 |
|---|---|
| 1：0 | 1 |
| 1：2 | 6.5 |
| 1：1 | 7.5 |
| 2：1 | 5.5 |
| 10：1 | 5.0 |
| 20：1 | 3.4 |
| 50：1 | 2.5 |
| 100：1 | 2.0 |

*1 MSG：グルタミン酸ナトリウム，5′-IMP：5′-イノシン酸ナトリウム
*2 混合物単位重量当たりのうま味強度，相対強度
[北畠直文：健康・栄養化学シリーズ 食べ物と健康 食品の科学(太田英明ほか編)，第2版，p.289，南江堂，2018より引用]

## 4 み　　そ

p.310(第10章B 1)参照.

## 5 しょうゆ

p.311(第10章B 2)参照.

## 6 ウスターソース

### ウスターソースは野菜や果物からつくられた液体調味料である

ウスターソースは，トマト，たまねぎ，にんにくなどの野菜とりんごなどの果実の搾汁液や煮出汁に，食塩，砂糖，香辛料，着色料としてカラメルを加えて熟成させた液体調味料である．粘度が低いものから，ウスターソース，中濃ソース，濃厚ソースに分類されている．とんかつソースやお好み焼きソースは，濃厚ソースに分類される．

## 7 ドレッシング，マヨネーズ

### ドレッシングは主に植物性油脂と食酢を原料とした液体調味料である

ドレッシングは，植物性油脂と食酢に食塩，砂糖，香辛料で調味し，**水中油滴型(O/W)エマルション**に乳化させた半固体状，乳化液状，または分離した状態の調味料である．原材料に油脂を使用していないドレッシングはドレッシングタイプ調味料といい，ノンオイルドレッシングのことである．マヨネーズは，原材料に卵黄または全卵を使用し，**レシチン**の乳化作用を利用して，植物性油脂と食酢を乳化させ，食塩，砂糖，香辛料などで味を調えた，半個体状のドレッシングである．

### 8 トマトケチャップ

**トマトケチャップはトマトを濃縮させた調味料である**

トマトを裏ごしして種や果皮を取り除いて煮詰めたトマトピューレに，食塩，香辛料，食酢，砂糖，たまねぎやにんにくなどの野菜を加えて調味し，濃縮した調味料である．日本農林規格(JAS 規格)では，可溶性固形分が25％以上であることが定義されている．なお，可溶性固形分が 8％以上 25％未満のものをトマトソースという．

## D 香 辛 料

### 1 香辛料の特性

**香辛料には辛味作用，賦香作用，矯臭作用，着色作用の4つのはたらきがある**

香辛料は調味料の一種で，好ましい芳香と強い辛味をもつ．香辛料植物は主として熱帯，亜熱帯，温帯地方で生育する．これらの種子，果実，葉茎，根塊，花，つぼみ，樹皮などが，多くは乾燥し，そのまま，あるいは粉末にして，調理などに利用され，食材に風味(辛味・香りなど；**辛味作用**・**賦香(ふこう)作用**)や色を付与したり(**着色作用**)，食材のもつ独特の臭みを低下させたりして(**矯臭(きょうしゅう)作用**)，風味を引き立たせている(**表 9-4**)．これらのはたらきは，嗜好機能(二次機能)を高め食欲を増進する．また，香辛料は生薬や漢方薬にも用いられ，抗酸化作用や抗炎症作用などの生体調節機能(三次機能)も明らかにされており，健康増進にも寄与している．さらに，抗菌性をもつものも多く，食品の保存にも役立っている．

香辛料は，祭祀の供物の香気，おいしさ，保存性を増すために使用されたのが起源と考えられている．また，ヨーロッパでは主として肉や魚を多く食べる文化であったので，食材の保存のため香辛料の利用が発達した．15～16 世紀の大航海時代には，それらを求めて新しい世界に進出した．当時，香辛料はきわめて貴重であった．一方，わが国では古くから肉食はほとんどされていなかったこと，みそやしょうゆなどの発酵調味料が積極的に利用されたことなどから，ヨーロッパほど香辛料を必要としていなかった．

### 2 辛味作用

**辛味は2種類に大別され，それぞれの辛味に特徴がある**

辛味成分には，酸アミド類(カプサイシン，ピペリン，サンショオールなど)，バニリルケトン類(ジンゲロン，ショウガオールなど)，イソチオシアネート類(アリルイソチオシアネートなど)，チオエーテル類(ジアリルジスルフィ

**表 9-4　香辛料植物の利用部位とその作用**

| 利用部位 | 辛味作用（辛味性の味をつける） | 賦香作用（芳香性の香りをつける） | 矯臭作用（臭いを抑制する） | 着色作用（色をつける） |
|---|---|---|---|---|
| 種子 | からし〈辛子油配糖体〉<br>マスタード〈辛子油配糖体〉 | アニス　ナツメグ<br>カルダモン　バニラ<br>クミン　フェンネル<br>ディル | キャラウェー<br>コリアンダー | |
| 果実 | こしょう〈ピペリン〉<br>さんしょう〈サンショオール〉<br>とうがらし〈カプサイシン〉 | | | クチナシ〈クロシン〉<br>パプリカ〈カプサンチン〉 |
| 花蕾 | | | クローブ(丁子)<br>〈オイゲノール〉 | サフラン<br>〈クロセチン, サフラナール〉 |
| 葉茎 | | しそ<br>バジル<br>ペパーミント<br>〈メントール〉<br>レモンバーム | オレガノ〈チモール〉<br>セージ<br>タイム〈チモール〉<br>ローズマリー<br>〈ピネン, シネオール〉<br>ローレル(月桂樹)<br>〈シネオール, オイゲノール〉 | |
| 樹皮 | | シナモン<br>〈桂皮アルデヒド〉 | | |
| 根 | しょうが〈ジンゲロン, ショウガオール〉<br>わさび〈辛子油配糖体〉 | | たまねぎ<br>にんにく〈ジアリルジスルフィド〉 | ターメリック(ウコン)<br>〈クルクミン〉 |

〈〉: 該当する作用に関与する成分

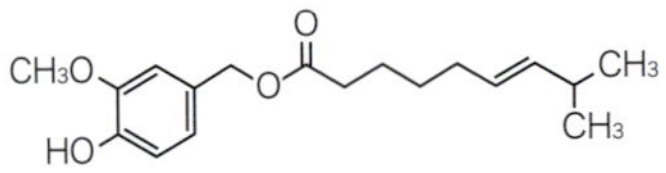

**図 9-5　カプシエイト**

ドなど)などがあるが, その辛味の特徴から大きく2群に分けられる(☞p.119, **図 3-9**).

酸アミド類はとうがらしとさんしょうなどの, バニリルケトン類はしょうがなどの辛味成分である. これらは摂取して若干の時間をおいて辛味が感じられ, その後辛味が持続するのが特徴である. これらを摂取すると, 交感神経系を刺激して副腎髄質からの**アドレナリン**の分泌を促進する. アドレナリンは発汗および脂質の燃焼を促進する. 近年, 辛味は呈さないが, 交感神経系を刺激するとうがらし［関与する成分はカプシエイト(**図 9-5**)］が開発されている.

**イソチオシアネート**類はからしやわさびなどの辛味成分で, 酵素(**ミロシナーゼ**)により辛味成分が生成する(**図 9-6**). 摂取直後に鋭い辛味が感じられるが, 持続しないことが特徴で, 植物種によりさまざまな構造のものがある(**表 9-5**).

以下に, 個々の辛味料について概説する.

とうがらし(唐辛子)はナス科の草本植物で, 甘味種(辛味成分を含有しない)と辛味種(辛味の主成分は**カプサイシン**)が存在する.

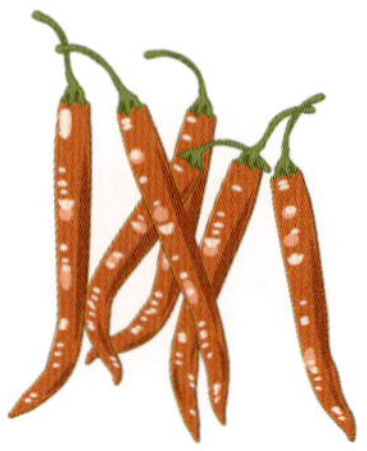

とうがらし(唐辛子)

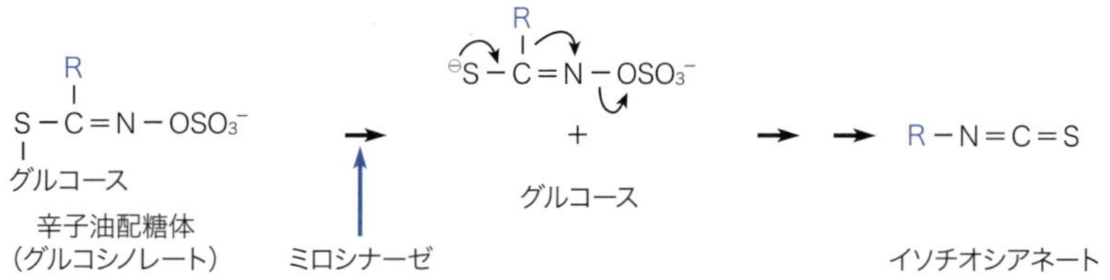


**図 9–6　辛子油配糖体からのイソチオシアネートの生成**

**表 9–5　イソチオシアネートの構造と特徴**

| R の構造（図 9-6） | イソチオシアネート | 所　在 | 特　徴 |
|---|---|---|---|
| 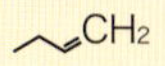 | アリルイソチオシアネート（辛子油配糖体：シニグリン） | からし，マスタード，わさび | 辛味，刺激臭，催涙 |
| 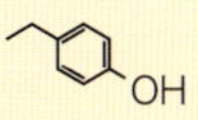 | パラヒドロキシベンジルイソチオシアネート（辛子油配糖体：シナルビン） | 白からし | 弱辛味，無臭 |
| 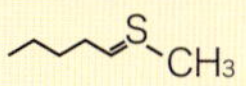 | トランス-4-メチルチオ-3-ブテニルイソチオシアネート | だいこん | 辛味，刺激臭 |
| 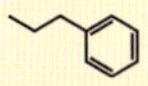 | 2-フェニルエチルイソチオシアネート | からし，クレソン，わさび | 辛味，刺激臭 |
| 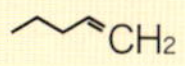 | プロペニルイソチオシアネート | からし，わさび | 辛味，刺激臭 |

さんしょう(山椒)は「はじかみ」とも呼ばれ，ミカン科の灌木の若芽や花，果実を利用している．果皮に辛味の主成分の**サンショオール**が存在している．

しょうが(生姜)はショウガ科の草本で，根しょうが，葉しょうが，芽しょうががあり，いずれも食用に用いられている．辛味の主成分は，**ジンゲロン**と**ショウガオール**である．香気成分は，オイゲノールなどのモノテルペン類で，特有の香りをもっている．さんしょうやわさびなどと同様に，わが国では古くから「薬味*」として用いられている．

こしょう(胡椒)はコショウ科のつる性植物の果実を，黒こしょう，白こしょうなどとして利用する．辛味の主成分は，**ピペリン**である．

からし(辛子)はアブラナ科の草本で，種子を乾燥させて粉末化し，練りからしとして利用する．和からしと洋からし(マスタード：白からし，黒からし)に分かれる．からしをすりおろしたときに細胞から漏出する酵素(ミロシナーゼ)が，**辛子油配糖体***(グルコシノレート：辛味の前駆体)に作用しグルコースを遊離する．生成したアグリコンが転位したイソチオシアネートにより辛味が発現する(**図 9–6**)．辛子油配糖体の置換基によりさまざまなイソチオシアネートを生じて，それぞれが辛味や特有の香りを呈する(**表 9–5**)．

わさび(山葵)はアブラナ科の草本で，根茎を使用する．辛味と特有の香りを呈する．辛味の主成分のシニグリンは，からしと同様に，ミロシナーゼにより糖質が分離されることでアリルイソチオシアネートとなり辛味が発現する．

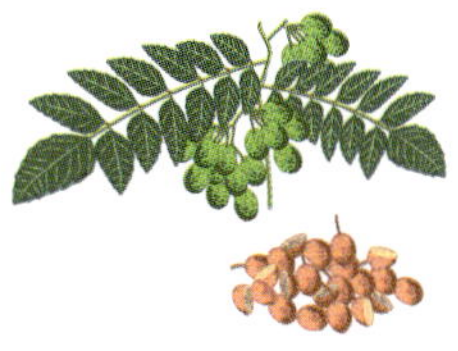
さんしょう（山椒）

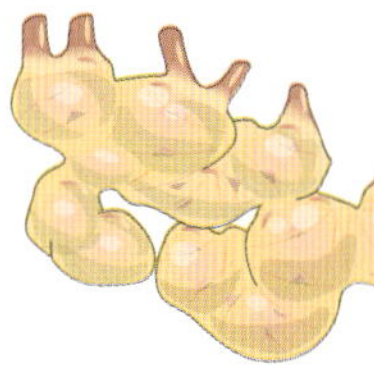
しょうが（生姜）

**＊薬味**　わが国では「薬味」「火薬(かやく)」などの概念で，しょうが，さんしょう，わさびなどを料理に添え，料理全体に独特の香りや酸味，辛味を加え，より深い味わいに仕上げている．

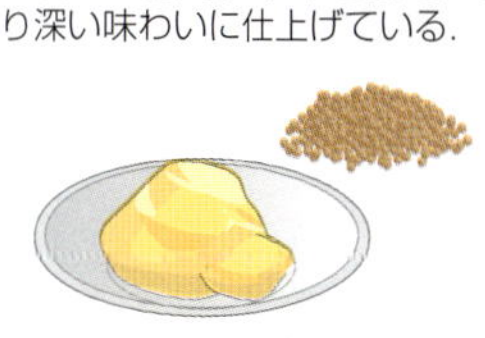
からし（辛子）

**＊配糖体**　糖のヘミアセタール性ヒドロキシ基が非糖質化合物(アグリコン)と結合した化合物．

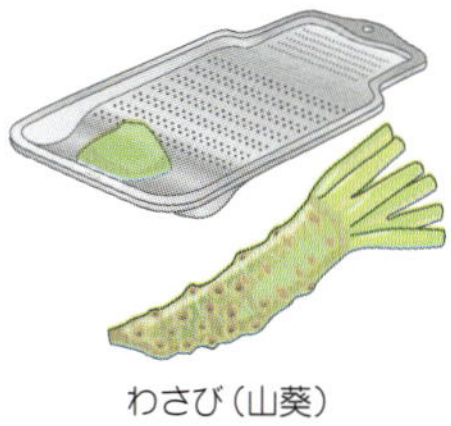
わさび（山葵）

## 3 賦香作用

### 特有の香りを与え，食欲を増進する

しそ，バジル，レモンバーム，ミントはシソ科の草本で，さわやかな香りが特徴である．刺激はあまり強くないので，生のまま刻んで食べることが多い．ミントの香りの主成分は**メントール**で，清涼感がある．

アニス，クミン，ディル，フェンネル(ウイキョウ)，パセリはセリ科の草本である．カルダモンはショウガ科の草本の種子である．レモンバームはイネ科の草本である．シナモンはクスノキ科の木本で，乾燥した樹皮を用いる．香気の主成分は，**桂皮アルデヒド**(シンナムアルデヒド)である．

バニラはラン科のつる性草本で，種子鞘を採取し，発酵と乾燥を繰り返すキュアリングを行う．この発酵過程で配糖体からアグリコン(**バニリン**)に変換されて，特有の香りを呈する．

## 4 矯臭作用

### 食材の臭みを抑え，おいしさを引き出す

オレガノ，セージ，タイム，ローズマリーはシソ科の草本で，肉や魚の生臭みを抑える作用がある．キャラウェーとコリアンダーはセリ科の草本で，鍋料理や魚料理，スープなどに用いる．クローブはフトモモ科の常緑樹で，開花前の花蕾を乾燥させたものである．釘の形や丁の字に似ているので，クローブ(clou：フランス語で釘)，丁子と呼ばれる．

にんにく(ガーリック)はユリ科ネギ属の草本で，地中のりん茎を用いる．特有の香りは**ジアリルジスルフィド**による．肉料理や炒め物に用いられ，畜肉の臭いを抑え，着香に役割を果たす．

たまねぎ，ねぎ，あさつき，にんにく，にら，らっきょうなどのネギ属の特有の香りは，いずれも含硫アミノ酸のシステインからシステインスルホキシドが生じ，これがシステインスルホキシドリアーゼ(CS リアーゼ)によりスルフェン酸に変換されて，チオスルフィネートに変化した後，不均化反応で，ジスルフィドを生成する経路で香りを生じる(**図 9-7**)．にんにくの場合はこの経路で，**アリイン**が**アリイナーゼ**により**アリシン**に変換される．アリシンは強い抗菌作用を示す．また，アリシンとビタミン $B_1$ が結合したアリチアミンは，安定で消化管からの吸収性が高いので，ビタミン剤に利用されている．

にんにくはジアリルジスルフィド(**図 9-7** の置換基Ⓡがアリル基)，たまねぎはジプロペニルジスルフィドとジプロピルジスルフィド(**図 9-7** の置換基Ⓡがプロペン基とプロピル基)，にらとらっきょうはジメチルジスルフィドが重要な香気成分である．

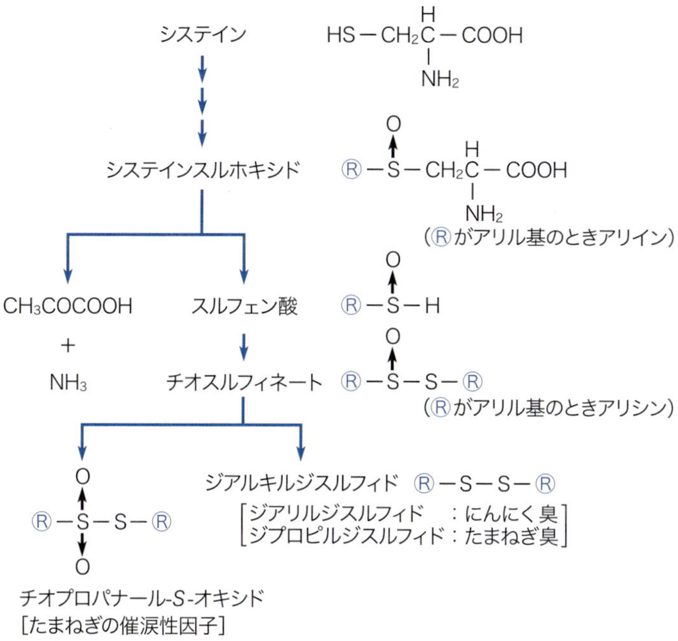


| | | | |
|---|---|---|---|
| Ⓡ： | $-CH_2CH_2CH_3$ | プロピル基 | たまねぎ，ねぎ |
| | $-CH_2-CH=CH_2$ | アリル基 | にんにく |
| | $-CH=CH-CH_3$ | プロペン基 | たまねぎ |
| | $-CH_3$ | メチル基 | にら，らっきょう |

**図 9-7　ネギ属（*Allium* 属）における香気生成**

## 5 着色作用

### 食材の見栄えを良くする

クチナシ（梔子）はアカネ科の常緑樹で，果実から色素を抽出して用いる．その主成分はカロテノイド系のクロセチン（アグリコン）や**クロシン**（クロセチン配糖体）で，濃黄色を呈する．

ターメリック（ウコン）はショウガ科の草本で，根茎を粉末化して用いる．色素の主成分は**クルクミン**で，黄色を呈する．着色料以外では生薬や漢方薬に用いられており，健胃，肝機能増強，胆汁酸分泌促進作用が知られている．

サフランはアヤメ科の草本で，めしべを乾燥して用いる．色素の主成分はクチナシと同様のクロシンであり，黄金色を呈する．独特の香りが特徴である．

パプリカはナス科のトウガラシ属の植物で，辛味がなく，鮮やかな色調（赤色，橙色，黄色など）が特徴である．赤色色素はカロテノイド系の**カプサンチン**である．

# E 嗜好飲料

嗜好飲料は，栄養摂取を目的とせず，味覚や風味などの個人の嗜好を充足させるために飲まれる飲料であり，生活にゆとりや潤いをもたらすため，心理面での役割も大きい．嗜好飲料には，緑茶，紅茶，コーヒー，ココア，ジュース，果汁入り飲料などがある(**図 9-8**)．近年，食品成分の機能性に高い関心が示されているので，**図 9-9** に，嗜好飲料に含まれる主な機能性成分の構造を示した．

## 1 茶

### 酸化発酵の程度により不発酵茶，半発酵茶，発酵茶に分類される

茶は，ツバキ科ツバキ属の常緑樹であるチャノキ(*Camellia sinensis*)の葉や茎を加工してつくられる飲み物である．

嗜好飲料
- 茶葉系飲料：緑茶，ウーロン茶，紅茶
- 種実系飲料：コーヒー，ココア，麦茶
- ミネラルウォーター類
- 炭酸飲料
- 乳性飲料：ヨーグルト，乳酸菌飲料
- 果実飲料：果実ジュース，果実ミックスジュース，果粒入り果実ジュース，果実・野菜ミックスジュース，果汁入り飲料
- 野菜飲料
- 豆乳
- 米こうじ飲料
- その他の飲料

**図 9-8　嗜好飲料の分類**

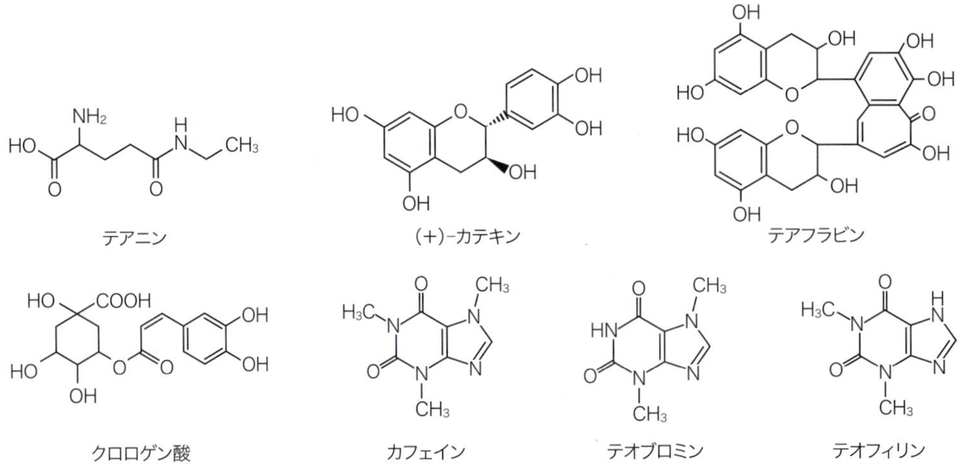


**図 9-9　嗜好飲料に含まれる主な機能性成分の構造**

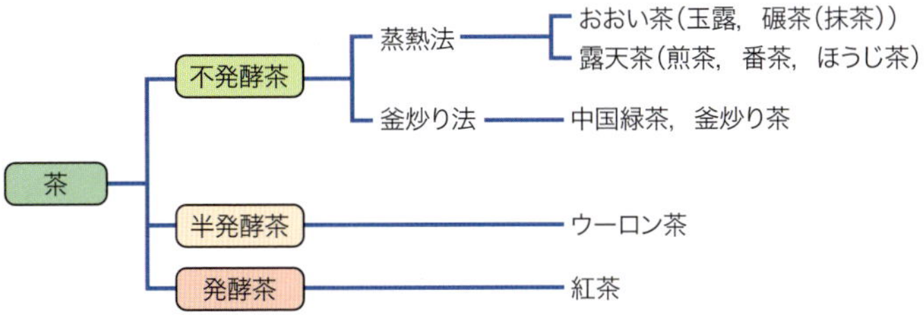


**図 9-10　茶の分類**

### a　加工法による分類

発酵の程度により，不発酵茶，半発酵茶，発酵茶に分類され，代表的なものは，それぞれ緑茶，ウーロン(烏龍)茶，紅茶である(**図 9-10**)．茶の発酵は茶葉のもつ酵素による酸化発酵である．

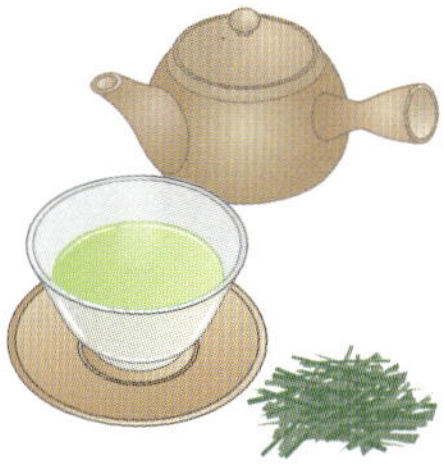

緑茶

#### 1)　緑　茶

緑茶は，茶葉を摘採後，発酵が始まらないうちに速やかに加熱(蒸熱，釜炒り)し，ポリフェノールオキシダーゼなどの酵素を不活性化する．その後，揉捻(成分を抽出しやすくするため，茶葉を揉み組織に傷をつける工程)し，乾燥して仕上げる．

**コラム　緑茶とビタミン C**

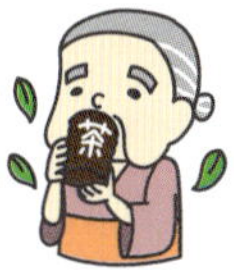


日本食品標準成分表 2020 年版(八訂)によれば，緑茶類 100 g 中に含まれるビタミン C 量は，せん茶(茶；260 mg，浸出液；6 mg)，玉露(茶；110 mg，浸出液；19 mg)，抹茶(茶；60 mg)，かまいり茶(浸出液；4 mg)，番茶(浸出液；3 mg)，玄米茶(浸出液；1 mg)，ほうじ茶(浸出液；Tr(微量))の順で低く，ウーロン茶や紅茶には含まれていない．緑茶は，蒸熱工程で茶葉に含まれるさまざまな酵素(ポリフェノールオキシダーゼやアスコルビン酸オキシダーゼなど)が不活性化され酸化反応が抑制されるため，色調が保持され，カテキンの重合が停止するとともに，ビタミン C も保持されている．

#### 2)　紅　茶

紅茶は，茶葉に十分な酸化発酵を行わせる．この間，茶葉の中の**カテキン**(ポリフェノールの一種)などが**ポリフェノールオキシダーゼ**によって酸化重合し，**テアフラビン**(カテキン二量体，橙赤色)や**テアルビジン**(赤色)などの赤色系色素成分が生成する．この際，香気成分も生成され，茶の味や香り，色調が発酵により左右される．テアフラビンの構造(そのガロイルエステルも含めて)は確定されているが，テアルビジンは，重合体であり，多様な分子種の存在が考えられている．

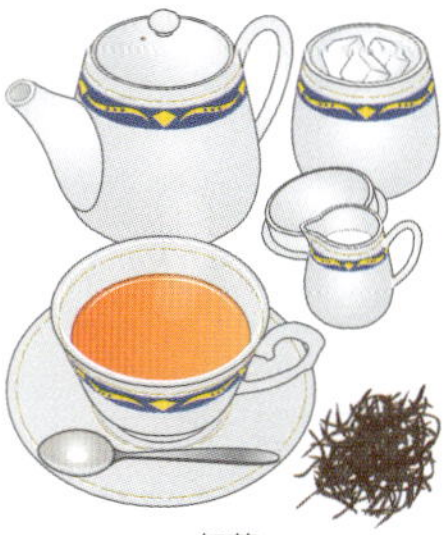

紅茶

#### 3) ウーロン茶

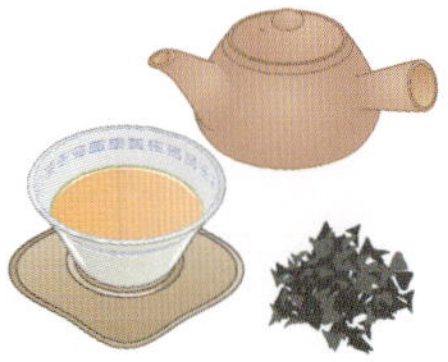
ウーロン茶

ウーロン茶は，茶葉の酸化発酵を途中で停止させた**半発酵茶**である．不発酵茶である緑茶と発酵茶である紅茶の中間的な性質をもっている．

### b 茶に含まれる機能性成分

緑茶の甘味・うま味成分は**テアニン**(L-theanine，または L-γ-glutamyl-ethylamide，アミノ酸の一種)であり，渋味成分はカテキン，苦味成分は**カフェイン**である．テアニンは，光合成で利用されてカテキンに変化する．おおい茶［玉露，かぶせ茶，碾(てん)茶(碾茶を粉末状にしたものが抹茶である)］は，日光を遮って栽培することにより，甘味やうま味を引き出し，渋味を抑えている．茶カテキンの主要成分は，エピカテキン，エピガロカテキン，エピカテキンガレート，エピガロカテキンガレートの4つである．これらのポリフェノールは，抗酸化作用のほか，血圧低下作用，血中トリアシルグリセロール低下作用，LDL－コレステロール低下作用や内臓脂肪減少作用などが報告されている．

## 2 コーヒー，ココア

**コーヒーの渋みはクロロゲン酸，ココアの苦味はテオブロミンである.**

茶が葉や茎を水や熱水で抽出して飲用するのに対し，コーヒーやココアは，種子を焙煎した後に飲用に供することが特徴である．さらにコーヒーは，水や熱水で抽出して飲用するが，ココアは，カカオマス(焙煎したカカオ豆をすりつぶしたもの)を脱脂したものを溶解して使用するため，種子に含まれている多岐にわたる成分が飲料に移行し，すべて利用できることが特徴である．

### a コーヒー

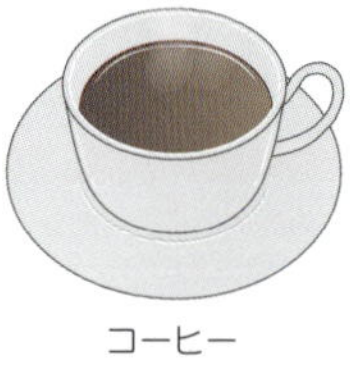
コーヒー

コーヒーは，アカネ科のコーヒー(*Coffea arabica, C.canephora* など)の種子(コーヒー豆)を焙煎し挽いた粉末を湯または水で抽出した飲料である．コーヒーには，プリンアルカロイドの一種で，覚醒作用，胃酸分泌促進作用，利尿作用のあるカフェイン，渋味成分で抗酸化作用をもつ**クロロゲン酸**などが含まれる．カフェインは体内で代謝され，主に尿酸となって尿とともに排泄される．クロロゲン酸は，焙煎によりカフェ酸とキナ酸に分解されるため，深煎りのコーヒーほどクロロゲン酸量は少ない．

### b ココア

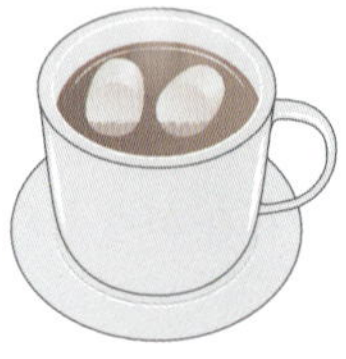
ココア

アオギリ科の常緑樹であるカカオ(*Theobroma cacao L.*)の種子を天然の酵母や乳酸菌により数日間発酵させた後に，焙煎し磨砕して製造されたものが**カカオマス**である．これを搾油したものがココアバターであり，その搾油粕が**ココア**である．ココアの油脂量は，10～24%程度である．これを熱湯で溶解し，ミルクや砂糖を添加して飲用に供する．**テオブロミン**はココアの苦味成分である．これはカフェインの類似化合物で，弱い覚醒作用をもっている．

### コラム　嗜好飲料の苦味成分の共通性

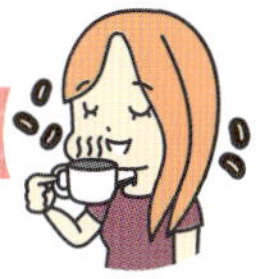

茶，コーヒー，ココアには，苦味成分としてそれぞれテオフィリン，カフェイン，テオブロミンが含まれている．これらは，メチルキサンチンに属し，テオフィリンは，カフェインに3個あるメチル基のうち，7位のメチル基が外れた構造であり，テオブロミンとは構造異性体の関係にある（☞図9-9）．これらは，cAMPを分解するホスホジエステラーゼを非選択的に阻害し，細胞内cAMP濃度の上昇を引き起こす．これにより，心筋収縮力の増大，気管支平滑筋の弛緩，脳細動脈の収縮などの作用を示す．テオフィリンは，強力な気管支拡張作用があり，喘息や気管支炎の治療薬として使われている．

## ③ 嗜好飲料に含まれる機能性成分

#### 茶カテキンには抗酸化作用，血圧低下作用，LDL-コレステロール低下作用などがある

嗜好飲料には，カテキン（茶），テアフラビンやテアルビジン（紅茶），クロロゲン酸（コーヒー），**カカオポリフェノール**（ココア）などのポリフェノールが多く含まれている．これらには強い抗酸化作用があり，生体内で発生し生体にさまざまな障害を引き起こす活性酸素やフリーラジカルを消去して，生活習慣病をはじめとするさまざまな疾病を予防する効果が期待されている．

一方で，ポリフェノールにはキレート作用をもつものがあり，鉄の吸収を抑制する作用がある．とくに貧血の薬（鉄分を含むもの）を使用しているときには，茶などの多飲を控えたほうがよい．

### コラム　茶カテキンの多様な生理活性

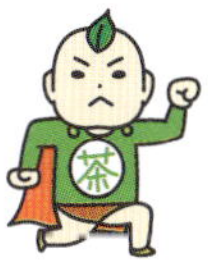


茶カテキンには，抗酸化作用のほかに，（食中毒菌に対する）抗菌作用や（インフルエンザウイルスに対する）抗ウイルス作用が確認されている．また，血圧改善作用については，アンギオテンシンⅠ変換酵素の阻害（*in vitro*），高血圧自然発症ラットを用いた試験やヒトボランティア試験で確認されている．最近では，分子中のヒドロキシ基がメチル化されたメチル化カテキンに強い抗アレルギー作用が見出されるなど，カテキンの多様な生理作用が解明されている．

## 4 JAS 分類について

### 果汁100%の果実飲料は，JAS規格では果実ジュースに分類される

2015(平成 27)年 4 月に「消費者基本法」に基づき，食品を摂取する際の安全性や消費者の自主的かつ合理的な食品選択の機会を確保するため，「食品衛生法」「JAS 法」「健康増進法」の表示に関する規定を統合して「食品表示法」が制定された．これに伴い，JAS 法も変更された．

JAS 法では，「果実飲料」「りんごストレートピュアジュース」「にんじんジュース及びにんじんミックスジュース」「炭酸飲料」「豆乳類」が規定されている．**表 9-6** に，主な果実飲料についてまとめた．濃縮果汁には，濃縮オレンジ，濃縮うんしゅうみかん，濃縮りんご，濃縮ぶどうなどがある．

なお，「りんごストレートピュアジュース」は，りんごを破砕して搾汁または裏ごしをし，皮，種子などを除去したもの(酸化防止剤を使用していないもの)，「にんじんジュース及びにんじんミックスジュース」は，にんじんを破砕して搾汁または裏ごしをし，皮などを除去したものおよびこれに柑橘類などの搾汁を加えたもの，「炭酸飲料」は，飲用適水に二酸化炭素を圧入したもの，これに甘味料・酸味料・フレーバリングなどを加えたもの，「豆乳類」は，大豆から熱水などによりたんぱく質その他成分を溶出させ，繊維質を除去して得られた乳状の飲料で，大豆固形分が 8%以上のもの(豆乳)，などと定義されている．

**表 9-6　主な果実飲料の分類**

| 分　類 | 規定(定義) |
|---|---|
| 濃縮果汁 | 果実の搾汁を濃縮したもの |
| 還元果汁 | 濃縮果汁を希釈したもの |
| 果実ジュース | 1 種類の果実の搾汁もしくは還元果汁，またはこれらに砂糖類，はちみつなどを加えたもの |
| 果実ミックスジュース | 2 種類以上の果実の搾汁もしくは還元果汁を混合したもの，またはこれらに砂糖類，はちみつなどを加えたもの |
| 果粒入り果実ジュース | 果実の搾汁もしくは還元果汁に柑橘類の果実の「さのう」もしくは柑橘類以外の果実の果肉を細切りしたものなどを加えたもの，またはこれらに砂糖類，はちみつなどを加えたもの |
| 果実・野菜ミックスジュース | 果実の搾汁もしくは還元果汁に野菜を破砕して搾汁または裏ごしをし，皮，種子などを除去したものを加えたもの，またはこれらに砂糖類，はちみつなどを加えたものであって，果実の搾汁もしくは還元果汁の占める割合(重量比)が 50%を上回るもの |
| 果汁入り飲料 | 1) 還元果汁を希釈したものもしくは還元果汁および果実の搾汁を希釈したもの，またはこれらに砂糖類，はちみつなどを加えたものであって，果実の搾汁もしくは還元果汁の占める割合(重量比)が 10%以上 100%未満のもの<br>2) 果実の搾汁を希釈したもの，またはこれらに砂糖類，はちみつなどを加えたものであって，果実の搾汁の占める割合(重量比)が 10%以上のもの |

# 練習問題

**以下の問題について，正しいものには○，誤っているものには×をつけなさい．**

1. ごま油は，融出法による．
2. サラダ油は，脱ろう処理を行う．
3. 大豆の脂質は，主にドコサヘキサエン酸である．
4. 硬化油の製造中に，トランス型の脂肪酸が生成される．
5. 牛脂の多価不飽和脂肪酸の割合はラードよりも多い．
6. 糖質の甘味度は，その立体構造により変わるが，温度によっては変化しない．
7. 人工甘味料のアセスルファムカリウム，アスパルテーム，スクラロースは，生体内で代謝されないので，0 kcal/g である．
8. 糖アルコールは，非う蝕性で，低エネルギーの甘味料であるため，比較的広く利用されているが，過剰に摂取すると浸透圧性の下痢を誘発することがある．
9. 岩塩には，塩化ナトリウムより塩化マグネシウムが多く含まれている．
10. グルタミン酸はこんぶに含まれるうま味成分である．
11. イノシン酸はしいたけ，グアニル酸はかつお節のうま味成分である．
12. グルタミン酸ナトリウムにイノシン酸を添加すると，うま味は相乗的に強くなる．
13. 香辛料は，食品の味，香り，色を良くするためだけではなく，保存性を高める効果もある．
14. とうがらしの辛味成分であるカプサンチンは，副腎髄質からのアドレナリン分泌を促進し，発汗と脂質の燃焼を促す．
15. しょうがの辛味成分は，ゲラニオールである．
16. からしの辛味生成は，シニグリンにミロシナーゼが作用することから始まる．
17. イソチオシアネートは，硫黄を含む化合物であり，からしの辛味成分である．
18. からしの辛味成分とわさびの辛味成分に共通のものはない．
19. わさびでは，酵素（ミロシナーゼ）により糖が付加され，配糖体となり辛味が発現する．
20. にんにく特有の匂いは，ジアリルジスルフィドによる．
21. アリシンとビタミン $B_2$ が結合したアリチアミンは安定で，体内での吸収も良い．
22. 緑茶の甘味・うま味成分であるテアニンは，光合成によりその産生が増強されるため，玉露や碾茶は，日光の当たりやすい土地で栽培することにより，甘味やうま味を引き出している．
23. カフェインは，コーヒーの苦味成分であるが，胃酸分泌を促進する作用ももっているので，食後の摂取には意味があると考えられる．

# 10 微生物利用食品の分類と成分

### 学習到達目標

1. アルコール飲料の製造法を糖化と発酵の観点から説明できる.
2. みそ，しょうゆ，食酢について，製造法の違いで細かく分類できる.
3. 漬物，納豆，かつお節の製造法とその特徴を説明できる.

微生物利用食品とは，微生物の**発酵作用**を利用して製造された食品を指すものであり発酵食品ともいわれる．原料となる食材に，酵母，カビ，細菌などを繁殖させることによって，もとの素材にはなかった味，香り，食感あるいは栄養的価値が付加され新たな食品へと生まれ変わる．微生物利用食品の歴史は古く紀元前8000年ごろには始まったとされる．古来の人々は，偶然にこの現象を目の当たりにしたときから，試行錯誤を繰り返しながら，少しずつ自分たちの生活に取り入れてきた.

## A アルコール飲料

わが国におけるアルコール飲料は，酒税法上1%以上のアルコールを含有するものとされている．アルコール飲料は，原料の炭水化物組成に由来するアルコールをつくりだす方法と，アルコールを含む発酵液の蒸留の有無によって分類される.

アルコールを生成する方法によって**単発酵酒**と**複発酵酒**に分類される．たとえば，ぶどうの炭水化物は糖類を主成分とし酵母による**アルコール発酵***によりただちにアルコールがつくられる．これが単発酵酒である．一方，米や麦はでんぷん質であり，いったん糖類に分解(**糖化***)した後，アルコール発酵に移行するため複発酵酒と呼ばれる．原料のでんぷんをすべて糖化させた後，発酵に移行して製造されるものを**単行複発酵酒**，糖化と発酵が同時進行してつくられるものを**並行複発酵酒**という．また，アルコールを含む発酵液をそのまま飲用するものを**醸造酒**とし，蒸留してアルコール分を高めたものは**蒸留酒**といわれる．発酵液の製造方法が単発酵式か複発酵式かにかかわらず蒸留されるものはすべて蒸留酒である(**表10-1**).

*アルコール発酵　アルコール発酵は，1分子のグルコースからエタノールと二酸化炭素が2分子ずつできる反応である.
$C_6H_{12}O_6 \rightarrow 2C_2H_5OH + 2CO_2$

*糖化　でんぷんやセルロースなどの多糖類を分解し，少糖類や単糖類まで低分子化すること．反応は，多糖類のグリコシド結合を加水分解することで進行する.

◉醸造酒

◉蒸留酒

**表 10-1 製造法による酒類の分類**

| | 原料の炭水化物組成 | アルコールの生成方法 | | 例 |
|---|---|---|---|---|
| 醸造酒 | 糖類 | 単発酵 | | 果実酒(ワイン) |
| | でんぷん質 | 複発酵 | 単行複発酵 | ビール |
| | | | 並行複発酵 | 清酒，紹興酒 |
| 蒸留酒 | 糖類または でんぷん質 | 単発酵または複発酵 | | ブランデー，テキーラ，ウイスキー，ウォッカ，焼酎 |
| 混成酒 | – | | | リキュール，梅酒 |

**表 10-2 ワインの分類**

| 分　類 | 例 |
|---|---|
| 非発泡性ワイン (スティルワイン) | 赤ワイン<br>白ワイン<br>ロゼワイン |
| 発泡性ワイン (スパークリングワイン) | シャンパン<br>スプマンテ |
| 酒精強化ワイン (フォーティファイドワイン) | シェリー<br>ポートワイン |
| 混成ワイン (フレーバードワイン) | ベルモット<br>サングリア |

## 1 醸 造 酒

**果実酒は単発酵酒，ビールと清酒は複発酵酒である**

### a 果 実 酒

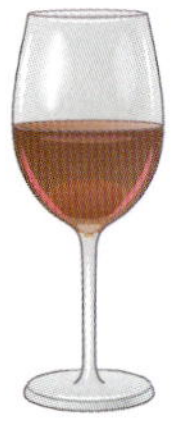
ワイン

ワイン(ぶどう酒)は，原料となるぶどうがグルコースやフルクトースのような糖類を多く含むため，**ワイン酵母**(*Saccharomyces cerevisiae, Saccharomyces bayanus*)の発酵作用によりただちにアルコールが生成される単発酵酒である．赤ワインでは果皮を残したまま発酵が行われるためアントシアニンやタンニンが液中に移行し，赤みや渋味となる．白ワインでは果皮を取り除いた後，発酵が行われるため白色透明の液色となる(☞ p.112，コラム「赤ワインと白ワイン」)．ロゼワインは両者の中間の液色であるが，これは果皮を残したまま発酵させ目標の色調に達した時点で取り除くことによって製造される．雑菌の繁殖抑制，酸化防止，色素の安定のために，**亜硫酸**が添加される．

ワインのアルコール分は 10 ～ 13%であり，ほかの醸造酒に比べ酒石酸やリンゴ酸などの有機酸が多く特有の酸味となっている．また，タンニンなどのポリフェノール類は渋味の原因物質である．芳香成分は酢酸エチルなどのエステルやイソアミルアルコールなどのアルコール類を多く含んでいる．

発泡性のワインとしてフランスのシャンパンが有名であるが，これはワインを耐圧びんに移し，酵母と糖類を添加して追発酵させたものである．びん中での発酵で生じた炭酸ガスにより発泡性が付加される．そのほかにも，製造中にアルコールを添加しコクを高めた酒精強化ワインや，薬草や果汁を加えた混成ワインなどがある(**表 10-2**)．

### b ビ ー ル

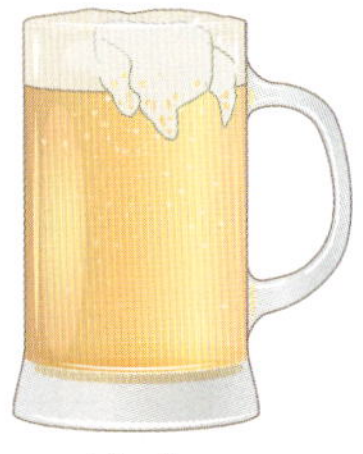
ビール

世界中で数多くの種類があり，生産量がもっとも多い炭酸ガスを含んだ発泡性のアルコール飲料である．原料にはでんぷん質の大麦やホップおよび副原料(米やコーンスターチ)を使用し，麦芽アミラーゼで糖化後，**ビール酵母**(*Saccharomyces cerevisiae* または *Saccharomyces pastorianus*)によりアルコールが生成される．糖化と発酵工程が明確に分けられ，すべての原料が糖化された後，発酵に移行するため単行複発酵酒に分類される．

**表 10-3** ビールの分類

| | 色 | 例 |
|---|---|---|
| 上面発酵ビール（エールビール） | 淡色 | ペールエール（イギリス）<br>ケルシュ（ドイツ）<br>バイツェンビール（ドイツ） |
| | 中濃色 | アルト（ドイツ） |
| | 濃色 | スタウト（イギリス） |
| 下面発酵ビール（ラガービール） | 淡色 | ピルスナー（チェコ，ドイツ） |
| | 中濃色 | ウイーンビール（オーストリア） |
| | 濃色 | ミュンヘンビール（ドイツ）<br>ボック（ドイツ） |

大麦を発芽させて麦芽がつくられるが，この間に糖化に必要なアミラーゼが生成される．麦芽は粉砕され副原料と水を加えた後，加熱され，蓄えられたアミラーゼによりでんぷんが糖化されて麦汁となる．これにホップを加えて煮沸後，ビール酵母を添加し発酵によりアルコールがつくられる．ビールは使用する酵母の特性により分類され，発酵とともにもろみ* 上部に浮上する *S.cerevisiae* を使用したものを**上面発酵ビール（エールビール）**，下部に沈降する *S.pastorianus* を使用したものを**下面発酵ビール（ラガービール）**という（**表 10-3**）．下面発酵ビールは比較的長期の製造期間を必要とするが大量生産に向いており，現在，世界のビール生産量の多くを占めている．

ビールのアルコール分は 4 ～ 6%である．特徴的な苦味は，ホップに含まれるフムロンが煮沸により異性体である**イソフムロン**に変化することにより生じる．ビールの泡の安定化成分は麦芽に含まれる気泡たんぱく質とイソフムロンの混合物である．芳香成分はさまざまなエステルやアルコール類が含まれるが，果実酒や清酒などに比べてやや少ない．

＊もろみ　発酵のために水と原材料を混合して仕込んだ固液混合状態のもの．醪あるいは諸味と書く．



**コラム** 2006（平成 18）年の酒税法改正

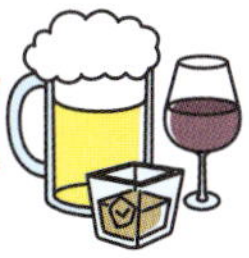

旧法では，酒類は 10 種類 11 品目に分類されていたが，新法では課税上の 4 分類（発泡性酒類，醸造酒類，蒸留酒類，混成酒類）と酒類 17 品目（ビール，発泡酒，清酒，果実酒，その他の醸造酒，連続式蒸留焼酎，単式蒸留焼酎，ウイスキー，ブランデー，原料用アルコール，スピリッツ，合成清酒，みりん，甘味果実酒，リキュール，粉末酒，雑酒）の 2 つの基準で整理・分類された．これにより，課税上ビールは発泡性酒類に分類されることになった．

## C 清　酒

わが国古来の醸造酒であり，日本酒ともいわれる．でんぷん質である米を原料として米こうじ由来の糖化酵素（アミラーゼ）によりグルコースに分解しつつ，**清酒酵母**（*Saccharomyces cerevisiae*）の発酵作用によりアルコールが生成される．糖化と発酵が 1 つの容器内で同時進行するため並行複発酵酒で

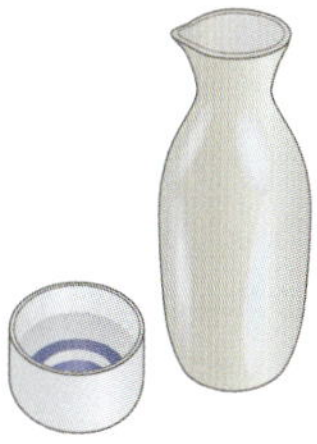
日本酒

表 10-4　清酒の分類

| | 白米の歩留まり歩合 | 醸造アルコール |
|---|---|---|
| 大吟醸酒 | 50%以下 | 添加 |
| 純米大吟醸酒 | 50%以下 | — |
| 吟醸酒 | 60%以下 | 添加 |
| 純米吟醸酒 | 60%以下 | — |
| 特別本醸造酒 | 60%以下(または特別な製造方法) | 添加 |
| 特別純米酒 | 60%以下(または特別な製造方法) | — |
| 本醸造酒 | 70%以下 | 添加 |
| 純米酒 | — | — |

ある．

歩留まり歩合(搗精度)が50～70%に精白された米から蒸米を調製した後，コウジカビ(*Aspergillus oryzae*)を繁殖させた米こうじとして，仕込み水や酒母(酵母と乳酸を含む)とともに混合しもろみがつくられる．清酒の分類は使用する白米の歩留まり歩合と醸造アルコールの添加の有無により規定される(**表 10-4**)．もろみ中では糖化と発酵が同時に進行しており，これらのバランスを保つため温度管理には細心の注意が払われる．おおよそ15～20日間の糖化発酵の後，もろみは圧搾ろ過され新酒と酒粕に分離される．新酒は火入れ(65℃で殺菌)した後，15℃前後の低温で貯蔵して熟成させる．

清酒のアルコール分は通常15～16%であるが，近年ではアルコール濃度を低くしたソフトタイプ(11～13%)もみられる．呈味成分としてグルコースやマルトースなどの糖類やコハク酸，乳酸などの有機酸が含まれる．芳香成分は酢酸エチル，酢酸イソアミルなどのエステルやイソアミルアルコールなどのアルコール類であるが，吟醸酒にはヘキサン酸エチルなどのエステル類が多く含まれており特有の吟醸香となっている．

## 2 蒸留酒

**発酵液を蒸留し，アルコール濃度を高めて製造される**

### a ブランデー

果実酒を蒸留して得られる酒類の総称であるが，一般的には，ぶどう酒(ワイン)を蒸留したものをいう．果実酒の原料としてそのほかにもりんごやさくらんぼ(桜桃)が使用されるが，これらはそれぞれアップルブランデー，キルシュワッサーといわれることが多い．

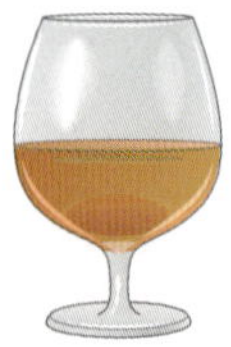
ブランデー

ブランデーは，ぶどう酒を蒸留しアルコール分を70%程度まで高めた後，オーク樽中で3～5年間以上熟成して製造される．この間に，樽材の成分の溶出あるいは蒸留液の成分変化により独特な芳香を生じ琥珀色に変化していく．最終的には加水してアルコール分を40%程度に調整する．

### b ウイスキー

発芽させた穀類を原料として糖化，発酵により生じたアルコール液を蒸留したものである．大麦の麦芽のみを用いるモルトウイスキーと，そのほかにライ麦やとうもろこしを加えるグレインウイスキーがある．蒸留は単式蒸留機を使用して行われ，オーク樽で貯蔵，熟成される．モルトウイスキーは麦芽を乾燥する際にピート（泥炭）を用いるために燻煙香（スモーキーフレーバー）が付与される．熟成により琥珀色となるために，ブランデーとともにブラウンリカーといわれる．

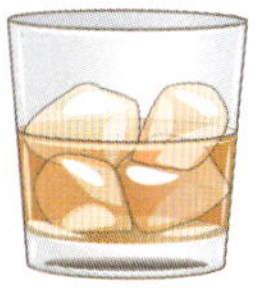
ウイスキー

### c 焼　酎

わが国固有の蒸留酒であり，**連続式蒸留焼酎**と**単式蒸留焼酎**＊に分類される．原料に果実や発芽穀類（麦芽など）を使用しないためにブランデーやウイスキーと区別される．連続式蒸留焼酎は，主に廃糖蜜を原料として製造したアルコール液を連続蒸留機により精留し高純度のアルコール（アルコール分95％程度）とした後，水で薄めたものである．いったん高純度のアルコールを製造するため芳香成分は少なく無色透明で**ホワイトリカー**といわれる．単式蒸留焼酎は，単式蒸留機を使用するため原料や発酵により生成したアルデヒドやエステル類，高級アルコールなどを多く含み独特の芳香をもった**本格焼酎**といわれる．単式蒸留焼酎のうち，米，麦，いもなどに酵母とこうじを加えてアルコール液を製造し蒸留したものをもろみ取り焼酎という．こうじには，白コウジカビ（*Aspergillus kawachii*）が多く用いられているが，泡盛には黒コウジカビ（*Aspergillus luchuensis*）が使用される．酒粕を原料として残存するアミラーゼと酵母によりアルコール液を製造し蒸留したものは粕取り焼酎である．

＊**連続式蒸留焼酎と単式蒸留焼酎**　2006（平成18）年の酒税法改正により，焼酎甲類と焼酎乙類の名称が変更され，連続式蒸留焼酎と単式蒸留焼酎になった．商品ラベルには従来の表記（焼酎甲類，焼酎乙類）も認められている．

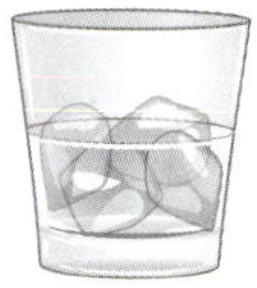
焼酎

**コラム　本格焼酎**

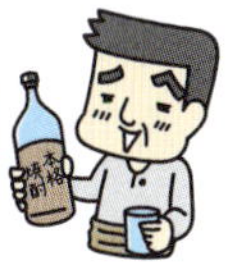

2002（平成 14）年 11 月の省令（酒税の保全及び酒類業組合等に関する法律施行規定）により，単式蒸留焼酎のうち，①穀類，いも類，清酒粕，黒糖のほか国税庁長官が指定する 49 種類の特殊原料を使用する，②こうじを使用する，③単式蒸留機で蒸留しアルコール分 45％以下にする，④一切，添加物を加えない，ことを満たしたもののみを本格焼酎とすることが規定された．ただし，現在流通している単式蒸留焼酎のほとんどがこの規定に該当するため，事実上，単式蒸留焼酎＝本格焼酎となっている．

## 3 混 成 酒

**醸造酒や蒸留酒に果実や香料などを加えて製造される**

混成酒は醸造酒や蒸留酒あるいは原料用アルコールに薬草，果実，種子および糖類，香料，色素などを加えてつくられる．蒸留酒に薬草や果実などの香味成分を加えたリキュールが代表的である．香味成分の原料は，オレンジ，さくらんぼ，クミン，バニラなど多種多様である．梅酒（アルコール分 13 ～ 14%）は焼酎に青梅と氷砂糖，屠蘇(とそ)酒（アルコール分 13 ～ 14%）はみりんに薬草を加えて製造する．

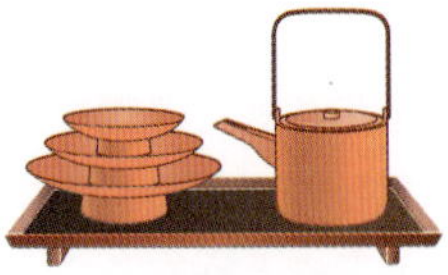
屠蘇酒

## B 発酵調味料

日本人の食卓に欠かせないみそやしょうゆは微生物の発酵作用を利用してつくられている．わが国や中国のようなアジア圏では高温多湿の気候のため発酵調味料の製造に適しており，その地域の気候や風土に合ったさまざまなものが生み出されてきた．

### 1 み　そ

#### こうじの材料により米みそ，麦みそ，豆みそとなる

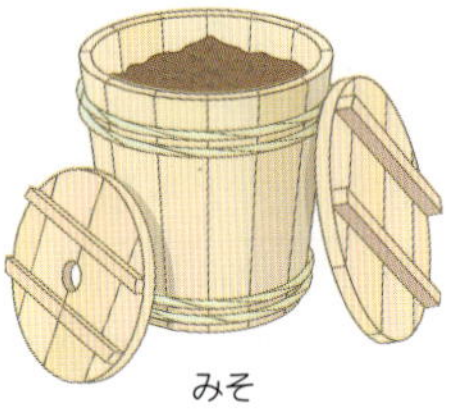
みそ

わが国における伝統的調味料であり各地で気候，風土に合った多種多様なものがつくられている．そのため，みその名には「○○（産地名）みそ」と生産地の名を冠することが多い．近年，食生活の多様化によって日本食離れが進行しており，生産量は減少している．

蒸煮した大豆に，米，麦，大豆などからつくったこうじに塩を混ぜたもの（塩切りこうじ）を混合して発酵熟成させる．こうじの原料が米なら米みそ，大麦やはだか麦なら麦みそ，大豆なら豆みそ，これらを混合したものやそれ以外を原料とするものは混合みそに分類される．生産量の約 80%は米みそである．味によって甘みそと辛みそに分類され，色によって白みそと赤みそなどに分類される（**表 10-5**）．

みその醸造期間は数日から 1 年以上のものまでさまざまであり，この期間にコウジカビの生産するアミラーゼやプロテアーゼによりでんぷんはグル

**表 10-5　みその分類**

| | 味，色による区分 | | 通　称 | 主な産地 |
|---|---|---|---|---|
| 米みそ | 甘 | 白 | 西京みそ，府中みそ，讃岐みそ | 近畿各府県と岡山，広島，山口，香川 |
| | | 赤 | 江戸甘みそ | 東京 |
| | 甘口 | 淡色 | 相白みそ | 静岡，九州地方 |
| | | 赤 | 御膳みそ | 徳島，その他 |
| | 辛 | 淡色 | 信州みそ | 関東甲信越，北陸，その他全国的 |
| | | 赤 | 仙台みそ，津軽みそ，越後みそ，佐渡みそ | 関東甲信越，東北，北海道，その他ほぼ全国的 |
| 麦みそ | 甘口 | | 九州麦みそ，瀬戸内麦みそ，田舎みそ | 九州，中国，四国地方 |
| | 辛口 | | 田舎みそ | 九州，中国，四国，関東地方 |
| 豆みそ | － | | 八丁みそ，三州みそ，名古屋みそ | 中京地方（愛知，岐阜，三重） |

［みそ健康づくり委員会（全国味噌工業協同組合連合会）資料をもとに作成］

コースやマルトースに分解され，たんぱく質はペプチドやアミノ酸となってうま味が形成される．みその赤褐色は，このように生産された還元糖やアミノ酸により**アミノ－カルボニル反応***の結果生じたものである．白みそと赤みその違いは熟成期間によるところが大きく，短期熟成により白みそ，長期熟成により赤みそが製造される．また，製造過程で混入した耐塩性の酵母(*Zygosaccharomyces rouxii, Candida versatillus*)や**乳酸菌***(*Pediococcus halophilus*)によって有機酸，アルコール，エステルが生産され特有の風味となっている．

**＊アミノ-カルボニル反応**　還元糖などに含まれるカルボニル基とアミノ酸などに含まれるアミノ基による非酵素的褐変反応で，褐色物質であるメラノイジンを生成する．

**＊乳酸菌**　乳酸菌によって乳酸発酵が生じる．乳酸発酵は，1分子のグルコースから2分子の乳酸ができる反応である．
$C_6H_{12}O_6 \rightarrow 2C_3H_6O_3$

## 2 しょうゆ

### うすくちしょうゆはこいくちしょうゆに比べて食塩含有量が多い

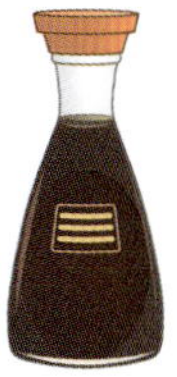
しょうゆ

みそとならんで古来より製造されているわが国の伝統的調味料である．日本農林規格(JAS規格)による分類上，大豆と小麦を用いるこいくちしょうゆ(食塩相当量14.5%)やうすくちしょうゆ(食塩相当量16.0%)，大豆だけでつくられるたまりしょうゆ(食塩相当量13.0%)，製造過程で生揚げしょうゆを添加するさいしこみしょうゆ(食塩相当量12.4%)およびしろしょうゆ(食塩相当量14.2%)に分類される(**表10-6**)．うすくちしょうゆはこいくちしょうゆに比べて食塩濃度を高くして着色を抑えているため，素材の味や色合いをいかしやすく関西風料理と相性が良い．

製造法には**本醸造方式**，**混合醸造方式**，**混合方式**がある．本醸造方式は蒸煮した大豆と焙煎・割砕した小麦を混ぜ合わせたものにコウジカビ(*Aspergillus oryzae, Aspergillus sojae*)を繁殖させ，これを食塩水とともに混合して発酵熟成させて製造する．混合醸造方式および混合方式は，植物性たんぱく質を塩酸分解したアミノ酸液を添加するもので，発酵途中に添加すれば混合醸造方式，発酵終了後であれば混合方式となる．しょうゆのうま味成分は大豆や小麦に含まれるたんぱく質がコウジカビ酵素で分解されたグルタミン酸などのアミノ酸であるため，これらの含量の指標となる全窒素量がしょうゆの品質基準となっている．製造過程で混入する酵母や乳酸菌により有機酸やアルコールがつくられ風味が付加される．しょうゆの特徴的な芳香成分は**4-エチルグアヤコール**(4-EG)などの揮発性フェノール類である．

近年の健康志向を背景に減塩しょうゆ(食塩相当量9%程度)が注目されて

**表10-6 しょうゆの分類**

| | 主な用途 | 着色 | 食塩相当量(%) | 主な産地 |
|---|---|---|---|---|
| こいくちしょうゆ | 調理用，卓上用(つけ用，かけ用) | — | 14.5 | 全国 |
| うすくちしょうゆ | 調理用(とくに関西風料理) | 抑制 | 16.0 | 関西地方 |
| たまりしょうゆ | 卓上用(つけ用) | — | 13.0 | 中部地方 |
| さいしこみしょうゆ | 卓上用(つけ用) | — | 12.4 | 山陰から九州地方(とくに山口県) |
| しろしょうゆ | 調理用(とくに着色をきらう料理) | 強く抑制 | 14.2 | 愛知県 |

いる．減塩しょうゆは，こいくちしょうゆからイオン交換法により食塩を減らすことでつくられるが，うま味成分は従来どおりである．

## 3 食　　酢

### 醸造酢は酢酸発酵を利用して製造される

食酢は，酢酸を4～5%含む酸味系調味料であり，原料を酢酸発酵*させる**醸造酢**と，合成酢酸に糖類や化学調味料を添加する**合成酢**に分類される．醸造酢はアルコールを酢酸発酵させて製造するため，世界各地でつくられるアルコール飲料と密接なかかわりをもつものも多い．

使用原料によって穀物酢と果実酢に分類される．穀物酢には米を原料とする米酢や麦芽を用いる大麦黒酢(麦芽酢，モルトビネガー)，果実酢にはぶどうやりんごを原料とするぶどう酢(ワインビネガー)やりんご酢などがある(**図10-1**)．バルサミコ酢はイタリア北部で伝統的につくられる白ぶどうを原料とする果実酢で，木樽により長期熟成されまろやかな味と風味のゆたかさが特徴である．

醸造酢は，穀物や果実に酵母を加えアルコールを生成させたのち，酢酸菌(*Acetobactor aceti*)により酢酸発酵を行い製造される．食酢の主成分は酢酸であるが，乳酸，コハク酸，リンゴ酸などの有機酸を含み，芳香成分ではアルコール類やエステル類が多い．

＊**酢酸発酵**　酢酸発酵は，1分子のエチルアルコールから1分子の酢酸ができる反応である．

$$C_2H_5OH + O_2 \rightarrow CH_3COOH + H_2O$$

◉醸造酢
◉合成酢

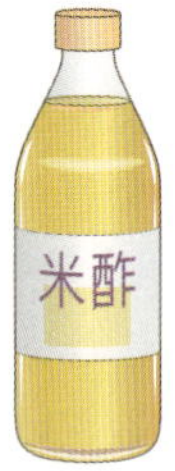

食酢

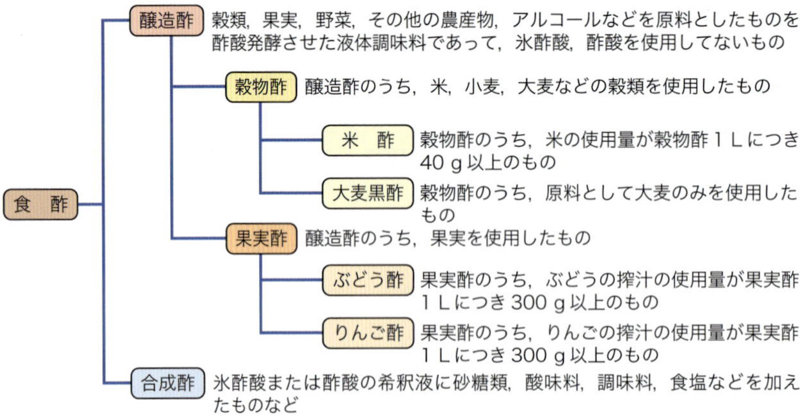


**図10-1 食酢の分類**
［消費者庁：食酢品質評価基準より引用］

### 4 みりん

#### アルコールを含有するため混成酒に該当する

みりんは蒸したもち米と米こうじに焼酎またはアルコールを加えてつくられる．アルコールを13～15%含有するために酒税法上は混成酒に分類される．発酵熟成は40～60日間にわたり，この間にもち米は米こうじのアミラーゼにより糖化され独特の甘味とうま味が付与される．

みりんはグルコースによる高い糖濃度が特徴であり，たんぱく質を含む食品素材に使用することによりアミノ-カルボニル反応を生じ，あるいはそれ自体のカラメル化反応*により適度なこげ色や照りをつけ香味をひきだす．

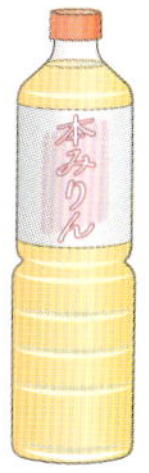

みりん

*カラメル化反応　グルコースやスクロースなどの糖類を160～200℃に加熱すると苦味をもつ甘い香りの褐色粘稠物が生じる．糖類単独で進行する非酵素的褐変反応である．

## C その他の微生物利用食品

### 1 漬　物

#### 発酵性漬物は乳酸菌と酵母の発酵作用を利用し製造される

元来，漬物は秋に収穫した野菜を冬季の間に食する保存食として利用されていたが，現在は四季を通してさまざまな野菜が栽培されるとともに，保存・流通技術が向上したため食卓の副菜としての役割が大きくなっている．

漬物は，微生物を利用するぬか漬やみそ漬などの発酵性漬物と微生物が関与しない非発酵性漬物に分けられる．発酵性漬物では乳酸菌と酵母が重要な役割を果たし，乳酸菌のはたらきにより生成される乳酸は漬物に酸味を付与し，酵母によってアルコール，有機酸，エステル類が生産され独特の風味となる．非発酵性漬物では，さまざまな野菜に工夫をこらした調味液を短時間漬けた「浅漬け」が製造され，塩や酒粕を利用する「奈良漬」，しょうゆ，砂糖，みりんを利用する「福神漬」などが知られている．添加する塩は浸透圧により野菜の細胞膜の透過性を高めて漬汁が細胞内に移行するいわゆる「漬かる」状態をつくりだすとともに，塩分濃度を5～10%に保って雑菌の増殖を防止している．

近年，漬物の低塩化が進んでいるものの，その製法上，塩分含有量が高くなりやすいため過剰摂取には注意が必要である．

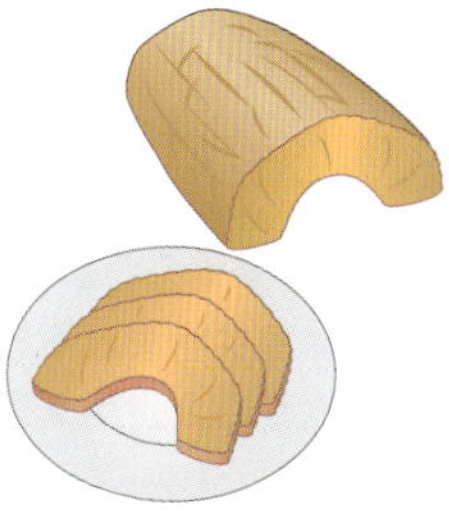
奈良漬



### 2 納　豆

#### 糸引き納豆は納豆菌，寺納豆はコウジカビを利用する

蒸煮大豆に納豆菌(*Bacillus subtilis* var. *natto*)を繁殖させてつくる**糸引き納豆**と，コウジカビの生成する酵素による発酵と塩水による長期熟成によりつくる**塩納豆**(塩辛納豆，**寺納豆**)がある．

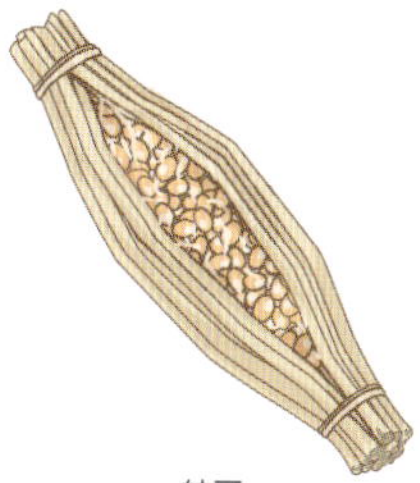
納豆

糸引き納豆は，蒸煮大豆を稲わらに包むことで保温し，これに生息する納豆菌を取り付かせるのが伝統的な製造法であるが，近年は純粋培養したものを使用することが多い．原料に丸大豆を用いるものを糸引き納豆，砕いた大豆(ひき割り大豆)を用いるものをひき割り納豆と区別することもある．ひき割り納豆は種皮が取り除かれるために食物繊維が少ないことが特徴である．発酵作用により，納豆菌がつくるアミラーゼやプロテアーゼで大豆成分は分解され消化性が向上する．ビタミン $B_2$ は納豆菌により生産されるため蒸煮大豆に比べ10倍程度の含量となる．糸引き納豆は特徴的な粘性物を有するが，これは**グルタミン酸のポリマー**(ポリグルタミン酸)と**フルクトースのポリマー**(フルクタン)の混合物である．

塩納豆は，蒸煮大豆にコウジカビを繁殖させて大豆こうじとした後，塩水を添加し3〜6ヵ月間熟成したもので，副原料としてしょうがやさんしょうを用いる．その歴史は糸引き納豆より古いとされ，もともとは寺院で製造されていたため寺納豆ともいわれる．京都の大徳寺納豆，浜名湖近郊で製造される浜納豆が有名である．成分は糸引き納豆と類似しているが，熟成期間が長いためにたんぱく質の分解が進み遊離アミノ酸が多いことが特徴である．

### コラム　納豆の特定保健

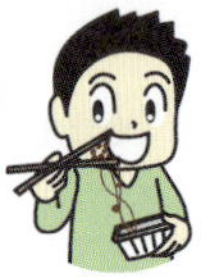

ビタミン $K_2$ は骨たんぱく質のはたらきや骨形成を促進することから，ビタミン $K_2$ を多く含む納豆が特定保健用食品として許可されている．安全性については，納豆に含まれるビタミン $K_2$ が血液凝固阻止薬(ワルファリン)の作用を弱めることから，併用を避ける必要がある．

## 3 かつお節

### うま味の主成分はイノシン酸で，だしとして利用される

かつお節は高い保存性を有する水産加工品であり，その製造には手間ひまをかけながら2〜3ヵ月以上の製造期間が必要となる．原料となる魚を三枚におろし焙乾を繰り返すことで荒節とした後，この表面を削り(はだか節)カビ付けをしてかつお節とする．かつお節の製造には，酸化による品質劣化を防ぎアルコール系の香気成分により香りゆたかなものとするために脂肪分解力が強いカビ類(*Aspergillus glaucus*)が用いられる．うま味の主成分はイノシン酸であり，沸騰水中で速やかに溶出するため，だしの材料として広く用いられている．

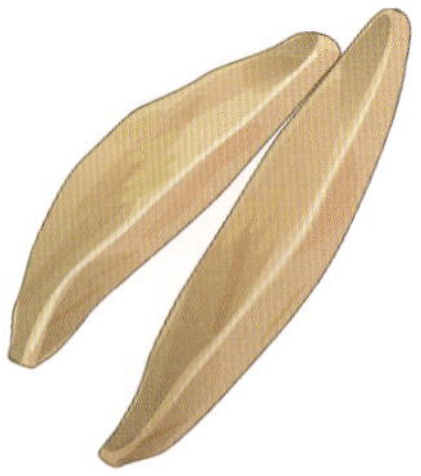

かつお節

かつお節は漁獲したかつおの時期により，4〜7月のものを使用する「春節」と8〜10月の「秋節」に分けられる．4〜7月に漁獲されるかつおは脂肪含量が少ないためかつお節の製造に適しており品質も良好である．

## D 微生物利用食品と関与する微生物

本章で取り上げた微生物利用食品と関与する微生物について，**表 10-7** に示した．古来，これらの微生物は，原材料や製造場などの環境中に生息しており，これが食品製造過程で自然に混入していた．近年では，微生物の同定や純粋培養技術が著しく進歩し，食品に適した微生物種を最適なタイミングで添加することが可能となっている．このような微生物管理技術の進歩は微生物利用食品の品質向上におおいに貢献している．

**表 10-7 微生物利用食品と関与する微生物**

| | | 原料 | カビ | 酵母 | 細菌 |
|---|---|---|---|---|---|
| アルコール飲料 | 果実酒 | ぶどう | – | *Saccharomyces* 属 | – |
| | ビール | 大麦，麦芽 | – | *Saccharomyces* 属 | – |
| | 清酒 | 米，米こうじ | *Aspergillus* 属 | *Saccharomyces* 属 | – |
| | ブランデー | ぶどう | – | *Saccharomyces* 属 | – |
| | ウイスキー | 大麦，麦芽 | – | *Saccharomyces* 属 | – |
| | 焼酎 | 米，大麦，そば，さつまいも，米こうじ | *Aspergillus* 属 | *Saccharomyces* 属 | – |
| 発酵調味料 | みそ | 大豆，麦，米，米こうじ，麦こうじ | *Aspergillus* 属 | *Zygosaccharomyces* 属<br>*Candida* 属 | *Pediococcus* 属 |
| | しょうゆ | 小麦，大豆 | *Aspergillus* 属 | *Saccharomyces* 属 | *Tetragenococcus* 属 |
| | 食酢 | 米，大麦，果実 | *Aspergillus* 属 | *Saccharomyces* 属 | *Acetobacter* 属 |
| | みりん | 米，アルコール | *Aspergillus* 属 | – | – |
| その他の微生物利用食品 | 漬物 | 野菜 | – | – | *Leuconostoc* 属<br>*Lactobacilius* 属<br>*Pseudomonas* 属 |
| | 納豆(糸引き) | 大豆 | – | – | *Bacillus natto* |
| | 納豆(塩納豆) | 大豆 | *Aspergillus* 属 | – | – |
| | かつお節 | かつお | *Aspergillus* 属 | – | – |

# 練習問題

**以下の問題について，正しいものには○，誤っているものには×をつけなさい．**

1. 製造法によりアルコール飲料を分類すると，ワインは単発酵酒，ビールや清酒は複発酵酒となる．
2. ビールには，上面発酵ビールと下面発酵ビールがあるが，世界のビール生産量の多くは上面発酵ビールである．
3. 連続式蒸留焼酎は「本格焼酎」，単式蒸留焼酎は「ホワイトリカー」といわれる．
4. こいくちしょうゆはうすくちしょうゆに比べて食塩含量が多い．
5. 食酢の主成分は酢酸であるが，乳酸，コハク酸，リンゴ酸などの有機酸も含有する．
6. 糸引き納豆は納豆菌によって，塩納豆はコウジカビの作用によって製造される．

# 参考図書


第1章

1) François Malaisse : Se nourrir en forêt claire africine, Presses Agronomiques de Gembloux, 1997.
2) Brothwell DR, Brothwell P : Food in Antiquity, Johns Hopkins University Press, 1969.
3) 中尾佐助：栽培植物と農耕の起源，岩波新書，1966.
4) 谷　泰：牧夫の誕生―羊，山羊の家畜化の開始とその展開，岩波書店，2010.
5) 厚生労働省：令和元年簡易生命表の概況，2020 (https://www.mhlw.go.jp/toukei/saikin/hw/life/life19/dl/life19-15.pdf)
6) 厚生労働省：令和元年食中毒発生状況 (https://www.mhlw.go.jp/content/11121000/000608215.pdf)
7) 厚生労働省：平成 29 年度 国民医療費の概況，2019 (https://www.mhlw.go.jp/toukei/saikin/hw/k-iryohi/17/index.html)
8) 厚生労働省：令和元年(2019)人口動態統計(確定数)の概況，2020 (https://www.mhlw.go.jp/toukei/saikin/hw/jinkou/kakutei19/index.html)
9) 厚生労働省：2019 年国民生活基礎調査の概況，2020 (https://www.mhlw.go.jp/toukei/saikin/hw/k-tyosa/k-tyosa19/index.html)
10) 中里トシ子，市川朝子：食生活と健康，第 4 版，八千代出版，2005.
11) 中山　勉，和泉秀彦(編)：食品学 I ―食品の化学・物性と機能性，第 3 版，南江堂，2017.
12) 羽生大記ほか(編)：臨床医学　人体の構造と機能及び疾病の成り立ち，南江堂，2019.
13) 農林水産省：食料自給率・食料自給力について . (https://www.maff.go.jp/j/zyukyu/zikyu_ritu/011_2.html)
14) 農林水産省：食料・農業・農村基本計画，2020. (https://www.maff.go.jp/j/keikaku/k_aratana/)
15) 農林水産省：トレーサビリティ関係，2021. (https://www.maff.go.jp/j/syouan/seisaku/trace/)
16) 農林水産省：平成 26 年度食品ロス統計調査報告(世帯調査)，2015. (https://www.e-stat.go.jp/SG1/estat/List.do?lid=000001140357)

第2章

1) 荒井綜一：機能性研究の過去・現在・未来―期待される研究の新領域．食品と開発 48 (10)：4，2013.
2) 鬼頭　誠，佐々木隆造(編)：食品の科学シリーズ・食品化学，文永堂出版，1992.
3) 川嵜敏祐(監修)，中山和久(編)：レーニンジャーの新生化学，第 6 版，廣川書店，2015.
4) 田宮信雄，八木達彦(訳)：コーンスタンプ生化学，第 5 版，東京化学同人，1988.
5) 池田正澄ほか(監訳)：ソロモンの新有機化学，第 11 版，廣川書店，2015.
6) 福田　満(編)：新食品・栄養科学シリーズ・生化学，第 2 版，化学同人，2012.
7) 灘本知憲，仲佐輝子(編)：新食品・栄養科学シリーズ・基礎栄養学，第 4 版，化学同人，2015.
8) 坂井堅太郎(編)：エキスパート管理栄養士養成シリーズ・基礎栄養学，第 4 版，化学同人，2016.
9) 中屋　豊：図解入門よくわかる栄養学の基本としくみ，秀和システム，2009.
10) 麻見直美，塚原典子：好きになるシリーズ・好きになる栄養学，講談社サイエンティフィク，2008.
11) 中村　良，川岸舜朗(編)：食品の科学シリーズ・食品分析学，文永堂出版，1991.
12) 今堀和友，山川民夫(監修)：生化学事典，第 4 版，東京化学同人，2007.
13) 日本油化学会(編)：油化学便覧，第 4 版，丸善出版，2001.
14) 桑田　勉：油脂化学，岩波全書，1959.

15) 辻　英明，五十嵐　脩(編)：新版食品学，建帛社，2012.
16) 菅野道廣，上野川修一，山田和彦(編)：食べ物と健康Ⅰ，南江堂，2007.
17) 中山　勉，和泉秀彦(編)：食品学Ⅰ—食品の化学・物性と機能性，第3版，南江堂，2017.
18) 日本ビタミン学会(編)：ビタミンの事典，朝倉書店，1996.
19) 日本ビタミン学会(編)：ビタミン学Ⅰ・Ⅱ，東京化学同人，1981.
20) 五十嵐　脩：ビタミンの生物学，裳華房，1991.
21) 五十嵐　脩：ビタミン，丸善，1991.
22) 草間正夫：ビタミンの話，裳華房，1996.
23) 美濃　真，糸川嘉則，小林　正：成人病とビタミン，学会センター関西，1996.
24) 栄養機能化学研究会(編)：栄養機能化学，第3版，朝倉書店，2015.
25) 吉川敏一：最新版ビタミンブック，主婦の友社，1998.
26) ビタミンと生活習慣病，毎日ライフ10月号，毎日新聞社，1997.
27) 文部科学省科学技術・学術審議会資源調査分科会：日本食品標準成分表2020年版(八訂)，2020.
28) 厚生労働省：日本人の食事摂取基準(2020年版)策定検討会報告書，2020.
29) 久保田紀久枝，森光康次郎(編)：食品学，第2版補訂，東京化学同人，2011.

第3章
1) 櫻井芳人ほか(編)：新櫻井総合食品事典，同文書院，2012.
2) 山野善正(編)：おいしさの科学辞典(普及版)，朝倉書店，2013.
3) 日本フードスペシャリスト協会(編)：三訂食品の官能評価・鑑別演習，建帛社，2014
4) 日科技連官能検査委員会(編)：新版官能検査ハンドブック，日科技連出版社，1973
5) 川端晶子：食品物性学—レオロジーとテクスチャー，建帛社，1989
6) 中濱信子，大越ひろ，森髙初恵：おいしさのレオロジー，アイ・ケイコーポレーション，2011

第4章
1) 青柳康夫(編)：改訂食品機能学，第3版，建帛社，2016.
2) 吉川敏一，河野雅弘，野原一子：活性酸素・フリーラジカルのすべて，丸善出版，2000.
3) 水上茂樹，五十嵐　脩(編)：活性酸素と栄養，光生館，1995.
4) 上野川修一ほか(編)：機能性食品の作用と安全性百科，丸善出版，2012.
5) 清水俊雄(編著)：機能性食品素材便欄，薬事日報社，2006.

第5章
1) 消費者庁：食品表示法等(法令及び一元化情報).
(https://www.caa.go.jp/policies/policy/food_labeling/food_labeling_act/)
2) 厚生労働省：日本人の食事摂取基準(2020年版)策定検討会報告書，2020.
3) 消費者庁：食品表示基準における栄養機能食品とは
(https://www.caa.go.jp/policies/policy/food_labeling/health_promotion/pdf/food_labeling_cms206_20200730_03.pdf)
4) CODEX Alimentarius
(https://www.fao.org/fao-who-codexalimentarius/en)
5) 消費者庁：特定保健用食品の表示許可等について，別添1 特定保健用食品の審査等及び取扱い指導要領(令和2年11月17日最終改正，消食表第431号).
(https://www.caa.go.jp/foods/pdf/syokuhin1566.pdf)
6) 消費者庁：特別用途食品について，別添3 特別用途食品の取扱い及び指導要領.
(https://www.caa.go.jp/policies/policy/food_labeling/foods_for_special_dietary_uses/assets/food_labeling_cms206_20210329_03.pdf)
7) 医薬基盤・健康・栄養研究所：「健康食品」の安全性・有効性情報
(https://hfnet.nibiohn.go.jp)
8) 厚生労働省：無承認無許可医薬品の指導取締りについて(昭和46年6月1日付け薬発第476号厚生省薬務局長通知(通称46通知))

(https://www.mhlw.go.jp/kinkyu/diet/dl/torishimari.pdf)
9) 厚生労働省：食品別の規格基準について
(https://www.mhlw.go.jp/stf/seisakunitsuite/bunya/kenkou_iryou/shokuhin/jigyousya/shokuhin_kikaku/index.html)
10) 厚生労働省：乳及び乳製品の成分規格等に関する省令(昭和26年12月27日厚生省令第52号)
(https://elaws.e-gov.go.jp/document?lawid=326M50000100052)
11) 菅原龍幸，青柳 康夫，福澤美喜男(編著)：食品学Ⅰ，第2版，建帛社，2016

**第6章**

1) 久保田紀久枝，森光康次郎(編)：食品学，第2版補訂，東京化学同人，2011.
2) 文部科学省科学技術・学術審議会資源調査分科会：日本食品標準成分表2020年版(八訂)，2020.
3) 松井利郎，松本　清(共編)：食品分析学―機器分析から応用まで，第2版，培風館，2015.
4) 食品機能性の科学編集委員会(編)：食品機能性の科学，産業技術サービスセンター，2008.

**第7章**

1) FAO統計データベース.
(https://www.fao.org/japan/fao-statistics/jp/)
2) 農林水産省：食糧需給表.(https://www.maff.go.jp/j/zyukyu/fbs/)
3) 竹生新治郎(監修)：米の科学，朝倉書店，1995.
4) 長尾精一(編)：小麦の科学，朝倉書店，1995.
5) 菅原龍幸，福澤美喜男(編)：新・食品学，建帛社，2002.
6) 平　宏和(総監修)：食品図鑑，女子栄養大学出版部，2006.
7) 山内文男，大久保一良(編)：大豆の科学，朝倉書店，1992.
8) 厚生労働統計協会：国民衛生の動向2021/2022，2021
9) 文部科学省科学技術・学術審議会資源調査分科会：日本食品標準成分表2020年版(八訂)，2020.
10) 厚生労働省：平成30年国民健康・栄養調査，2020.
11) 厚生労働省：健康日本21(第二次).
(https://www.mhlw.go.jp/stf/seisakunitsuite/bunya/kenkou_iryou/kenkou/kenkounippon21.html)
12) 農山漁村文化協会(編)：地域食材大百科，第1巻，農山漁村文化協会，2010.
13) 農山漁村文化協会(編)：地域食材大百科，第4巻，農山漁村文化協会，2010.
14) 藤原昌高(著)：地域食材大百科，第5巻，農山漁村文化協会，2011.
15) 吉田　勉(監)：わかりやすい食物と健康2，第3版，三共出版，2016.
16) 吉田　勉(監)：わかりやすい食品機能栄養学，三共出版，2010.

**第8章**

1) 菅　隆幸，小田　求：食品化学・材料学，朝倉書店，1982.
2) 川岸舜朗，中村　良(編)：新しい食品化学，三共出版，2000.
3) 日本生化学会(編)：生化学実験講座，第15巻，東京化学同人，1975.
4) 鈴木たね子，大野智子：おさかな栄養学，成山堂書店，2007.
5) 山澤正勝ほか(編)：水産食品の健康性機能，恒星社厚生閣，2001.
6) 渡部終五(編)：水産利用化学の基礎，恒星社厚生閣，2010.
7) 厚生労働省ホームページ
(https://www.mhlw.go.jp/index.html)
8) GMO Databese-GMO Compass–Chymosin
(https://web.archive.org/web/20150326181805/http://www.gmo-compass.org/eng/database/enzymes/83.chymosin.html)
9) 文部科学省科学技術・学術審議会資源調査分科会：日本食品標準成分表2020年版(八訂)，2020.
10) 菅原龍幸(監修)：新版食品学Ⅱ，建帛社，2016.

11) 中山　勉，和泉秀彦(編)：食品学II—食品の分類と利用法，第3版，南江堂，2017.
12) 瀬口正晴，八田　一(編)：食品学各論，第3版，化学同人，2016.
13) 細野明義ほか(編)：畜産食品の事典(新装版)，朝倉書店，2007.
14) 中村　良(編)：卵の科学，朝倉書店，1998.

第9章

1) 文部科学省科学技術・学術審議会資源調査分科会：日本食品標準成分表2020年版(八訂)脂肪酸成分表編，2020.
2) 文部科学省科学技術・学術審議会資源調査分科会：日本食品標準成分表2020年版(八訂)，2020.
3) 橋本　仁，高田明和(編)：砂糖の科学，朝倉書店，2006.
4) 伊藤　汎，小林幹彦，早川幸男(編著)：食品と甘味料，光琳，2008.
5) 村松敬一郎(編)：茶の科学，朝倉書店，1991.

第10章

1) 注解編集委員会(編)：第四回改正国税庁所定分析法注解，日本醸造協会，2006.
2) 佐藤　信(監)：増補改訂最新酒造講本，日本醸造協会，2007.
3) 小泉武夫(編著)：発酵食品学，講談社，2012.

# 練習問題解答

**第１章　人間と食品（食べ物）**（p.16）

1. ○
2. ×（拡散ではなく濃縮）
3. ○
4. ○
5. ×（介護を必要とせず，心身ともに自立した活動的な状態で生存できる期間は健康寿命である）
6. ×（食嗜好は基本的には幼児期の反復摂取によって獲得されるため，幼児期から慣れ親しんだ味が食嗜好に大きく影響する．しかし，加齢や栄養学的要因によっても変化する）

**第２章　食品の一次機能**（p.105）

1. ×（水では，水分子は互いに水素結合している）
2. ○
3. ×（食品中の結合水は，自由水より高い温度で蒸発し，低い温度で凍結する）
4. ×（食品中の自由水は食品の酵素反応に利用される）
5. ×（食品中の水分が多くても，結合水が多ければ水分活性は低い値を示す）
6. ○
7. ○
8. ×（水分活性が極端に低い状態では，脂質の酸化反応が進む）
9. ○
10. ×（食塩や砂糖を加えると水分活性が低下する）
11. ○
12. ×（たんぱく質では，１つのアミノ酸のカルボキシ基と隣のアミノ酸のアミノ基が脱水縮合して新たな共有結合が形成されている．この結合をペプチド結合という）
13. ×（必須アミノ酸とは，ヒトの体内で合成できないか，または合成できても十分でないため食事など外部から摂取しなければならないアミノ酸である．バリン，ロイシン，イソロイシン，トレオニン，リシン，フェニルアラニン，トリプトファン，メチオニン，ヒスチジンの９種である）
14. ×（リシンとアルギニンは側鎖の脂肪族炭化水素の末端に塩基性のアミノ基を有する塩基性アミノ酸である）
15. ○（複合たんぱく質は，ポリペプチド鎖のみからなる単純たんぱく質に非たんぱく性物質が結合したものである．牛乳中に存在するカゼインは，分子内にヒドロキシ基を含むアミノ酸であるセリンを多く含み，このヒドロキシ基に非たんぱく性物質としてリン酸を結合しているリンたんぱく質であり，さらにこのリン酸にカルシウムを結合している）
16. ○（たんぱく質は変性しても一次構造であるペプチド結合の切断は伴わないため，アミノ酸の配列順序が変化することはない）
17. ×（たんぱく質は，等電点ではたんぱく質同士の反発が弱まって凝集・沈殿しやすくなる）
18. ○（米たんぱく質（精白米）のアミノ酸スコアは 61，小麦たんぱく質（強力粉）のアミノ酸スコアは 31 である．いずれも第一制限アミノ酸はリシンである）
19. ×（グリアジンとグルテニンは小麦に含まれており，グルテンの重要な構成たんぱく質である．また，グリシニンは大豆に含まれている）
20. ○（酵素は作用する相手の物質（基質という）と特異的に結合して酵素基質複合体を形成することで反応の活性化エネルギーを低下させ，触媒する反応を加速する）
21. ×（酵素反応は，ある温度以上になると活性低下を起こす．これは，たんぱく質で構成されている酵素が，温度上昇に伴って熱により変性しはじめるためであり，もっとも高い酵素活性を示す温度を最適温度という）
22. ○（セルロースの $\beta$-1,4 結合はヒトの消化酵素では分解できないため，セルロースは糖質ではなく，食物繊維に分類される）
23. ○（これら３種類の構造は水溶液中では可変であり，可逆的に構造変換している．ただし，いったん多糖類に取り込まれたら構造変換は起こらない（でんぷん中の $\alpha$-グルコースが $\beta$-グルコースに変換されることはない））
24. ○（主にグルコースは化学，ブドウ糖は食品，血糖は医学の分野で使われる名称であり，その実体は同じ分子である）
25. ×（グリコーゲンは枝分かれ構造をもつのでアミロペクチンに似ているが，グリコーゲンにはアミロースのような直鎖型構造の分子は存在しない）
26. ×（ラクトース（乳糖）は，哺乳類の乳中にしか存在しない）
27. ×（グルコースとマルトースは甘味を呈するが，でんぷんは全然甘くない）
28. ×（草食動物を含む哺乳類はセルロースを分解する消化酵素（セルラーゼ）をもっていない．草食動物はその胃内にセルロースを分解する微生物をもっており，その微生物がセルロースを分解，代謝することはできる．その際生じる副産物や増殖した菌を草食動物は栄養素として利用している）
29. ○（グルコース以外の単糖類の多くは，肝臓で酵素処理を受けてグルコースに変換され，グルコースとして利用される）
30. ×（プロテオグリカンは，グリコサミノグリカンとたんぱく質成分との複合体である．コンドロイチン硫酸はプロテオグリカンとして存在することが多い）
31. ×（糖類はすべて単糖類にまで分解された後，吸収される）
32. ×（キチンは動物由来の食物繊維である）
33. ×（便秘予防効果は，不溶性食物繊維のほうが圧倒的に大きい）
34. ○（難消化性オリゴ糖や糖アルコールは低分子である）
35. ○（水溶性食物繊維の中には，大腸内細菌による分解と発酵を受け，その生成物が生体にとってエネルギー源となっていることがわかってきた）
36. ×（イワシ油には多価不飽和脂肪酸が多く含まれ，ヨウ素価はオリーブ油より大きい）
37. ×（バターにもっとも多く含まれる脂肪酸はパルミチン酸である）
38. ×（牛脂にはイコサペンタエン酸（IPA）は含まれない）
39. ×（エステル交換反応では，脂肪酸組成は変化しな

いが，トリアシルグリセロールの分子種組成が変化する）
40. ○
41. ×（空気中の酸素が不飽和脂肪酸に結合し，自動酸化が進行する）
42. ×（自動酸化における一次酸化生成物はヒドロペルオキシドであり，それが分解されるとアルデヒド類が生成する）
43. ×（鉄や銅などの金属は酸化促進剤として作用する．抗酸化剤としてはトコフェロール類がある）
44. ○
45. ×（熱酸化では過酸化物ヒドロペルオキシドは分解されるため蓄積しない）
46. ×（酸化が進行すると，まずヒドロペルオキシドの量を示す過酸化物価が上昇し，次にその分解物であるカルボニル化合物量を示すカルボニル価が上昇する）
47. ×（ヤシ油の不飽和脂肪酸含量は大豆油より低いので，不飽和度の指標となるヨウ素価は大豆油より低い）
48. ○
49. ×（酸価は油脂中の遊離脂肪酸の量を示すものである）
50. ×（油脂中に不ケン化物やモノアシルグリセロール，遊離脂肪酸などが増加すると，油脂の発煙点は低下する）
51. ×（リノール酸は$\alpha$-リノレン酸からは合成されない．$n$-3 系および $n$-6 系の多価不飽和脂肪酸を必須脂肪酸という）
52. ×（ホスファチジルコリンはグリセロリン脂質である）
53. ○
54. ×（イコサノイドの前駆物質となるのは，アラキドン酸のほか，ジホモ-$\gamma$-リノレン酸，イコサペンタエン酸（IPA）がある）
55. ×（中鎖脂肪酸は胆汁酸ミセルを形成せず，長鎖脂肪酸とは異なり，脂肪組織に蓄積されにくく肝臓に取り込まれて$\beta$酸化を受け，最終的に酸化分解されエネルギーとなる）
56. ×（ビタミンはすべて有機化合物である）
57. ×（野菜の$\beta$-カロテンは $12\,\mu g = 1\,\mu g$/RAE とみなされている）
58. ×（きのこ類に含まれるのはビタミン $D_2$ であり，体内での活性型は 1,25-$(OH)_2$-$D_2$ である）
59. ○
60. ×（100 g 当たりのビタミンK量は納豆のほうが多い）
61. ×（ビタミン $B_1$ は熱・酸には比較的安定である）
62. ○
63. ×（チロシンではなくトリプトファンである）
64. ×（トランスアミナーゼの補酵素であり，脂質代謝ではなくたんぱく質代謝に関与する）
65. ×（アビジンは卵白に含まれるたんぱく質である）
66. ○
67. ×（体内で還元されるためほぼ等価である）
68. ×（ナトリウムは細胞外液に多く存在し，細胞外液の浸透圧維持，体液の酸塩基平衡，糖の吸収，神経伝達機構などに関与している）
69. ×（シュウ酸や，豆類に多いフィチン酸はカルシウムと難溶性の塩をつくるため，カルシウムの吸収を妨げる）
70. ○
71. ×（鉄は $Fe^{2+}$ の形で吸収されるため，アスコルビン酸はその還元作用などにより非ヘム鉄の吸収を促進する）
72. ○

**第 3 章　食品の二次機能**（p.134）
1. ×（カロテノイドの中で$\alpha$-カロテン，$\beta$-カロテン，$\gamma$-カロテンならびに$\beta$-クリプトキサンチンは末端に$\beta$-ヨノン環をもつため，体内でレチノールに変換される）
2. ×（なすに含まれるナスニンは，アントシアン系色素である）
3. ○
4. ×（新鮮な生肉の暗赤色はミオグロビンの色で，加熱によってたんぱく質は変性し，ヘムの鉄も酸化され，メトミオグロモーゲンとなり，灰褐色に変化する）
5. ○
6. ×（こんぶはうま味成分のアミノ酸のグルタミン酸を含み，だしの素材としてよく利用されている）
7. ×（渋柿の渋味成分は可溶性タンニンのシブオールであり，脱渋の過程でシブオールが重合し，難溶性の物質に変化する）
8. ×（トリメチルアミンは海水魚の鮮度が低下したときに発生するにおい成分である）
9. ×（生でんぷん懸濁液は，ずり応力が増加するに従い，見かけの粘度が増加するダイラタンシーを示す）
10. ×（ポタージュスープは，液体に固体粒子が分散したサスペンションである）
11. ×（サラダ油やスクロース水溶液は，ニュートン流体である）
12. ○
13. ×（生クリームやマヨネーズは，水中油滴型（O/W）エマルションである）
14. ×（ショートニングは，硬化油（水素添加油脂）に窒素ガスを吹き込んで製造される）
15. ×（流動性をもったコロイド分散系は，ゾルである）
16. ○（ゾルのほうが味覚を感じやすい）
17. ×（えん下困難者用食品は，硬さ，付着性，凝集性の基準値がある．とろみ調整用食品には粘度の基準がある）
18. ×（分析型官能評価は専門家あるいは訓練した 5～20 人程度のパネルで行われるのに対し，嗜好型官能評価は数十人以上の，訓練しない一般の人をパネルとして行われる）
19. ○
20. ×（異なる 2 種類の試料を識別させるのに 3 個を 1 組にしてパネルに提示し，組み合わせた 3 つの中からほかの 2 つと異なるものを 1 つ選択させる方法である）

**第 4 章　食品の三次機能**（p.152）
1. ○
2. ×（多くの水溶性食物繊維は粘性が高いため内容物の移動速度は遅延する）
3. ○
4. ○
5. ×（$\alpha$-グルコシダーゼ活性が阻害されると二糖類からグルコースが生成されにくくなるため血糖値の上昇抑制が起こる）
6. ○
7. ×（中鎖脂肪酸から構成されるトリアシルグリセロールの消化吸収にはミセルを必要とせず，肝臓でも速やかに

エネルギーに変換される）
8. ○
9. ○
10. ×（α-トコフェロール以外のトコフェロール類も抗酸化作用を示す）
11. ×（お茶ではエピガロカテキンガレート（EGCg）がもっとも強い抗酸化物である）
12. ×（スーパーオキシドアニオンではなく一重項酸素である）
13. ○
14. ○（抗酸化成分に加え，不飽和脂肪酸や食物繊維が複数の疾病の予防にはたらく）
15. ×（水溶性のビタミンCと脂溶性のビタミンEでははたらく場所が異なり，生理機能も異なることが多い．ビタミンCはビタミンEを活性型に戻すことができ，相乗的にはたらく）
16. ×（アラキドン酸由来の4-シリーズのロイコトリエンはI型アレルギーの発症を誘導するが，イコサペンタエン酸（IPA）由来の5-シリーズのロイコトリエンは抑制的にはたらく）
17. ×（グリシンは末梢血流を増加させ，熱放散を促し，深部体温を低下させる．それによりノンレム睡眠の時間を長くすることで，睡眠の質の向上に関与する）
18. ×（効果はエコールへの変換能力によって異なり，性差はない）
19. ×（小腸内での可溶性カルシウムの量を増加させる）
20. ○
21. ○
22. ○
23. ○

**第5章　食品表示と規格基準**（p.174）
1. ×
2. ○
3. ×
4. ×（消費期限の記述である）
5. ○
6. ×
7. ○（輸入品以外の加工食品には原料・原産地表示が義務づけられている．産地が表示されるものは，すべての加工食品の一番多い原材料ならびに生鮮食品に近い加工食品22食品群（当該生鮮食品の割合が50％以上）と個別5品目）
8. ×（ゲノム編集技術応用食品にはその旨の表示義務はない，ゲノム編集によって生じた変異と天然の変異との差別化が不可能なためである）
9. ×（義務はない）
10. ○
11. ○
12. ×（順番も決まっている）
13. ×（適切な摂取ができる旨の表示の対象成分）
14. ○
15. ×（5 kcal 未満）
16. ×（必要ない）
17. ○
18. ×
19. ○
20. ○
21. ○
22. ×
23. ○
24. ×（硬さ・付着性・凝集性を規定）
25. ○
26. ○
27. ○
28. ×
29. ×
30. ○
31. ×（食品保存の目的では認められていない）
32. ×（乳及び乳製品の成分規格等に関する省令（乳等省令）で定められている）

**第6章　食品の分類と食品成分表**（p.195）
1. ×（40 g）
2. ○
3. ×（第5群を主食，第1群を主菜として，これに第2，3，4，6群を副菜として組み合わせて1日の食事を構成する）
4. ×（収載食品数は2,222から2,478に増加している）
5. ×（旬のある食品では季節による差がわかるように記載されているものがある）
6. ×（皮は可食部とみなす場合がある）
7. ×（（Tr）は微量と推定される場合に用いられている）
8. ×（組成成分ごとのエネルギー換算係数を用いて算出されている）
9. ×（すべて6.25ではなく，食品個別の換算係数もある）
10. ×（食品成分表2010で新規に追加された）
11. ×（魚介類，肉類，卵類では別途全糖量を直接測定されている）
12. ×（食品成分表2010で新規に追加された）
13. ×（レチノール当量（μg）ではなくレチノール活性当量（μg））
14. ×（酸化型・還元型ビタミンCの合算値を成分値としている）
15. ×（野菜ではなく，果物類として記載）
16. ○（使用目的が特殊なベビーフードなども記載がない）

**第7章　植物性食品の分類と成分**（p.241）
1. ×（ジャポニカ米は短粒種であり，インディカ米は長粒種である）
2. ×（うるち米はアミロースを約20％含むが，もち米はほとんどアミロペクチンである）
3. ○
4. ×（小麦粉の主なたんぱく質成分であるグリアジンとグルテニンからグルテンが形成される）
5. ×（ビール，麦焼酎の原料には二条大麦，麦みそ，押麦の原料には六条大麦が使われる）
6. ○（ライ麦はグルテンを形成しないため，パンをつくるのにライ麦と水に乳酸菌を加えて発酵させるので，ライ麦パンは酸味を感じる）
7. ×（缶詰スイートコーンには，とうもろこしの未熟種子が使われる）
8. ×（とうもろこしの主要たんぱく質であるゼインは，トリプトファンが少ないためペラグラに罹ることがある）

9. ×(強力粉は硬質小麦，薄力粉は軟質小麦からつくられる)
10. ×(うるち米の加工食品には，上新粉とビーフンがあり，もち米の加工食品には白玉粉と道明寺粉がある)
11. ×(精白米のアミノ酸価は65であり，そば粉(全層粉)の100よりも低い)
12. ○(古米臭は，不飽和脂肪酸の自動酸化により生じたヘキセナールが原因である)
13. ×(米，小麦，とうもろこしは世界中で大量に生産されているために，世界三大穀物といわれる)
14. ×(米は米ぬか，とうもろこしは胚から食用油がつくられる)
15. ×(上新粉やビーフンはうるち米からつくられるためアミロースとアミロペクチンの割合は2：8であり，アミロペクチンをほぼ100%含むのはもち米である)
16. ×(小麦粉の等級は，1等粉，2等粉，3等粉に分けられており，上級粉ほど灰分が少なく色がきれいである)
17. ×(中華めんが黄色であるのは，製麺時に小麦粉中のフラボノイドがかん水によりアルカリ性で黄色を呈するからである)
18. ×(あわ，とうもろこしはイネ科であるが，アマランサスはヒユ科，そばはタデ科である)
19. ×(グルテンを形成するグルテニンは弾力性，グリアジンは粘着性を示す)
20. ×(とうもろこし色素は，カロテノイド系色素のルテインやクリプトキサンチンなどである)
21. ×(小麦の主な構成でんぷんはアミロペクチンである)
22. ×(大麦の主な構成たんぱく質はホルデイン，とうもろこしの主な構成たんぱく質はゼインである)
23. ×(そばのルチン含量は，ダッタンそばに比べて普通そばのほうが少ない)
24. ×(玄米の精米工程で得られる七分つき米は，半つき米と比べて精米率(歩留まり)は低い)
25. ×(精米工程で玄米から胚芽やぬか層が削られるため，脂質やビタミン $B_1$ 含量は減少する)
26. ×(じゃがいものでんぷんは糊化温度が低い)
27. ×(かゆみの原因物質は，針状構造したシュウ酸カルシウムである)
28. ×(さつまいもの切り口から出る粘性の乳液はヤラピンという水に不溶性の樹脂配糖体である)
29. ○(大豆から取り出したたんぱく質と脂質が主体の豆腐と湯葉や，発酵により分解が進んだみそ，納豆などの大豆加工食品は，大豆に含まれるたんぱく質などの消化性を高めたものである)
30. ○(大豆油製造は，ヘキサンで油分を抽出する抽出法が用いられる)
31. ×(大豆油には $n$-6系のリノール酸がもっとも多く含まれている)
32. ×(大豆にはでんぷんがほとんど含まれず，消化できないラフィノースやスタキオースが含まれる)
33. ×(大豆たんぱく質の主成分はグリシニンである)
34. ×(豆腐の凝固剤として「すまし粉」を用いるとカルシウム含量の高い豆腐ができる．にがりの主成分は，塩化マグネシウムである)
35. ×(はるさめの原料は緑豆である)
36. ×(小豆はでんぷん含量が多いが，大豆はでんぷんをほとんど含まない)
37. ×(湯葉は豆乳を加熱し，表面にできた皮膜をすくい取って乾燥させたもので，たんぱく質と脂質に富む)
38. ×(納豆の粘質物は，ポリグルタミン酸やフルクタンである．アルギン酸は，藻類の粘質物である)
39. ×(蒸した大豆にコウジカビを加えてつくったものが浜納豆である．納豆菌を加えてつくるのは，糸引き納豆である)
40. ×(豆乳は日本農林規格で3種類(豆乳，調整豆乳，豆乳飲料)に分類されており，大豆固形分がもっとも多いのは豆乳である)
41. ×(レシチンは，界面活性を示すために乳化剤として利用される．レクチンとしては，赤血球凝集作用を示すヘマグルチニンが大豆に含まれる)
42. ×(豆類の中で，世界での生産量が大豆，ピーナッツに次いで多いのはいんげん豆である)
43. ×(枝豆とさやいんげんは，日本食品標準成分表の野菜類に収載されている)
44. ×(えんどうの未熟種子がグリーンピースとして利用される)
45. ×(おたふく豆，ふき豆，いかり豆の原料はそら豆である)
46. ×(小豆の色素には，アントシアニン類のクリサンテミンがある)
47. ×(トウミョウはえんどうの発芽した若芽のことである)
48. ×(くりの主成分は炭水化物で，その多くはでんぷんである)
49. ○
50. ×(レスベラトロールは薄皮部に含まれる)
51. ×(ごまに含まれる抗酸化物はリグナン類である)
52. ×(種実類に多く含まれる不飽和脂肪酸はラジカル反応で酸化される)
53. ×(ジプロピルスルフィドである)
54. ×(カリフラワーは花菜類である)
55. ×(みつばはセリ科の多年草で，セリの変種である)
56. ×(約20%である)
57. ○
58. ○
59. ×(クエン酸である)
60. ×(たんぱく質分解酵素アクチニジンが含まれる)
61. ×(果肉色(黄橙色)の主な色素は $\beta$-クリプトキサンチンである)
62. ×(渋味は可溶性ポリフェノール(タンニン)によるものである)
63. ×(こんぶのうま味成分でもあるグルタミン酸ナトリウムは，アミノ酸系のうま味成分である．しいたけに含まれる核酸系のうま味成分は，5′-グアニル酸である)
64. ○
65. ×(マンニトール(マンニット)である)

**第8章　動物性食品の分類と成分**(p.279)
1. ×
2. ×
3. ○
4. ×
5. ×

6. ○
7. ×
8. ×
9. ×
10. ×
11. ×
12. ×
13. ○
14. ×
15. ×
16. ○
17. ×
18. ×
19. ×
20. ×
21. ×
22. ×
23. ○
24. ×
25. ×
26. ×(血合筋は，ミネラル，ビタミンをはじめ，脂質，色素成分などの栄養成分が豊富に含まれる)
27. ○(肉基質たんぱく質は，コラーゲン，エラスチンなどの結合組織のことであり，魚肉よりも畜肉に多く含まれる)
28. ×(養殖魚は，餌が豊富で，運動不足であるため，脂質含量が天然魚より多い)
29. ×(ヘモシアニンにはヘム銅が含まれている．いかやたこなどの血液が青いのは，ヘモシアニンによるものである)
30. ×(ミオグロビンではなく，カロテノイド系のアスタキサンチンである．生の状態では，たんぱく質と結合しているため黒っぽい色をしているが，加熱によりアスタキサンチンが遊離して鮮やかな赤色になる)
31. ×(海水魚，淡水魚の特有のにおいは，それぞれ，トリメチルアミン，ピペリジンである)
32. ×(ベタインではなく，タウリンである．ベタインは，甘えびなどに含まれる甘味のあるうま味を示す物質である)
33. ×(クエン酸ではなく，コハク酸である．クエン酸は，レモンなどの柑橘系に含まれる酸味を示す有機酸である)
34. ○(キチンは，えびやかにの殻に含まれる多糖類である)
35. ○(DHA や IPA のおかげで，アザラシなどが寒冷地で生息することができる)
36. ×(赤身魚にヒスチジンが多く含まれ，これが微生物によってヒスタミンに変わることでアレルギー症状を示す)
37. ×(K 値は ATP の分解反応を利用した鮮度の尺度で，この値が高いほど鮮度の低い魚であることを示す)
38. ×(数回加熱を繰り返すのではなく，30 分間程度加熱する．細菌の胞子を殺すのではなく，病原菌や腐敗菌を殺すことである)
39. ×(ラクトフェリンは鉄結合性たんぱく質である)
40. ○
41. ×(牛乳にホモジナイザーで機械的衝撃を加えると，脂肪球は細分化され大きさが揃う．この処理を均質化処理という)
42. ×(牛乳中の糖はラクトースである)
43. ×(牛乳のタンパク質量(3.3 g/100 g)は人乳のそれ(1.1 g/100 g)より多い)
44. ×(LL 牛乳は超高温殺菌法で製造される)
45. ○
46. ×(乳清(ホエー)タンパク質の約半分は，$\beta$-ラクトグロブリンであり，ラクトフェリンは約 5% 程度含まれる)
47. ×(ラクターゼ($\beta$-ガラクトシダーゼ)が利用される)
48. ○
49. ○
50. ×(卵黄，卵白ともにビタミン C は含まれていない)
51. ×(卵白中に遊離の糖質が約 0.5% 程度含まれている)
52. ×(オボトランスフェリンは卵白たんぱく質である)
53. ○
54. ○
55. ×(卵白の pH は上昇する)
56. ×(卵黄係数は低下する)
57. ○
58. ○

**第 9 章　油脂，調味料，香辛料，嗜好飲料の分類と成分**
(p.303)

1. ×(ごま油は，圧搾法により製造されている．圧搾法は搾油とも呼ばれる)
2. ○(植物性油脂の製造工程で，冷却して析出する脂質成分が除去される．脱ろうは，ウインタリングともいう)
3. ×(大豆油は，主に多価不飽和脂肪酸のリノール酸($n$-6 系)を含む)
4. ○(硬化油は，マーガリンやショートニングの原料として用いられる．部分的に硬化した油脂では，トランス型の不飽和脂肪酸(トランス脂肪酸)が生じる)
5. ×(可食部 100 g 当たりの多価不飽和脂肪酸の量は牛脂 3.6 g，ラード 9.8 g である)
6. ×($\alpha$-アノマーと $\beta$-アノマーが存在する糖類は，水溶液の温度によりその存在比が変化するので，それに伴い，甘味も変化する)
7. ×(アセスルファムカリウムとスクラロースは 0 kcal/g であるが，アスパルテームは 4 kcal/g である)
8. ○
9. ×(塩化マグネシウムより塩化ナトリウムが多く含まれている)
10. ○
11. ×(イノシン酸はかつお節，グアニル酸はしいたけのうま味成分である)
12. ○
13. ○
14. ×(とうがらしの辛味成分はカプサイシンであり，カプサンチンは，赤色色素である)
15. ×(ジンゲロンとショウガオールである)
16. ○
17. ○
18. ×(共通のものはある)
19. ×(酵素(ミロシナーゼ)により糖質が分離され，辛味が発現する)
20. ○

21. ×(ビタミン $B_2$ ではなく，ビタミン $B_1$)
22. ×(テアニンは，光合成でカテキンに変換されるため，日光を遮って栽培する)
23. ○

**第 10 章　微生物利用食品の分類と成分**(p.316)

1. ○
2. ×(下面発酵は大量生産に適するためビール生産量の多くを占めている)
3. ×(連続式蒸留焼酎は「ホワイトリカー」，単式蒸留焼酎は「本格焼酎」といわれる)
4. ×(こいくちしょうゆのほうが食塩含量が少ない)
5. ○
6. ○

# 索　引

## 和文索引

### あ


アイスクリーム　271
亜鉛　102, 142
あおさ　240
あおのり　240
アガロース　58, 239
アガロペクチン　58, 239
赤ワイン　231
悪性貧血　93
アクチニジン　232
アクチン　243
アクトミオシン　249
あさり　263
あじ　261
小豆　215
アスコルビン酸　95
——オキシダーゼ　225
アスタキサンチン　110, 112, 141, 257, 262
アスタシン　257
アスパラガス　224
アスパラギン　224
アスパラギン酸　224
アスパルテーム　289
アセスルファムカリウム　289
アセロラ　231
アドレナリン　294
アノマー　46
アビジン　92, 275
アファール猿人　1
脂, 油　282
アボカド　231
アポ酵素　41
アマドリ転位　50
あまのり　238
アミグダリン　220, 230
アミノ-カルボニル反応　49, 50, 250, 311
アミノ基　23
アミノ酸　23
——インバランス　41
——残基　29
——スコア　40
——組成によるたんぱく質　182, 184, 186
——評点パターン　40
アミノ糖　57, 59
アミラーゼ　219
アミロース　53, 198
アミロペクチン　53, 198, 208
アメリカほどいも　210
アーモンド　219
あゆ　262
アラキドン酸　142
アリイナーゼ　224, 296
アリイン　296
アリシン　87, 122, 225, 296
アリルイソチオシアネート　119
アルカリ変性　277
アルギニン　142, 146
アルギン酸　238, 239
アルコール発酵　305
アルドース　45
アルドン酸　56
アレルギー表示　157
アロステリック調節　147
あわび　264
アンギオテンシンⅠ変換酵素　51, 144
安全管理認証制度　10
アントシアニン　112, 208, 213, 231
アントシアン系色素　113
アントラニル酸メチル　121
アンモニア　185


### い


硫黄　104
イオン結合　32
異化　146
いか　264
イコサノイド　78
イコサペンタエン酸　63, 256, 259, 285
異性化糖　49, 57
イソチオシアネート類　225, 294
イソフムロン　117, 307
イソフラボン　112, 143, 213
イソロイシン　24, 143
いちご　233
一次機能　17
いちじく　231
一次構造　30
一重項酸素　76, 84, 139
1：2点識別法　132
イチョウ葉エキス　143
一価不飽和脂肪酸　62
一酸化窒素　146
一対比較法　132
一般規格　171
遺伝子組換え表示　158
糸引き納豆　313
イヌリン　210, 225
イネ　198
5′-イノシン酸　118, 250, 258, 314
——ナトリウム　291
いも　205
イワシペプチド　259
引火点　71
いんげん豆　215
インスリン　136
インディカ種　198
インベルターゼ　49


### う


ウイスキー　309
ウインタリング　283
ウコン　115
ウスターソース　292
うなぎ　262
うに　264
うま味　118, 291
——調味料　291
うめ　230
うるち米　53, 198
ウロン酸　56, 59
ウーロン茶　300
うんしゅうみかん　229


### え


栄養機能食品　161
栄養強調表示　158
栄養性　17
栄養成分表示　156
えぐ味　120
エステル　233
——結合　61
——交換　74
エタノールアミン　67
エチレンガス　232
エネルギー換算係数　184, 286
エネルギー代謝　145
えのきたけ　235
えび　263
エピカテキン　114, 141
エピガロカテキン　114, 141
エマルション　123, 125
エムルシン　230
エラスチン　245
エリスリトール　137
エリタデニン　235
エリンギ　237
エルゴカルシフェロール　82, 234
エルゴステロール　69, 234
塩化ナトリウム　291
塩基性アミノ酸　27
えん下困難者用食品　166
塩析　37, 124
塩素　104

えんどう　216
塩味　116

お

横紋筋　243
応力緩和　127
大麦　203
オキシミオグロビン　110
1-オクテン-3-オール　121, 236
押麦　203
オピオイドペプチド　272
オボアルブミン　32, 274
オボトランスフェリン　274, 278
オボムコイド　274
オボムチン　274
オリゴ糖　45, 136, 288
オリゴペプチド　29, 259
オリゼニン　199
オリーブ油　284
オルニチン　146, 236
オレイン酸　220
温泉卵　277

か

塊茎　205
壊血病　95
解硬　250
塊根　205
外水様卵白　274
界面活性剤　125
カカオポリフェノール　301
カカオマス　300
かき(柿)　230
かき(牡蠣)　263
核果類　217, 219
角膜乾燥症　81
角膜軟化症　81
加工油脂　282
過酸化水素　139
過酸化物価　71, 72
果実酒　306
果実類　227
カシューナッツ　220
カゼイン　266
——ホスホペプチド　149, 272
——ミセル　266
カタラーゼ　140
かつお　261
かつお節　314
——オリゴペプチド　259
活性型ビタミンD　148
活性酸素　139
活性部位　42
褐藻類　239
褐変　228
褐変反応　50
カテキン　114, 120, 142, 299, 301
果糖　49
かに　263
カフェイン　117, 300
カプサイシン　119, 294
カプサンチン　110, 297
かぼちゃ　225
カーボンフットプリント　14
可溶性タンニン　230
カラギーナン　238
ガラクタン　209
ガラクトオリゴ糖　59, 137
ガラクトース　51
——血症　51
カラザ　274
辛子油配糖体　295
辛味作用　293
カラメル化　49
カリウム　98
カリクレイン　144
カリステフィン　233
カリフラワー　226
カルシウム　98, 142, 148
——結合たんぱく質　148
カルニチン　251
カルボキシ基　23, 61
カルボニル価　71, 73
カルボン酸　219
かれい　262
ガロカテキン　114
カロテノイド　80, 110, 141, 208
——系色素　110
カロテン　80, 110, 221
柑橘類　228
還元糖　56
乾性油　72, 282
乾燥食肉　253
缶詰　253
寒天　58
官能評価　129
カンペステロール　138
甘味　116
甘味度　286
甘味料　286
含硫アミノ酸　224

き

キウイフルーツ　231
きくいも　210
きくらげ　236
期限表示　156
キサントフィル　110
基質　41
基質特異性　42
キシラン　48
キシリトール　56, 137
キシロース　48
キセロゲル　125
擬塑性流体　127
キチン　57, 58, 206, 234, 259
キトサン　206, 259
キニノーゲン　144
機能性表示食品　164
機能たんぱく質　33
きのこ　233
キモシン　266, 272
キャッサバ　210
キャベツ　223
球茎　205
牛脂　285
球状たんぱく質　33
牛肉　247
牛乳　265, 269
きゅうり　226
凝固点　71
矯臭作用　293, 296
凝析　124
鏡像異性体　24
共役リノール酸　65, 252
強力粉　201
魚介類　253
巨赤芽球性貧血症　92
魚油　285
キレート　109
——結合　226
キロミクロン　81
筋原線維　243
——たんぱく質　245, 256
ギンコール酸　219
均質化　125
筋漿(筋形質)たんぱく質　245, 256
金属キレート作用　142
ぎんなん　219

く

5′-グアニル酸　118, 234
——ナトリウム　291
グアニン　257
グアバ　232
クエン酸　116
——リンゴ酸カルシウム　149
ククルビタシン　117, 226
クライマクテリック・ライズ　233
くらげ　264
くり　218
グリアジン　201
グリコーゲン　55, 246
グリコサミノグリカン　59
グリコシド結合　52
クリサンテミン　213, 215
グリシニン　212
グリシン　143
グリセロ糖脂質　68
グリセロリン脂質　67
グリセロール　66

グリチルリチン　289
クリープ　128
クリーミング　125
クリーム　271
グリーンピース　216
クルクミン　115，297
グルクロン酸　56，59
グルコアミラーゼ　55
グルコサミン　57，142
グルコース　45，48，275
グルコース-6-リン酸　57
グルコピラノース　46
グルコマンナン　59，209
グルコン酸　56
グルタチオンペルオキシダーゼ　140
グルタミン酸　226，234
——ナトリウム　118，291
グルテニン　201
グルテリン　199
グルテン　201
くるみ　220
グレープフルーツ　229
クロシン　297
グロブリン　212
クロム　104
クロロゲン酸　120，141，228，300
クロロフィル　108，226

け

桂皮酸メチル　236
景品表示法　153
計量法　153
結合水　20
血小板　145
血栓　145
血糖　48
ケトース　45
ゲル　125
ケルセチン　141，144，224
ケルダール法　37，185
減圧加熱乾燥法　184
ケン化　70
——価　71，72
堅果類　217，218
健康寿命　9
健康食品　167
健康増進法　153
健康日本21（第二次）　9，223
玄米　198

こ

ゴイトリン　223
高温短時間殺菌法　269
硬化油　71，74，285
香気成分　120
高血圧　143
抗酸化剤　77
抗酸化作用　140
抗酸化ビタミン　140
抗酸化物　140，220
コウジカビ　308
硬質小麦　200
恒常性　135
香信　235
香辛料　293
合成着色料　107
酵素　41
構造たんぱく質　33
紅藻類　238
酵素基質複合体　42
酵素的褐変反応　50
紅茶　299
高度不飽和脂肪酸　62
降伏値　126
鉱物性食品　175
高密度リポたんぱく質　275
糊化温度　207
糊化でんぷん　55
国際標準化機構　168
国民健康・栄養調査　179
穀類　197
ココア　300
こしょう　295
五炭糖　45
骨格筋　243
骨芽細胞　149
骨吸収　149
骨形成　149
コーデックス委員会　161，168
コハク酸　118，259
コバラミン　93
コバルト　104
コーヒー　300
個別規格　171
ごぼう　225
ごま　220
ごま油　284
小麦　200
米　198
コラーゲン　245
コリン　67
コレカルシフェロール　82
コレステロール　67，69
——エステル　67
コロイド　123
コーンオイル　284
コーングリッツ　203
混合ミセル　138
混成酒　309
コンドロイチン硫酸　59
こんにゃく　59
——いも　209
こんぶ　239

さ

最大氷結晶生成帯　20
最適 pH　42
最適温度　43
酢酸イソアミル　121
さけ　262
ささげ　216
サスペンション　123
サッカリン　289
さつまいも　207
サーディンペプチド　259
さといも　208
砂糖　49
サービング　178
サフラワー油　284
サポニン　213
酸アミド類　294
酸価　71，72
酸化コレステロール　70
酸化ストレス　139
三次機能　17，135
三次構造　32
三重項酸素　75，139
さんしょう　295
サンショオール　119，295
酸性アミノ酸　27
酸素化　110
3点比較法　131
さんま　261
酸味　116
酸味料　291

し

ジアシルグリセロール　66，71
ジアセチル　121
シアノコバラミン　93
ジアリルジスルフィド　119，296
しいたけ　234
塩納豆　313
色素成分　107
止血血栓　145
嗜好飲料　298
嗜好型官能評価　130
嗜好性　17
指向性エステル交換反応　74
死後硬直　249
自己消化　250
脂質　61，186
ジスルフィド結合　32，202
シソニン　113
指定成分等含有食品　168
自動酸化　72，75
シトステロール　69，138
シトラール　122
シトルリン　146，233
シニグリン　119，225

1α,25-ジヒドロキシビタミンD　83
シブオール　120
渋味　120
ジプロピルジスルフィド　224
脂肪酸　61
脂肪族アルコール　70
ジメチルスルフィド　119, 237
じゃがいも　207
ジャポニカ種　198
ジャム　59
シュウ酸　120, 224
　——カルシウム　209, 232
自由水　20
熟成　250, 260
種実類　217
種子類　217
酒石酸　231
受動拡散系　135
受動輸送　148
狩猟採集生活　4
順位法　132
準強力粉　201
常圧加熱乾燥法　184
しょうが　295
ショウガオール　119, 295
消化吸収率　40
脂溶性色素　70
脂溶性ビタミン　70, 79
醸造酒　305
焼酎　309
消費期限　156
賞味期限　156
正味たんぱく質比　39
正味たんぱく質利用率　39
しょうゆ　311
蒸留酒　305, 308
食育　12
食塩　291
食塩相当量　97, 190
食事摂取基準　79
食事バランスガイド　177
食酢　312
食生活指針　177
食品，添加物等の規格基準　168
食品衛生法　153
食品成分表　180
食品番号　181
食品表示基準　153
食品表示法　153
食品ロス　15
植物ステロール　69, 138
植物性食品　175, 197
植物性油脂　282
食物繊維　45, 57, 136
　——総量　187
食物網　8
食物連鎖　7
食料自給率　13
ショ糖　52
ショートニング　286
　——性　285
心筋　243
ジンゲロン　119, 295
親水性アミノ酸　28
身体活動レベル　178

す

すいか　233
ずいき　208
すいぜんじのり　240
水素結合　20, 32
水素添加油脂　71, 74
水中油滴型エマルション　125, 277, 292
スイートコーン　203
水分活性　21
水溶性食物繊維　57, 136
水溶性ビタミン　79
水和　20
スキムミルク　271
スクラロース　290
スクロース　49, 52
スタキオース　137, 212
ステビオシド　289
ステロール　68
　——エステル　67
スーパーオキシドアニオン　139
スーパーオキシドジスムターゼ　140
スフィンゴシン　67, 68
スフィンゴ糖脂質　68
スフィンゴミエリン　68
スフィンゴリン脂質　67
ずり応力　126
ずり速度　126
スローフード　15

せ

生活習慣病　10
制限アミノ酸　40
青酸配糖体　220
清酒酵母　307
生体膜　61
生物価　39
生物濃縮　8
精米率　198
生理活性物質　61, 146
生理機能性　17
ゼイン　203
石細胞　228
セサミン　220
セサモール　220
ゼラチン　245
セラミド　68
セリン　67
セルロース　55
セルロプラスミン　102
セレン　103, 142
線維状たんぱく質　33

そ

総合食料自給率　13
相殺効果　116
相乗効果　292
双性イオン　27
藻類　237
組織脂肪　245
疎水結合　32
疎水性アミノ酸　28
塑性流体　126
ソーセージ　252
ソックスレー抽出法　186
そば　204
ソーマチン　288
ソラニン　207
そら豆　216
ゾル　125
ソルビトール　56, 137

た

たい　262
第一制限アミノ酸　40
大球性貧血症　92
だいこん　225
代謝　145
代謝経路　146
大豆　211
大豆イソフラボン　150
大豆オリゴ糖　137
大豆油　283
ダイゼイン　113
対比効果　117
ダイラタンシー　127
タウリン　145, 251, 258
多価不飽和脂肪酸　62
多形現象　73
たけのこ　224
たこ　264
脱渋　230
脱脂粉乳　271
ダッタンそば　204
多糖類　45, 53
卵　273
たまねぎ　224
多量元素　96
炭化水素　70
単行複発酵酒　305
担根体　205
短鎖脂肪酸　59, 136, 149
胆汁酸抱合　145
単純脂質　61
単純たんぱく質　33

炭水化物　44, 187, 199
弾性率　126
単糖類　45
タンニン　120
たんぱく質　23, 185
　――効率比　39
　――の変性　38
単発酵酒　305

ち

血合筋(血合肉)　254
チアミン　86
チオバルビツール酸価　71, 73
チオプロパナール-*S*-オキシド　224
チキソトロピー　127
蓄積脂肪　245
地産地消　15
チーズ　272
窒素　185
窒素-たんぱく質換算係数　37, 185
茶　298
着色作用　293, 297
チャコニン　207
チャーニング　125
チャビシン　119
茶ポリフェノール　150
中間質小麦　200
中間水分食品　22
中鎖脂肪酸　65, 138
中性アミノ酸　27
中性脂肪　66, 138
中力粉　201
腸肝循環　144
超高温殺菌法　269
腸内細菌　57
チロシン　143, 224
チンダル現象　124

つ

追熟　232
つくりたけ　237
漬物　313

て

テアニン　118, 300
テアフラビン　114, 299
テアルビジン　114, 299
低温長時間殺菌法　269
低密度リポたんぱく質　275
2-デオキシ-*β*-D-リボース　57
デオキシ糖　57
テオフィリン　117
テオブロミン　117, 301
テクスチャー　123, 128
テクスチュロメーター　128
鉄　100
テトロドトキシン　259
デヒドロアスコルビン酸　95
デュラム小麦　200
寺納豆　313
転化酵素　49
転化糖　49, 57
添加物表示　157
てんぐさ　239
転写因子　147
天然色素　107
天然油脂　282
テンパリング　73
でんぷん　53, 199, 219

と

銅　102
糖アルコール　56, 59, 136, 288
等温吸湿脱湿曲線　21
同化　145
とうがらし　294
銅クロロフィリン　109
糖脂質　68
糖質　44, 45
透析　35
等電点　27
　――沈殿法　36
動物性食品　175, 243
動物性油脂　282
トゥーマイ猿人　2
とうもろこし　203
　――油　284
特定保健用食品　135, 162, 220
特別用途食品　165
ドコサヘキサエン酸　63, 256, 259, 285
トコトリエノール　84
トコフェロール類　77, 84, 140
ところてん　58
トマト　226
トマトケチャップ　293
トランスクリプトーム　148
トランスサイトーシス　135
トランスサイレチン　81
トランス脂肪酸　64, 74, 285
トランスポーター　135
トリアシルグリセロール(トリグリセリド)　66, 138, 281
　――当量　182, 184, 186
ドリアン　232
ドリップ　20
トリプトファン　24, 288
トリメチルアミン　123, 258
トレオニン　24
トレーサビリティ　15
ドレッシング　292
トレハロース　52
トロンボキサン　78
冬菇　235
豚脂　285

な

ナイアシン　88
内水様卵白　274
内臓脂肪型肥満　10
なし　228
なす　226
ナスニン　113, 226
なたね油　283
納豆　313
なつみかん　229
ナトリウム　97, 190
なまこ　264
生でんぷん　54
なめこ　237
ナリンギン　113, 117, 229
軟質小麦　200
難消化性オリゴ糖　59
難消化性成分　136

に

苦味　117
肉基質たんぱく質　245, 256
肉類　243
ニコチンアミド　88
二次機能　17, 107
二次構造　30
二条大麦　203
2点比較法　131
二糖類　52
日本食品標準成分表2020年版(八訂)　179, 180
日本農業規格等に関する法律　153
乳塩基性たんぱく質　150, 273
乳及び乳製品の成分規格等に関する省令(乳等省令)　171, 265, 269
乳化剤　125, 212
乳化作用　125
乳酸菌　311
　――飲料　271
乳児用調製乳　166
乳清　266
乳糖　52, 268
乳糖不耐症　268
乳糖分解乳　270
ニュートリゲノミクス　147
ニュートン流体　126
妊産婦, 授乳婦用粉乳　166
にんじん　225
にんにく　224

ぬ

ヌートカトン　122, 229

ね

ネアンデルタール人　2

熱酸化　76
ネーブルオレンジ　229
燃焼点　71
粘度(粘性率)　71, 126

の

農業革命　6
農耕牧畜生活　4
濃厚卵白　274
能動輸送　135, 148
$(E,Z)$-2,6-ノナジエナール　121
ノーフォーク法　7

は

バイオマス　55
廃棄率　182
配偶法　132
配糖体　112, 286
灰分　188
パインアップル　232
ハウユニット　276
麦芽糖　52
はくさい　223
薄力粉　201
破骨細胞　149
バター　271
発煙点　71
初がつお　261
発火点　71
発酵食品　305
発酵茶　299
発酵調味料　310
バナナ　232
バニリルケトン類　294
バニリン　121
パパイア　232
ハム　252
パーム核油　284
パーム油　284
パラチノース　150
バリン　24, 143
春小麦　200
バレンシアオレンジ　229
半乾性油　72, 282
半透性　124
半透膜　35
パントテン酸　91
ハンバーガーパティ　253
半発酵茶　299, 300

ひ

ヒアルロン酸　59
非う蝕性　286
ビオチン　92
非還元糖　56
非酵素的褐変反応　50
ひじき　240
比重　70
ビシリン　216
ヒスタミン　260
ヒスチジン　24
微生物利用食品　305
ビタミン　79, 188
——A　80, 110, 142, 188
——$B_1$　86, 143
——$B_2$　87, 143
——$B_6$　90, 142
——$B_{12}$　93
——C　95, 140, 142, 143, 299
——D　82, 142, 234
——E　84, 140, 142, 143
——K　85, 150
ピータン　277
必須アミノ酸　24
必須脂肪酸　63
ひとえぐさ　240
25-ヒドロキシビタミンD　83
ヒドロキシルラジカル　139
ヒドロペルオキシド　75
ピーナッツ　220
非ニュートン流体　126
ピネン　122
ピペリジン　123, 258
ピペリン　119, 295
ひまわりの種　220
病者用食品　165
病的血栓　145
評点法　132
ピラジン　123
ひらたけ　236
ピラノース　46
ひらめ　262
ピリドキサミン　90
ピリドキサール　90
ピリドキシン　90
微量元素　96
ビール酵母　306
ピロール環　108
品目別自給率　13

ふ

ファイトケミカル　221
ファゼオリン　215
フィコエリスリン　238
フィコシアニン　238
フィシン　231
フィトール　108
フィブリン　145
フィロキノン　85
フェオフィチン　109
フェオフォルバイド　109
フェニルアラニン　24, 143
付加特性　17
不乾性油　72, 282
複合脂質　61, 67
複合たんぱく質　33
複発酵酒　305
不ケン化物　70, 72
フコイダン　238, 239
賦香作用　293, 296
フコキサンチン　110, 240
不斉炭素原子　23
豚肉　248
普通筋(普通肉)　255
物質代謝　145
フッ素　104
フード・マイレージ　14
ぶどう　230
ブドウ糖　☞グルコース
ぶなしめじ　236
腐敗　260
不発酵茶　299
不飽和脂肪酸　62, 218
冬小麦　200
不溶性食物繊維　57, 136
不溶性タンニン　230
ブラウン運動　124
フラクトオリゴ糖　149
ブラジキニン　144
フラノクマリン類　230
フラノース　47
フラビンアデニンジヌクレオチド　87
フラビンモノヌクレオチド　87
フラボノイド　221
——系色素　112
ブランチング　109, 237
ブランデー　308
ぶり　262
フリーラジカル　84
フルクトオリゴ糖　59, 137
フルクトース　45, 49
フルクトフラノース　48
ブルーミング　251
プレスハム　253
プレバイオティクス　137
フレンチパラドックス　231
プロスタグランジン　78
ブロッコリー　226
プロバイオティクス　137
プロビタミン　79
——D　234
ブロメライン　232
プロラミン　201
分岐鎖アミノ酸　143
分散相　123
分散媒　123
分析型官能評価　130

へ

平滑筋　243
平均寿命　9

並行複発酵酒　305
ヘキセナール　199
(*Z*)-3-ヘキセノール　121
ヘキソース　45
ペクチン　58, 59, 206, 228
ペクチン酸　59
ベーコン　252
ヘスペリジン　113, 229
ベタイン　118, 258
ベタニン　115
ヘット　285
ヘテロ多糖　53, 58
ペプチド結合　28
ヘマグルチニン　212
ヘミアセタール　45
ヘミセルロース　58
ヘム　109
ヘモグロビン　33, 109
ヘモシアニン　257
ペラグラ　88, 203
ペラルゴニン　113
ペルオキシラジカル　75
ベルガモチン　230
ベンズアルデヒド　230
変性　38
変旋光　55
ペントース　45
　——リン酸経路　56

ほ

ほうれんそう　224
飽和脂肪酸　62
ホエー　266
補欠分子族　41, 99
保健機能食品　161
補酵素　41
ホスビチン　275
ホスファチジルイノシトール　67
ホスファチジルエタノールアミン　67
ホスファチジルグリセロール　67
ホスファチジルコリン　67, 275
ホスファチジルセリン　67
ホスファチジン酸　67
補足効果　41
ホメオスタシス　135
ホモ・エレクトス　2
ホモ・サピエンス　3
ホモゲンチジン酸　120, 209, 224
ホモジナイズ　125
ホモ多糖　53
ほや　265
ポリグルタミン酸　149
ポリフェノール　141, 150
　——オキシダーゼ　114, 299
ポリペプチド　29
ホルデイン　203
ポルフィリン　108
ホルモン　147
ホロ酵素　41
本態性高血圧症　144

ま

まいたけ　236
マイプレート　178
マカダミアナッツ　219
マーガリン　285
マグネシウム　99, 142
まぐろ　261
ます　262
マッシュルーム　237
まつたけ　236
マツタケオール　121, 236
マトン　248
マーマレード　59
豆類　210
マヨネーズ　277, 292
マルトオリゴ糖　288
マルトース　52
マンガン　103
マンゴー　232
マンニトール　56, 137, 239
マンノース　59

み

ミオグロビン　109, 250, 257
ミオシン　243
ミセル　125
みそ　310
ミネラル　96, 188
ミリスチン　144
みりん　313
ミロシナーゼ　119, 225, 294

む

無機質　96, 188

め

メイラード反応　49, 50
メタボリックシンドローム　10
メタロチオネイン　102
メチオニン　24
メチルコバラミン　93
メト化　110, 251
メトミオグロビン　109, 257
メトミオクロモーゲン　110
メナキノン　85
メナジオン　85
メラノイジン　50
メロン　233
メントール　122, 296

も

もち米　54, 198
戻りがつお　261
戻り臭　283
モネリン　288
モノアシルグリセロール　66, 71, 138
もも　230
モリブデン　104

や

ヤーコン　210
野菜類　221
やまのいも　209
夜盲症　81
ヤラピン　208

ゆ

有機酸　188
融点　71
誘導脂質　61, 68
誘導たんぱく質　35
遊離アミノ酸　28
遊離脂肪酸　72
油脂　281
油中水滴型エマルション　125, 285

よ

葉酸　92, 143
ヨウ素　104, 238
　——価　71, 72, 282
　——デンプン反応　53
羊肉　248
溶媒沈殿法　37
葉緑素　108
抑制効果　116
ヨーグルト　270
四次構造　33
予防型抗酸化物　140
四圃制農業　7

ら

酪酸エチル　121
ラクトース　52, 268
ラクトフェリシン　272
ラクトフェリン　267
ラクトン類　230
ラジカル　75
　——消去剤　84
　——消去作用　208
　——反応　218
　——捕捉剤　141
落花生　220
ラード　285
ラフィノース　137, 212
ラミナラン　239
ラム　248
卵黄係数　276
らん藻類　240
ランダムエステル交換反応　74

ランダム構造　30
卵白の水様化　276

り

リグナン類　220
リグニン　58, 206
リコペン　110, 141, 225, 226
リシン　24
リゾチーム　30, 275, 278
立体異性体　24
リナマリン　210
リノール酸　220
リベチン　275
リポキシゲナーゼ　111, 199
リボース　48
リポビテリン　275
リボフラビン　87
リポプロテインリパーゼ　138
リモニン　117
リモネン　122
リモノイド　229
流通特性　17
利用可能炭水化物　187
両性電解質　27
緑藻類　240
緑茶　299
緑豆　216
リン　100
りんご　228
リンゴ酸　116
リン酸化　147
リン脂質　67, 138

る

ルチン　113, 144, 204
ルテイン　110, 143, 204

れ

レオペクシー　127
レオロジー　126
レクチン　212
レグミン　216
レシチン　68, 212, 275, 277, 283, 292
レスベラトロール　220, 231
レチナール　80
レチノイド　80
レチノイン酸　80
レチノール　80, 110
　——活性当量　188
　——結合たんぱく質　81
レモン　230
連鎖切断型抗酸化物　140
レンチオニン　122, 235
レンチナン　235
練乳　271
レンニン　266, 272
レンネット　272

ろ

ロイコトリエン　78
ロイシン　24, 143
ろう　66
老化でんぷん　55
六次産業化　15
六条大麦　203
六炭糖　45

わ

ワイン酵母　306
わかめ　239
わさび　295

# 欧文索引


A

α-アミノ酸　23, 30
α-アミラーゼ　55, 209
α-カロテン　80, 110
α-グルコース　47
α-でんぷん　55
α-トコフェロール輸送たんぱく質(α-TTP)　84
α-ヘリックス構造　30
α-リノレン酸　142
ABO 抗原　57
ACE　51
actin　243
AGE(advanced glycation end products)　51
antioxidant　140
AV(acid value)　72
Aw(water activity)　21

B

β-L-フコース　57
β-アミラーゼ活性　208
β-カロテン　80, 110
——当量　189, 223
β-クリプトキサンチン　80, 110, 204, 229
β-グルカン　142, 235
β-グルコース　47
β-シート構造　30
β-でんぷん　54
β-ラクトグロブリン　267
BHA　77
BHT　77
blooming　251
BV(biological value)　39

C

C 末端　29
CLA(conjugated linoleic acid)　252
$CO_2$の見える化　14
CPP　149, 272
CPP-ACP　151
CV(carbonyl value)　73

D

D-トリプトファン　288
depot fat　245
DHA(docosahexaenoic acid)　63, 256, 259, 285
dietary fiber　57
disaccharide　52
DNA マイクロアレイ　148

E

EC(enzyme commission)番号　41

F

FAD　88
FMN　87

G

γ-ウンデカラクトン　121
γ-カロテン　80, 110
GABA(γ-アミノ酪酸)　236
GMP　118, 235, 291

H

HbA1c　51
HDL(high density lipoprotein)　275
HTST 法　269
HU　276

I

IDF(insoluble dietary fiber)　57, 136
IMP　118, 250, 258, 260, 291
IPA(icosapentaenoic acid)　63, 256, 259, 285
ISO9001　168
IV(iodine value)　72

J

JAS 法　153

K

K 値　260
Kjeldahl 法　37

L

L-アミノ酸　24
L-イズロン酸　59
LDL(low density lipoprotein)　275
LDL-コレステロール　78
lecithin　68
LL(long life)牛乳　270
LTLT 法　269

M

MBP(milk basic protein)　150, 273
myosin　243
MyPlate　178

N

*n*-3 系　63, 142
*n*-6 系　63, 142
*N*-アシルスフィンゴシン　68
*N*-アセチル-D-グルコサミン　57, 58, 259
N 末端　29
NAD　89
NADP　89
NPR(net protein ratio)　39
NPU(net protein utilization)　39

O

O/W エマルション　125, 277, 292

P

PER(protein efficiency ratio)　39
PV(peroxide value)　72

S

*S*-メチルメチオニン　223
SD(semantic differential)法　132
SDF(soluble dietary fiber)　57, 136
SOD(superoxide dismutase)　140
SPF(specific pathogen free)　248
SV(saponification value)　72

T

TBA 価(thiobarbituric acid value)　73
thiamin　86
tissue fat　245

U

UHT 法　269

V

vitamin　79

W

W/O エマルション　125, 285
water activity　21
whey　266

健康・栄養科学シリーズ
**食べ物と健康 食品の科学（改訂第3版）**

| | |
|---|---|
| 2015年3月10日　第1版第1刷発行<br>2017年8月5日　第1版第3刷発行<br>2018年1月30日　第2版第1刷発行<br>2020年3月5日　第2版第2刷発行<br>2022年3月15日　第3版第1刷発行<br>2024年5月15日　第3版第2刷発行 | 監修者 国立研究開発法人<br>医薬基盤・健康・栄養研究所<br>編集者 太田英明，白土英樹，古庄　律<br>発行者 小立健太<br>発行所 株式会社 南 江 堂<br>〒113-8410 東京都文京区本郷三丁目42番6号<br>☎（出版）03-3811-7236 （営業）03-3811-7239<br>ホームページ https://www.nankodo.co.jp/<br>印刷・製本 シナノ書籍印刷<br>組版 明昌堂 |

Food Science and Technology


定価は表紙に表示してあります.
落丁・乱丁の場合はお取り換えいたします.
ご意見・お問い合わせはホームページまでお寄せください.

Printed and Bound in Japan
ISBN978-4-524-22872-0

# 日本人の食事摂取基準（2025年版）の概要

株式会社 南 江 堂（2024.12）

令和7年度より5年間使用される「日本人の食事摂取基準」につき,「日本人の食事摂取基準（2025年版）」策定検討会（座長佐々木敏　東京大学名誉教授）の報告書が，厚生労働省より公表された（令和6年10月11日，最終更新令和6年11月6日）.

※以降は「日本人の食事摂取基準（2025年版）策定検討会報告書」の「はじめに」,「I 総論」および「II 各論」より抜粋.

### ○食事摂取基準の改定の趣旨

厚生労働省は，令和7年度から適用する食事摂取基準を策定するため,「日本人の食事摂取基準（2025年版）」策定検討会及びワーキンググループを設置し，栄養に関する国内外の最新の知見，各種診療ガイドラインの改定内容等を参照しつつ，科学的な検討を重ねてきた.

令和6年度から開始した健康日本21（第三次）では，その方針として，生活習慣の改善，主要な生活習慣病の発症予防・重症化予防の徹底を図るとともに，社会生活を営むために必要な機能の維持・向上等の観点も踏まえた取組を推進することが掲げられている．今回の食事摂取基準は，こうした健康・栄養政策の動向を踏まえた内容としており，この一環として,「生活習慣病及び生活機能の維持・向上に係る疾患等とエネルギー・栄養素との関連」の節では，生活機能の維持・向上の観点から，生活習慣病に加えて，新たに骨粗鬆症とエネルギー・栄養素との関連も整理した.

食事摂取基準の活用に当たっては，エネルギー及び各栄養素の摂取量について設定された値だけでなく，この「日本人の食事摂取基準（2025年版）」策定検討会報告書で整理する策定の基本的事項や策定の考え方，留意事項等を十分に理解することが重要である.

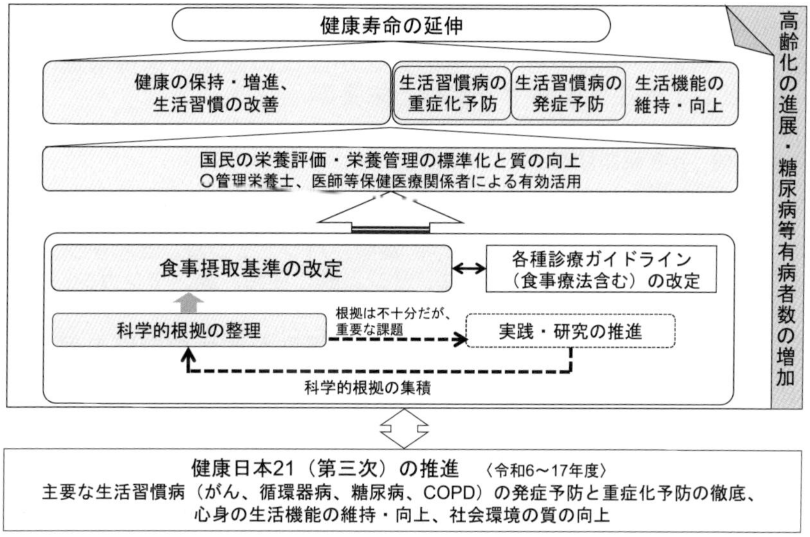


図1　日本人の食事摂取基準（2025年版）策定の方向性

## 1　策定方針

### 1-1　対象とする個人及び集団の範囲

食事摂取基準の対象は，健康な個人及び健康な者を中心として構成されている集団とし，生活習慣病等に関する危険因子を有していたり，また，高齢者においてはフレイルに関する危険因子を有していたりしても，おおむね自立した日常生活を営んでいる者及びこのような者を中心として構成されている集団は含むものとする．具体的には，歩行や家事などの身体活動を行っている者であり，体格〔body mass index：BMI，体重（kg）÷身長（m）$^2$〕が標準より著しく外れていない者とする．なお，フレイルについては，現在のところ世界的に統一された概念は存在せず，フレイルを健常状態と要介護状態の中間的な段階に位置づける考え方と，ハイリスク状態から重度障害状態までをも含める考え方があるが，食事摂取基準においては，その対象範囲を踏まえ，前者の考え方を採用する．

また，疾患を有していたり，疾患に関する高いリスクを有していたりする個人及び集団に対して治療を目的とする場合は，食事摂取基準におけるエネルギー及び栄養素の摂取に関する基本的な考え方を必ず理解した上で，その疾患に関連する治療ガイドライン等の栄養管理指針を用いることになる．

### 1-2　策定するエネルギー及び栄養素

食事摂取基準は，健康増進法に基づき，厚生労働大臣が定めるものとされている図 2 に示したエネルギー（熱量）及び栄養素について，その摂取量の基準を策定するものである．

あわせて，国民の健康の保持・増進を図る上で重要な栄養素であり，かつ十分な科学的根拠に基づき，望ましい摂取量の基準を策定できるものがあるかについて，諸外国の食事摂取基準も参考に検討する．なお，これまでアルコールに関する記述は炭水化物の章に含めていたが，化学的にも栄養学的にもアルコールは炭水化物とは異なり，栄養素でもない．このため，2025 年版では，アルコールはエネルギー源になる物質としてエネルギー産生栄養素バランスの章で触れることとした．その健康影響や適切な摂取に関する事項等については他のガイドラインを参照されたい．

1　国民がその健康の保持増進を図る上で摂取することが望ましい**熱量**に関する事項

2　国民がその健康の保持増進を図る上で摂取することが望ましい次に掲げる**栄養素の量**に関する事項

イ　国民の栄養摂取の状況からみてその欠乏が国民の健康の保持増進に影響を与えているものとして厚生労働省令で定める栄養素

- たんぱく質
- n-6 系脂肪酸、n-3 系脂肪酸
- 炭水化物、食物繊維
- ビタミンA、ビタミンD、ビタミンE、ビタミンK、ビタミン$B_1$、ビタミン$B_2$、ナイアシン、ビタミン$B_6$、ビタミン$B_{12}$、葉酸、パントテン酸、ビオチン、ビタミンC
- カリウム、カルシウム、マグネシウム、リン、鉄、亜鉛、銅、マンガン、ヨウ素、セレン、クロム、モリブデン

ロ　国民の栄養摂取の状況からみてその過剰な摂取が国民の健康の保持増進に影響を与えているものとして厚生労働省令で定める栄養素

- 脂質、飽和脂肪酸、コレステロール
- 糖類（単糖類又は二糖類であって、糖アルコールでないものに限る。）
- ナトリウム

**図 2　健康増進法に基づき定める食事摂取基準**

### 1-3　指標の目的と種類

**●エネルギーの指標**

エネルギーについては，エネルギー摂取の過不足の回避を目的とする指標を設定する．

**●栄養素の指標**

栄養素の指標は，3つの目的からなる5つの指標で構成する．具体的には，摂取不足の回避を目的とする3種類の指標，過剰摂取による健康障害の回避を目的とする指標及び生活習慣病の発症予防を目的とする指標から構成する（図3）．なお，食事摂取基準で扱う生活習慣病は，高血圧，脂質異常症，糖尿病及び慢性腎臓病（chronic kidney disease：CKD）を基本とするが，我が国において大きな健康課題であり，栄養素との関連が明らかであるとともに栄養疫学的に十分な科学的根拠が存在する場合には，その他の疾患も適宜含める．また，脳血管疾患及び虚血性心疾患は，生活習慣病の重症化に伴って生じると考え，重症化予防の観点から扱うこととする．

摂取不足の回避を目的として，「推定平均必要量」（estimated average requirement：EAR）を設定する．推定平均必要量は，半数の者が必要量を満たす量である．推定平均必要量を補助する目的で「推奨量」（recommended dietary allowance：RDA）を設定する．推奨量は，ほとんどの者が充足している量である．

十分な科学的根拠が得られず，推定平均必要量と推奨量が設定できない場合は，「目安量」（adequateintake：AI）を設定する．目安量は，一定の栄養状態を維持するのに十分な量であり，目安量以上を摂取している場合は不足のリスクはほとんどない．

過剰摂取による健康障害の回避を目的として，「耐容上限量」（tolerable upper intake level：UL）を設定する．十分な科学的根拠が得られない栄養素については設定しない．一方，生活習慣病の発症予防を目的として食事摂取基準を設定する必要のある栄養素が存在する．しかしながら，そのための方法論に関する議論はまだ十分ではない．そこで，これらの栄養素に関して，「生活習慣病の発症予防のために現在の日本人が当面の目標とすべき摂取量」として「目標量」（tentative dietary goal for preventing life-style related diseases：DG）を設定する．なお，生活習慣病の重症化予防及びフレイル予防を目的として摂取量の基準を設定できる栄養素については，発症予防を目的とした量（目標量）とは区別して示す．

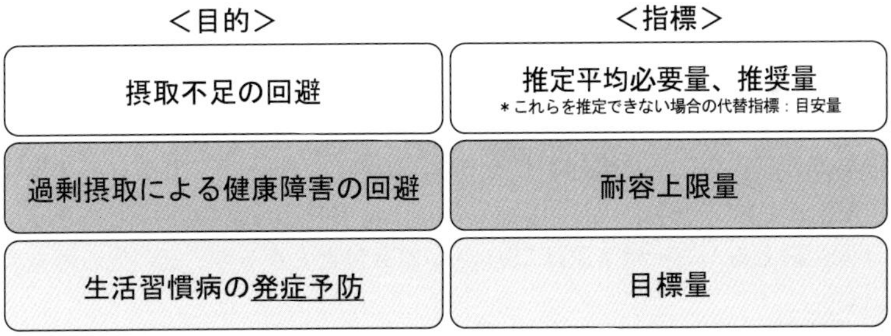


※　十分な科学的根拠がある栄養素については、上記の指標とは別に、生活習慣病の重症化予防及びフレイル予防を目的とした量を設定

**図3　栄養素の指標の目的と種類**

### 1-4　年齢区分

乳児については，前回と同様に，「出生後6か月未満（0〜5か月）」と「6か月以上1歳未満（6〜11か月）」の2つに区分することとし，特に成長に合わせてより詳細な年齢区分設定が必要と考えられる場合には，「出生後6か月未満（0〜5か月）」及び「6か月以上9か月未満（6〜8か月）」，「9か月以上1歳未満（9〜11か月）」の3つの区分とする．

また，1〜17歳を小児，18歳以上を成人とする．高齢者については，65〜74歳，75歳以上の2つの区分とする．

## 2　策定の基本的事項

### 2-1　指標の概要

#### 2-1-1　エネルギーの指標

エネルギーについては，エネルギーの摂取量及び消費量のバランス（エネルギー収支バランス）の維持を示す指標として，BMIを用いた．このため，成人における観察疫学研究において報告された総死亡率及び身体機能障害の発生が最も低かったBMIの範囲，日本人のBMIの実態などを総合的に検証し，目標とするBMIの範囲を提示した．なお，BMIは，健康の保持・増進，生活習慣病の発症予防，さらには，加齢によるフレイルや身体機能障害を回避するための複数ある要素のうちの1つとして扱うことに留めるべきである．

エネルギー必要量については，無視できない個人間差が要因として多数存在するため，性・年齢区分・身体活動レベル別に単一の値として示すのは困難である．しかしながら，エネルギー必要量の概念は重要であること，目標とするBMIの提示が成人に限られていること，エネルギー必要量に依存することが知られている栄養素の推定平均必要量の算出に当たってエネルギー必要量の概数が必要となることなどから，参考資料としてエネルギー必要量の基本的事項や測定方法，推定方法を記述するとともに，併せて推定エネルギー必要量を参考表（参考表1）として示した．さらに，体重当たりの推定エネルギー必要量も参考表（参考表2）として示しているが，この値と対象者の実体重を用いて推定エネルギー必要量を計算する場合，体重の小さなものでは過小に，体重の大きなものでは過大に推定エネルギー必要量が算出されることに注意が必要である．

**表1　目標とするBMIの範囲（18歳以上）[1,2]**

| 年齢（歳） | 目標とするBMI（$kg/m^2$） |
|---|---|
| 18～49 | 18.5～24.9 |
| 50～64 | 20.0～24.9 |
| 65～74 [3] | 21.5～24.9 |
| 75以上 [3] | 21.5～24.9 |

[1] 男女共通。あくまでも参考として使用すべきである。

[2] 上限は総死亡率の低減に加え、主な生活習慣病の有病率、医療費、高齢者及び労働者の身体機能低下との関連を考慮して定めた。

[3] 総死亡率をできるだけ低く抑えるためには下限は20.0から21.0付近となるが、その他の考慮すべき健康障害等を勘案して21.5とした。

参考表１　推定エネルギー必要量（kcal/日）

| 性別 | 男性 | | | 女性 | | |
|---|---|---|---|---|---|---|
| 身体活動レベル[1] | 低い | ふつう | 高い | 低い | ふつう | 高い |
| 0～5　（月） | — | 550 | — | — | 500 | — |
| 6～8　（月） | — | 650 | — | — | 600 | — |
| 9～11（月） | — | 700 | — | — | 650 | — |
| 1～2　（歳） | — | 950 | — | — | 900 | — |
| 3～5　（歳） | — | 1,300 | — | — | 1,250 | — |
| 6～7　（歳） | 1,350 | 1,550 | 1,750 | 1,250 | 1,450 | 1,650 |
| 8～9　（歳） | 1,600 | 1,850 | 2,100 | 1,500 | 1,700 | 1,900 |
| 10～11（歳） | 1,950 | 2,250 | 2,500 | 1,850 | 2,100 | 2,350 |
| 12～14（歳） | 2,300 | 2,600 | 2,900 | 2,150 | 2,400 | 2,700 |
| 15～17（歳） | 2,500 | 2,850 | 3,150 | 2,050 | 2,300 | 2,550 |
| 18～29（歳） | 2,250 | 2,600 | 3,000 | 1,700 | 1,950 | 2,250 |
| 30～49（歳） | 2,350 | 2,750 | 3,150 | 1,750 | 2,050 | 2,350 |
| 50～64（歳） | 2,250 | 2,650 | 3,000 | 1,700 | 1,950 | 2,250 |
| 65～74（歳） | 2,100 | 2,350 | 2,650 | 1,650 | 1,850 | 2,050 |
| 75以上（歳）[2] | 1,850 | 2,250 | — | 1,450 | 1,750 | — |
| 妊婦(付加量)[3]<br>初期<br>中期<br>後期 | | | | <br>+50<br>+250<br>+450 | | |
| 授乳婦(付加量) | | | | +350 | | |

[1] 身体活動レベルは、「低い」、「ふつう」、「高い」の３つのカテゴリーとした。

[2]「ふつう」は自立している者、「低い」は自宅にいてほとんど外出しない者に相当する。「低い」は高齢者施設で自立に近い状態で過ごしている者にも適用できる値である。

[3] 妊婦個々の体格や妊娠中の体重増加量及び胎児の発育状況の評価を行うことが必要である。

注１：活用に当たっては、食事評価、体重及びＢＭＩの把握を行い、エネルギーの過不足は体重の変化又はＢＭＩを用いて評価すること。

注２：身体活動レベルが「低い」に該当する場合、少ないエネルギー消費量に見合った少ないエネルギー摂取量を維持することになるため、健康の保持・増進の観点からは、身体活動量を増加させる必要がある。

参考表2　体重1kg当たりの推定エネルギー必要量（kcal/kg/日）

| 性別 | 男性 | | | 女性 | | |
|---|---|---|---|---|---|---|
| 身体活動レベル[1] | 低い | ふつう | 高い | 低い | ふつう | 高い |
| 1～2　（歳） | — | 82.4 | — | — | 80.6 | — |
| 3～5　（歳） | — | 79.5 | — | — | 75.7 | — |
| 6～7　（歳） | 59.8 | 68.7 | 77.5 | 56.6 | 64.9 | 73.3 |
| 8～9　（歳） | 57.1 | 65.3 | 73.4 | 53.6 | 61.3 | 68.9 |
| 10～11（歳） | 54.2 | 61.7 | 69.2 | 50.5 | 57.4 | 64.4 |
| 12～14（歳） | 46.5 | 52.7 | 58.9 | 44.4 | 50.3 | 56.2 |
| 15～17（歳） | 41.9 | 47.3 | 52.7 | 39.2 | 44.3 | 49.3 |
| 18～29（歳） | 35.6 | 41.5 | 47.4 | 33.2 | 38.7 | 44.2 |
| 30～49（歳） | 33.8 | 39.4 | 45.0 | 32.9 | 38.3 | 43.8 |
| 50～64（歳） | 32.7 | 38.2 | 43.6 | 31.1 | 36.2 | 41.4 |
| 65～74（歳） | 32.4 | 36.7 | 41.0 | 31.1 | 35.2 | 39.3 |
| 75以上（歳）[2] | 30.1 | 36.6 | — | 29.0 | 35.2 | — |

[1] 身体活動レベルは、「低い」、「ふつう」、「高い」の3つのカテゴリーとした。

[2]「ふつう」は自立している者、「低い」は自宅にいてほとんど外出しない者に相当する。「低い」は高齢者施設で自立に近い状態で過ごしている者にも適用できる値である。

注：理論的には、参照体重よりも体重が少ない個人又は集団では推定エネルギー必要量はこれよりも多く、参照体重よりも体重が多い個人又は集団ではこれよりも少ないことに注意すること。

### 2-1-2　栄養素の指標

**●推定平均必要量（estimated average requirement：EAR）**

ある対象集団において測定された必要量の分布に基づき，母集団（例えば，30～49歳の男性）における必要量の平均値の推定値を示すものとして「推定平均必要量」を定義する．つまり，当該集団に属する50%の者が必要量を満たす（同時に，50%の者が必要量を満たさない）と推定される摂取量として定義される．

推定平均必要量は，摂取不足の回避が目的だが，ここでいう「不足」とは，必ずしも単独の栄養素の摂取量が不十分であることによる欠乏症が生じることだけを意味するものではなく，その定義は栄養素によって異なる．最近では個々の栄養素の摂取量や生体内での当該栄養素の機能状態などを示す生体指標（血液中や尿中で測定される物質等．バイオマーカーとも呼ばれる．）が複数使用可能となっており，各栄養素の摂取量の変動や生理機能に特異的な生体指標に基づいた推定平均必要量の見直しも行った．なお，食事摂取基準において，原則として「欠乏」とは当該栄養素の体内量が必要量を下回ることを要因として不可避の病態が現れる状態を指し，「不足」とは当該栄養素の摂取量が必要量を下回ることを要因としてある病態のリスクが生じる状態を指す．生体指標は直接的に欠乏症の発症率と関連する場合もあるが，特に「不足」の指標として用いる場合には疾病発症リスクを正確に見積もることは難しい場合が多い．それぞれの栄養素で用いられた推定平均必要量の定義については，本章の表5及び各論を参照されたい．

**●推奨量（recommended dietary allowance：RDA）**

ある対象集団において測定された必要量の分布に基づき，母集団に属するほとんどの者（97～98%）が充足している量として「推奨量」を定義する．推奨量は，推定平均必要量が与えられる栄養素に対して設定され，推定平均必要量を用いて算出される．

推奨量は，実験等において観察された必要量の個人間変動の標準偏差を，母集団における必要量の個人間変動の標準偏差の推定値として用いることにより，理論的には，「推定必要量の平均値＋2×推定必要量の標準偏差」として算出される．しかし，実際には推定必要量の標準偏差が実験から正確に与えられることはまれである．そのため，多くの場合，推定値を用いざるを得ない．

したがって，

推奨量＝推定平均必要量×（1＋2×変動係数）
＝推定平均必要量×推奨量算定係数

として，推奨量を求めた．

**●目安量（adequate intake：AI）**

特定の集団における，ある一定の栄養状態を維持するのに十分な量として「目安量」を定義する．目安量は，十分な科学的根拠が得られず「推定平均必要量」が算定できない場合に算定するものとする．実際には，特定の集団において不足状態を示す者がほとんど観察されない量として与えられ，基本的には，健康な多数の者を対象として，栄養素摂取量を観察した疫学的研究によって得られる．

目安量は，次の3つの概念のいずれかに基づく値である．どの概念に基づくものであるかは，栄養素や性・年齢区分によって異なる．

①特定の集団において，生体指標等を用いた健康状態の確認と当該栄養素摂取量の調査を同時に行い，その結果から不足状態を示す者がほとんど存在しない摂取量を推測し，その値を用いる場合：対象集団で不足状態を示す者がほとんど存在しない場合には栄養素摂取量の中央値を用いる．

②生体指標等を用いた健康状態の確認ができないが，健康な日本人を中心として構成されている集団の代表的な栄養素摂取量の分布が得られる場合：原則，栄養素摂取量の中央値を用いる．

③母乳で保育されている健康な乳児の摂取量に基づく場合：母乳中の栄養素濃度と哺乳量との積を用いる．

**●耐容上限量（tolerable upper intake level：UL）**

健康障害をもたらすリスクがないとみなされる習慣的な摂取量の上限として「耐容上限量」を定義する．これを超えて摂取すると，過剰摂取によって生じる潜在的な健康障害のリスクが高まると考える．

理論的には，「耐容上限量」は，「健康障害が発現しないことが知られている習慣的な摂取量」の最大値（健康障害非発現量，no observed adverse effect level：NOAEL）と「健康障害が発現したことが知られている習慣的な摂取量」の最小値（最低健康障害発現量，lowest observed adverse effect level：LOAEL）との間に存在する．しかし，これらの報告は少なく，特殊な集団を対象としたものに限られること，さらには，動物実験やin vitroなど人工的に構成された条件下で行われた実験で得られた結果に基づかねばならない場合もあることから，得られた数値の不確実性と安全の確保に配慮して，NOAEL又はLOAELを「不確実性因子」(uncertain factor：UF)で除した値を耐容上限量とした．具体的には，次のようにして耐容上限量を算定した．

・ヒトを対象として通常の食品を摂取した報告に基づく場合：

UL＝NOAEL÷UF（UFには1から5の範囲で適当な値を用いた）

・ヒトを対象としてサプリメントを摂取した報告に基づく場合又は動物実験やin vitroの実験に基づく場合：

UL＝LOAEL÷UF（UFには10を用いた）

**●目標量（tentative dietary goal for preventing life-style related diseases：DG）**

生活習慣病の発症予防を目的として，特定の集団において，その疾患のリスクや，その代理指標となる生体指標の値が低くなると考えられる栄養状態が達成できる量として算定し，現在の日本人が当面の目標とすべき摂取量として「目標量」を設定する．これは，疫学研究によって得られた知見を中心とし，実験栄養学的な研究による知見を加味して策定されるものである．しかし，栄養素摂取量と生活習慣病のリスクとの関連は連続的であり，かつ，閾値が存在しない場合が多い（図4）．このような場合には，好ましい摂取量として，ある値又は範囲を提唱することは困難である．そこで，諸外国の食事摂取基準や疾病予防ガイドライン，現在の日本人の摂取量・食品構成・嗜好などを考慮し，実行可能性を重視して設定することとした．また，生活習慣病の重症化予防及びフレイル予防を目的とした量を設定できる場合は，発症予防を目的とした量（目標量）とは区別して示すこととした．

各栄養素の特徴を考慮して，基本的には次の3種類の算定方法を用いた．なお，次の算定方法に該当しない場合でも，栄養政策上，目標量の設定の重要性を認める場合は基準を策定することとした．

・望ましいと考えられる摂取量よりも現在の日本人の摂取量が少ない場合：範囲の下の値だけを算定する．食物繊維とカリウムが相当する．これらの値は，実現可能性を考慮し，望ましいと考えられる摂取量と現在の摂取量（中央値）との中間値を用いた．小児については，目安量で用いたものと同じ外挿方法（参照体重を用いる方法）を用いた．ただし，この方法で算出された摂取量が現在の摂取量（中央値）よりも多い場合は，現在の摂取量（中央値）を目標量とした．
・望ましいと考えられる摂取量よりも現在の日本人の摂取量が多い場合：範囲の上の値だけを算定する．飽和脂肪酸，ナトリウム（食塩相当量）が相当する．これらの値は，最近の摂取量の推移と実現可能性を考慮して算定した．小児のナトリウム（食塩相当量）については，推定エネルギー必要量を用いて外挿し，実現可能性を考慮して算定した．
・生活習慣病の発症予防を目的とした複合的な指標：目標とする構成比率を算定する．エネルギー産生栄養素バランス（たんぱく質，脂質，炭水化物（総エネルギー摂取量の計算上はアルコールを含む）が，総エネルギー摂取量に占めるべき割合）がこれに相当する．

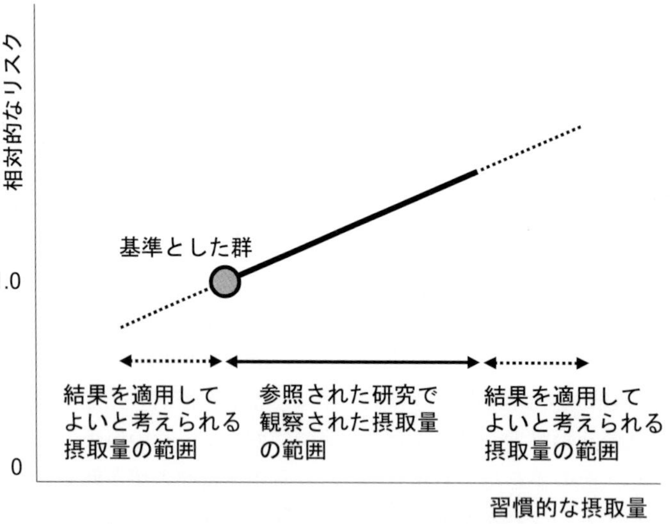


**図4　目標量を理解するための概念図**

栄養素摂取量と生活習慣病のリスクとの関連は連続的であり、かつ、閾値が存在しない場合が多い。関連が直線的で閾値のない典型的な例を図に示した。実際には、不明確ながら閾値が存在すると考えられるものや関連が曲線的なものも存在する。

### 2-2 レビューの方法

可能な限り科学的根拠に基づいた策定を行うことを基本とした．システマティック・レビューの手法を用いて，国内外の学術論文や入手可能な学術資料を最大限に活用することにした．

エネルギー及び栄養素についての基本的なレビューにおいては，「日本人の食事摂取基準（2020年版）」の策定において課題となっていた部分について特に重点的にレビューを行った．あわせて，高齢者，乳児等の対象特性についてのレビューを行った．エネルギー及び栄養素と生活習慣病等の発症予防・重症化予防との関係についてのレビューは，高血圧，脂質異常，高血糖，腎機能低下，フレイル及び骨粗鬆症に関するリサーチクエスチョンの定式化を行うため，可能な限りPICO形式を用いてレビューした．このほか，栄養素摂取量との数量的関連が多数の研究によって明らかにされ，その予防が日本人にとって重要であると考えられている疾患に限ってレビューの対象とした．この際，研究対象者の健康状態や重症度の分類に留意して検討することとした．これらのレビューは，令和4～5年度厚生労働行政推進調査事業費補助金（循環器疾患・糖尿病等生活習慣病対策総合研究事業）の「日本人の食事摂取基準（2025年版）の策定に資する各栄養素等の最新知見の評価及び代謝性疾患等の栄養評価に関する研究」を中心に行った．こうしたレビューの方法については，今後，その標準化を図っていく必要がある．特に，摂取量の基準となる数値の算定を目的とする食事摂取基準で求められるレビューの方法は，定性的な予防及び治療指針の策定を目的とする他のガイドラインで求められるレビューの方法とは異なるため，食事摂取基準に特化したレビュー方法の開発，向上及びその標準化を図る必要がある．

なお，前回の策定までに用いられた論文や資料についても必要に応じて再検討を行った．ただし，他の医療分野と異なり，エビデンスレベルを判断し明示する方法は，人間栄養学，公衆栄養学及び予防栄養学では十分に確立していない．加えて，得られるエビデンスレベルは，栄養素間でばらつきが生じる．

こういった実情を踏まえ，メタ・アナリシスなど，情報の統合が定量的に行われている場合には，基本的にはそれを優先的に参考にすることとした．実際には，それぞれの研究の内容を詳細に検討し，現時点で利用可能な情報で最も信頼度の高い情報を用いるように留意した．さらに，食事摂取基準のように，「定性的な文章」ではなく，「量」の算定を目的とするガイドラインにおいては，通常のメタ・アナリシスよりも量・反応関係メタ・アナリシス（dose-response meta-analysis）から得られる情報の利用価値が高い．そこで，目標量に限って，表2のような基準でエビデンスレベルを付すことにした．

**表2　目標量の算定に付したエビデンスレベル[1,2]**

| エビデンスレベル | 数値の算定に用いられた根拠 | 栄養素 |
|---|---|---|
| D1 | 介入研究又はコホート研究のメタ・アナリシス、並びにその他の介入研究又はコホート研究に基づく。 | 飽和脂肪酸、食物繊維、ナトリウム（食塩相当量）、カリウム |
| D2 | 複数の介入研究又はコホート研究に基づく。 | たんぱく質 |
| D3 | 日本人の摂取量等分布に関する観察研究（記述疫学研究）に基づく。 | 脂質 |
| D4 | 他の国・団体の食事摂取基準又はそれに類似する基準に基づく。 | － |
| D5 | その他 | 炭水化物[3] |

[1] 複数のエビデンスレベルが該当する場合は上位のレベルとする。

[2] 目標量は食事摂取基準として十分な科学的根拠がある栄養素について策定するものであり、エビデンスレベルはあくまでも参考情報である点に留意すべきである。

[3] 炭水化物の目標量は、総エネルギー摂取量（100％エネルギー）のうち、たんぱく質及び脂質が占めるべき割合を差し引いた値である。

### 2-3　指標及び基準改定の採択方針

●推定平均必要量（estimated average requirement：EAR）

・十分な科学的根拠が得られたものについては，推定平均必要量を設定する．

・推定平均必要量の算定において，身体的エンドポイント（生体指標の変動及び臨床的アウトカムを含む）を変更した場合には，その根拠に基づき推定平均必要量の値を変更する．

・参照体位の変更に伴い，必要に応じて推定平均必要量の値を変更する．

●推奨量（recommended dietary allowance：RDA）

・推定平均必要量を設定したものについては，推奨量を設定する．

・変動係数の変更が必要と判断される明確な根拠が得られ，変動係数を変更したものについては推奨量を変更する．

●目安量（adequate intake：AI）

・栄養素の不足状態を示す者がほとんど存在しない集団で，日本人の代表的な栄養素摂取量の分布が得られる場合は，その中央値とする．この場合，複数の報告において，最も摂取量が少ない集団中央値を用いることが望ましい．

また，目安量の策定に当たっては，栄養素の不足状態を示さない「十分な量」の程度に留意する必要があることから，その取扱いは以下のとおりとする．

①他国の食事摂取基準や国際的なガイドライン・調査データ等を参考に判断できる場合には，中央値にこだわらず，適切な値を選択する．

②得られる日本人の代表的な栄養素摂取量のデータが限定的かつ参考となる情報が限定的で「十分な量」の程度の判断が困難な場合には，そのことを記述の上，得られるデータの中央値を選択しても差し支えない．

●耐容上限量（tolerable upper intake level：UL）

・十分な科学的根拠が得られたものについては，耐容上限量を設定する．

・新たな知見により，健康障害発現量を見直す必要が生じた場合には，耐容上限量を変更する．

・不確実性要因の決定において変更が必要な知見が新たに得られた場合には，不確実性因子（UF）を変更する．

●目標量（tentative dietary goal for preventing life-style related diseases：DG）

・値を設定するに十分な科学的根拠を有し，かつ現在の日本人において，食事による摂取と生活習慣病との関連での優先度が高いものについては，目標量を設定する．

・十分な科学的根拠により導き出された値が，国民の摂取実態と大きく乖離している場合は，当面摂取を目標とする量として目標量を設定する．

・なお，生活習慣病の重症化予防及びフレイル予防を目的として摂取量の基準を設定できる栄養素については，発症予防を目的とした量（目標量）とは区別して設定し，食事摂取基準の各表の脚注に示す．

### 2-4　年齢区分

表3に示した年齢区分を用いることとした．乳児

**表3　年齢区分**

| 年齢等 |
|---|
| 0～5　（月）※ |
| 6～11　（月）※ |
| 1～2　（歳） |
| 3～5　（歳） |
| 6～7　（歳） |
| 8～9　（歳） |
| 10～11　（歳） |
| 12～14　（歳） |
| 15～17　（歳） |
| 18～29　（歳） |
| 30～49　（歳） |
| 50～64　（歳） |
| 65～74　（歳） |
| 75以上　（歳） |

※エネルギー及びたんぱく質については、「0～5か月」、「6～8か月」、「9～11か月」の3つの区分で表した。

については，前回と同様に，「出生後６か月未満（0～5か月）」と「6か月以上１歳未満（6～11か月）」の２つに区分することとしたが，特に成長に合わせてより詳細な年齢区分設定が必要と考えられたエネルギー及びたんぱく質については，「出生後6か月未満（0～5か月）」及び「6か月以上９か月未満（6～8か月）」，「9か月以上１歳未満（9～11か月）」の３つの区分で表した．なお，エネルギー及びたんぱく質以外の栄養素でも詳細な月齢区分の設定が必要と考えられるが，母乳中の栄養素濃度や乳児の離乳食に関して信頼度の高い新たな知見が得られなかったことから，今後の課題とする．

1～17歳を小児，18歳以上を成人とした．なお，高齢者については，65歳以上とし，年齢区分については，65～74歳，75歳以上の２つの区分を設けた．

ただし，栄養素等によっては，高齢者における各年齢区分のエビデンスが必ずしも十分ではない点には留意すべきである．

## 2-5　参照体位

### 2-5-1　目的

食事摂取基準の策定において参照する体位（身長・体重）は，性及び年齢区分に応じ，日本人として平均的な体位を持った者を想定し，健全な発育及び健康の保持・増進，生活習慣病等の予防を考える上での参照値として提示し，これを参照体位（参照身長・参照体重）と呼ぶこととする（表4）．

表４　参照体位（参照身長、参照体重）[1]

| 性別 | 男性 | | 女性[2] | |
|---|---|---|---|---|
| 年齢等 | 参照身長（cm） | 参照体重（kg） | 参照身長（cm） | 参照体重（kg） |
| 0～5　（月） | 61.5 | 6.3 | 60.1 | 5.9 |
| 6～11　（月） | 71.6 | 8.8 | 70.2 | 8.1 |
| 6～8　（月） | 69.8 | 8.4 | 68.3 | 7.8 |
| 9～11　（月） | 73.2 | 9.1 | 71.9 | 8.4 |
| 1～2　（歳） | 85.8 | 11.5 | 84.6 | 11.0 |
| 3～5　（歳） | 103.6 | 16.5 | 103.2 | 16.1 |
| 6～7　（歳） | 119.5 | 22.2 | 118.3 | 21.9 |
| 8～9　（歳） | 130.4 | 28.0 | 130.4 | 27.4 |
| 10～11　（歳） | 142.0 | 35.6 | 144.0 | 36.3 |
| 12～14　（歳） | 160.5 | 49.0 | 155.1 | 47.5 |
| 15～17　（歳） | 170.1 | 59.7 | 157.7 | 51.9 |
| 18～29　（歳） | 172.0 | 63.0 | 158.0 | 51.0 |
| 30～49　（歳） | 171.8 | 70.0 | 158.5 | 53.3 |
| 50～64　（歳） | 169.7 | 69.1 | 156.4 | 54.0 |
| 65～74　（歳） | 165.3 | 64.4 | 152.2 | 52.6 |
| 75以上　（歳） | 162.0 | 61.0 | 148.3 | 49.3 |
| 18以上　（歳）[3] | （男女計）参照身長 161.0 cm、参照体重 58.6 kg | | | |

[1] 0～17歳は、日本小児内分泌学会・日本成長学会合同標準値委員会による小児の体格評価に用いる身長、体重の標準値を基に、年齢区分に応じて、当該月齢及び年齢区分の中央時点における中央値を引用した。ただし、公表数値が年齢区分と合致しない場合は、同様の方法で算出した値を用いた。18歳以上は、平成30・令和元年国民健康・栄養調査の2か年における当該の性及び年齢区分における身長・体重の中央値を用いた。

[2] 妊婦、授乳婦を除く。

[3] 18歳以上成人、男女合わせた参照身長及び参照体重として、平成30・令和元年の2か年分の人口推計を用い、「地域ブロック・性・年齢階級別人口÷地域ブロック・性・年齢階級別 国民健康・栄養調査解析対象者数」で重み付けをして、地域ブロック・性・年齢区分を調整した身長・体重の中央値を算出した。

### 2-5-2　基本的な考え方

乳児・小児については，日本小児内分泌学会・日本成長学会合同標準値委員会による小児の体格評価に用いる身長，体重の標準値を参照体位とした．

一方，成人・高齢者については，現時点では，性別及び年齢区分ごとの標準値となり得る理想の体位が不明なことから，これまでの日本人の食事摂取基準での方針を踏襲し，原則として利用可能な直近のデータを現況値として用い，性別及び年齢区分ごとに1つの代表値を算定することとした．なお，現況において，肥満の成人の割合が男性約3割，女性約2割である一方，20歳代女性ではやせの者の割合が2割程度見られる．また，高齢者においては，身長，体重の測定上の課題を有している．今後，こうした点を踏まえ，望ましい体位についての検証が必要である．

### 2-5-3　算出方法等

●乳児・小児

日本小児内分泌学会・日本成長学会合同標準値委員会による小児の体格評価に用いる身長，体重の標準値を基に，年齢区分に応じて，当該月齢及び年齢区分の中央時点における中央値を引用した．ただし，公表数値が年齢区分と合致しない場合は，同様の方法で算出した値を用いた．

●成人・高齢者（18歳以上）

平成30・令和元年国民健康・栄養調査の2か年における当該の性・年齢区分における身長・体重の中央値とし，女性については，妊婦，授乳婦を除いて算出した．18歳以上の成人全体を代表する参照体位については，平成30・令和元年の2か年分の人口推計（総務省）を用い，「地域ブロック・性・年齢階級別人口÷地域ブロック・性・年齢階級別国民健康・栄養調査解析対象者数」で重み付けをして，地域ブロック・性・年齢区分を調整した身長・体重の中央値を算出した．なお，地域ブロックは国民健康・栄養調査で使用されている地域ブロックを指す．また，人口推計からは18～29歳の年齢区分は設定できないため，15～19，20～24，24～29歳の年齢階級を使用し，その際に15～19歳の年齢階級については人口に2/5を乗じて18～29歳の年齢区分の人口に含めた．

参考資料として，分布を示す統計量を以下に示す（参考表3，4）．

参考表3　身長（cm）の分布（25、50、75パーセンタイル）（性、年齢区分別）[1]

| 年齢（歳） | | パーセンタイル | | |
|---|---|---|---|---|
| | | 25 | 50 | 75 |
| 男性 | 18～29（歳） | 167.7 | 172.0 | 175.0 |
| | 30～49（歳） | 168.0 | 171.8 | 175.5 |
| | 50～64（歳） | 165.9 | 169.7 | 173.5 |
| | 65～74（歳） | 161.8 | 165.3 | 169.8 |
| | 75以上（歳） | 157.6 | 162.0 | 166.0 |
| 女性[2] | 18～29（歳） | 154.0 | 158.0 | 162.0 |
| | 30～49（歳） | 154.8 | 158.5 | 162.0 |
| | 50～64（歳） | 153.0 | 156.4 | 160.0 |
| | 65～74（歳） | 148.3 | 152.2 | 156.0 |
| | 75以上（歳） | 143.8 | 148.3 | 152.2 |

[1] 平成30・令和元年国民健康・栄養調査の2か年における当該の性及び年齢区分における身長の分布。

[2] 妊婦、授乳婦を除く。

参考表 4　体重（kg）の分布（25、50、75 パーセンタイル）（性、年齢区分別）[1]

| 年齢（歳） | | パーセンタイル | | |
|---|---|---|---|---|
| | | 25 | 50 | 75 |
| 男性 | 18～29（歳） | 58.0 | 63.0 | 71.0 |
| | 30～49（歳） | 63.0 | 70.0 | 78.0 |
| | 50～64（歳） | 62.4 | 69.1 | 76.4 |
| | 65～74（歳） | 59.0 | 64.4 | 70.3 |
| | 75 以上（歳） | 55.0 | 61.0 | 67.6 |
| 女性[2] | 18～29（歳） | 46.4 | 51.0 | 55.7 |
| | 30～49（歳） | 48.3 | 53.3 | 59.7 |
| | 50～64（歳） | 48.6 | 54.0 | 60.5 |
| | 65～74（歳） | 47.7 | 52.6 | 58.6 |
| | 75 以上（歳） | 44.0 | 49.3 | 55.1 |

[1] 平成 30・令和元年国民健康・栄養調査の 2 か年における当該の性及び年齢区分における身長の分布。
[2] 妊婦、授乳婦を除く。

## 2-6　策定した食事摂取基準

1 歳以上について基準を策定した栄養素と指標を表 5 に示す．

なお，健康増進法に基づき厚生労働大臣が定めるものとされている栄養素の摂取量の基準について参考情報がある場合は，原則として，該当栄養素の摂取量の基準に係る表の脚注に記載する．

今回，推奨量が設定された栄養素で，その算定のために用いられた変動係数（標準偏差÷平均値）として一覧表にすると表 6 のようになる．

また，耐容上限量が設定された栄養素で，その算定のために用いられた不確実性因子の値は，表 7 のとおりである．

## 表5　基準を策定した栄養素と指標[1]（1歳以上）

| 栄養素 | | | 推定平均必要量（EAR） | 推奨量（RDA） | 目安量（AI） | 耐容上限量（UL） | 目標量（DG） |
|---|---|---|---|---|---|---|---|
| たんぱく質[2] | | | ○$_b$ | ○$_b$ | — | — | ○[3] |
| 脂　質 | | 脂質 | — | — | — | — | ○[3] |
| | | 飽和脂肪酸[4] | — | — | — | — | ○[3] |
| | | n-6系脂肪酸 | — | — | ○ | — | — |
| | | n-3系脂肪酸 | — | — | ○ | — | — |
| | | コレステロール[5] | — | — | — | — | — |
| 炭水化物 | | 炭水化物 | — | — | — | — | ○[3] |
| | | 食物繊維 | — | — | — | — | ○ |
| | | 糖類 | — | — | — | — | — |
| エネルギー産生栄養素バランス[2] | | | — | — | — | — | ○[3] |
| ビタミン | 脂溶性 | ビタミンA | ○$_a$ | ○$_a$ | — | ○ | — |
| | | ビタミンD[2] | — | — | ○ | ○ | — |
| | | ビタミンE | — | — | ○ | ○ | — |
| | | ビタミンK | — | — | ○ | — | — |
| | 水溶性 | ビタミンB$_1$ | ○$_a$ | ○$_a$ | — | — | — |
| | | ビタミンB$_2$ | ○$_c$ | ○$_c$ | — | — | — |
| | | ナイアシン | ○$_a$ | ○$_a$ | — | ○ | — |
| | | ビタミンB$_6$ | ○$_b$ | ○$_b$ | — | ○ | — |
| | | ビタミンB$_{12}$ | — | — | ○ | — | — |
| | | 葉酸 | ○$_a$ | ○$_a$ | — | ○[7] | — |
| | | パントテン酸 | — | — | ○ | — | — |
| | | ビオチン | — | — | ○ | — | — |
| | | ビタミンC | ○$_b$ | ○$_b$ | — | — | — |
| ミネラル | 多量 | ナトリウム[6] | ○$_a$ | — | — | — | ○ |
| | | カリウム | — | — | ○ | — | ○ |
| | | カルシウム | ○$_b$ | ○$_b$ | — | ○ | — |
| | | マグネシウム | ○$_b$ | ○$_b$ | — | ○[7] | — |
| | | リン | — | — | ○ | ○ | — |
| | 微量 | 鉄 | ○$_b$ | ○$_b$ | — | — | — |
| | | 亜鉛 | ○$_b$ | ○$_b$ | — | ○ | — |
| | | 銅 | ○$_b$ | ○$_b$ | — | ○ | — |
| | | マンガン | — | — | ○ | ○ | — |
| | | ヨウ素 | ○$_b$ | ○$_b$ | — | ○ | — |
| | | セレン | ○$_a$ | ○$_a$ | — | ○ | — |
| | | クロム | — | — | ○ | ○ | — |
| | | モリブデン | ○$_b$ | ○$_b$ | — | ○ | — |

[1] 一部の年齢区分についてのみ設定した場合も含む。

[2] フレイル予防を図る上での留意事項を表の脚注として記載。

[3] 総エネルギー摂取量に占めるべき割合（%エネルギー）。

[4] 脂質異常症の重症化予防を目的としたコレステロールの量と、トランス脂肪酸の摂取に関する参考情報を表の脚注として記載。

[5] 脂質異常症の重症化予防を目的とした量を飽和脂肪酸の表の脚注に記載。

[6] 高血圧及び慢性腎臓病（CKD）の重症化予防を目的とした量を表の脚注として記載。

[7] 通常の食品以外の食品からの摂取について定めた。

[a] 集団内の半数の者に不足又は欠乏の症状が現れ得る摂取量をもって推定平均必要量とした栄養素。

[b] 集団内の半数の者で体内量が維持される摂取量をもって推定平均必要量とした栄養素。

[c] 集団内の半数の者で体内量が飽和している摂取量をもって推定平均必要量とした栄養素。

### 表6　推定平均必要量から推奨量を算定するために用いられた変動係数と推奨量算定係数の一覧

| 変動係数 | 推奨量算定係数 | 栄養素 |
|---|---|---|
| 10% | 1.2 | ビタミン$B_2$、ナイアシン、ビタミン$B_6$、葉酸、ビタミンC、カルシウム、マグネシウム、鉄（12 歳以上）[1]、亜鉛（12 歳以上の男性、65 歳以上の女性）、銅、セレン |
| 12.5% | 1.25 | たんぱく質、亜鉛（12～64 歳の女性） |
| 15% | 1.3 | モリブデン |
| 20% | 1.4 | ビタミン$B_1$[1]、ビタミンA、鉄（6 か月～11 歳）[2]、亜鉛（1～11 歳）、ヨウ素 |

[1] 授乳婦の付加量については 1.2 を用いた。

[2] 月経のある女性については月経血量の変動係数も考慮した。

### 表7　耐容上限量が策定された栄養素で、その算定のために用いられた不確実性因子（UF）

| 不確実性因子 | 栄養素 |
|---|---|
| 1 | ビタミンE、マグネシウム[1]、マンガン、ヨウ素（成人、小児）[2] |
| 1.2 | カルシウム |
| 1.5 | ビタミンA（妊婦・授乳婦）、リン、亜鉛、銅、ヨウ素（妊婦・授乳婦） |
| 1.8 | ビタミンD（乳児） |
| 2 | セレン、クロム、モリブデン |
| 2.5 | ビタミンD（成人） |
| 3 | ヨウ素（乳児） |
| 5 | ビタミンA（成人）、ナイアシン、ビタミン$B_6$、葉酸[1] |
| 10 | ビタミンA（乳児）、ヨウ素（成人、小児）[3] |

[1] 通常の食品以外の食品からの摂取について設定。

[2] 健康障害非発現量を用いた場合。

[3] 最低健康障害発現量を用いた場合。

### 2-7　ライフステージ別の留意点

#### ●妊婦・授乳婦

推定平均必要量及び推奨量の設定が可能な栄養素については，非妊娠時・非授乳時のそれぞれの値に付加すべき量として食事摂取基準を設定することとした．目安量の設定に留まる栄養素については，原則として，胎児の発育に問題ないと想定される日本人妊婦や授乳婦の摂取量の中央値を用いることとし，これらの値が明らかでない場合には，非妊娠時，非授乳時の値を目安量として用いることとした．国民健康・栄養調査から求める場合，平成 30・令和元年の2か年分の人口動態統計調査を用い，「母親の年齢階級（15～17 歳，18～29 歳，30～49 歳）別出生数÷年齢階級（同）別国民健康・栄養調査解析対象者数（女性）」で重み付けをし，年齢区分を調整した摂取量の中央値を算出し，目安量として用いることとした．

胎児の成長に伴う蓄積量を考える場合には，妊娠期間の代表値を 280 日として，1 日当たりの量として表すこととした．妊娠期間を細分化して考える必要がある場合は，妊娠初期（～13 週 6 日），妊娠中期（14 週 0 日～27 週 6 日），妊娠後期（28 週 0 日～）に三分割した．

授乳期には，泌乳量のデータが必要であるが，日本人女性の泌乳量に関する信頼度の高いデータは存在しない．そこで，哺乳量（0.78 L/日）を泌乳量として用いることとした．

耐容上限量については，妊婦，授乳婦における報告が乏しく，算定できない栄養素が多かった．しかしこれは，多量に摂取しても健康障害が生じないことを保障するものではない．基本的には当該年齢の非妊婦・非授乳婦における耐容上限量を参考とするのが便宜的であると考えられるが，妊婦における胎児への影響や，授乳婦における母乳への影響は考慮されていないため，慎重に，すなわち，耐容上限量を厳しく考えることが望まれる．しかしながら，この問題に関する科学的根拠は乏しいため，その量的な基準は示さなかった．

目標量については，妊婦・授乳婦ともに，非妊娠・非授乳中女性と同じ基準とした．しかし，妊娠高血圧症候群や妊娠糖尿病などが存在し，これらを無視することはできないことから，今後，妊婦の目標量を設定する必要性と目標量を適切に設定できるかについて詳細な研究が必要である．

#### ●乳児

出生後 6 か月未満の乳児では推定平均必要量や推奨量を決定するための実験はできない．そして，健康な乳児が摂取している母乳の質と量は乳児の栄養状態にとって望ましいものと考えられる．このような理由から，乳児における食事摂取基準は，目安量を算定するものとし，具体的には，母乳中の栄養素濃度と健康な乳児の母乳摂取量の積とした．この期間を通じた哺乳量は平均 0.78 L/日との報告があるため，今回は 0.78 L/日を基準哺乳量とした．

6～11 か月の乳児では，母乳（又は人工乳）だけでなく，通常の食品の摂取も考えなくてはならない．しかし，この集団における知見は乏しい．そこで，0～5 か月の乳児及び（又は）1～2 歳の小児の値から外挿して求めた．

しかし，0～5 か月又は 6～11 か月というそれぞれ 1つの月齢区分の中でも，区分内での成長は著しい．したがって，各月齢区分に与えられた値はあくまでもその月齢区分を代表する一点に過ぎないことに留意し，対象とする乳児の成長に合わせて柔軟に活用することが望まれる．

#### ●小児

食事摂取基準の策定に有用な研究で小児を対象としたものは少ない．そこで，十分な資料が存在しない場合には，成人の値から外挿して求めた．

耐容上限量に関しては，情報が乏しく，算定できないものが多かった．しかし，これは，多量に摂取しても健康障害が生じないことを保障するものではないことに十分に注意すべきである．

#### ●高齢者

高齢者では，咀嚼・嚥下能力の低下，消化・吸収率の低下，運動量の低下に伴う摂取量の低下などが存在する．また，これらは個人差が大きい．さらに，多くの者が何らかの疾患を有している．そのため，年齢だけでなく個人の特徴に十分に注意を払うことが必要である．

## たんぱく質

### たんぱく質の食事摂取基準
（推定平均必要量、推奨量、目安量：g/日、目標量：%エネルギー）

| 性別 | 男性 | | | | 女性 | | | |
|---|---|---|---|---|---|---|---|---|
| 年齢等 | 推定平均必要量 | 推奨量 | 目安量 | 目標量[1] | 推定平均必要量 | 推奨量 | 目安量 | 目標量[1] |
| 0～5　(月) | – | – | 10 | – | – | – | 10 | – |
| 6～8　(月) | – | – | 15 | – | – | – | 15 | – |
| 9～11　(月) | – | – | 25 | – | – | – | 25 | – |
| 1～2　(歳) | 15 | 20 | – | 13～20 | 15 | 20 | – | 13～20 |
| 3～5　(歳) | 20 | 25 | – | 13～20 | 20 | 25 | – | 13～20 |
| 6～7　(歳) | 25 | 30 | – | 13～20 | 25 | 30 | – | 13～20 |
| 8～9　(歳) | 30 | 40 | – | 13～20 | 30 | 40 | – | 13～20 |
| 10～11（歳） | 40 | 45 | – | 13～20 | 40 | 50 | – | 13～20 |
| 12～14（歳） | 50 | 60 | – | 13～20 | 45 | 55 | – | 13～20 |
| 15～17（歳） | 50 | 65 | – | 13～20 | 45 | 55 | – | 13～20 |
| 18～29（歳） | 50 | 65 | – | 13～20 | 40 | 50 | – | 13～20 |
| 30～49（歳） | 50 | 65 | – | 13～20 | 40 | 50 | – | 13～20 |
| 50～64（歳） | 50 | 65 | – | 14～20 | 40 | 50 | – | 14～20 |
| 65～74（歳）[2] | 50 | 60 | – | 15～20 | 40 | 50 | – | 15～20 |
| 75 以上（歳）[2] | 50 | 60 | – | 15～20 | 40 | 50 | – | 15～20 |
| 妊婦(付加量) | | | | | | | | |
| 初期 | | | | | +0 | +0 | – | –[3] |
| 中期 | | | | | +5 | +5 | – | –[3] |
| 後期 | | | | | +20 | +25 | – | –[4] |
| 授乳婦(付加量) | | | | | +15 | +20 | – | –[4] |

[1] 範囲に関しては、おおむねの値を示したものであり、弾力的に運用すること。
[2] 65 歳以上の高齢者について、フレイル予防を目的とした量を定めることは難しいが、身長・体重が参照体位に比べて小さい者や、特に75 歳以上であって加齢に伴い身体活動量が大きく低下した者など、必要エネルギー摂取量が低い者では、下限が推奨量を下回る場合があり得る。この場合でも、下限は推奨量以上とすることが望ましい。
[3] 妊婦(初期・中期)の目標量は 13～20%エネルギーとした。
[4] 妊婦(後期)及び授乳婦の目標量は 15～20%エネルギーとした。

## 脂　質

### 脂質の食事摂取基準（%エネルギー）

| 性別 | 男性 | | 女性 | |
|---|---|---|---|---|
| 年齢等 | 目安量 | 目標量[1] | 目安量 | 目標量[1] |
| 0～5　(月) | 50 | – | 50 | – |
| 6～11　(月) | 40 | – | 40 | – |
| 1～2　(歳) | – | 20～30 | – | 20～30 |
| 3～5　(歳) | – | 20～30 | – | 20～30 |
| 6～7　(歳) | – | 20～30 | – | 20～30 |
| 8～9　(歳) | – | 20～30 | – | 20～30 |
| 10～11（歳） | – | 20～30 | – | 20～30 |
| 12～14（歳） | – | 20～30 | – | 20～30 |
| 15～17（歳） | – | 20～30 | – | 20～30 |
| 18～29（歳） | – | 20～30 | – | 20～30 |
| 30～49（歳） | – | 20～30 | – | 20～30 |
| 50～64（歳） | – | 20～30 | – | 20～30 |
| 65～74（歳） | – | 20～30 | – | 20～30 |
| 75 以上（歳） | – | 20～30 | – | 20～30 |
| 妊婦 | | | – | 20～30 |
| 授乳婦 | | | – | 20～30 |

[1] 範囲に関しては、おおむねの値を示したものである。

### 飽和脂肪酸の食事摂取基準（%エネルギー）[1,2]

| 性別 | 男性 | 女性 |
|---|---|---|
| 年齢等 | 目標量 | 目標量 |
| 0～5　(月) | – | – |
| 6～11（月） | – | – |
| 1～2　(歳) | – | – |
| 3～5　(歳) | 10 以下 | 10 以下 |
| 6～7　(歳) | 10 以下 | 10 以下 |
| 8～9　(歳) | 10 以下 | 10 以下 |
| 10～11（歳） | 10 以下 | 10 以下 |
| 12～14（歳） | 10 以下 | 10 以下 |
| 15～17（歳） | 9 以下 | 9 以下 |
| 18～29（歳） | 7 以下 | 7 以下 |
| 30～49（歳） | 7 以下 | 7 以下 |
| 50～64（歳） | 7 以下 | 7 以下 |
| 65～74（歳） | 7 以下 | 7 以下 |
| 75 以上（歳） | 7 以下 | 7 以下 |
| 妊婦 | | 7 以下 |
| 授乳婦 | | 7 以下 |

[1] 飽和脂肪酸と同じく、脂質異常症及び循環器疾患に関与する栄養素としてコレステロールがある。コレステロールに目標量は設定しないが、これは許容される摂取量に上限が存在しないことを保証するものではない。また、脂質異常症の重症化予防の目的からは、200 mg/日未満に留めることが望ましい。
[2] 飽和脂肪酸と同じく、冠動脈疾患に関与する栄養素としてトランス脂肪酸がある。日本人の大多数は、トランス脂肪酸に関する世界保健機関(WHO)の目標(1%エネルギー未満)を下回っており、トランス脂肪酸の摂取による健康への影響は、飽和脂肪酸の摂取によるものと比べて小さいと考えられる。ただし、脂質に偏った食事をしている者では、留意する必要がある。トランス脂肪酸は人体にとって不可欠な栄養素ではなく、健康の保持・増進を図る上で積極的な摂取は勧められないことから、その摂取量は1%エネルギー未満に留めることが望ましく、1%エネルギー未満でもできるだけ低く留めることが望ましい。

### n-6 系脂肪酸の食事摂取基準（g/日）

| 性別 | 男性 | 女性 |
|---|---|---|
| 年齢等 | 目安量 | 目安量 |
| 0～5　(月) | 4 | 4 |
| 6～11（月） | 4 | 4 |
| 1～2　(歳) | 4 | 4 |
| 3～5　(歳) | 6 | 6 |
| 6～7　(歳) | 8 | 7 |
| 8～9　(歳) | 8 | 8 |
| 10～11（歳） | 9 | 9 |
| 12～14（歳） | 11 | 11 |
| 15～17（歳） | 13 | 11 |
| 18～29（歳） | 12 | 9 |
| 30～49（歳） | 11 | 9 |
| 50～64（歳） | 11 | 9 |
| 65～74（歳） | 10 | 9 |
| 75 以上（歳） | 9 | 8 |
| 妊婦 | | 9 |
| 授乳婦 | | 9 |

### n-3 系脂肪酸の食事摂取基準（g/日）

| 性別 | 男性 | 女性 |
|---|---|---|
| 年齢等 | 目安量 | 目安量 |
| 0～5　(月) | 0.9 | 0.9 |
| 6～11（月） | 0.8 | 0.8 |
| 1～2　(歳) | 0.7 | 0.7 |
| 3～5　(歳) | 1.2 | 1.0 |
| 6～7　(歳) | 1.4 | 1.2 |
| 8～9　(歳) | 1.5 | 1.4 |
| 10～11（歳） | 1.7 | 1.7 |
| 12～14（歳） | 2.2 | 1.7 |
| 15～17（歳） | 2.2 | 1.7 |
| 18～29（歳） | 2.2 | 1.7 |
| 30～49（歳） | 2.2 | 1.7 |
| 50～64（歳） | 2.3 | 1.9 |
| 65～74（歳） | 2.3 | 2.0 |
| 75 以上（歳） | 2.3 | 2.0 |
| 妊婦 | | 1.7 |
| 授乳婦 | | 1.7 |

## 炭水化物

**炭水化物の食事摂取基準（%エネルギー）**

| 性別 | 男性 | 女性 |
|---|---|---|
| 年齢等 | 目標量[1,2] | 目標量[1,2] |
| 0～5 （月） | – | – |
| 6～11 （月） | – | – |
| 1～2 （歳） | 50～65 | 50～65 |
| 3～5 （歳） | 50～65 | 50～65 |
| 6～7 （歳） | 50～65 | 50～65 |
| 8～9 （歳） | 50～65 | 50～65 |
| 10～11 （歳） | 50～65 | 50～65 |
| 12～14 （歳） | 50～65 | 50～65 |
| 15～17 （歳） | 50～65 | 50～65 |
| 18～29 （歳） | 50～65 | 50～65 |
| 30～49 （歳） | 50～65 | 50～65 |
| 50～64 （歳） | 50～65 | 50～65 |
| 65～74 （歳） | 50～65 | 50～65 |
| 75 以上 （歳） | 50～65 | 50～65 |
| 妊婦 | | 50～65 |
| 授乳婦 | | 50～65 |

[1] 範囲に関しては、おおむねの値を示したものである。
[2] エネルギー計算上、アルコールを含む。ただし、アルコールの摂取を勧めるものではない。

**食物繊維の食事摂取基準（g/日）**

| 性別 | 男性 | 女性 |
|---|---|---|
| 年齢等 | 目標量 | 目標量 |
| 0～5 （月） | – | – |
| 6～11 （月） | – | – |
| 1～2 （歳） | – | – |
| 3～5 （歳） | 8以上 | 8以上 |
| 6～7 （歳） | 10 以上 | 9以上 |
| 8～9 （歳） | 11 以上 | 11 以上 |
| 10～11 （歳） | 13 以上 | 13 以上 |
| 12～14 （歳） | 17 以上 | 16 以上 |
| 15～17 （歳） | 19 以上 | 18 以上 |
| 18～29 （歳） | 20 以上 | 18 以上 |
| 30～49 （歳） | 22 以上 | 18 以上 |
| 50～64 （歳） | 22 以上 | 18 以上 |
| 65～74 （歳） | 21 以上 | 18 以上 |
| 75 以上 （歳） | 20 以上 | 17 以上 |
| 妊婦 | | 18 以上 |
| 授乳婦 | | 18 以上 |

## エネルギー産生栄養素バランス

**エネルギー産生栄養素バランス（%エネルギー）**

| 性別 | 男性 | | | | 女性 | | | |
|---|---|---|---|---|---|---|---|---|
| 年齢等 | 目標量[1,2] | | | | 目標量[1,2] | | | |
| | たんぱく質[3] | 脂質[4] 脂質 | 脂質[4] 飽和脂肪酸 | 炭水化物[5,6] | たんぱく質[3] | 脂質[4] 脂質 | 脂質[4] 飽和脂肪酸 | 炭水化物[5,6] |
| 0～11（月） | — | — | — | — | — | — | — | — |
| 1～2 （歳） | 13～20 | 20～30 | — | 50～65 | 13～20 | 20～30 | — | 50～65 |
| 3～5 （歳） | 13～20 | 20～30 | 10 以下 | 50～65 | 13～20 | 20～30 | 10 以下 | 50～65 |
| 6～7 （歳） | 13～20 | 20～30 | 10 以下 | 50～65 | 13～20 | 20～30 | 10 以下 | 50～65 |
| 8～9 （歳） | 13～20 | 20～30 | 10 以下 | 50～65 | 13～20 | 20～30 | 10 以下 | 50～65 |
| 10～11（歳） | 13～20 | 20～30 | 10 以下 | 50～65 | 13～20 | 20～30 | 10 以下 | 50～65 |
| 12～14（歳） | 13～20 | 20～30 | 10 以下 | 50～65 | 13～20 | 20～30 | 10 以下 | 50～65 |
| 15～17（歳） | 13～20 | 20～30 | 9以下 | 50～65 | 13～20 | 20～30 | 9以下 | 50～65 |
| 18～29（歳） | 13～20 | 20～30 | 7以下 | 50～65 | 13～20 | 20～30 | 7以下 | 50～65 |
| 30～49（歳） | 13～20 | 20～30 | 7以下 | 50～65 | 13～20 | 20～30 | 7以下 | 50～65 |
| 50～64（歳） | 14～20 | 20～30 | 7以下 | 50～65 | 14～20 | 20～30 | 7以下 | 50～65 |
| 65～74（歳） | 15～20 | 20～30 | 7以下 | 50～65 | 15～20 | 20～30 | 7以下 | 50～65 |
| 75 以上（歳） | 15～20 | 20～30 | 7以下 | 50～65 | 15～20 | 20～30 | 7以下 | 50～65 |
| 妊婦 初期 | | | | | 13～20 | 20～30 | 7以下 | 50～65 |
| 中期 | | | | | 13～20 | | | |
| 後期 | | | | | 15～20 | | | |
| 授乳婦 | | | | | 15～20 | | | |

[1] 必要なエネルギー量を確保した上でのバランスとすること。
[2] 範囲に関しては、おおむねの値を示したものであり、弾力的に運用すること。
[3] 65 歳以上の高齢者について、フレイル予防を目的とした量を定めることは難しいが、身長・体重が参照体位に比べて小さい者や、特に75 歳以上であって加齢に伴い身体活動量が大きく低下した者など、必要エネルギー摂取量が低い者では、下限が推奨量を下回る場合があり得る。この場合でも、下限は推奨量以上とすることが望ましい。
[4] 脂質については、その構成成分である飽和脂肪酸など、質への配慮を十分に行う必要がある。
[5] アルコールを含む。ただし、アルコールの摂取を勧めるものではない。
[6] 食物繊維の目標量を十分に注意すること。

## 脂溶性ビタミン

**ビタミンAの食事摂取基準（μgRAE/日）[1]**

| 性別 | 男性 | | | | 女性 | | | |
|---|---|---|---|---|---|---|---|---|
| 年齢等 | 推定平均必要量[2] | 推奨量[2] | 目安量[3] | 耐容上限量[3] | 推定平均必要量[2] | 推奨量[2] | 目安量[3] | 耐容上限量[3] |
| 0～5 （月） | – | – | 300 | 600 | – | – | 300 | 600 |
| 6～11 （月） | – | – | 400 | 600 | – | – | 400 | 600 |
| 1～2 （歳） | 300 | 400 | – | 600 | 250 | 350 | – | 600 |
| 3～5 （歳） | 350 | 500 | – | 700 | 350 | 500 | – | 700 |
| 6～7 （歳） | 350 | 500 | – | 950 | 350 | 500 | – | 950 |
| 8～9 （歳） | 350 | 500 | – | 1,200 | 350 | 500 | – | 1,200 |
| 10～11 （歳） | 450 | 600 | – | 1,500 | 400 | 600 | – | 1,500 |
| 12～14 （歳） | 550 | 800 | – | 2,100 | 500 | 700 | – | 2,100 |
| 15～17 （歳） | 650 | 900 | – | 2,600 | 500 | 650 | – | 2,600 |
| 18～29 （歳） | 600 | 850 | – | 2,700 | 450 | 650 | – | 2,700 |
| 30～49 （歳） | 650 | 900 | – | 2,700 | 500 | 700 | – | 2,700 |
| 50～64 （歳） | 650 | 900 | – | 2,700 | 500 | 700 | – | 2,700 |
| 65～74 （歳） | 600 | 850 | – | 2,700 | 500 | 700 | – | 2,700 |
| 75 以上 （歳） | 550 | 800 | – | 2,700 | 450 | 650 | – | 2,700 |
| 妊婦（付加量） 初期 | | | | | +0 | +0 | – | – |
| 中期 | | | | | +0 | +0 | – | – |
| 後期 | | | | | +60 | +80 | – | – |
| 授乳婦（付加量） | | | | | +300 | +450 | – | – |

[1] レチノール活性当量（μgRAE）=レチノール（μg）+β-カロテン（μg）×1/12 +α-カロテン（μg）×1/24+β-クリプトキサンチン（μg）×1/24+その他のプロビタミンAカロテノイド（μg）×1/24
[2] プロビタミンAカロテノイドを含む。
[3] プロビタミンAカロテノイドを含まない。

ビタミンDの食事摂取基準（μg/日）[1]

| 性別 | 男性 | | 女性 | |
|---|---|---|---|---|
| 年齢等 | 目安量 | 耐容上限量 | 目安量 | 耐容上限量 |
| 0～5　(月) | 5.0 | 25 | 5.0 | 25 |
| 6～11 (月) | 5.0 | 25 | 5.0 | 25 |
| 1～2　(歳) | 3.5 | 25 | 3.5 | 25 |
| 3～5　(歳) | 4.5 | 30 | 4.5 | 30 |
| 6～7　(歳) | 5.5 | 40 | 5.5 | 40 |
| 8～9　(歳) | 6.5 | 40 | 6.5 | 40 |
| 10～11 (歳) | 8.0 | 60 | 8.0 | 60 |
| 12～14 (歳) | 9.0 | 80 | 9.0 | 80 |
| 15～17 (歳) | 9.0 | 90 | 9.0 | 90 |
| 18～29 (歳) | 9.0 | 100 | 9.0 | 100 |
| 30～49 (歳) | 9.0 | 100 | 9.0 | 100 |
| 50～64 (歳) | 9.0 | 100 | 9.0 | 100 |
| 65～74 (歳) | 9.0 | 100 | 9.0 | 100 |
| 75以上 (歳) | 9.0 | 100 | 9.0 | 100 |
| 妊婦 | | | 9.0 | – |
| 授乳婦 | | | 9.0 | – |

[1] 日照により皮膚でビタミンDが産生されることを踏まえ、フレイル予防を図る者はもとより、全年齢区分を通じて、日常生活において可能な範囲内での適度な日光浴を心掛けるとともに、ビタミンDの摂取については、日照時間を考慮に入れることが重要である。

ビタミンEの食事摂取基準（mg/日）[1]

| 性別 | 男性 | | 女性 | |
|---|---|---|---|---|
| 年齢等 | 目安量 | 耐容上限量 | 目安量 | 耐容上限量 |
| 0～5　(月) | 3.0 | – | 3.0 | – |
| 6～11 (月) | 4.0 | – | 4.0 | – |
| 1～2　(歳) | 3.0 | 150 | 3.0 | 150 |
| 3～5　(歳) | 4.0 | 200 | 4.0 | 200 |
| 6～7　(歳) | 4.5 | 300 | 4.0 | 300 |
| 8～9　(歳) | 5.0 | 350 | 5.0 | 350 |
| 10～11 (歳) | 5.0 | 450 | 5.5 | 450 |
| 12～14 (歳) | 6.5 | 650 | 6.0 | 600 |
| 15～17 (歳) | 7.0 | 750 | 6.0 | 650 |
| 18～29 (歳) | 6.5 | 800 | 5.0 | 650 |
| 30～49 (歳) | 6.5 | 800 | 6.0 | 700 |
| 50～64 (歳) | 6.5 | 800 | 6.0 | 700 |
| 65～74 (歳) | 7.5 | 800 | 7.0 | 700 |
| 75以上 (歳) | 7.0 | 800 | 6.0 | 650 |
| 妊婦 | | | 5.5 | – |
| 授乳婦 | | | 5.5 | – |

[1] α-トコフェロールについて算定した。α-トコフェロール以外のビタミンEは含まない。

ビタミンKの食事摂取基準（μg/日）

| 性別 | 男性 | 女性 |
|---|---|---|
| 年齢等 | 目安量 | 目安量 |
| 0～5　(月) | 4 | 4 |
| 6～11 (月) | 7 | 7 |
| 1～2　(歳) | 50 | 60 |
| 3～5　(歳) | 60 | 70 |
| 6～7　(歳) | 80 | 90 |
| 8～9　(歳) | 90 | 110 |
| 10～11 (歳) | 110 | 130 |
| 12～14 (歳) | 140 | 150 |
| 15～17 (歳) | 150 | 150 |
| 18～29 (歳) | 150 | 150 |
| 30～49 (歳) | 150 | 150 |
| 50～64 (歳) | 150 | 150 |
| 65～74 (歳) | 150 | 150 |
| 75以上 (歳) | 150 | 150 |
| 妊婦 | | 150 |
| 授乳婦 | | 150 |

## 水溶性ビタミン

ビタミン$B_1$の食事摂取基準（mg/日）[1,2]

| 性別 | 男性 | | | 女性 | | |
|---|---|---|---|---|---|---|
| 年齢等 | 推定平均必要量 | 推奨量 | 目安量 | 推定平均必要量 | 推奨量 | 目安量 |
| 0～5　(月) | – | – | 0.1 | – | – | 0.1 |
| 6～11 (月) | – | – | 0.2 | – | – | 0.2 |
| 1～2　(歳) | 0.3 | 0.4 | – | 0.3 | 0.4 | – |
| 3～5　(歳) | 0.4 | 0.5 | – | 0.4 | 0.5 | – |
| 6～7　(歳) | 0.5 | 0.7 | – | 0.4 | 0.6 | – |
| 8～9　(歳) | 0.6 | 0.8 | – | 0.5 | 0.7 | – |
| 10～11 (歳) | 0.7 | 0.9 | – | 0.6 | 0.9 | – |
| 12～14 (歳) | 0.8 | 1.1 | – | 0.7 | 1.0 | – |
| 15～17 (歳) | 0.9 | 1.2 | – | 0.7 | 1.0 | – |
| 18～29 (歳) | 0.8 | 1.1 | – | 0.6 | 0.8 | – |
| 30～49 (歳) | 0.8 | 1.2 | – | 0.6 | 0.9 | – |
| 50～64 (歳) | 0.8 | 1.1 | – | 0.6 | 0.8 | – |
| 65～74 (歳) | 0.7 | 1.0 | – | 0.6 | 0.8 | – |
| 75以上 (歳) | 0.7 | 1.0 | – | 0.5 | 0.7 | – |
| 妊婦(付加量) | | | | +0.1 | +0.2 | – |
| 授乳婦(付加量) | | | | +0.2 | +0.2 | – |

[1] チアミン塩化物塩酸塩(分子量=337.3)相当量として示した。
[2] 身体活動レベル「ふつう」の推定エネルギー必要量を用いて算定した。

ビタミン$B_2$の食事摂取基準（mg/日）[1]

| 性別 | 男性 | | | 女性 | | |
|---|---|---|---|---|---|---|
| 年齢等 | 推定平均必要量 | 推奨量 | 目安量 | 推定平均必要量 | 推奨量 | 目安量 |
| 0～5　(月) | – | – | 0.3 | – | – | 0.3 |
| 6～11 (月) | – | – | 0.4 | – | – | 0.4 |
| 1～2　(歳) | 0.5 | 0.6 | – | 0.5 | 0.5 | – |
| 3～5　(歳) | 0.7 | 0.8 | – | 0.6 | 0.8 | – |
| 6～7　(歳) | 0.8 | 0.9 | – | 0.7 | 0.9 | – |
| 8～9　(歳) | 0.9 | 1.1 | – | 0.9 | 1.0 | – |
| 10～11 (歳) | 1.1 | 1.4 | – | 1.1 | 1.3 | – |
| 12～14 (歳) | 1.3 | 1.6 | – | 1.2 | 1.4 | – |
| 15～17 (歳) | 1.4 | 1.7 | – | 1.2 | 1.4 | – |
| 18～29 (歳) | 1.3 | 1.6 | – | 1.0 | 1.2 | – |
| 30～49 (歳) | 1.4 | 1.7 | – | 1.0 | 1.2 | – |
| 50～64 (歳) | 1.3 | 1.6 | – | 1.0 | 1.2 | – |
| 65～74 (歳) | 1.2 | 1.4 | – | 0.9 | 1.1 | – |
| 75以上 (歳) | 1.1 | 1.4 | – | 0.9 | 1.1 | – |
| 妊婦(付加量) | | | | +0.2 | +0.3 | – |
| 授乳婦(付加量) | | | | +0.5 | +0.6 | – |

[1] 身体活動レベル「ふつう」の推定エネルギー必要量を用いて算定した。
特記事項：推定平均必要量は、ビタミン$B_2$の欠乏症である口唇炎、口角炎、舌炎などの皮膚炎を予防するに足る最小量からではなく、尿中にビタミン$B_2$の排泄量が増大し始める摂取量(体内飽和量)から算定。

ナイアシンの食事摂取基準（mgNE/日）[1,2]

| 性別 | 男性 | | | | 女性 | | | |
|---|---|---|---|---|---|---|---|---|
| 年齢等 | 推定平均必要量 | 推奨量 | 目安量 | 耐容上限量[3] | 推定平均必要量 | 推奨量 | 目安量 | 耐容上限量[3] |
| 0～5　(月)[4] | – | – | 2 | – | – | – | 2 | – |
| 6～11 (月) | – | – | 3 | – | – | – | 3 | – |
| 1～2　(歳) | 5 | 6 | – | 60 (15) | 4 | 5 | – | 60 (15) |
| 3～5　(歳) | 6 | 8 | – | 80 (20) | 6 | 7 | – | 80 (20) |
| 6～7　(歳) | 7 | 9 | – | 100 (30) | 7 | 8 | – | 100 (30) |
| 8～9　(歳) | 9 | 11 | – | 150 (35) | 8 | 10 | – | 150 (35) |
| 10～11 (歳) | 11 | 13 | – | 200 (45) | 10 | 12 | – | 200 (45) |
| 12～14 (歳) | 12 | 15 | – | 250 (60) | 12 | 14 | – | 250 (60) |
| 15～17 (歳) | 14 | 16 | – | 300 (70) | 11 | 13 | – | 250 (65) |
| 18～29 (歳) | 13 | 15 | – | 300 (80) | 9 | 11 | – | 250 (65) |
| 30～49 (歳) | 13 | 16 | – | 350 (85) | 10 | 12 | – | 250 (65) |
| 50～64 (歳) | 13 | 15 | – | 350 (85) | 9 | 11 | – | 250 (65) |
| 65～74 (歳) | 11 | 14 | – | 300 (80) | 9 | 11 | – | 250 (65) |
| 75以上 (歳) | 11 | 13 | – | 300 (75) | 8 | 10 | – | 250 (60) |
| 妊婦(付加量) | | | | | +0 | +0 | – | – |
| 授乳婦(付加量) | | | | | +3 | +3 | – | – |

[1] ナイアシン当量(NE)＝ナイアシン＋1/60トリプトファンで示した。
[2] 身体活動レベル「ふつう」の推定エネルギー必要量を用いて算定した。
[3] ニコチンアミドの重量(mg/日)、( )内はニコチン酸の重量(mg/日)。
[4] 単位はmg/日。

### ビタミン$B_6$の食事摂取基準（mg/日）[1]

| 性別 | 男性 | | | | 女性 | | | |
|---|---|---|---|---|---|---|---|---|
| 年齢等 | 推定平均必要量 | 推奨量 | 目安量 | 耐容上限量[2] | 推定平均必要量 | 推奨量 | 目安量 | 耐容上限量[2] |
| 0～5 （月） | − | − | 0.2 | − | − | − | 0.2 | − |
| 6～11 （月） | − | − | 0.3 | − | − | − | 0.3 | − |
| 1～2 （歳） | 0.4 | 0.5 | − | 10 | 0.4 | 0.5 | − | 10 |
| 3～5 （歳） | 0.5 | 0.6 | − | 15 | 0.5 | 0.6 | − | 15 |
| 6～7 （歳） | 0.6 | 0.7 | − | 20 | 0.6 | 0.7 | − | 20 |
| 8～9 （歳） | 0.8 | 0.9 | − | 25 | 0.8 | 0.9 | − | 25 |
| 10～11 （歳） | 0.9 | 1.0 | − | 30 | 1.0 | 1.2 | − | 30 |
| 12～14 （歳） | 1.2 | 1.4 | − | 40 | 1.1 | 1.3 | − | 40 |
| 15～17 （歳） | 1.2 | 1.5 | − | 50 | 1.1 | 1.3 | − | 45 |
| 18～29 （歳） | 1.2 | 1.5 | − | 55 | 1.0 | 1.2 | − | 45 |
| 30～49 （歳） | 1.2 | 1.5 | − | 60 | 1.0 | 1.2 | − | 45 |
| 50～64 （歳） | 1.2 | 1.5 | − | 60 | 1.0 | 1.2 | − | 45 |
| 65～74 （歳） | 1.2 | 1.4 | − | 55 | 1.0 | 1.2 | − | 45 |
| 75 以上 （歳） | 1.2 | 1.4 | − | 50 | 1.0 | 1.2 | − | 40 |
| 妊婦(付加量) | | | | | +0.2 | +0.2 | − | − |
| 授乳婦(付加量) | | | | | +0.3 | +0.3 | − | − |

[1] たんぱく質の推奨量を用いて算定した(妊婦・授乳婦の付加量は除く)。
[2] ピリドキシン(分子量=169.2)相当量として示した。

### ビタミン$B_{12}$の食事摂取基準（μg/日）[1]

| 性別 | 男性 | 女性 |
|---|---|---|
| 年齢等 | 目安量 | 目安量 |
| 0～5 （月） | 0.4 | 0.4 |
| 6～11 （月） | 0.9 | 0.9 |
| 1～2 （歳） | 1.5 | 1.5 |
| 3～5 （歳） | 1.5 | 1.5 |
| 6～7 （歳） | 2.0 | 2.0 |
| 8～9 （歳） | 2.5 | 2.5 |
| 10～11 （歳） | 3.0 | 3.0 |
| 12～14 （歳） | 4.0 | 4.0 |
| 15～17 （歳） | 4.0 | 4.0 |
| 18～29 （歳） | 4.0 | 4.0 |
| 30～49 （歳） | 4.0 | 4.0 |
| 50～64 （歳） | 4.0 | 4.0 |
| 65～74 （歳） | 4.0 | 4.0 |
| 75 以上 （歳） | 4.0 | 4.0 |
| 妊婦 | | 4.0 |
| 授乳婦 | | 4.0 |

[1] シアノコバラミン(分子量=1,355.4)相当量として示した。

### 葉酸の食事摂取基準（μg/日）[1]

| 性別 | 男性 | | | | 女性 | | | |
|---|---|---|---|---|---|---|---|---|
| 年齢等 | 推定平均必要量 | 推奨量 | 目安量 | 耐容上限量[2] | 推定平均必要量 | 推奨量 | 目安量 | 耐容上限量[2] |
| 0～5 （月） | − | − | 40 | − | − | − | 40 | − |
| 6～11 （月） | − | − | 70 | − | − | − | 70 | − |
| 1～2 （歳） | 70 | 90 | − | 200 | 70 | 90 | − | 200 |
| 3～5 （歳） | 80 | 100 | − | 300 | 80 | 100 | − | 300 |
| 6～7 （歳） | 110 | 130 | − | 400 | 110 | 130 | − | 400 |
| 8～9 （歳） | 130 | 150 | − | 500 | 130 | 150 | − | 500 |
| 10～11 （歳） | 150 | 180 | − | 700 | 150 | 180 | − | 700 |
| 12～14 （歳） | 190 | 230 | − | 900 | 190 | 230 | − | 900 |
| 15～17 （歳） | 200 | 240 | − | 900 | 200 | 240 | − | 900 |
| 18～29 （歳） | 200 | 240 | − | 900 | 200 | 240 | − | 900 |
| 30～49 （歳） | 200 | 240 | − | 1,000 | 200 | 240 | − | 1,000 |
| 50～64 （歳） | 200 | 240 | − | 1,000 | 200 | 240 | − | 1,000 |
| 65～74 （歳） | 200 | 240 | − | 900 | 200 | 240 | − | 900 |
| 75 以上 （歳） | 200 | 240 | − | 900 | 200 | 240 | − | 900 |
| 妊婦(付加量)[3] | | | | | | | | |
| 初期 | | | | | +0 | +0 | − | − |
| 中期・後期 | | | | | +200 | +240 | − | − |
| 授乳婦(付加量) | | | | | +80 | +100 | − | − |

[1] 葉酸(プテロイルモノグルタミン酸、分子量=441.4)相当量として示した。
[2] 通常の食品以外の食品に含まれる葉酸に適用する。
[3] 妊娠を計画している女性、妊娠の可能性がある女性及び妊娠初期の妊婦は、胎児の神経管閉鎖障害のリスク低減のために、通常の食品以外の食品に含まれる葉酸を 400 μg/日摂取することが望まれる。

### パントテン酸の食事摂取基準（mg/日）

| 性別 | 男性 | 女性 |
|---|---|---|
| 年齢等 | 目安量 | 目安量 |
| 0～5 （月） | 4 | 4 |
| 6～11 （月） | 3 | 3 |
| 1～2 （歳） | 3 | 3 |
| 3～5 （歳） | 4 | 4 |
| 6～7 （歳） | 5 | 5 |
| 8～9 （歳） | 6 | 6 |
| 10～11 （歳） | 6 | 6 |
| 12～14 （歳） | 7 | 6 |
| 15～17 （歳） | 7 | 6 |
| 18～29 （歳） | 6 | 5 |
| 30～49 （歳） | 6 | 5 |
| 50～64 （歳） | 6 | 5 |
| 65～74 （歳） | 6 | 5 |
| 75 以上 （歳） | 6 | 5 |
| 妊婦 | | 5 |
| 授乳婦 | | 6 |

### ビオチンの食事摂取基準（μg/日）

| 性別 | 男性 | 女性 |
|---|---|---|
| 年齢等 | 目安量 | 目安量 |
| 0～5 （月） | 4 | 4 |
| 6～11 （月） | 10 | 10 |
| 1～2 （歳） | 20 | 20 |
| 3～5 （歳） | 20 | 20 |
| 6～7 （歳） | 30 | 30 |
| 8～9 （歳） | 30 | 30 |
| 10～11 （歳） | 40 | 40 |
| 12～14 （歳） | 50 | 50 |
| 15～17 （歳） | 50 | 50 |
| 18～29 （歳） | 50 | 50 |
| 30～49 （歳） | 50 | 50 |
| 50～64 （歳） | 50 | 50 |
| 65～74 （歳） | 50 | 50 |
| 75 以上 （歳） | 50 | 50 |
| 妊婦 | | 50 |
| 授乳婦 | | 50 |

### ビタミンCの食事摂取基準（mg/日）[1]

| 性別 | 男性 | | | 女性 | | |
|---|---|---|---|---|---|---|
| 年齢等 | 推定平均必要量 | 推奨量 | 目安量 | 推定平均必要量 | 推奨量 | 目安量 |
| 0～5 （月） | − | − | 40 | − | − | 40 |
| 6～11 （月） | − | − | 40 | − | − | 40 |
| 1～2 （歳） | 30 | 35 | − | 30 | 35 | − |
| 3～5 （歳） | 35 | 40 | − | 35 | 40 | − |
| 6～7 （歳） | 40 | 50 | − | 40 | 50 | − |
| 8～9 （歳） | 50 | 60 | − | 50 | 60 | − |
| 10～11 （歳） | 60 | 70 | − | 60 | 70 | − |
| 12～14 （歳） | 75 | 90 | − | 75 | 90 | − |
| 15～17 （歳） | 80 | 100 | − | 80 | 100 | − |
| 18～29 （歳） | 80 | 100 | − | 80 | 100 | − |
| 30～49 （歳） | 80 | 100 | − | 80 | 100 | − |
| 50～64 （歳） | 80 | 100 | − | 80 | 100 | − |
| 65～74 （歳） | 80 | 100 | − | 80 | 100 | − |
| 75 以上 （歳） | 80 | 100 | − | 80 | 100 | − |
| 妊婦(付加量) | | | | +10 | +10 | − |
| 授乳婦(付加量) | | | | +40 | +45 | − |

[1] L-アスコルビン酸(分子量=176.1)相当量として示した。
特記事項：推定平均必要量は、ビタミン C の欠乏症である壊血病を予防するに足る最小量からではなく、良好なビタミン C の栄養状態の確実な維持の観点から算定。

## 多量ミネラル

**ナトリウムの食事摂取基準（mg/日、（　）は食塩相当量［g/日］）[1]**

| 性別 | 男性 | | | 女性 | | |
|---|---|---|---|---|---|---|
| 年齢等 | 推定平均必要量 | 目安量 | 目標量 | 推定平均必要量 | 目安量 | 目標量 |
| 0～5　（月） | − | 100 (0.3) | − | − | 100 (0.3) | − |
| 6～11　（月） | − | 600 (1.5) | − | − | 600 (1.5) | − |
| 1～2　（歳） | − | − | (3.0 未満) | − | − | (2.5 未満) |
| 3～5　（歳） | − | − | (3.5 未満) | − | − | (3.5 未満) |
| 6～7　（歳） | − | − | (4.5 未満) | − | − | (4.5 未満) |
| 8～9　（歳） | − | − | (5.0 未満) | − | − | (5.0 未満) |
| 10～11（歳） | − | − | (6.0 未満) | − | − | (6.0 未満) |
| 12～14（歳） | − | − | (7.0 未満) | − | − | (6.5 未満) |
| 15～17（歳） | − | − | (7.5 未満) | − | − | (6.5 未満) |
| 18～29（歳） | 600 (1.5) | − | (7.5 未満) | 600 (1.5) | − | (6.5 未満) |
| 30～49（歳） | 600 (1.5) | − | (7.5 未満) | 600 (1.5) | − | (6.5 未満) |
| 50～64（歳） | 600 (1.5) | − | (7.5 未満) | 600 (1.5) | − | (6.5 未満) |
| 65～74（歳） | 600 (1.5) | − | (7.5 未満) | 600 (1.5) | − | (6.5 未満) |
| 75 以上（歳） | 600 (1.5) | − | (7.5 未満) | 600 (1.5) | − | (6.5 未満) |
| 妊婦 | | | | 600 (1.5) | − | (6.5 未満) |
| 授乳婦 | | | | 600 (1.5) | − | (6.5 未満) |

[1] 高血圧及び慢性腎臓病（CKD）の重症化予防のための食塩相当量の量は、男女とも 6.0 g/日未満とした。

**カリウムの食事摂取基準（mg/日）**

| 性別 | 男性 | | 女性 | |
|---|---|---|---|---|
| 年齢等 | 目安量 | 目標量 | 目安量 | 目標量 |
| 0～5　（月） | 400 | − | 400 | − |
| 6～11　（月） | 700 | − | 700 | − |
| 1～2　（歳） | − | − | − | − |
| 3～5　（歳） | 1,100 | 1,600 以上 | 1,000 | 1,400 以上 |
| 6～7　（歳） | 1,300 | 1,800 以上 | 1,200 | 1,600 以上 |
| 8～9　（歳） | 1,600 | 2,000 以上 | 1,400 | 1,800 以上 |
| 10～11（歳） | 1,900 | 2,200 以上 | 1,800 | 2,000 以上 |
| 12～14（歳） | 2,400 | 2,600 以上 | 2,200 | 2,400 以上 |
| 15～17（歳） | 2,800 | 3,000 以上 | 2,000 | 2,600 以上 |
| 18～29（歳） | 2,500 | 3,000 以上 | 2,000 | 2,600 以上 |
| 30～49（歳） | 2,500 | 3,000 以上 | 2,000 | 2,600 以上 |
| 50～64（歳） | 2,500 | 3,000 以上 | 2,000 | 2,600 以上 |
| 65～74（歳） | 2,500 | 3,000 以上 | 2,000 | 2,600 以上 |
| 75 以上（歳） | 2,500 | 3,000 以上 | 2,000 | 2,600 以上 |
| 妊婦 | | | 2,000 | 2,600 以上 |
| 授乳婦 | | | 2,000 | 2,600 以上 |

**カルシウムの食事摂取基準（mg/日）**

| 性別 | 男性 | | | | 女性 | | | |
|---|---|---|---|---|---|---|---|---|
| 年齢等 | 推定平均必要量 | 推奨量 | 目安量 | 耐容上限量 | 推定平均必要量 | 推奨量 | 目安量 | 耐容上限量 |
| 0～5　（月） | − | − | 200 | − | − | − | 200 | − |
| 6～11　（月） | − | − | 250 | − | − | − | 250 | − |
| 1～2　（歳） | 350 | 450 | − | − | 350 | 400 | − | − |
| 3～5　（歳） | 500 | 600 | − | − | 450 | 550 | − | − |
| 6～7　（歳） | 500 | 600 | − | − | 450 | 550 | − | − |
| 8～9　（歳） | 550 | 650 | − | − | 600 | 750 | − | − |
| 10～11（歳） | 600 | 700 | − | − | 600 | 750 | − | − |
| 12～14（歳） | 850 | 1,000 | − | − | 700 | 800 | − | − |
| 15～17（歳） | 650 | 800 | − | − | 550 | 650 | − | − |
| 18～29（歳） | 650 | 800 | − | 2,500 | 550 | 650 | − | 2,500 |
| 30～49（歳） | 650 | 750 | − | 2,500 | 550 | 650 | − | 2,500 |
| 50～64（歳） | 600 | 750 | − | 2,500 | 550 | 650 | − | 2,500 |
| 65～74（歳） | 600 | 750 | − | 2,500 | 550 | 650 | − | 2,500 |
| 75 以上（歳） | 600 | 750 | − | 2,500 | 500 | 600 | − | 2,500 |
| 妊婦（付加量） | | | | | +0 | +0 | − | − |
| 授乳婦（付加量） | | | | | +0 | +0 | − | − |

**マグネシウムの食事摂取基準（mg/日）**

| 性別 | 男性 | | | | 女性 | | | |
|---|---|---|---|---|---|---|---|---|
| 年齢等 | 推定平均必要量 | 推奨量 | 目安量 | 耐容上限量[1] | 推定平均必要量 | 推奨量 | 目安量 | 耐容上限量[1] |
| 0～5　（月） | − | − | 20 | − | − | − | 20 | − |
| 6～11　（月） | − | − | 60 | − | − | − | 60 | − |
| 1～2　（歳） | 60 | 70 | − | − | 60 | 70 | − | − |
| 3～5　（歳） | 80 | 100 | − | − | 80 | 100 | − | − |
| 6～7　（歳） | 110 | 130 | − | − | 110 | 130 | − | − |
| 8～9　（歳） | 140 | 170 | − | − | 140 | 160 | − | − |
| 10～11（歳） | 180 | 210 | − | − | 180 | 220 | − | − |
| 12～14（歳） | 250 | 290 | − | − | 240 | 290 | − | − |
| 15～17（歳） | 300 | 360 | − | − | 260 | 310 | − | − |
| 18～29（歳） | 280 | 340 | − | − | 230 | 280 | − | − |
| 30～49（歳） | 320 | 380 | − | − | 240 | 290 | − | − |
| 50～64（歳） | 310 | 370 | − | − | 240 | 290 | − | − |
| 65～74（歳） | 290 | 350 | − | − | 240 | 280 | − | − |
| 75 以上（歳） | 270 | 330 | − | − | 220 | 270 | − | − |
| 妊婦（付加量） | | | | | +30 | +40 | − | − |
| 授乳婦（付加量） | | | | | +0 | +0 | − | − |

[1] 通常の食品以外からの摂取量の耐容上限量は、成人の場合 350mg/日、小児では 5 mg/kg 体重/日とした。それ以外の通常の食品からの摂取の場合、耐容上限量は設定しない。

**リンの食事摂取基準（mg/日）**

| 性別 | 男性 | | 女性 | |
|---|---|---|---|---|
| 年齢等 | 目安量 | 耐容上限量 | 目安量 | 耐容上限量 |
| 0～5　（月） | 120 | − | 120 | |
| 6～11　（月） | 260 | − | 260 | − |
| 1～2　（歳） | 600 | − | 500 | − |
| 3～5　（歳） | 700 | − | 700 | − |
| 6～7　（歳） | 900 | − | 800 | − |
| 8～9　（歳） | 1,000 | − | 900 | − |
| 10～11（歳） | 1,100 | − | 1,000 | − |
| 12～14（歳） | 1,200 | − | 1,100 | − |
| 15～17（歳） | 1,200 | − | 1,000 | − |
| 18～29（歳） | 1,000 | 3,000 | 800 | 3,000 |
| 30～49（歳） | 1,000 | 3,000 | 800 | 3,000 |
| 50～64（歳） | 1,000 | 3,000 | 800 | 3,000 |
| 65～74（歳） | 1,000 | 3,000 | 800 | 3,000 |
| 75 以上（歳） | 1,000 | 3,000 | 800 | 3,000 |
| 妊婦 | | | 800 | − |
| 授乳婦 | | | 800 | − |

## 微量ミネラル

**鉄の食事摂取基準（mg/日）**

| 性別 | 男性 | | | | 女性 | | | | | |
|---|---|---|---|---|---|---|---|---|---|---|
| 年齢等 | 推定平均必要量 | 推奨量 | 目安量 | 耐容上限量 | 月経なし 推定平均必要量 | 月経なし 推奨量 | 月経あり 推定平均必要量 | 月経あり 推奨量 | 目安量 | 耐容上限量 |
| 0～5　（月） | − | − | 0.5 | − | − | − | − | − | 0.5 | − |
| 6～11（月） | 3.5 | 4.5 | − | − | 3.0 | 4.5 | − | − | − | − |
| 1～2　（歳） | 3.0 | 4.0 | − | − | 3.0 | 4.0 | − | − | − | − |
| 3～5　（歳） | 3.5 | 5.0 | − | − | 3.5 | 5.0 | − | − | − | − |
| 6～7　（歳） | 4.5 | 6.0 | − | − | 4.5 | 6.0 | − | − | − | − |
| 8～9　（歳） | 5.5 | 7.5 | − | − | 6.0 | 8.0 | − | − | − | − |
| 10～11（歳） | 6.5 | 9.5 | − | − | 6.5 | 9.0 | 8.5 | 12.5 | − | − |
| 12～14（歳） | 7.5 | 9.0 | − | − | 6.5 | 8.0 | 9.0 | 12.5 | − | − |
| 15～17（歳） | 7.5 | 9.0 | − | − | 5.5 | 6.5 | 7.5 | 11.0 | − | − |
| 18～29（歳） | 5.5 | 7.0 | − | − | 5.0 | 6.0 | 7.0 | 10.0 | − | − |
| 30～49（歳） | 6.0 | 7.5 | − | − | 5.0 | 6.0 | 7.5 | 10.5 | − | − |
| 50～64（歳） | 6.0 | 7.0 | − | − | 5.0 | 6.0 | 7.5 | 10.5 | − | − |
| 65～74（歳） | 5.5 | 7.0 | − | − | 5.0 | 6.0 | − | − | − | − |
| 75 以上（歳） | 5.5 | 6.5 | − | − | 4.5 | 5.5 | − | − | − | − |
| 妊婦（付加量） 初期 | | | | | +2.0 | +2.5 | − | − | − | − |
| 中期・後期 | | | | | +7.0 | +8.5 | − | − | − | − |
| 授乳婦（付加量） | | | | | +1.5 | +2.0 | − | − | − | − |

亜鉛の食事摂取基準（mg/日）

| 性別 | 男性 | | | | 女性 | | | |
|---|---|---|---|---|---|---|---|---|
| 年齢等 | 推定平均必要量 | 推奨量 | 目安量 | 耐容上限量 | 推定平均必要量 | 推奨量 | 目安量 | 耐容上限量 |
| 0～5 （月） | － | － | 1.5 | － | － | － | 1.5 | － |
| 6～11 （月） | － | － | 2.0 | － | － | － | 2.0 | － |
| 1～2 （歳） | 2.5 | 3.5 | － | － | 2.0 | 3.0 | － | － |
| 3～5 （歳） | 3.0 | 4.0 | － | － | 2.5 | 3.5 | － | － |
| 6～7 （歳） | 3.5 | 5.0 | － | － | 3.0 | 4.5 | － | － |
| 8～9 （歳） | 4.0 | 5.5 | － | － | 4.0 | 5.5 | － | － |
| 10～11 （歳） | 5.5 | 8.0 | － | － | 5.5 | 7.5 | － | － |
| 12～14 （歳） | 7.0 | 8.5 | － | － | 6.5 | 8.5 | － | － |
| 15～17 （歳） | 8.5 | 10.0 | － | － | 6.0 | 8.0 | － | － |
| 18～29 （歳） | 7.5 | 9.0 | － | 40 | 6.0 | 7.5 | － | 35 |
| 30～49 （歳） | 8.0 | 9.5 | － | 45 | 6.5 | 8.0 | － | 35 |
| 50～64 （歳） | 8.0 | 9.5 | － | 45 | 6.5 | 8.0 | － | 35 |
| 65～74 （歳） | 7.5 | 9.0 | － | 45 | 6.5 | 7.5 | － | 35 |
| 75以上 （歳） | 7.5 | 9.0 | － | 40 | 6.0 | 7.0 | － | 35 |
| 妊婦（付加量） 初期 | | | | | +0.0 | +0.0 | － | － |
| 中期・後期 | | | | | +2.0 | +2.0 | － | － |
| 授乳婦（付加量） | | | | | +2.5 | +3.0 | － | － |

銅の食事摂取基準（mg/日）

| 性別 | 男性 | | | | 女性 | | | |
|---|---|---|---|---|---|---|---|---|
| 年齢等 | 推定平均必要量 | 推奨量 | 目安量 | 耐容上限量 | 推定平均必要量 | 推奨量 | 目安量 | 耐容上限量 |
| 0～5 （月） | － | － | 0.3 | － | － | － | 0.3 | － |
| 6～11 （月） | － | － | 0.4 | － | － | － | 0.4 | － |
| 1～2 （歳） | 0.3 | 0.3 | － | － | 0.2 | 0.3 | － | － |
| 3～5 （歳） | 0.3 | 0.4 | － | － | 0.3 | 0.3 | － | － |
| 6～7 （歳） | 0.4 | 0.4 | － | － | 0.4 | 0.4 | － | － |
| 8～9 （歳） | 0.4 | 0.5 | － | － | 0.4 | 0.5 | － | － |
| 10～11 （歳） | 0.5 | 0.6 | － | － | 0.5 | 0.6 | － | － |
| 12～14 （歳） | 0.7 | 0.8 | － | － | 0.6 | 0.8 | － | － |
| 15～17 （歳） | 0.8 | 0.9 | － | － | 0.6 | 0.7 | － | － |
| 18～29 （歳） | 0.7 | 0.8 | － | 7 | 0.6 | 0.7 | － | 7 |
| 30～49 （歳） | 0.8 | 0.9 | － | 7 | 0.6 | 0.7 | － | 7 |
| 50～64 （歳） | 0.7 | 0.9 | － | 7 | 0.6 | 0.7 | － | 7 |
| 65～74 （歳） | 0.7 | 0.8 | － | 7 | 0.6 | 0.7 | － | 7 |
| 75以上 （歳） | 0.7 | 0.8 | － | 7 | 0.6 | 0.7 | － | 7 |
| 妊婦（付加量） | | | | | +0.1 | +0.1 | － | － |
| 授乳婦（付加量） | | | | | +0.5 | +0.6 | － | － |

マンガンの食事摂取基準（mg/日）

| 性別 | 男性 | | 女性 | |
|---|---|---|---|---|
| 年齢等 | 目安量 | 耐容上限量 | 目安量 | 耐容上限量 |
| 0～5 （月） | 0.01 | － | 0.01 | － |
| 6～11 （月） | 0.5 | － | 0.5 | － |
| 1～2 （歳） | 1.5 | － | 1.5 | － |
| 3～5 （歳） | 2.0 | － | 2.0 | － |
| 6～7 （歳） | 2.0 | － | 2.0 | － |
| 8～9 （歳） | 2.5 | － | 2.5 | － |
| 10～11 （歳） | 3.0 | － | 3.0 | － |
| 12～14 （歳） | 3.5 | － | 3.0 | － |
| 15～17 （歳） | 3.5 | － | 3.0 | － |
| 18～29 （歳） | 3.5 | 11 | 3.0 | 11 |
| 30～49 （歳） | 3.5 | 11 | 3.0 | 11 |
| 50～64 （歳） | 3.5 | 11 | 3.0 | 11 |
| 65～74 （歳） | 3.5 | 11 | 3.0 | 11 |
| 75以上 （歳） | 3.5 | 11 | 3.0 | 11 |
| 妊婦 | | | 3.0 | － |
| 授乳婦 | | | 3.0 | － |

ヨウ素の食事摂取基準（μg/日）

| 性別 | 男性 | | | | 女性 | | | |
|---|---|---|---|---|---|---|---|---|
| 年齢等 | 推定平均必要量 | 推奨量 | 目安量 | 耐容上限量 | 推定平均必要量 | 推奨量 | 目安量 | 耐容上限量 |
| 0～5 （月） | － | － | 100 | 250 | － | － | 100 | 250 |
| 6～11 （月） | － | － | 130 | 350 | － | － | 130 | 350 |
| 1～2 （歳） | 35 | 50 | － | 600 | 35 | 50 | － | 600 |
| 3～5 （歳） | 40 | 60 | － | 900 | 40 | 60 | － | 900 |
| 6～7 （歳） | 55 | 75 | － | 1,200 | 55 | 75 | － | 1,200 |
| 8～9 （歳） | 65 | 90 | － | 1,500 | 65 | 90 | － | 1,500 |
| 10～11 （歳） | 75 | 110 | － | 2,000 | 75 | 110 | － | 2,000 |
| 12～14 （歳） | 100 | 140 | － | 2,500 | 100 | 140 | － | 2,500 |
| 15～17 （歳） | 100 | 140 | － | 3,000 | 100 | 140 | － | 3,000 |
| 18～29 （歳） | 100 | 140 | － | 3,000 | 100 | 140 | － | 3,000 |
| 30～49 （歳） | 100 | 140 | － | 3,000 | 100 | 140 | － | 3,000 |
| 50～64 （歳） | 100 | 140 | － | 3,000 | 100 | 140 | － | 3,000 |
| 65～74 （歳） | 100 | 140 | － | 3,000 | 100 | 140 | － | 3,000 |
| 75以上 （歳） | 100 | 140 | － | 3,000 | 100 | 140 | － | 3,000 |
| 妊婦（付加量） | | | | | +75 | +110 | － | －[1] |
| 授乳婦（付加量） | | | | | +100 | +140 | － | －[1] |

[1] 妊婦及び授乳婦の耐容上限量は，2,000 μg/日とした。

セレンの食事摂取基準（μg/日）

| 性別 | 男性 | | | | 女性 | | | |
|---|---|---|---|---|---|---|---|---|
| 年齢等 | 推定平均必要量 | 推奨量 | 目安量 | 耐容上限量 | 推定平均必要量 | 推奨量 | 目安量 | 耐容上限量 |
| 0～5 （月） | － | － | 15 | － | － | － | 15 | － |
| 6～11 （月） | － | － | 15 | － | － | － | 15 | － |
| 1～2 （歳） | 10 | 10 | － | 100 | 10 | 10 | － | 100 |
| 3～5 （歳） | 10 | 15 | － | 100 | 10 | 10 | － | 100 |
| 6～7 （歳） | 15 | 15 | － | 150 | 15 | 15 | － | 150 |
| 8～9 （歳） | 15 | 20 | － | 200 | 15 | 20 | － | 200 |
| 10～11 （歳） | 20 | 25 | － | 250 | 20 | 25 | － | 250 |
| 12～14 （歳） | 25 | 30 | － | 350 | 25 | 30 | － | 300 |
| 15～17 （歳） | 30 | 35 | － | 400 | 20 | 25 | － | 350 |
| 18～29 （歳） | 25 | 30 | － | 400 | 20 | 25 | － | 350 |
| 30～49 （歳） | 25 | 35 | － | 450 | 20 | 25 | － | 350 |
| 50～64 （歳） | 25 | 30 | － | 450 | 20 | 25 | － | 350 |
| 65～74 （歳） | 25 | 30 | － | 450 | 20 | 25 | － | 350 |
| 75以上 （歳） | 25 | 30 | － | 400 | 20 | 25 | － | 350 |
| 妊婦（付加量） | | | | | +5 | +5 | － | － |
| 授乳婦（付加量） | | | | | +15 | +20 | － | － |

クロムの食事摂取基準（μg/日）

| 性別 | 男性 | | 女性 | |
|---|---|---|---|---|
| 年齢等 | 目安量 | 耐容上限量 | 目安量 | 耐容上限量 |
| 0～5 （月） | 0.8 | － | 0.8 | － |
| 6～11 （月） | 1.0 | － | 1.0 | － |
| 1～2 （歳） | － | － | － | － |
| 3～5 （歳） | － | － | － | － |
| 6～7 （歳） | － | － | － | － |
| 8～9 （歳） | － | － | － | － |
| 10～11 （歳） | － | － | － | － |
| 12～14 （歳） | － | － | － | － |
| 15～17 （歳） | － | － | － | － |
| 18～29 （歳） | 10 | 500 | 10 | 500 |
| 30～49 （歳） | 10 | 500 | 10 | 500 |
| 50～64 （歳） | 10 | 500 | 10 | 500 |
| 65～74 （歳） | 10 | 500 | 10 | 500 |
| 75以上 （歳） | 10 | 500 | 10 | 500 |
| 妊婦 | | | 10 | － |
| 授乳婦 | | | 10 | － |

モリブデンの食事摂取基準（μg/日）

| 性別 | 男性 | | | | 女性 | | | |
|---|---|---|---|---|---|---|---|---|
| 年齢等 | 推定平均必要量 | 推奨量 | 目安量 | 耐容上限量 | 推定平均必要量 | 推奨量 | 目安量 | 耐容上限量 |
| 0～5 （月） | − | − | 2.5 | − | − | − | 2.5 | − |
| 6～11 （月） | − | − | 3.0 | − | − | − | 3.0 | − |
| 1～2 （歳） | 10 | 10 | − | − | 10 | 10 | − | − |
| 3～5 （歳） | 10 | 10 | − | − | 10 | 10 | − | − |
| 6～7 （歳） | 10 | 15 | − | − | 10 | 15 | − | − |
| 8～9 （歳） | 15 | 20 | − | − | 15 | 15 | − | − |
| 10～11（歳） | 15 | 20 | − | − | 15 | 20 | − | − |
| 12～14（歳） | 20 | 25 | − | − | 20 | 25 | − | − |
| 15～17（歳） | 25 | 30 | − | − | 20 | 25 | − | − |
| 18～29（歳） | 20 | 30 | − | 600 | 20 | 25 | − | 500 |
| 30～49（歳） | 25 | 30 | − | 600 | 20 | 25 | − | 500 |
| 50～64（歳） | 25 | 30 | − | 600 | 20 | 25 | − | 500 |
| 65～74（歳） | 20 | 30 | − | 600 | 20 | 25 | − | 500 |
| 75 以上（歳） | 20 | 25 | − | 600 | 20 | 25 | − | 500 |
| 妊婦（付加量） | | | | | +0 | +0 | − | − |
| 授乳婦（付加量） | | | | | +2.5 | +3.5 | − | − |

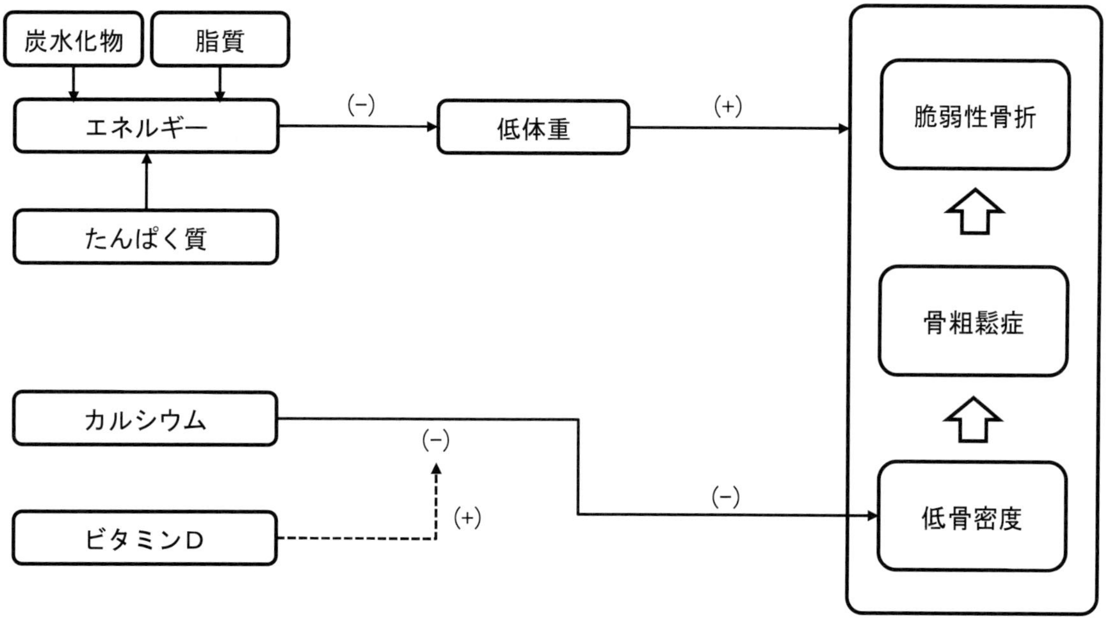


食事からのエネルギー・栄養素摂取量と骨粗鬆症・骨折の関連を検討した研究は少なく、結果も一致していないものが多い。特に、食事からのビタミンDの摂取量が寄与しているかについては、研究の困難さもあり、まだ十分に明らかにされていない。ビタミンDとカルシウムの関係については不確定であることから、破線を用いている。
この図はあくまでもエネルギー・栄養素摂取と骨粗鬆症との関連の概要を理解するための概念図として用いるに留めるべきである。

**図　エネルギー・栄養素摂取と骨粗鬆症との関連**